人体经络使用手册

RENTI JINGLUO SHIYONG SHOUCE

（配图版）

主　编　陈海襄　陈朝明　王　娟

副主编　谢英彪　孙昌春　黄　河　王　燕

编　者　朱　萍　朱永华　孙大正　汤小星

　　　　许小玲　李　林　林　婷　何宁宁

　　　　杨　艺　杨念明　余　乐　张福明

河南科学技术出版社

·郑州·

内容提要

　　《人体经络使用手册（配图版）》共分六章。第一章介绍了经脉、络脉、经别、经筋、皮部、奇经八脉、子午流注学等基本知识。第二至第六章分别介绍按摩养生治病、刮痧养生治病、艾灸养生治病、拔罐养生治病、敷贴养生治病等内容，每个经穴的定位、取穴方法、作用、功效和应用及注意事项等均做了详细阐述。本书内容丰富，方法科学实用，适合中医专业人士及中医爱好者阅读。

图书在版编目（CIP）数据

　　人体经络使用手册：配图版/陈海襄，陈朝明，王娟主编. —郑州：河南科学技术出版社，2023.6
　　ISBN 978-7-5725-1195-0

　　Ⅰ.①人… Ⅱ.①陈… ②陈… ③王… Ⅲ.①经络－手册 Ⅳ.①R224.1-62

　　中国国家版本馆 CIP 数据核字（2023）第 083744 号

出版发行： 河南科学技术出版社
　　　　　　北京名医世纪文化传媒有限公司
　　　　　　地址：北京市丰台区万丰路 316 号万开基地 B 座 115 室　　邮编：100161
　　　　　　电话：010-63863186　010-63863168
策划编辑： 焦万田
责任编辑： 焦万田　梁华梓　郭春喜
责任审读： 周晓洲
责任校对： 龚利霞
封面设计： 中通世奥
版式设计： 崔刚工作室
责任印制： 程晋荣
印　　刷： 河南省环发印务有限公司
经　　销： 全国新华书店、医学书店、网店
开　　本： 720 mm×1020 mm　1/16　　**印张：** 28.75·彩页 4 面　　　　**字数：** 550 千字
版　　次： 2023 年 6 月第 1 版　　　2023 年 6 月第 1 次印刷
定　　价： 128.00 元

如发现印、装质量问题，影响阅读，请与出版社联系并调换

主编简介

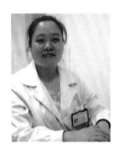

　　陈海襄，硕士，南京中医药大学附属南京中医院副主任医师。江苏省非物质文化遗产项目"张简斋中医温病医术"代表性传承人谢英彪教授嫡传弟子。以第一作者或通讯作者身份发表论文 11 篇，其中 SCI 论文 1 篇。以副主编身份编撰专著 1 部，参与编写专著 2 部，科普作品 2 部。

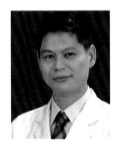

　　陈朝明，医学博士，现为南京中医药大学教授、硕士生导师，南京市中医院主任医师，南京市名中医，南京针灸学会副理事长，脊柱病专业委员会主任委员，中华中医药学会整脊分会常委，南京中医药学会整脊专业委员会主任委员。

　　从事针灸教学、临床和科研工作三十余年；长期担任南京中医药大学国际教育学院的带教老师，带教世界各国留学生三百余名，并多次获得南京中医药大学优秀教师荣誉称号；曾作为客座教授在新加坡中医学院授课二年，为传播中医药文化做出了突出贡献。曾受国务院侨办委托赴智利、哥伦比亚、哥斯达黎加等五国开展中医药文化宣传与交流，获得国务院侨办的表彰；作为国家"一带一路"项目白俄罗斯莫吉廖夫中医药中心的负责人，带领团队克服困难，圆满完成任务，获得中白双方的奖励。临床上擅长治疗脊柱及相关性疾病、胃食管反流病、抑郁症、肥胖病、下肢静脉曲张、尿失禁、痛风等。主持与参与了十多项临床疑难疾病的研究工作，主持国家及省部级医学研究课题 5 项，曾获江苏省中医药科技奖二等奖 1 项，江苏省科技进步三等奖 2 项，获临床医学专利 1 项，在核心期刊上发表论文近 20 篇。

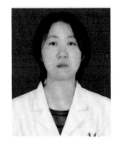

　　王娟，博士，空军军医大学第一附属医院消化外科主治医师，以第一作者发表 SCI 论文 8 篇，中华系列论文 2 篇，主持国家自然科学基金等国家级和省级科研项目 2 项。

前　言

　　经络是经脉和络脉的总称。经络是人体运行气血、联络脏腑形体官窍、沟通上下内外的通道。经，有路径的含义。经脉贯通上下，沟通内外，是经络系统中的主干。络，有网络的含义。络脉是经脉别出的分支，较经脉细小，纵横交错，遍布全身。

　　"经络"一词首先见《黄帝内经》。《灵枢·邪气脏腑病形》中说："阴之与阳也，异名同类，上下相会，经络之相贯，如环无端。"经络学说的内容十分广泛，包括经络系统各组成部分的循行部位、生理功能、病理变化及其表现，经络中血气的运行与自然界的关系，经脉循行路线上的穴位及其主治作用，经络与脏腑的关系等。

　　经络学说的形成，是以古代的针灸、推拿等医疗实践为基础，经过漫长的历史过程，结合当时的解剖知识和藏象学说，逐步上升为理论的，其间受到了阴阳五行学说的深刻影响。《黄帝内经》的问世，标志着经络学说的形成。《黄帝内经》中系统地论述了十二经脉的循行部位、属络脏腑，以及十二经脉发生病变时的证候；记载了十二经别、别络、经筋、皮部等的内容；对奇经八脉也有分散的论述；并且记载了约160个穴位的名称。

　　经络系统是由经脉和络脉组成的。其中经脉包括十二经脉和奇经八脉，以及附属于十二经脉的十二经别、十二经筋、十二皮部。络脉有十五络、孙络、浮络。经络系统将人体的脏腑组织器官、四肢百骸联络成一个有机的整体，并通过经气的活动，调节全身各部位功能，运行气血、协调阴阳，从而使整个机体保持协调和相对平衡。经络学说是阐述人体经络系统的循行分布、生理功能、病理变化及其与脏腑相互关系的一种系统理论。经络在内能连属于脏腑，在外则连属于筋肉、皮肤。中医药理论把经络的生理功能称为"经气"。其生理功能主要表现在四个方面：沟通表里上下，联系脏腑器官；通行气血，濡养脏腑组织；感应传导；调节脏腑器官的功能活动。

在正常生理情况下,经络有运行气血,感应传导的作用。所以在发生病变时,经络就可能成为传递病邪和反映病变的途径。经络不仅是外邪由表入里和脏腑之间病变相互影响的途径。通过经络的传导,内脏的病变可以反映于外,表现于某些特定的部位或与其相应的官窍。

由于经络有一定的循行部位和络属的脏腑,可以反映所属经络脏腑的病证,因而在临床上,就可根据疾病所出现的症状,结合经络循行的部位及所联系的脏腑,作为诊断疾病的依据。在临床实践中,还发现在经络循行的通路上,或在经气聚集的某些穴位处,有明显的压痛或有结节状、条索状的反应物,或局部皮肤的形态变化,也常有助于疾病的诊断。在病理情况下,经络系统功能发生变化,会呈现相应的症状和体征,通过这些表现,可以诊断体内脏腑疾病。经络学说作为中医基础理论的重要组成部分,是中医药学整体观的结构基础,贯穿于生理、病理、诊断和治疗等各个方面。

经络是人体的信息传导网,它能够接受和输出各种信息。经络学说被广泛地用以指导临床各科的治疗。特别是对针灸、按摩和药物治疗,更具有重要指导意义。此外,被广泛用于临床的针刺麻醉,以及耳针、电针、穴位埋线、穴位结扎等治疗方法,都是在经络学说的指导下进行的,并使经络学说得到一定的发展。

我们邀集相关专家,共同编撰了这本《人体经络使用手册》。本书通俗易懂,注重实用。全书共分6章,首先介绍了经络学说,然后依次介绍按摩、刮痧、艾灸、拔罐、针刺的养生治病方法。这些治病养生方法大都适合居家进行,可在医师指导下学习掌握必要的治疗方法。

在本书的编写过程中,参考了许多公开发表的著作,在此谨向原作者们表示衷心的感谢。愿《人体经络使用手册》能成为广大读者的好帮手,祝您身体健康!

谢英彪

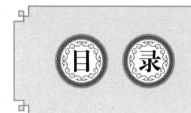

第一章

经络学说

经络学说是专门研究人体经络系统的组成、循行分布及其生理功能、病理变化,并指导临床实践的中医学理论。经络学说的形成和发展与针灸、推拿等中医疗法的应用有着密切关系。中医临床治病明辨病变的脏腑经络,把握疾病的传变,以及中药方剂的归经理论等,都以经络学说为基础。经络遍布全身,内属脏腑,外络肢节,沟通内外,贯穿上下,将人体各部组织器官联系成为一个有机的整体,并借以运行气血,营养机体,使人体各部分的功能活动保持协调和相对平衡。经络学说是在阴阳五行学说指导下形成的,与脏象、气血津液等学说互为补充,独到而深刻地阐明了人体生理活动和病理变化规律,对临床诊断疾病、拟定治则、处方遣药,特别是针灸、推拿等,具有重要的指导作用。

第一节 经络的概念

经络,是经和络的总称。经,又称经脉,有路径之意。经脉贯通上下,沟通内外,是经络系统中纵行的主干。经脉大多循行于人体的深部,且有一定的循行部位。经脉包括十二经脉和奇经八脉,以及附属于十二经脉的十二经别、十二经筋、十二皮部。络,又称络脉,有网络之意。络脉是经脉别出的分支,较经脉细小。络脉有十五络、孙络、浮络。

经络相贯,遍布全身,形成一个纵横交错的联络网,通过有规律的循行和复杂的联络交会,组成了经络系统,把人体五脏六腑、肢体官窍及皮肉筋骨等组织紧密地联结成统一的有机整体,从而保证了人体生命活动的正常进行。所以说,经络是运行气血,联络脏腑肢节,沟通内外上下,调节人体功能的一种特殊的通路系统。

经络系统将人体的脏腑组织器官、四肢百骸联络成一个有机的整体,并通过经气的活动,调节全身各部位功能,运行气血、协调阴阳,从而使整个机体保持协调和相对平衡。经络学说是阐述人体经络系统的循行分布、生理功能、病理变化及其与脏腑相互关系的一种系统理论。

在正常生理情况下,经络有运行气血,感应传导的作用。所以在发生病变时,经络就可能成为传递病邪和反映病变的途径。经络是外邪从皮毛腠理内传于五脏六腑的传变途径。由于脏腑之间有经脉沟通联系，所以经络还可成为脏腑之间病变相互影响的途径。足厥阴肝经夹胃、注肺中，所以肝病可犯胃、犯肺；足少阴肾经入肺、络心，所以肾虚水泛可凌心、射肺。至于相为表里的两经，更因络属于相同的脏腑，因而使相为表里的一脏一腑在病理上常相互影响，如心火可下移小肠，大肠实热，腑气不通，可使肺气不利而喘咳胸满等。经络不仅是外邪由表入里和脏腑之间病变相互影响的途径。通过经络的传导，内脏的病变可以反映于外，表现于某些特定的部位或与其相应的官窍。如肝气郁结常见两胁、少腹胀痛，这就是因为足厥阴肝经抵小腹、布胁肋；真心痛，不仅表现为心前区疼痛，且常引及上肢内侧尺侧缘，这是因为手少阴心经行于上肢内侧后缘。其他如胃火炽盛见牙龈肿痛，肝火上炎见目赤等。

由于经络有一定的循行部位和络属的脏腑，它可以反映所属经络脏腑的病证，因而在临床上，就可根据疾病所出现的症状，结合经络循行的部位及所联系的脏腑，作为诊断疾病的依据。两胁疼痛，多为肝胆疾病；缺盆中痛，常是肺的病变。头痛一证，痛在前额者，多与阳明经有关；痛在两侧者，多与少阳经有关；痛在后头部及项部者，多与太阳经有关；痛在巅顶者，多与厥阴经有关。《伤寒论》的六经辨证，也是在经络学说基础上发展起来的辨证体系。在临床实践中，还发现在经络循行的通路上，或在经气聚集的某些穴位处，有明显的压痛或有结节状、条索状的反应物，或局部皮肤的形态变化，也常有助于疾病的诊断。如肺脏有病时可在肺俞穴出现结节或中府穴有压痛，肠痈可在阑尾穴有压痛，长期消化不良的病人可在脾俞穴见到异常变化等。

经络学说被广泛地用以指导临床各科的治疗。特别是对针灸、按摩和药物治疗，更具有重要指导意义。针灸与按摩疗法，主要是根据某一经或某一脏腑的病变，而在病变的邻近部位或循行的远隔部位上取穴，通过针灸或按摩，以调整经络气血的功能活动，从而达到治疗的目的。而穴位的选取，就必须按经络学说进行辨证，断定疾病属于何经后，根据经络的循行分布路线和联系范围来选穴，这就是"循经取穴"。药物治疗也要以经络为渠道，通过经络的传导转输，才能使药到病所，发挥其治疗作用。在长期临床实践的基础上，根据某些药物对某一脏腑经络有特殊作用，确定了"药物归经"理论，金元时期的医家，发展了这方面的理论。张洁古、李杲按照经络学说，提出"引经报使"药，如治头痛，属太阳经的可用羌活，属阳明经的可用白芷，属少阳经的可用柴胡。羌活、白芷、柴胡，不仅分别归手足太阳、阳明、少阳经，且能引他药归入上述各经而发挥治疗作用。此外，当前被广泛用于临床的针刺麻醉，以及耳针、电针、穴位埋线、穴位结扎等治疗方法，都是在经络学说的指导下进行的，并使经络学说得到一定的发展。

经络系统遍布全身，气、血、津液主要靠经络为其运行途径，才能输布人体各部，发挥其濡养、温煦作用。脏腑之间，脏腑与人体各部分之间，也是通过经络维持其密切联系,使其各自发挥正常的功能。所以经络的生理功能,主要表现在沟通内外,联络上下,将人体各部组织器官联结成为一个有机的整体,通过经络的调节作用,保持着人体正常生理活动的平衡协调。经络又能将气血津液等维持生命活动的必要物质运送到全身,使机体获得充足的营养,从而进行正常的生命活动。此外,经络又是人体的信息传导网,它能够接收和输出各种信息。

第二节　经络腧穴理论

经络腧穴理论,是古人在长期的医疗实践中逐步总结形成,并作为中医基础理论的重要组成部分,是中医学整体观的结构基础,贯穿于中医学的生理、病理、诊断和治疗等各个方面,几千年来一直指导着中医各科的临床实践与养生。经络理论主要是以腧穴的临床应用为依据,阐述人体各部位之间的联系通路;腧穴理论,又是以经络理论为依据,阐明其与脏腑经络的关系,两者是一个不可分割的整体。

经络是人体内气血运行通路的主干和分支。包括经脉和络脉两部分,其中纵行的干线称为经脉,由经脉分出网络全身各个部位的分支称为络脉。《灵枢·经脉》中说:"经脉十二者,伏行分肉之间,深而不见;其常见者,足太阴过于外踝之上,无所隐故也。诸脉之浮而常见者,皆络脉也。"在《黄帝内经》这部中医典籍中,一个重要的概念贯穿于全书,那就是经络。经络是经脉和络脉的总称,古人发现人体上有一些纵贯全身的路线,称之为经脉;又发现这些大干线上有一些分支,在分支上又有更细小的分支,古人称这些分支为络脉,"脉"是这种结构的总括概念。《黄帝内经》对经络的认识是从大量的临床观察中得来的,记载这些临床观察的文献,近年来已在马王堆帛书、张家山竹简和绵阳木人经络模型等出土文物中逐渐找到。这些早期文献主要描述了经脉系统,并涉及了三种古老的医疗手段:一个是灸法,一个是砭术(即用石头治病的一种医术),另一个就是导引术(一种古老的气功),而经脉是这三种医术施用时借助的途径。

一般认为,经络系统是由经脉、络脉及其连属部分构成的。经脉和络脉是它的主体。

十二经脉正经是经络系统的主体,故又称之为"十二正经"或"正经",是手三阴经(手太阴肺经、手厥阴心包经、手少阴心经)、手三阳经(手阳明大肠经、手少阳三焦经、手太阳小肠经)、足三阳经(足阳明胃经、足少阳胆经、足太阳膀胱经)、足三阴(足太阴脾经、足厥阴肝经、足少阴肾经)的总称。

十二经别是十二经脉别出的正经,它们分别起于四肢,循行于体内,联系脏腑,上出颈项浅部。阳经的经别从本经别出而循行体内,上达头面后,仍回到本经;阴经的经别从本经别出而循行体内,上达头面后,与相为表里的阳经相合。为此,十二经别不仅可以加强十二经脉中相为表里的两经之间的联系,而且因其联系了某些正经未循行到的器官与形体部位,从而补充了正经之不足。

十二经筋是十二经脉之气"结、聚、散、络"于筋肉、关节的体系,是十二经脉的附属部分,是十二经脉循行部位上分布于筋肉系统的总称,它有联缀百骸,维络周身,主司关节运动的作用。

十二皮部是十二经脉在体表一定部位上的反应区。全身的皮肤是十二经脉的功能活动反映于体表的部位,所以把全身皮肤分为十二个部分,分属于十二经,称为"十二皮部"。

奇经有八,即督脉、任脉、冲脉、带脉、阴跷脉、阳跷脉、阴维脉、阳维脉,合称奇经八脉。它们与十二经脉正经不同,既不直属脏腑,又无表里配合关系,"别道奇行",故称"奇经"。奇经八脉交错地循行分布于十二经之间,有统率、联络和调节全身气血盛衰的作用。

络脉有别络、孙络、浮络之分。别络有本经别走邻经之意,共有十五支,包括十二经脉在四肢各分出的络,躯干部的任脉络、督脉络及脾之大络。十五别络的功能是加强表里阴阳两经的联系与调节作用。孙络是络脉中最细小的分支。浮络是浮行于浅表部位而常浮现的络脉。

经络腧穴理论是古人在长期的医疗实践中逐步总结形成,作为中医基础理论的重要组成部分,是中医学整体观的结构基础,贯穿于中医学的生理、病理、诊断和治疗等各个方面,几千年来一直指导着中医各科的临床实践与养生。针刺、艾灸、拔罐、敷贴、按摩、刮痧等养生方法都是通过刺激人体体表腧穴来激发相关经络,发挥其运行气血、协调阴阳、扶正祛邪、补虚泻实的作用,从而防治疾病、强身健体。同时,太极拳、五禽戏、易筋经、八段锦等传统导引术都是通过调身(即调形,全身各部位的形体动作)来疏经通络,调和各部气血,使人体阴平阳秘,精神乃治,发挥相应的养生作用。

第三节　十二经脉

十二经脉是经络系统的主体,具有表里经脉相合,与相应脏腑络属的主要特征。包括手三阴经、手三阳经、足三阳经、足三阴经。十二经脉是结合手足、阴阳、脏腑三方面进行命名的。因经脉循行于上、下肢的不同,故有手六经、足六经之分。手六经循行于上肢部,足六经循行于下肢部。凡属六脏(五脏加心包)及循行于肢体内侧的经脉为阴经,属六腑及循行于肢体外侧的经脉为阳经。根据阴阳消长变化的规律,阴阳又划分为三阴和三阳。三阴分别为太阴、少阴、厥阴,三阳分别为阳明、太阳、少阳。

十二经脉左右对称地分布于头面、躯干和四肢,纵贯全身(图1-1)。

1. 四肢部　阴经分布于四肢的内侧,阳经分布于四肢的外侧。按三阴、三阳来分,则太阴、阳明在前,少阴、太阳在后,厥阴、少阳在中。其中足三阴经在足内踝上 8 寸以下为厥阴在前、太阴在中、少阴在后,至内踝上 8 寸以上,太阴交出于厥阴之前。十二经脉在四肢部的分布规律是:阴经分布在四肢的内侧面,阳经分布在外侧面。具体分布特点见表 1-1。

2. 躯干部 足三阳经分布于躯干的,在外侧:阳明在前,太阳在后,少阳在侧;足三阴经循行于相表里的阳经的内侧。手六经中,手三阳经都经过肩部上颈项,手三阴经除手厥阴在侧胸有较短的分布外,手太阴和手少阴都由胸内直接出于腋下。十二经脉在躯干部的分布规律是:足三阴与足阳明经分布在胸、腹部(前),手三阳与足太阳经分布在肩胛、背、腰部(后),手三阳、足少阳与足厥阴经分布在腋、胁、侧腹部(侧)。具体分布特点见表 1-2。

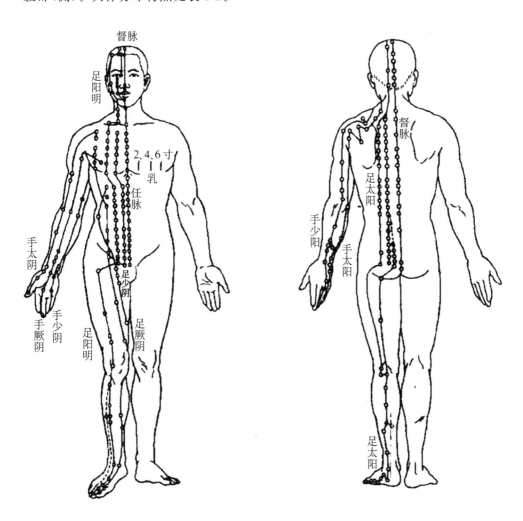

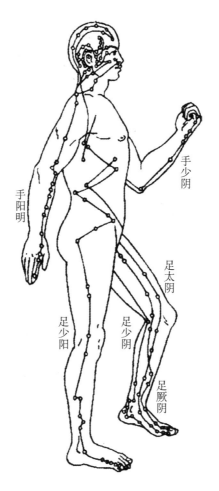

手少阴

手阳明

足太阴

足少阳

足少阴

足厥阴

图 1-1 十二经脉的分布(正面、背面和侧面)

表 1-1 十二经脉在四肢部的分布规律

		内侧	外侧
	前	太阴经(肺)	阳明经(大肠)
手	中	厥阴经(心包)	少阳经(三焦)
	后	少阴经(心)	太阳经(小肠)
	前	太阴经(脾)	阳明经(胃)
足	中	厥阴经(肝)	少阳经(胆)
	后	少阴经(肾)	太阳经(膀胱)

表 1-2　十二经脉在躯干部的分布规律

部位		第一侧线	第二侧线	第三侧线
前	胸部	足少阴肾经（距胸正中线二寸）	足阳明胃经（距胸正中线四寸）	足太阴脾经（距胸正中线六寸）
	腹部	足少阴肾经（距腹正中线半寸）	足阳明胃经（距腹正中线二寸）	足太阴脾经（距腹正中线四寸）足厥阴肝经从少腹斜向上到胁
后	肩胛部	手三阳经		
	背、腰部	足太阳膀胱经（距背正中线一寸半）	足太阳膀胱经（距背正中线三寸）	
侧	腋部	手三阴经		
	胁、侧腹部	足少阳胆经、足厥阴肝经		

3. 头面部　手足六阳经皆上行头面而联系五官,故有"头为诸阳之会"之说。头面部以阳明经分布为主,头侧部以少阳经分布为主,头后部以太阳经分布为主,但诸手阳经在头面部的分布相互交错、较为复杂。足六阴经多行于头颈的深部而联系喉咙、舌、目系等器官。十二经脉在头面部的分布规律是:手三阳经止于头面,足三阳经起于头面,手三阳经与足三阳经在头面部交接,所以说:"头为诸阳之会"。分布特点是手足阳明经分布于面额部;手太阳经分布于面颊部;手足少阳经分布于耳颞部;足太阳经分布于头顶、枕项部。另外,足厥阴经也循行至顶部。分布规律是阳明在前,少阳在侧,太阳在后。

十二经脉与脏腑的联系主要表现为"属络"关系,即阴经属脏络腑、阳经属腑络脏。此外,六阴经对其他脏腑还有较广泛的联系,而六阳经则仅有手足太阳经联系到胃和脑外。十二经脉中,六阴经主要是对体内器官有所联系,六阳经则主要联系头面和五官。

十二经脉循行走向是:手三阴经从胸走手,手三阳经从手走头,足三阳经从头走足,足三阴经从足走腹(胸)。如《灵枢·逆顺肥瘦》所载:"手之三阴从脏走手,手之三阳从手走头,足之三阳从头走足,足之三阴从足走腹。"

十二经脉的交接规律是:阴经与阳经(表里经)在手足衔接;阳经与阳经(指同名经)在头面部衔接;阴经与阴经(即手足三阴经)在胸部衔接。十二经脉的循行流注次序是:手太阴肺经→手阳明大肠经→足阳明胃经→足太阴脾经→手少阴心经→手太阳小肠经→足太阳膀胱经→足少阴肾经→手厥阴心包经→手少阳三焦经→足少阳胆经→足厥阴肝经。

十二经脉通过手足阴阳表里经的联接而逐经相传,构成了一个周而复始、如环无端的传注系统。气血通过经脉即可内至脏腑,外达肌表,营运全身。其流注次序是：从手太阴肺经开始，依次传至手阳明大肠经，足阳明胃经，足太阴脾经，手少阴心经，手太阳小肠经，足太阳膀胱经，足少阴肾经，手厥阴心包经，手少阳三焦经，足少阳胆经，足厥阴肝经，再回到手太阴肺经。其走向和交接规律是：手之三阴经从胸走手，在手指末端交手三阳经；手之三阳经从手走头，在头面部交足三阳经；足之三阳经从头走足，在足趾末端交足三阴经；足之三阴经从足走腹，在胸腹腔交手三阴经。

十二经脉的表里关系是指手足三阴三阳的对应关系与脏腑表里的一致性，又称表里相合关系，这是十二经脉之间的一种主要相互关系。十二经脉的表里关系，除了通过经脉本身在四肢末端表里阴阳经的交接、在躯干部与脏腑的属络以外，还通过经别和络脉进一步加强这种联系。

手足三阴、三阳十二经脉，通过经别和别络相互沟通，组成六对，"表里相合"关系，即"足太阳与少阴为表里，少阳与厥阴为表里，阳明与太阴为表里，是足之阴阳也。手太阳与少阴为表里，少阳与心主（手厥阴心包经）为表里，阳明与太阴为表里，是手之阴阳也。"

十二经络分属于十二脏腑。所谓十二脏腑，即五脏六腑再加上心脏的外膜——心包。心包也算一脏。这样每一条经脉都包含有所属脏腑的名称，如肺经、胃经、大肠经等。另外十二条经脉还根据所属的脏腑的阴阳属性和经脉在体表分布的位置特点，而定经脉本身的阴阳属性。脏为阴，肢体的内侧为阴，凡属于脏的经脉都分布在肢体的内侧，故称阴经；属于腑的经脉都分布在肢体的外侧，故称阳经。阴经包括太阴经、少阴经和厥阴经三种。阳经包括太阳经、少阳经和阳明经三种。又经脉在体表的分布有上下的不同，分布在上肢的称为手经，分布在下肢的称为足经。

十二经脉在体内与脏腑相连属，其中阴经属脏络腑，阳经属腑络脏，一脏配一腑，一阴配一阳，形成了脏腑阴阳表里属络关系。即手太阴肺经与手阳明大肠经相表里，手厥阴心包经与手少阳三焦经相表里，手少阴心经与手太阳小肠经相表里，足太阴脾经与足阳明胃经相表里，足厥阴肝经与足少阳胆经相表里，足少阴肾经与足太阳膀胱经相表里。互为表里的经脉在生理上密切联系，在病理上相互影响，在治疗时相互为用。

第四节　十五络脉

十二经脉和任、督二脉各自别出一络，加上脾之大络，共计15条，称为十五络脉，分别以十五络所发出的腧穴命名。十二经的别络均从本经四肢肘膝关节以下的络穴分出，走向其相表里的经脉，即阴经别走于阳经，阳经别走于阴经，加强了十二经中表里两经的联系，沟通了表里两经的经气，补充了十二经脉循行的不足。任脉、督脉的别络以及脾之大络主要分布在头身部。任脉的别络从鸠尾分出后散布于腹部；督脉的别络从长强分出后散布于头，左右别走足太阳经；脾之大络从大包分出后散布于胸胁，分别沟通了腹、背和全身经气。

十五络脉的循行分布是有规律的。十二经脉的分支络脉由于由络穴分出，故均以络穴命名。在临床实践中，由于一络联双经，故有"一络治两脉"的说法。络穴又常和原穴、合穴等相配方进行针刺治疗。另外，皮肤针（包括梅花针、七星针）不仅作用于皮部，同时也作用于络脉。拔罐、刮痧、刺络出血等疗法同样也作用于络脉。

四肢部的十二经别络，加强了十二经中表里两经的联系，从而沟通了表里两经的经气，补充了十二经脉循行的不足。躯干部的任脉络、督脉络和脾之大络，分别沟通了腹、背和全身经气，从而输布气血以濡养全身组织。

1. 手太阴络脉　名曰列缺，即从列缺穴处由手太阴经分出，起始于手腕上部列缺穴两肌肉分歧处，与手太阴经相并而行，散布于手大鱼的边缘部（鱼际），由腕后一寸半（即列缺）处走向手阳明经。此络脉病候分为虚实两证：实证为手掌热；虚证为呵欠，气短，或尿频、遗尿等。当取列缺穴治之。

2. 手少阴络脉　名曰通里，即从通里穴处由手少阴经分出。起始于腕横纹后一寸半（通里）处，由此向上与手少阴经并行于浅层，沿经脉而进入心中，联系舌根部，又联属于眼睛的根部；在掌后一寸半（通里）处走向手太阳小肠经。此络脉病候分为虚实两证：实证为胸胁及膈上撑胀不舒；虚证为不能言。当取通里穴治之。

3. 手厥阴络脉　又称手心主络脉。名曰内关，即从内关穴处由手厥阴经分出。在腕横纹后两寸（内关）处，于掌长伸肌腱与拇长伸肌腱之间分出，然后沿着手厥阴经循行部之浅层上行，联系心包络。此络脉病候分为虚实两证：实证为心痛；虚证为头项强直。当取内关穴治之。

4. 手太阳络脉　名曰支正，即从支正穴处由手太阳经分出，于腕横纹上五寸（支正）处出来后向内注入于手少阴经；另一支沿手太阳经之浅层上行至肘关节部，再上行络于肩髃穴处。此络脉病候分为虚实两证：实证为肘关节弛缓而不得屈伸，肘关节痿废；虚证为皮肤生赘疣，小的如同指间生的疥结痂。当取支正穴治之。

5. 手阳明络脉　名曰偏历，即从偏历穴处由手阳明经分出。在腕横纹上三寸（偏历）处分出来后进入手太阴经脉；另一支沿上肢行于手阳明经浅层，上行至肩髃穴处，然后上行至面部颊侧屈曲处，即下颌角部，遍布于下齿中；另一支则入于耳中会合聚集于耳的宗脉。此络脉病候分为虚实两证：实证为龋齿、耳聋；虚证为牙齿寒凉、胸膈气塞不畅等。当取偏历穴治之。

6. 手少阳络脉　十五络脉之一。名曰外关，即从外关穴处由手少阳经脉分出。在腕横纹上两寸（外关）处分出来后向上绕过前臂外侧上行，注入于胸中会合手厥阴经至心包络。此络脉病候分为虚实两证：实证为肘关节部痉挛；虚证为肘关节部纵缓不收,即不能屈。当取外关穴治之。

7. 足太阳络脉　名曰飞扬,即从飞扬穴处由足太阳经脉分离出来。在踝关节上七寸(飞扬)处分出后走向足少阴经。此络脉病候分为虚实两证:实证为鼻塞流涕,头背疼痛;虚证为鼻流清涕和鼻出血。当取飞扬穴治之。

8. 足少阳络脉　名曰光明,即从光明穴处由足少阳经脉分出。在踝关节以上五寸(光明)处分出后走向足厥阴经脉,向下络于足背部。此络脉病候分为虚实两证:实证为厥冷;虚证为痿躄,即筋肉萎缩或痿软无力,坐而不能站起。当取光明穴治之。

9. 足阳明络脉　名曰丰隆,即从丰隆穴处由足阳明经脉分出。在踝关节上八寸(丰隆)处分出后走向足太阴经脉;另一支沿胫骨外缘上行于同名经脉之浅层,直达头项部,会合诸经脉之气,向下络于喉部。此络脉病候分为气逆及虚实证:气逆,指本络脉之气上逆则喉痹,卒瘖,即喉部诸疾引起气塞不通之症,故常突然音哑;实证为狂证和癫证;虚证为足胫屈伸不得,胫部肌肉枯萎。当取丰隆穴治之。

10. 足太阴络脉　名曰公孙,即从公孙穴处由足太阴经脉分出。在第一跖趾关节(本节)后一寸(公孙)处分出后走向足阳明经脉;另一支则沿同名经脉浅层上行直络于肠胃。此络脉病候分气逆及虚实证:气逆,即本络脉厥气上逆时则病发霍乱;实证为肠中切切而痛;虚证则腹部鼓胀。当取公孙穴治之。

11. 足少阴络脉　名曰大钟,即从大钟穴由足少阴经脉分出。在踝关节后面绕过足跟后走向足太阳经脉;另一支则与足少阴经相并行于浅层,上行走于心包之下,向外则贯穿腰脊部。此络脉病候分为气逆及虚实证:气逆证则心烦胸闷不舒;实证则小便不通或淋漓不尽;虚证为腰痛。当取大钟穴治之。

12. 足厥阴络脉　名曰蠡沟,即从蠡沟穴处由足厥阴经脉分出。在踝关节内侧以上五寸(蠡沟)处分出后走向足少阳经脉;另一支沿着同名经脉的浅层经过胫骨内侧上行至睾丸处,结聚于阴茎。此络脉病候分为气逆及虚实证:气逆证为睾丸肿大,猝然发生疝气病;实证为阴器挺长不收;虚证为阴囊突然瘙痒。当取蠡沟穴治之。

13. 任脉之络　名曰尾翳。"尾翳",历代医家多解释为"鸠尾"穴;亦有释为"会阴"穴者。从原文分析是由任脉之鸠尾穴上面分出后下行至鸠尾穴后再散络于腹部的。此络脉病候分为虚实两证:实证为腹壁皮肤疼痛;虚证为腹壁皮肤瘙痒。当取鸠尾穴治之。

14. 督脉之络　名曰长强,即从长强穴处由督脉分出,然后在脊柱两旁肌肉边上上行,直达项部,散络于头上。下面则在肩胛部左右有分支走向足太阳经脉,穿入于脊柱两旁肌肉之内。此络脉病候分为虚实两证:实证为脊柱强直;虚证为头部沉重。当取长强穴治之。

15. 脾之大络　名曰大包,即从大包穴处由足太阴脾经分出。在腋窝部下三寸的渊腋穴(足少阳)下方三寸处分出后散布于胁肋及胸侧。此络脉病候分为虚实两证:实证为全身疼痛;虚证为各关节皆弛缓。当取大包穴治之。

第五节 十二经别

十二经别就是别行的正经,有离、入、出、合于人体表里之间的特点,加强了十二经脉的内外联系,更加强了经脉所属络的脏腑在体腔深部的联系。十二经别多从四肢肘膝上下的正经别出(离),经过躯干深入体腔与相关的脏腑联系(入),再浅出于体表上行头项部(出),在头项部,阳经经别合于本经的经脉,阴经经别合于相表里的阳经经脉(合),故有"六合"之称。

1. **足太阳经别** 从足太阳经脉的腘窝部分出,其中一条支脉在骶骨下五寸处别行进入肛门,上行归属膀胱,散布联络肾脏,沿脊柱两旁的肌肉到心脏后散布于心脏内;直行的一条支脉,从脊柱两旁的肌肉处继续上行,浅出项部,脉气仍注入足太阳本经。

2. **足少阴经别** 从足少阴经脉的腘窝部分出,与足太阳的经别相合并行,上至肾,在十四椎(第二腰椎)处分出,归属带脉;直行的一条继续上行,系舌根,再浅出项部,脉气注入足太阳的经别。

3. **足少阳经别** 从足少阳经脉在大腿外侧循行部位分出,绕过大腿前侧,进入毛际,同足厥阴的经别会合,上行进入季胁之间,沿胸腔里,归属于胆,散布而上达肝脏,通过心脏,夹食道上行,浅出下颌、口旁,散布在面部,系目系,当目外眦部,脉气仍注入足少阳经。

4. **足厥阴经别** 从足厥阴经脉的足背上处分出,上行至毛际,与足少阳的经别会合并行。

5. **足阳明经别** 从足阳明经脉的大腿前面处分出,进入腹腔里面,归属于胃,散布到脾脏,向上通过心脏,沿食道浅出口腔,上达鼻根及目眶下,回过来联系目系,脉气仍注入足阳明本经。

6. **足太阴经别** 从足太阴经脉的股内侧分出后到大腿前面,同足阳明的经别相合并行,向上结于咽,贯通舌中。

7. **手太阳经别** 从手太阳经脉的肩关节部分出,向下入于腋窝,行向心脏,联系小肠。

8. **手少阴经别** 从手少阴经脉的腋窝两筋之间分出后,进入胸腔,归属于心脏,向上走到喉咙,浅出面部,在目内眦与手太阳经相合。

9. **手少阳经别** 从手少阳经脉的头顶部分出,向下进入锁骨上窝。经过上、中、下三焦,散布于胸中。

10. **手厥阴经别** 从手厥阴经脉的腋下三寸处分出,进入胸腔,分别归属于上、中、下三焦,向上沿着喉咙,浅出于耳后,于乳突下同手少阳经会合。

11. 手阳明经别 从手阳明经脉的肩髃穴分出,进入项后柱骨,向下者走向大肠,归属于肺;向上者,沿喉咙,浅出于锁骨上窝。脉气仍归属于手阳明本经。

12. 手太阴经别 从手太阴经脉的渊腋处分出,行于手少阴经别之前,进入胸腔,走向肺脏,散布于大肠,向上浅出锁骨上窝,沿喉咙,合于手阳明的经别。

第六节 十二经筋

十二经筋是十二经脉之气濡养筋肉骨节的体系,是十二经脉的外周连属部分。经筋具有约束骨骼、屈伸关节、维持人体正常运动功能的作用,正如《素问·痿论》所说:"宗筋主束骨而利机关也。"经筋为病,多为转筋、筋痛、痹证等,针灸治疗多局部取穴而泻之。

十二经筋的循行分布均起始于四肢末端,结聚于关节、骨骼部,走向躯干头面。十二经筋行于体表,不入内脏,有刚筋、柔筋之分。刚(阳)筋分布于项背和四肢外侧,以手足阳经经筋为主;柔(阴)筋分布于胸腹和四肢内侧,以手足阴经经筋为主。足三阳经筋起于足趾,循股外上行结于顺(面);足三阴经筋起于足趾,循股内上行结于阴器(腹);手三阳经筋起于手指,循臑外上行结于角(头);手三阴经筋起于手指,循臑内上行结于贲(胸)。

1. 足太阳经筋 起于足小趾,向上结于外踝,斜上结于膝部,在下者沿外踝结于足跟,向上沿跟腱结于腘部,其分支结于小腿肚(腨外),上向腘内侧,与腘部另支合并上行结于臀部,向上夹脊到达项部;分支入舌根;直行者结于枕骨,上行至头顶,从额部下,结于鼻;分支形成"目上网"(即上睑),向下结于鼻旁,背部的分支从腋行外侧结于肩髃;一支进入腋下,向上出缺盆出,上方结于耳行乳突(完骨)。又有分支从缺盆出,斜上结于鼻旁。

2. 足少阳经筋 起于第四趾,向上结于外踝,上行沿胫外侧缘,结于膝外侧;其分支起于腓骨部。上走大腿外侧,前边结于"伏兔",后边结于骶部。直行者,经季胁,上走腋前缘,系于胸侧和乳部,结于缺盆。直行者,上出腋部,通过缺盆,行于太阳筋的前方,沿耳后,上额角,交会于头顶,向下走向下颌,上结于鼻旁。分支结于目外眦,成"外维"。

3. 足阳明经筋 起于第二、三、四趾,结于足背;斜向外上盖于腓骨,上结于膝外侧,直上结于髀枢(大转子部),向上沿胁肋,连属脊椎。直行者,上沿胫骨,结于膝部。分支结于腓骨部,并合足少阳的经筋。直行者,沿伏兔向上,结于股骨前,聚集于阴部,向上分布于腹部,结于缺盆,上颈部,夹口旁,会合于鼻旁,上方合于足太阳经筋——太阳为"目上网"(下睑)。其中分支从面颊结于耳前。

4. 足太阴经筋 起于大足趾内侧端,向上结于内踝;直行者,络于膝内辅骨

（胫骨内踝部），向上沿大腿内侧，结于股骨前，聚集于阴部，上向腹部，结于脐，沿腹内，结于肋骨，散布于胸中；其在里的，附着于脊椎。

5. 足少阴经筋　起于足小趾的下边，同足太阳经筋并斜行内踝下方，结于足跟，与足太阳经筋会合，向上结于胫骨内踝下，同足太阴经筋一起向上，沿大腿内侧，结于阴部，沿脊里，夹脊，向上至项，结于枕骨，与足太阳经会合。

6. 足厥阴经筋　起于足大趾上边向上结于内踝之前。沿胫骨向上结于胫骨内踝之上，向上沿大腿内侧，结于阴部，联络各经筋。

7. 手太阳经筋　起于手小指上边，结于腕背，向上沿前臂内侧缘，结于肘内锐骨（肱骨内上髁）的后面，进入并结于腋下，其分支向后走腋后侧缘，向上绕肩胛，沿颈旁出走足太阳经筋的前方，结于耳后乳突；分支进入耳中；直行者，出耳上，向下结于下颔，上方连属目外眦。还有一条支筋从颔部分出，上下颔角部，沿耳前，连属目外眦，上额，结于额角。

8. 手少阳经筋　起于手无名指末端，结于腕背，向上沿前臂结于肘部，上绕上臂外侧缘上肩，走向颈部，合于手太阳经筋。其分支当下颔角处进入，联系舌根；另一支从下颔角上行，沿耳前，连属目眦，上额，结于额角。

9. 手阳明经筋　起于示指末端，结于腕背，向上沿前臂外侧，结于肩髃；其分支，绕肩胛，夹脊旁；直行者，从肩髃部上颈；分支上面颊，结于鼻旁；直行的上出手太阳经筋的前方，上额角，络头部，下向对侧下颔。

10. 手太阴经筋　起于手大拇指上，结于鱼际后，行于寸口动脉外侧，上沿前臂，结于肘中；再向上沿上臂内侧，进入腋下，出缺盆，结于肩髃前方，上面结于缺盆，下面结于胸里，分散通过膈部，到达季胁。

11. 手厥阴经筋　起于手中指，与手太阴经筋并行，结于肘内侧，上经上臂内侧，结于腋下，向下散布于胁的前后；其分支进入腋内，散布于胸中，结于膈。

12. 手少阴经筋　起于手小指内侧，结于腕后锐骨（豆骨），向上结于肘内侧，再向上进入腋内，交手太阴经筋，行于乳里，结于胸中，沿膈向下，系于脐部。

第七节　十二皮部

十二皮部是络脉之气在皮肤的散布所在，是十二经脉功能活动反映于体表的部位。十二皮部的分布区域，是以十二经脉在体表的分布范围即十二经脉在皮肤上的分属部分为依据而划分的。故《素问·皮部论》指出："欲知皮部，以经脉为纪者，诸经皆然。"

由于十二皮部居于人体最外层，又与经络气血相通，故是机体的卫外屏障，起着保卫机体、抗御外邪和反映病证的作用。同时，皮部不仅是经脉的分区，也是别络的分区，它同别络，特别是浮络有着密切的关系。所以《素问·皮部论》又说："凡十二经络脉者,皮之部也。"

十二皮部位居人体最外层,是机体的卫外屏障,有保卫机体、抗御外邪的功能。当机体卫外功能失常时,病邪可通过皮部深入络脉、经脉以至脏腑。正如《素问·皮部论》所说:"邪客于皮则腠理开,开则邪入客于络脉,络脉满则注入经脉,经脉满则入舍于脏腑也。"反之,当机体内脏有病时,亦可通过经脉、络脉而反映于皮部,根据皮部的病理反应而推断脏腑病证。所以皮部又有反映病候的作用。此外,中医针灸临床常用的皮肤针(七星针、梅花针)、皮内针、腧穴贴药治疗等均是通过皮部与经脉络脉乃至脏腑气血的沟通和内在联系而发挥作用的。

第八节　奇经八脉

奇经八脉是任脉、督脉、冲脉、带脉、阴维脉、阳维脉、阴跷脉、阳跷脉的总称。"奇"有异的含义,它们与十二正经不同,在循行分布上除任督二脉外,其余经脉较少有属于自己的分布路线,多纵横交错地借道于十二经脉,"别道奇行"。此外,奇经八脉既不属络脏腑,又无表里关系,也不构成气血循环流注,除任督二脉外,其他六条经脉没有所属的腧穴,故称"奇经"。

任脉行于腹面正中线,其脉多次与手足三阴及阴维脉交会,能总任一身之阴经,故称"阴脉之海"。任脉起于胞中,与女子妊娠有关,故有"任主胞胎"之说。督脉行于背部正中,其脉多次与手足三阳经及阳维脉交会,能总督一身之阳经,故称为"阳脉之海"。督脉行于脊里,上行入脑,并从脊里分出属肾,它与脑、脊髓、肾又有密切联系。冲脉上至于头,下至于足,贯穿全身,成为气血的要冲,能调节十二经气血故称"十二经脉之海",又称"血海",同妇女的月经有关。带脉起于季胁,斜向下行到带脉穴,绕身一周,如腰带,能约束纵行的诸脉。阴跷脉、阳跷脉:跷,有轻健跷捷之意,有濡养眼目、司眼睑开合和下肢运动的功能。阴维脉、阳维脉:维,有维系之意。阴维脉的功能是"维络诸阴";阳维脉的功能是"维络诸阳"。

奇经八脉的作用主要体现在两方面:其一,沟通了十二经脉之间的联系。将部位相近、功能相似的经脉联系起来,达到统摄有关经脉气血、协调阴阳的作用。任脉与六阴经有联系,称为"阴脉之海",具有调节全身诸阴经经气的作用;督脉与六阳经有联系,称为"阳脉之海",具有调节全身阳经经气的作用;冲脉又与足阳明、足少阴等经有联系,故有"十二经之海"、"血海"之称,具有涵盖十二经气血的作用。其二,奇经八脉对十二经气血有蓄积和渗灌的调节作用。当十二经脉气血旺盛时,奇经八脉能加以蓄积;当人体功能活动需要时,奇经八脉又能渗灌供应。若喻十二经脉如江河,奇经八脉则犹如湖泊。

奇经八脉中的任脉和督脉各有其所属的腧穴,故与十二经合称"十四经"。十四经均具有一定的循行路线、病候和所属腧穴,是经络系统中的主要部分。

第九节　子午流注学说

子午流注学说是中医学的主要组成部分,是研究人体气血运行的时刻表。中医认为,自然界与人是统一的整体,自然界的 年、季、日、时周期变化,影响着人们的生理、病理相应的周期变化,如人的脉象、春弦、夏洪、秋毛、冬石;人的病情变化多半是早晨轻、中午重、夜晚更重,这些情况和人体气血运行有关,也就是在不同的时辰,气血运行到不同的经络,对人体的生理、病理起到了直接的影响,恰如现代科学提出的生物钟效应。子午流注学说认为,人体气血的运行是按照一定的时间循环无端,连成一个大的循环通道。其歌诀:寅时气血注于肺,卯时大肠辰时胃,巳脾午心未小肠,膀胱申注酉肾注,戌时包络亥三焦,子胆丑肝各定位(图1-2)。

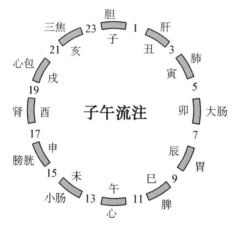

胆	足少阳胆经
肝	足厥阴肝经
肺	手太阴肺经
大肠	手阳明大肠经
胃	足阳明胃经
脾	足太阴脾经
心	手少阴心经
小肠	手太阳小肠经
膀胱	足太阳膀胱经
肾	足少阴肾经
心包	手厥阴心包经
三焦	手少阳三焦经

图1-2　子午流注示意图

了解人体经络一日之中循行运转规律,把握生命中的每一刻,从呼吸做起,以经络为据,洞悉太极之理,遵阴阳之纲纪,诸十二经脉者,皆系于生气之原,气者生之本也,时者生之用也!

1. **手太阴肺经**　寅时(3点至5点)肺经旺。寅时睡得熟,色红精气足;"肺朝百脉。"肝在丑时把血液推陈出新之后,将新鲜血液提供给肺,通过肺送往全身。所以,人在清晨面色红润,精力充沛。寅时,有肺病者反应最为强烈,如剧咳或哮喘而醒。

2. **手阳明大肠经**　卯时(5点至7点)大肠经旺。卯时大肠蠕,排毒渣滓出;"肺与大肠相表里。"肺将充足的新鲜血液布满全身,紧接着促进大肠进入兴奋状态,完成吸收食物中的水分和营养、排出渣滓的过程。清晨起床后最好排大便。

3. **足阳明胃经**　辰时(7点到9点)胃经旺。辰时吃早餐,营养身体安;人在此时段吃早餐最容易消化,吸收也最好。早餐可安排温和养胃的食品如稀粥、麦片、包点等。过于燥热的食品容易引起胃火盛,出现嘴唇干裂、唇疮等问题。不吃早餐更容易引起多种疾病。

4. 足太阴脾经　巳时(9点至11点)脾经旺。巳时脾经旺,造血身体壮;"脾主运化,脾统血。"脾是消化、吸收、排泄的总调度,又是人体血液的统领。"脾开窍于口,其华在唇。"脾的功能好,消化吸收好,血液质量好,所以嘴唇是红润的。唇白标志血气不足,唇暗、唇紫标志寒入脾经。

5. 手少阴心经　午时(11点至13点)心经旺。午时一小憩,安神养精气;"心主神明,开窍于舌,其华在面。"心气推动血液运行,养神、养气、养筋。人在午时能睡片刻,对于养心大有好处,下午至晚上精力充沛。

6. 手太阳小肠经　未时(13点至15点)小肠经旺。未时分清浊,饮水能降火;小肠分清浊,把水液归于膀胱,糟粕送入大肠,精华上输于脾。小肠经在未时对人一天的营养进行调整。如小肠有热,人会干咳、排屁。此时多喝水、喝茶有利小肠排毒降火。

7. 足太阳膀胱经　申时(15点至17点)膀胱经旺。申时津液足,养阴身体舒;膀胱贮藏水液和津液,水液排出体外,津液循环在体内。若膀胱有热可致膀胱咳,且咳而遗尿。申时人体温较热,阴虚的人最为突出。此时适当地活动有助于体内津液循环,喝滋阴泻火的茶水对阴虚的人最有效。

8. 足少阴肾经　酉时(17点至19点)肾经旺。酉时肾藏精,纳华元气清;"肾藏生殖之精和五脏六腑之精。肾为先天之根。"人体经过申时泻火排毒,肾在酉时进入贮藏精华的阶段。此时不适宜太强的运动量,也不适宜大量喝水。

9. 手厥阴心包经　戌时(19点至21点)心包经旺。戌时护心脏,减压心舒畅;"心包为心之外膜,附有脉络,气血通行之道。邪不能容,容之心伤。"心包是心的保护组织,又是气血通道。心包经戌时最兴旺,可清除心脏周围外邪,使心脏处于完好状态。此时一定要保持心情舒畅:看书听音乐,或做SPA、跳舞、打太极,以放松心情,释放压力。

10. 手少阳三焦经　亥时(21点至23点)三焦经旺。亥时百脉通,养身养娇容。三焦是六腑中最大的腑,具有主持诸气,疏通水道的作用。亥时三焦能通百脉。人如果在亥时睡眠,百脉可得到最好的休养生息,对身体对美容十分有益。百岁老人有个共同特点,即在亥时睡觉。现代人如不想此时睡觉,可听音乐、看书、看电视、练瑜伽,但最好不要超过亥时睡觉。

11. 足少阳胆经　子时(23点至1点)胆经旺。子时睡得足,黑眼圈不露;中医理论认为:"肝之余气,泄于胆,聚而成精。"人在子时前入眠,胆方能完成代谢。"胆汁有多清,脑就有多清。"子时前入睡者,晨醒后头脑清晰、气色红润,没有黑眼圈。反之,常于子时内不能入睡者,则气色青白,眼眶昏黑。同时因胆汁排毒代谢不良更容易生成结晶、结石。

12. 足厥阴肝经　丑时(1点至3点)肝经旺。丑时不睡晚,脸上不长斑;中医理论认为:"肝藏血""人卧则血归于肝",如果丑时不能入睡,肝还在输出能量支持人的思维和行动,就无法完成新陈代谢。所以丑时前未能入睡者,面色青灰,情志怠慢而躁,易生肝病,脸色晦暗长斑。

流注,是人身气血流动不息,向各处灌注的意思。经络是人体气血运行的通道,而十二经脉则为气血运行的主要通道。气血在十二经脉内流动不息,循环灌注,分布于全身内外上下,构成了十二经脉的气血流注,又名十二经脉的流注。其流注次序为:从手太阴肺经开始,依次流至足厥阴肝经,再流至手太阴肺经。这样就构成了一个"阴阳相贯,如环无端"的十二经脉整体循行系统(图1-3)。

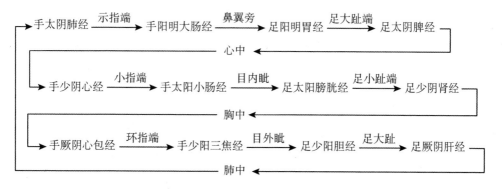

图1-3　十二经脉的流注次序

第十节　腧　穴

腧穴,实际上是经络的外属部分,是经络通道上的传输"驿站"和信息"窗口",既可反映经络所内连的脏腑的生理、病理活动,又可将其接收到的外来刺激信息传至脏腑而调节其功能。腧穴俗称穴位,也叫穴、穴道,通过针灸或者推拿、点按、艾灸刺激相应的腧穴可以治疗疾病。

"腧"与"俞"、"输"义通,有转输的含义;"穴"具孔隙的含义。腧穴与经络密切相关,腧穴不是孤立于体表的点,而是通过经络系统与体内脏腑组织器官有一定的内在联系,互相疏通。经络腧穴与脏腑相关,内外相应,这样就使腧穴-经络-脏腑间相互联系成通内达外的关系,脏腑病证可以通过经络反映到体表腧穴,针刺体表腧穴也能通过经络作用于脏腑。

中国早在两千多年以前,祖先就已经知道人体皮肤上有着许多特殊的感觉点。公元前五至前一世纪写下的著名医典《黄帝内经》就已指出,"气穴所发,各有处名",并记载了 160 个腧穴名称。晋代皇甫谧编纂了我国现存针灸专科的开山名作《针灸甲乙经》,对人体 340 个腧穴的名称、别名、位置和主治一一论述。到了宋代,王惟一重新厘定腧穴,订正讹谬,撰著《铜人腧穴针灸图经》,并且首创研铸专供针灸教学与考试用的两座针灸铜人,其造型之逼真,端刻之精确,令人叹服。可见,很早以前,我国古代医学家就知道依据腧穴治病,并在长期实践过程中形成了腧穴学的完整理论体系。1882 年,布里克斯发现人体表面存在温点和冷点而被誉为躯体感觉生理学的先驱。

《类经·人之四海》载:"输、腧、俞,本经皆通用。"因此,腧穴又有输穴、俞穴之称,也有叫腧穴、穴道或孔道的。按照中医基础理论,人体腧穴主要有三大作用,它既是经络之气输注于体表的部位,又是疾病反映于体表的部位,还是针灸、推拿、气功等疗法的施术部位。腧穴具有"按之快然""祛病迅速"的神奇功效。

腧穴是经络养生的部位,若要正确地运用经络养生,就必须要掌握好腧穴的定位、归经、主治等基本知识。

1. 腧穴的本质　有人从腧穴的电学特性去探讨,发现皮肤上的某些地方存在导电量特别高的"良导点",它们的位置与腧穴的位置相吻合。但后来又发现,全身腧穴总面积不过体表的万分之四,而电阻部位却多得多。后来人们又用最弱电流刺激肌肉,凡是能使肌肉产生最大收缩效果的地方就叫运动点。经对照发现,运动点与腧穴的分布几乎一致。但运动点的机制是什么,还不太了解。又有人研究了腧穴与神经的关系,发现几乎所有的腧穴都与神经相关联。某一腧穴与某一脏器的神经往往同属于一个脊髓节段。在胚胎发育时期,皮肤与神经是同源的,神经中枢存在着各皮肤区域与脏器的投射点。但是相反意见认为,非腧穴区域下也都有神经分布,它们在组织学上并没有差别。还有人发现腧穴与血管、淋巴管关系密切,腧穴处的皮肤温度比别的地方要高一些,可能正是因为这一系列的复杂关系形成了腧穴的奥妙。

许多人从腧穴的电学特性去探索它的本质。1950 年,日本的中谷用 12 伏直流电通过人体皮肤,发现皮肤上存在某些导电量特别高的"良导点",它们的位置与腧穴位置吻合。此后不久,法国著名针灸学家尼伯亚特在助手的协助下,应用测定皮肤电阻方法证实了这一现象,并确定腧穴电阻只有它周围皮肤电阻的一半。在尸体上进行的测量也获得同样的结果。20 世纪 50 年代后期,我国学者有关腧穴电生理的研究,也基本肯定了腧穴具有低电阻高电位的特性。然而,据推测,全身腧穴的总面积仅占体表的万分之四,而全身体表电阻的部位却很多,远远不限于腧穴的地方。况且,如进食、睡眠、运动等生理活动,时序、季节、气温等外界环境改变及心理状态等诸多因素,都会影响皮肤电阻值。难怪上海市高血压研究所的研究人员感叹:以此(皮肤电阻测定法)测定经穴颇有困难。法国德拉·富耶花了五年时间,应用此法测定腧穴,所得结果却与中国腧穴大相径庭,不得不愀然中止这项研究。

也有人将古老的腧穴理论与现代医学理论比拟分析,力图用新理论、新概念阐释它们。譬如,电流刺激肌肤,被刺激的肌肉会产生收缩。用最弱电流刺激而产生最大肌肉收缩的体表部位叫运动点。美国学者金林对照运动点位置与传统腧穴位置后提出,两者的分布近乎一致。日本的兵头正义与美国的弗罗斯特等,则把腧穴同触发点进行比较。触发点被认为是机体肌肉组织中的局部,具有深层组织敏感、结节及伴有放射痛的特点。虽然其产生机制尚不清楚,但是一般认为,它是由于疼痛或其他原因引起肌肉痉挛、内分泌失调或肌紧张造成的。针刺腧穴时,由于组织间相互摩擦和金属针与组织电介质之间相互作用,会引起局部组织中肌肉纤维和神经纤维损伤。此外,两者的分布也略同。因此,他们认为腧穴的某些特性与触发点极为相似。有人甚至认为,它们不过是同物异名罢了。这些多途径的研究,从侧面反映了腧穴的特性,对于探明腧穴的奥秘,无疑具有一定的参考价值。

又有人着力于研究腧穴的形态结构,希望一举揭开腧穴之谜。上海第一医学院的专家解剖观察尸体上 324 个腧穴,发现 99.6% 的腧穴与神经有关。他们进一步发现,经穴与相关脏器的神经分布往往属同一脊髓节段,表里两经的腧穴也多隶属脊髓同一节段。日本学者森秀太郎证明,在全身腧穴中,约有 100 个腧穴组织深层穿行着神经束。腧穴还与肌梭、神经腱梭、触觉小体、环层小体等感觉神经节细胞周围突末端的感受器有关。

2. 腧穴的分类　根据腧穴的不同特点,通常可将其分为经穴、奇穴、阿是穴三大类。

(1)十四经穴:十四经穴是指具有固定的名称和位置,且归属于十二经和任脉、督脉的腧穴。这类腧穴具有主治本经病证的共同作用,归属于十四经脉系统中,简称"经穴"。十四经穴是腧穴的主要部分。

(2)奇穴:奇穴是指既有一定的名称,又有明确的位置,但尚未归入或不便归入十四经系统的腧穴。这类腧穴的主治范围比较单纯,多数对某些病证有特殊疗效,因而未归入十四经系统,故又称"经外奇穴"。经外奇穴的主治作用大多比较简单,但疗效奇特,如四缝穴治疗小儿疳积、外劳宫治疗落枕等,往往能收到理想的治疗效果。

(3)阿是穴:阿是穴是指既无固定名称,亦无固定位置,而是以压痛点或病变部位或其他反应点等作为针灸施术部位的一类腧穴,又称"天应穴""不定穴""压痛点"等。

3. 腧穴的特点　腧穴的特点主要表现在三个方面,即近治作用、远治作用和特殊作用。

(1)近治作用:近治作用是所有腧穴都具有的治疗作用,即各腧穴均可以治疗所在部位及邻近组织、器官的病证,所谓"腧穴所在,主治所在"。头面部和躯干部的腧穴以近治作用为主,如位于眼睛周围的睛明、攒竹、承泣、丝竹空等穴,均可治疗眼病;肩部的肩髃、肩髎等治疗肩关节病变等。

(2)远治作用:十四经穴,尤其是十二经脉位于肘膝关节以下的腧穴,不仅可以治疗所在局部组织、器官的病证,而且还可以治疗经脉循行所联系的远隔部位的脏腑、组织、器官的病变,有些腧穴甚至具有影响全身的治疗作用。今人将这一作用特点归纳为"经脉所过,主治所及"。如合谷穴,不仅可以治疗所在部位的手指麻木、腕关节疼痛,而且还可以治疗经脉循行所及的头面口齿病。再如足三里穴,其位置在小腿部,既可治疗下肢痿痹,这是其近治作用;还可治疗所属经脉属络的胃、脾之脏腑病证,如胃痛、腹胀、腹泻等,这是其远治作用;作为强壮要穴,还具有补益正气、提高机体抗病能力的全身性调整的远治作用。

(3)特殊作用:①双向调整作用:又称良性双向调整作用,即针刺同一腧穴可以对不同的机体功能状态起到调整作用。当机体功能亢进时,针刺其穴能泻其盛实的邪气,使亢进的功能趋于正常,因而具有抑制作用;而当机体功能低下时,针刺其穴能补其虚衰的正气,使低下的功能恢复正常,因而具有兴奋作用。例如:心动过速者,针内关可减缓心率;而心动过缓者,刺内关可使心率加快。胃痉挛的患者,刺足三里可解痉止痛;而当胃蠕动减缓表现为胃扩张时,刺足三里又有促进胃蠕动的作用,等等。②相对特异作用:有些腧穴对某些病证具有独特的治疗作用,如大椎退热、至阴纠正胎位等。

4.腧穴的体表解剖标志定位法　取穴是否准确,直接影响针灸的疗效。常用的腧穴定位方法有以下4种:体表解剖标志定位法、骨度分寸定位法、同身寸定位法和简便取穴法。

体表解剖标志定位法,是以人体解剖学的各种体表标志为依据来确定腧穴位置的方法,也称自然标志定位法。可分为固定标志和活动标志两种。①固定标志:是指不受人体活动影响而固定不移的标志,即各部由骨节和肌肉所形成的突起或凹陷、五官轮廓、发际、指(趾)甲、乳头、肚脐等。如以腓骨小头为标志,在其前下方凹陷中定阳陵泉、以眉头定攒竹;若以脐为标志,脐中即为神阙、其旁开2寸定天枢等。②活动标志:是指需要采取相应的活动姿势才会出现的标志,即各部的关节、肌肉、肌腱、皮肤随着活动而出现的空隙、凹陷、皱纹等。如在耳屏与下颌关节之间微张口呈凹陷处取听宫,下颌角前上方约一横指当咀嚼时咬肌隆起、按之凹陷处取颊车等。

常用定穴解剖标志的体表定位方法如下。

第2肋:平胸骨角水平,锁骨下可触及的肋骨,即第2肋。

第4肋间隙:男性乳头平第4肋间隙。

第7颈椎棘突:颈后隆起最高且能随头旋转而转动者,为第7颈椎棘突。

第2胸椎棘突:直立,两手下垂时,两肩胛骨上角连线与后正中线的交点。

第3胸椎棘突:直立,两手下垂时,两肩胛冈内侧端连线与后正中线的交点。

第7胸椎棘突:直立,两手下垂时,两肩胛骨下角的水平线与后正中线的交点。

第12胸椎棘突:直立,两手下垂时,横平两肩胛下角与两髂嵴最高点连线的中点。

第 4 腰椎棘突：两髂嵴最高点连线与后正中线的交点。

第 2 骶椎：两髂后上棘连线与后正中线的交点。

骶管裂孔：取尾骨上方左右的骶角，与两骶角平齐的后正中线上。

肘横纹：与肱骨内上髁、外上髁连线相平。

腕掌侧远端横纹：与掌侧豌豆骨上缘、桡骨茎突尖下连线相平。

腕背侧远端横纹：与背侧豌豆骨上缘、桡骨茎突尖下连线相平。

5. 腧穴的骨度折量定位法　骨度折量定位法，是以体表骨节为主要标志折量全身各部的长度和宽度定出分寸，用于腧穴定位的方法，又称"骨度分寸定位法"（图 1-4、表 1-3）。

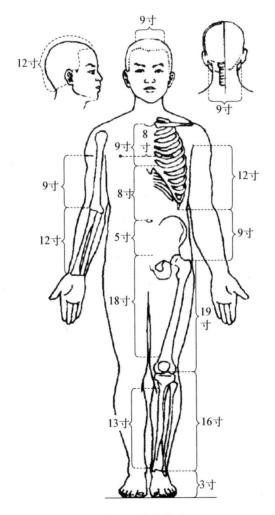

图 1-4　骨度分寸

表 1-3 "骨度"折量寸表

部位	起止点	折量寸	度量法	说　明
头面部	前发际正中至后发际正中	12	直寸	用于确定头部腧穴的纵向距离
	眉间(印堂)至前发际正中	3	直寸	用于确定前或后发际及其头部腧穴的纵向距离
	两额角发际(头维)之间	9	横寸	用于确定头前部腧穴的横向距离
	耳后两乳突(完骨)之间	9	横寸	用于确定头后部腧穴的横向距离
胸腹胁部	胸骨上窝(天突)至剑胸结合中点(歧骨)	9	直寸	用于确定胸部任脉穴的纵向距离
	剑胸结合中点(歧骨)至脐中	8	直寸	用于确定上腹部腧穴的纵向距离
	脐中至耻骨联合上缘(曲骨)	5	直寸	用于确定下腹部腧穴的纵向距离
	两肩胛骨喙突内侧缘之间	12	横寸	用于确定胸部腧穴的横向距离
	两乳头之间	8	横寸	用于确定胸腹部腧穴的横向距离
背腰部	肩胛骨内侧缘至后正中线	3	横寸	用于确定背腰部腧穴的横向距离
上肢部	腋前、后纹头至肘横纹(平尺骨鹰嘴)	9	直寸	用于确定上臂部腧穴的纵向距离
	肘横纹(平尺骨鹰嘴)至腕掌(背)侧远端横纹	12	直寸	用于确定前臂部腧穴的纵向距离
下肢部	耻骨联合上缘至髌底	18	直寸	用于确定大腿部腧穴的纵向距离
	髌底至髌尖	2	直寸	
	髌尖(膝中)至内踝尖	15	直寸	用于确定小腿内侧部腧穴的纵向距离
	胫骨内侧髁下方阴陵泉至内踝尖	13	直寸	用于确定小腿内侧部腧穴的纵向距离
	股骨大转子至腘横纹(平髌尖)	19	直寸	用于确定大腿前外侧部腧穴的纵向距离
	臀沟至腘横纹	14	直寸	用于确定大腿后部腧穴的纵向距离
	腘横纹(平髌尖)至外踝尖	16	直寸	用于确定小腿外侧部腧穴的纵向距离
	内踝尖至足底	3	直寸	用于确定足内侧部腧穴的纵向距离

6. 腧穴的"指寸"定位法　腧穴的"指寸"定位法又称"手指同身寸定位法",是指依据被取穴者本人手指所规定的分寸以量取腧穴的方法。此法主要用于下肢部。在具体取穴时,术者应当在骨度折量定位法的基础上,参照被取穴者自身的手指进行比量,并结合一些简便的活动标志取穴方法,以确定腧穴的标准定位。

(1)中指同身寸:以被取穴者的中指中节桡侧两端纹头(拇指、中指屈曲成环形)之间的距离作为1寸(图1-5)。

(2)拇指同身寸:以被取穴者拇指的指间关节的宽度作为1寸(图1-6-①)。

(3)横指同身寸(一夫法):被取穴者四指并拢,以其中指中节横纹为准,其四指的宽度作为3寸(图1-6-②)。

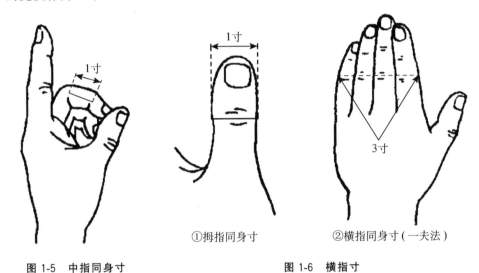

①拇指同身寸　　　　②横指同身寸(一夫法)

图1-5　中指同身寸　　　　　　　　图1-6　横指寸

腧穴定位的以上三种方法在应用时需互相结合,即主要采用体表解剖标志定位法、"骨度"折量定位法,而对少量难以完全采用上述两种方法定位的腧穴则配合使用"指寸"定位法。

7. 腧穴的简便取穴法　简便取穴法是在长期临床实践中总结出的简便、快捷取穴方法。如两耳尖直上与头部前后正中线的交点取百会穴。又如列缺,以患者左右两手之虎口交叉,一手示指压在另一手腕后高骨的正中上方,当示指尖处有一小凹陷就是本穴。又如劳宫,半握拳,以中指的指尖切压在掌心的第1横纹上,就是本穴。

第十一节　手太阴肺经的常用腧穴

手太阴肺经为走行于上肢,内属于肺,阴气盛的经脉。

手太阴肺经自中焦的胃脘部起始,向下联络大肠,回过来沿着胃的上口,贯穿膈肌,入属肺脏,从肺系(气管、喉咙)横行出于胸壁外上方(中府),走向腋下,沿上臂前边外侧,行于手少阴心经和手厥阴心包经的外面,下至肘中(尺泽),再沿前臂桡侧下行,至寸口(桡动脉搏动处),沿大鱼际外缘出拇指之桡侧端(少商)。它的支脉从腕后桡骨茎突上方(列缺)分出,经手背虎口部至示指桡侧端(商阳)。脉气由此与手阳明大肠经相接。

《灵枢·经脉》中说:"肺手太阴之脉,起于中焦,下络大肠,还循胃口,上膈属肺,从肺系横出腋下,下循臑内,行少阴、心主之前,下肘中,循臂内上骨下廉,入寸口,上鱼,循鱼际,出大指之端:其支者,从腕后,直出次指内廉,出其端。"

手太阴肺经异常就出现下列病症:肺部胀闷,膨膨而咳喘,咽喉肿痛,严重时交捧双手,心胸闷乱,视物模糊,还可发生前臂部的气血阻逆如厥冷、麻木、疼痛等症。

手太阴肺经穴主治有关"肺"方面所发生的病症:咳嗽,气急,喘息,心烦,胸闷,上臂、前臂的内侧前缘酸痛或厥冷,或掌心发热。当气盛有余时,可见肩背酸痛,感受风寒而汗出,伤风,小便频数,张口嘘气;而气虚不足时,则见肩背冷痛,气短,小便颜色异常。

手太阴肺经共 11 个腧穴,其中尺泽、列缺、太渊、鱼际、少商 5 穴为常用腧穴,对胸、肺、气管、喉、鼻病及腧穴局部、经脉所过部位病证有养生作用。养生时均可用手指掐按(图 1-7)。

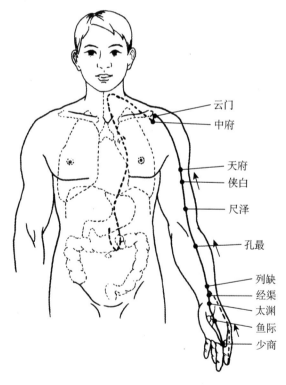

云门
中府
天府
侠白
尺泽
孔最
列缺
经渠
太渊
鱼际
少商

图 1-7 手太阴肺经穴示意图

（1）尺泽

【定位】 肘横纹上,肱二头肌腱桡侧缘凹陷中。

【养生治病】 感冒、咽喉肿痛、扁桃体炎、喉炎、咽炎、支气管炎、百日咳、肺炎、胸膜炎、肋间神经痛、丹毒、胎位不正、麻疹、高血压、肺炎、支气管哮喘、肺结核、急性胃肠炎、肘关节及周围软组织疾患。配合谷,有行气活络,祛瘀止痛的作用,治肘臂挛痛,肘关节屈伸不利;配肺俞,有降气止咳平喘的作用,治咳嗽,气喘;配委中,有清热化湿的作用,治吐泻;配太渊穴、经渠治咳嗽,气喘;配孔最,治咯血,潮热;配曲池,治肘臂挛痛。

【施术】 直刺 0.5～0.8 寸;或点刺出血;可灸。

（2）列缺

【定位】 腕掌侧远端横纹上 1.5 寸,拇短伸肌腱与拇长展肌腱之间的凹陷中。

【简便取穴】 当肱桡肌与拇长展肌腱之间。两手虎口自然平直交叉,一手示指按在另一手桡骨茎突上,指尖下凹陷中即是此穴。

【养生治病】 伤风外感,咳嗽,气喘,咽喉肿痛,头痛项强,口眼㖞斜,齿痛,遗尿,小便热,尿血,阴茎痛,掌中热,上肢不遂,手腕无力或疼痛。配大椎、合谷、外关、鱼际,治外感咳嗽;配足三里,治喘急;配肺俞、膻中、足三里,治咳嗽寒痰、胸膈闭痛;配中脘、合谷、上星、太渊、百会、头维、丝竹空、风池、太阳,治头痛;配太渊、尺泽、足三里,治咯血;配行间,治茎中痛;配后溪、人中、颊车、太溪、太渊、合谷,治牙痛;配中封、膈俞、肝俞、肾俞、气海、石门,治淋痛;配阳明络,治惊痫;配后溪、少泽、前谷,治疟疾;配上星、迎香、曲池、风池,治慢性鼻炎。

【施术】 向肘部斜刺 0.2～0.3 寸;可灸。头部、颈部的疾病按揉列缺穴。按摩时可用按法、点法、揉法、按揉法、点揉法、点按法、掐法、拇指弹拨法等。

（3）太渊

【定位】 桡骨茎突与舟状骨之间,拇长展肌腱尺侧凹陷中。即在腕掌侧远端横纹桡侧,桡动脉搏动处。

【养生治病】 咳嗽气喘,痰多气短,咯血胸痛,咽干咽痛,心痛心悸,无脉症,手腕疼痛无力。配尺泽、鱼际、肺俞、膈俞、三阴交,治咯血;配神门、太冲、行间、鱼际,治呕血;配经渠,治臂内廉痛;配四缝、合谷、少商,治顿咳;配俞府、风门、膻中、中府、手三里,治吼喘气满,肺胀不得卧;配列缺、经渠,治掌中热;配公孙、隐白、肺俞、阴陵泉、三阴交,治烦怨不卧;配列缺、人中、颊车、太溪、合谷,治牙痛;配大陵、乳根、中脘、气海、足三里、内庭,治呕吐。

【施术】 避开桡动脉,直刺 0.2～0.3 寸;可灸。

（4）鱼际

【定位】 第一掌骨桡侧中点赤白肉际处。

【养生治病】 咳嗽,气喘,咯血,胸痛,发热,咽喉肿痛,失音,肘臂手指挛痛,指麻痹瘓,小儿疳积等。配大椎、合谷、外关、列缺,治咳嗽;配尺泽、太渊、肺俞、膈俞、三阴交,治咯血;配风池、少海、少冲、合谷、复溜、临泣、太白,治寒热;配风池、腋门、中渚、通里,治头痛;配太溪、照海,治咽喉肿痛;配合谷、间使、神门、然谷、肺俞、肾俞,治失音;配太渊,治厥心痛;配尺泽、肩髃、小海、间使、大陵、后溪,治肘臂挛痛;配太白,治霍乱逆气。

【施术】 直刺0.5~0.8寸;艾炷灸3~5壮;艾条灸3~5分钟。治小儿疳积,可用割治法。

(5)少商

【定位】 拇指末节桡侧,指甲根角侧上方0.1寸(指寸)。

【养生治病】 咽喉肿痛,咳嗽,气喘,鼻衄,发热,中暑呕吐,中风昏迷,癫狂,小儿惊风,手指麻木。配商阳、中冲、关冲、少冲、少泽,治中风昏仆;配人中、隐白、大陵、申脉、风府、颊车、承浆、劳宫、上星、会阴、曲池,治癫狂;配合谷、大陵、关冲、尺泽、金津、玉液,治中暑;配大椎、曲池、中冲、百会,治小儿惊风;配四缝、合谷、内关、太渊,治顿咳;配少商、天突、合谷,治咽喉肿痛;配少商、合谷、鱼际、金津、玉液,治喉蛾;配禾髎、上星、合谷、鱼际,治鼻衄;配劳宫,治呕吐。

【施术】 浅刺0.1寸,或点刺出血;可灸。

第十二节　手阳明大肠经的常用腧穴

手阳明大肠经的循行路径包括:①从示指末端起始(商阳),沿示指桡侧缘(二间、三间)出第一、二掌骨间(合谷);②进入两筋(拇长伸肌腱和拇短伸肌腱)之间(阳溪),沿前臂桡侧(偏历、温溜、下廉、上廉、手三里);③进入肘外侧(曲池、肘髎),经上臂外侧前边(手五里、臂臑);④上肩,出肩峰部前边(肩髃、巨骨,会秉风),向上交会颈部(会大椎);⑤下入缺盆(锁骨上窝);⑥散络肺,通过横膈,属于大肠;⑦上行的一支从锁骨上窝上行颈旁(天鼎、扶突),通过面颊,进入下齿槽,出来夹口旁(会地仓),交会人中部(会水沟)—左边的向右,右边的向左,上夹鼻孔旁(禾髎、迎香,接足阳明胃经)。手阳明大肠经属大肠,络肺,并与胃经有直接联系。

手阳明大肠经共有20个腧穴,其中合谷、手三里、曲池、肩髃、迎香5穴为常用腧穴,对头面、五官、咽喉病、热病及腧穴局部、经脉所过部位病证有养生作用。养生时,均可用手指掐按(图1-8)。

(1)合谷

【定位】 第二掌骨桡侧的中点处。

【简便取穴】 以一手的拇指骨关节横纹,放在另一手拇、示指之间的指蹼缘上,当拇指尖下即是此穴。

【养生治病】 头痛,眩晕,鼻衄,齿痛,面肿,口眼喎斜,流行性腮腺炎,指臂痛,

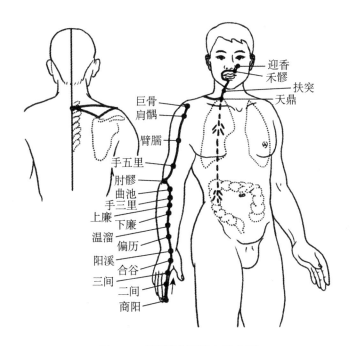

图 1-8　手阳明大肠经穴示意图

上肢不遂,腹痛,便秘,恶寒发热,无汗多汗,隐疹,滞产,经闭。配颊车、迎香,有通经活络止痛作用,治牙痛、面痛、面瘫;配颊车、迎香,有疏风解表,宣肺利窍作用,治感冒、头痛、发热、鼻塞;配太冲,有镇静安神,平肝息风作用,治癫狂、头痛、眩晕、高血压;配风池、大椎,有清热凉血,截疟作用,治皮肤瘙痒、荨麻疹、疔疮、疟疾;配三阴交,有调经活血催产作用,治月经不调、痛经、经闭、滞产。

【施术】　直刺 0.5～0.8 寸,针刺时手呈半握拳状,孕妇不宜针;可灸。头面部的疾病按揉合谷穴。

(2)手三里

【定位】　在阳溪穴与曲池穴连线上,肘横纹下 2 寸处。

【养生治病】　腰痛,肩臂痛,上肢麻痹,半身不遂,溃疡病,肠炎,消化不良,牙痛,口腔炎,颈淋巴结炎,面神经麻痹,乳腺炎,感冒。配阳溪、悬颅,治齿痛;配温溜、曲池、中渚、丰隆,治喉痹;配肩髃、天井、曲池、阳谷,治肩背疼痛;配足三里、肾俞、脾俞、胃俞、悬钟、气海、交信、三阴交、阴陵泉、关元,治妊娠水肿;配肘尖、肩髃、支沟、足三里,治瘰疬。

【施术】　直刺 0.5～0.8 寸;可灸。

(3)曲池

【定位】　尺泽与肱骨外上髁连线的中点处。

【简便取穴】 屈肘90°,肘横纹外侧端凹陷中;或极度屈肘,肘横纹桡侧端凹陷中。

【养生治病】 半身不遂,肩痛,臂细无力,肘臂挛急或弛缓,肘中痛难屈伸,手臂红肿,腰背痛,腹痛,吐泻,便秘,痢疾,肠痛,瘰疬,瘿气,湿疹,丹毒,疥疮,隐疹,皮肤干燥,头痛,眩晕,耳鸣,耳前疼痛,目赤痛,目不明,牙痛,颈肿,咽喉肿痛,月经不调,乳少,瘾疹,癫狂,善惊,胸中烦满,咳嗽,哮喘,热病,伤寒,伤寒余热不尽,疟疾,消渴,水肿等。配中脘、足三里、内庭,治便秘实证;配阑尾穴、足三里、上巨虚,治肠痛;配肩髃、中脘、足三里,治呕吐,肝气犯胃;配丰隆、风池,治痰厥头痛;配睛明、攒竹、瞳子髎、太阳、合谷,治目红肿生翳;配少海、阳谷、阳溪、二间、液门、颊车、内庭、吕细,治齿痛;配合谷,治颈肿;配合谷、手三里,治疔疮;配绝骨、昆仑、合谷、肩髃、手三里、足三里,治半身不遂、中风;配人迎、神道、章门、中府、临泣、天池、璇玑、府俞,治胸中满。

【施术】 直刺0.8~1.2寸;可灸。

(4)肩髃

【定位】 肩峰外侧缘前端与肱骨大结节两骨间凹陷中。

【简便取穴】 臂外展,或向前平伸时,当肩峰前下方凹陷处。

【养生治病】 肩臂痛,半身不遂,手臂挛痛,不能上举,手背红肿,四肢热,瘿气,高血压病,肩周炎,乳腺炎,荨麻疹等。配风门、中渚、大杼,治背及肩臂肿痛;配臂臑,治臂细无力,手不得向头;配曲池、列缺、合谷、手三里、环跳、风市、委中、绝骨、丘墟、阳陵泉、昆仑、照海,治半身不遂;配曲池、合谷、曲泽、手三里、环跳,治隐疹;配支沟、足三里、手三里,治瘰疬。

【施术】 直刺或向下斜刺0.5~1.2寸;可灸。

(5)迎香

【定位】 鼻翼外缘中点旁,鼻唇沟中。

【养生治病】 急慢性鼻炎,鼻窦炎,鼻出血,面神经麻痹,面痒,面肿,胆道蛔虫症,便秘等。配人中、上星、太渊,治鼻塞不闻香臭;配上星、肺俞、风池、风府、风门,治多涕;配囟会、合谷、太冲,治鼻渊;配上星、合谷、神门、肺俞、心俞、尺泽、囟会,治鼻息肉;配合谷、上星,治鼻衄;配太阳、上星、攒竹、睛明、合谷、委中、肝俞、行间,治目赤肿痛;配水沟、风池、支沟、合谷、曲池、委中,治丹毒;配承泣、四白、巨髎、禾髎、上关、大迎、颧髎、强间、风池、水沟,治口眼㖞斜。配合谷、陷谷,治面部如蚁行感,面浮肿;配下关、翳风、上星、攒竹、人中、颊车,治面痛。

【施术】 斜刺或平刺0.3~0.5寸;禁灸。

第十三节　足阳明胃经的常用腧穴

足阳明胃经起于鼻翼旁(迎香穴),夹鼻上行,左右侧交会于鼻根部,旁行入目内眦,与足太阳经相交,向下沿鼻柱外侧,入上齿中,还出,夹口两旁,环绕嘴唇,在颏唇沟承浆穴处左右相交,退回沿下颌骨后下缘到大迎穴处,沿下颌角上行过耳前,经过上关穴(客主人),沿发际,到额前。本经脉分支从大迎穴前方下行到人迎穴,沿喉咙向下后行至大椎,折向前行,入缺盆,下行穿过膈肌,属胃,络脾。直行向下一支是从缺盆出体表,沿乳中线下行,夹脐两旁(旁开二寸),下行至腹股沟外的气街穴。本经脉又一分支从胃下口幽门处分出,沿腹腔内下行到气街穴,与直行之脉会合,而后下行大腿前侧,至膝髌沿下肢胫骨前缘下行至足背,入足第二趾外侧端(厉兑穴)。本经脉另一分支从膝下3寸处(足三里穴)分出,下行入中趾外侧端。又一分支从足背上冲阳穴分出,前行入足大趾内侧端(隐白穴),交于足太阴脾经。足阳明胃经属胃,络脾,并与心和小肠有直接联系。

足阳明胃经腧穴有承泣、四白、巨髎、地仓、大迎、颊车、下关、头维、人迎、水突、气舍、缺盆、气户、库房、屋翳、膺窗、乳中、乳根、不容、承满、梁门、关门、太乙、滑肉门、天枢、外陵、大巨、水道、归来、气冲、髀关、伏兔、阴市、梁丘、犊鼻、足三里、上巨虚、条口、下巨虚、丰隆、解溪、冲阳、陷谷、内庭、厉兑,共45穴,左右合90穴。其中,四白、地仓、颊车、下关、天枢、归来、梁丘、犊鼻、足三里、丰隆、解溪、内庭12穴为常用腧穴。对胃肠病、头面、目、鼻、口齿病,神志病及腧穴局部、经脉所过部位病证有养生作用。养生时,均可用手指掐按。常灸足三里,可强身健体、延年益寿(图1-9)。

(1)四白

【定位】 面部眶下孔中。

【养生治病】 目赤痛痒,目翳,眼睑瞤动,口眼㖞斜,面痛,面肌痉挛,眩晕,头痛。配阳白、地仓、颊车、合谷,治口眼㖞斜;配攒竹穴,治眼睑瞤动。

【施术】 直刺0.2~0.3寸;不宜灸。

(2)地仓

【定位】 口角旁约0.4寸,上直对瞳孔。

【养生治病】 唇缓不收,口角㖞斜,流涎,齿痛,颊肿,面痛。耳后痛,配翳风;舌麻、味觉消失者,配廉泉;闭眼困难者,配丝竹空;人中沟㖞斜者,配水沟。

【施术】 直刺0.2~0.3寸,或向颊车方向平刺0.5~0.7寸;可灸。

(3)颊车

【定位】 面部,下颌角前上方一横指(中指),当咀嚼咬肌隆起时,按之凹陷处。

【养生治病】 牙髓炎,冠周炎,腮腺炎,下颌关节炎,咬肌痉挛。配合谷,治牙痛、面神经麻痹、三叉神经痛、脑血管病后遗症、甲状腺肿;配地仓穴,治口眼㖞斜。

【施术】 直刺0.3~0.4寸,或向地仓方向斜刺0.5~0.7寸;可灸。

(4)下关

【定位】 面部颧弓下缘中央与下颌切迹之间凹陷中。

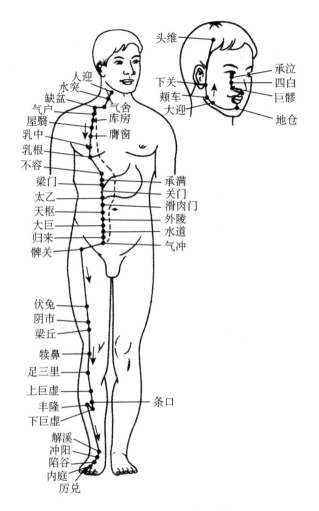

图 1-9　足阳明胃经穴示意图

【养生治病】　聋，耳鸣，聤耳，牙痛，口噤，口眼㖞斜，面痛，三叉神经痛，面神经麻痹，下颌疼痛，牙关紧闭，张嘴困难，颞颌关节炎。配合谷，有清热止痛的作用，治阳明热邪上扰之牙痛；配大迎、翳风、完骨，治牙痛；配大迎、颊车、地仓、巨髎、风池，有疏风通络牵正的作用，治风痰阻络之面瘫；配听宫、太冲、中渚，有疏风清热降火，聪耳利窍的作用，治肝胆火旺聋。

【施术】　直刺 0.3～0.5 寸；可灸。

（5）天枢

【定位】　横平脐中，前正中线旁开 2 寸。

【养生治病】　急慢性胃炎、急慢性肠炎、阑尾炎、肠麻痹、细菌性痢疾、消化不良。配上巨虚，有解毒清热化湿的作用，治急性细菌性痢疾；配足三里，有和中止泻的作用,治小儿腹泻;配上巨虚、阑尾穴,有理气活血化瘀的作用,治急性阑尾炎;配大肠俞、足三里,有温通气机,调理肠腑的作用,治肠炎;配中极、三阴交、太冲,有疏肝理气,调经止痛的作用,治月经不调,痛经。

【施术】 直刺 0.8～1.2 寸;可灸。按摩时取坐位,右手示指、中指、无名指并拢,用中指指腹按压左侧天枢穴,以产生酸胀感为宜,按压约 10 分钟,再以同法按压右侧天枢穴。

(6)归来

【定位】 脐中下 4 寸,前正中线旁开 2 寸。

【养生治病】 腹痛,疝气,月经不调,白带,阴挺。配大敦,治疝气;配三阴交、中极,治月经不调。

【施术】 直刺 0.8～1.2 寸;可灸。

(7)梁丘

【定位】 髌底上 2 寸,股外侧肌与股直肌肌腱之间(当髂前上棘与髌底外侧的连线上)。

【养生治病】 胃痉挛、乳腺炎、膝关节病变。配中脘、内关、足三里,治急性胃痛;配犊鼻、阳陵泉、膝阳关,治膝关节痛。

【施术】 直刺 0.5～0.8 寸;可灸。

(8)犊鼻

【定位】 膝前区,髌韧带外侧凹陷中。

【养生治病】 膝痛,屈伸不利,脚气。配梁丘、膝眼、委中,治膝关节炎。

【施术】 稍向髌韧带内方斜刺 0.5～1.2 寸;可灸。

(9)足三里

【定位】 犊鼻下 3 寸,犊鼻(ST35)与解溪(ST41)连线上。

【养生治病】 急慢性胃肠炎、十二指肠溃疡、胃下垂、痢疾、阑尾炎、肠梗阻、肝炎、高血压、高脂血症、冠心病、心绞痛、风湿热、支气管炎、支气管哮喘、肾炎、肾绞痛、膀胱炎、阳痿、遗精、功能性子宫出血、盆腔炎、休克、失眠等。配冲阳、仆参、飞扬、复溜、完骨,有补益肝肾,濡润宗筋的作用,主治足痿;配天枢、三阴交、肾俞、行间,有调理肝脾,补益气血的作用,主治月经过多,心悸;配曲池、丰隆、三阴交,有健脾化痰的作用,主治头晕目眩;配梁丘、期门、内关、肩井,有清泻血热,疏肝理气,宽胸利气的作用,主治乳痈;配上巨虚、三阴交、切口两旁腧穴,有良好的镇痛作用,用于胃次全切除术;配阳陵泉、行间,有理脾胃,化湿浊,疏肝胆,清湿热的作用,主治急性中毒性肝炎;配中脘、内关,有和胃降逆,宽中利气的作用,主治胃脘痛;配脾俞、气海、肾俞,有温阳散寒,调理脾胃的作用,主治脾虚慢性腹泻。

【施术】 直刺 0.5～1.5 寸;可灸。腹部疾病按揉足三里。

(10)丰隆

【定位】 小腿外侧,外踝尖上8寸,胫骨前肌的外缘(条口外一横指,条口位于犊鼻与解溪连线的中点)。

【养生治病】 耳源性眩晕、高血压、高脂血症、神经衰弱、精神分裂症、支气管炎、腓肠肌痉挛、肥胖症等。配阴陵泉、商丘、足三里,治痰湿诸症;配肺俞、尺泽,治咳嗽痰多。

【施术】 直刺0.5～1.2寸;可灸。

(11)解溪

【定位】 踝关节前面中央凹陷中,当姆长伸肌腱与趾长伸肌腱之间。

【养生治病】 功能性子宫出血,上消化道出血,急性肠炎,精神分裂症,神经衰弱等。配气海、血海、三阴交,治月经过多;配脾俞、上脘、肝俞,治吐血;配大敦,治昏厥。

【施术】 直刺0.4～0.6寸;可灸。

(12)内庭

【定位】 第2、3趾间,趾蹼缘后方赤白肉际处。

【养生治病】 急慢性胃炎、急慢性肠炎、齿龈炎、扁桃体炎、趾跖关节痛等。配合谷,治牙龈肿痛;配太冲、曲池、大椎,治热病。

【施术】 直刺或斜刺0.3～0.5寸;可灸。

第十四节　足太阴脾经的常用腧穴

足太阴脾经起于足大趾内侧端(隐白穴),沿内侧赤白肉际,上行过内踝的前缘,沿小腿内侧正中线上行,在内踝上8寸处,交出足厥阴肝经之前,上行沿大腿内侧前缘,进入腹部,属脾,络胃,向上穿过膈肌,沿食道两旁,连舌本,散舌下。本经脉分支从胃别出,上行通过膈肌,注入心中,交于手少阴心经。足太阴脾经属脾,络胃,与心、肺等有直接联系。

足太阴脾经腧穴有隐白、大都、太白、公孙、商丘、三阴交、漏谷、地机、阴陵泉、血海、箕门、冲门、府舍、腹结、大横、腹哀、食窦、天溪、胸乡、周荣、大包,共42穴,左右各21腧穴。其中隐白、公孙、三阴交、地机、阴陵泉、血海6穴为常用腧穴,对脾胃病、妇科、前阴病及腧穴局部、经脉所过部位病证有养生作用。养生时,均可用手指掐按。其中三阴交对妇科病的防治作用尤佳(图1-10)。

(1)隐白

【定位】 足大趾末节内侧,趾甲根角侧后方0.1寸(指寸)。

【养生治病】 功能性子宫出血,上消化道出血,急性肠炎,精神分裂症,神经衰弱等。配气海、血海、三阴交,治月经过多;配脾俞、上脘、肝俞,治吐血;配大敦,疗昏厥;配地机、三阴交,治出血症。

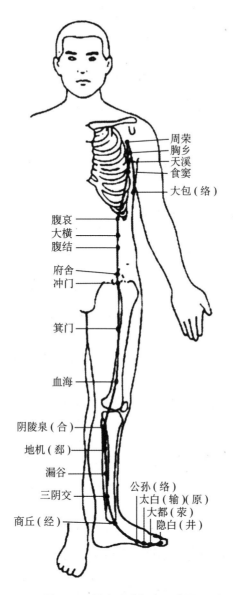

周荣
胸乡
天溪
食窦
大包（络）

腹哀
大横
腹结

府舍
冲门

箕门

血海

阴陵泉（合）
地机（郄）
漏谷
三阴交
商丘（经）

公孙（络）
太白（输）（原）
大都（荥）
隐白（井）

图 1-10　足太阴脾经穴示意图

【施术】　浅刺 0.1 寸，或点刺出血；可灸。

（2）公孙

【定位】　第 1 跖骨底的前下缘赤白肉际处。

【养生治病】　胃痛，呕吐，饮食不化，肠鸣腹胀，腹痛，痢疾，泄泻，肠风下血。配丰隆、中魁、膻中，有健脾化痰的作用，治呕吐痰涎，眩晕不已；配解溪、中脘、足三里，有健脾化食，和中消积的作用，治饮食停滞，胃脘疼痛；配束骨、八风，有通经活络的作用,治足趾麻痛。

【施术】 直刺 0.5～0.8 寸;可灸。

(3)三阴交

【定位】 内踝尖上 3 寸,胫骨内侧缘后际。

【养生治病】 月经不调,带下,经闭,痛经,阴挺,不孕,滞产,小便不利,遗尿,遗精,阳痿,疝气,失眠,肠鸣腹胀,泄泻,下肢痿痹,脚气。配足三里,治肠鸣泄泻;配中极,治月经不调;配子宫,治疗阴挺;配大敦,治疝气;配内关、神门,治失眠。

【施术】 直刺 0.5～1 寸,孕妇不宜针;可灸。小腹的疾病按揉三阴交。

(4)地机

【定位】 阴陵泉下 3 寸,胫骨内侧缘后际。

【养生治病】 痛经,月经不调,遗精,腹胀,腹痛,泄泻,水肿,小便不利,腿膝麻木、疼痛。配中极、三阴交穴,治痛经;配梁丘、中脘,治急性腹痛。

【施术】 直刺 0.5～0.8 寸;可灸。

(5)阴陵泉

【定位】 胫骨内侧髁下缘与胫骨内侧缘之间的凹陷中。

【养生治病】 膝痛,腹胀,泄泻,黄疸,水肿,小便不利或失禁。每天坚持点揉两侧血海 3 分钟,力量不宜太大,能感到穴位处有酸胀感即可,要以轻柔为原则。每天上午 9—11 时刺激效果最好,因为这个时段是脾经经气的旺时,人体阳气处呈上升趋势,所以直接按揉即可,有利于祛除脸上的雀斑。

【施术】 直刺 0.5～0.8 寸;可灸。

(6)血海

【定位】 髌底内侧端上 2 寸,股内侧肌隆起处。

【养生治病】 月经不调,经闭,崩漏,湿疹,隐疹,丹毒,股内侧痛。

【施术】 直刺 0.8～1 寸;可灸。

第十五节　手少阴心经的常用腧穴

手少阴心经起自心中,出来后归属于心系(心脏周围的组织),向下通过膈肌,联络小肠。其分支从心系向上夹着食道连于目;其直行主干又从心系上肺,向下斜出于腋下,沿上肢内侧后边,至肘中,沿前臂内侧后边,到手掌后豆骨突起处进入掌内后边,沿小指桡侧到达其末端。脉气由此与手太阳小肠经相连。手少阴心经属心,络小肠,与肺、脾、肝、肾有联系。

手少阴心经共有极泉、青灵、少海、灵道、通里、阴郄、神门、少府、少冲 9 个腧穴。其中极泉、通里、神门 3 穴为常用腧穴,对心、胸、神志病及腧穴局部、经脉所过部位病证有养生作用。养生时,均可用手指掐按(图 1-11)。

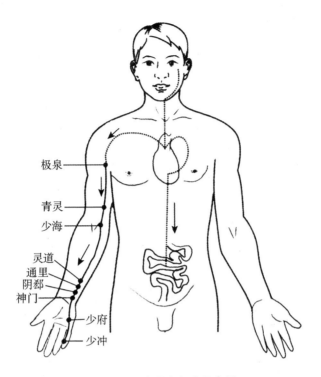

极泉
青灵
少海
灵道
通里
阴郄
神门
少府
少冲

图 1-11　手少阴心经穴示意图

（1）极泉

【定位】　腋窝中央,腋动脉搏动处。

【养生治病】　心绞痛、肋间神经痛、颈淋巴结结核等。配神门、内关主治心痛、心悸;配侠白主治肘臂冷痛;配日月穴、肩贞穴、少海穴、内关穴、阳辅穴、丘墟穴,治腋窝痛;配日月穴、脾俞穴,治四肢不收;配太渊穴、内关穴、太冲穴、天突穴,治咽干咽喉肿痛;配神门穴、内关穴、心俞穴,有宁心安神的作用,治心悸、冠心病。

【施术】　避开动脉,直刺 0.2～0.3 寸;可灸。

（2）通里

【定位】　腕掌侧远端横纹上 1 寸,尺侧屈腕肌腱的桡侧缘。

【养生治病】　心痛、心悸、怔忡、暴喑、舌强不语、腕臂内侧痛、肘及前臂疼痛、头痛、目眩、面赤热、遗尿、月经过多、狂症等。配内关、心俞,治心绞痛、心律不齐。

【施术】　直刺 0.3～0.5 寸;可灸。

（3）神门

【定位】　腕掌侧远端横纹尺侧端,尺侧腕屈肌腱的桡侧缘。

【养生治病】　心绞痛、无脉证、精神衰弱、癔症、精神分裂症等。配支正,治健忘、失眠、无脉证;配大椎、丰隆,治癫狂。

【施术】 直刺 0.3～0.4 寸；可灸。

第十六节　手太阳小肠经的常用腧穴

手太阳小肠经起自手小指尺侧端，沿手掌尺侧缘上行，出尺骨茎突，沿前臂后边尺侧直上，从尺骨鹰嘴和肱骨内上髁之间向上，沿上臂后内侧出行到肩关节后，绕肩胛，在大椎穴处（后颈部椎骨隆起处）与督脉相会。又向前进入锁骨上窝，深入体腔，联络心脏，沿食道下行，穿膈肌，到胃部，入属小肠。其分支从锁骨上窝沿颈上面颊到外眼角，又折回进入耳中。另一支脉从面颊部分出，经眶下，达鼻根部的内眼角，然后斜行到颧部。脉气由此与足太阳膀胱经相接。手太阳小肠经属小肠，络心，与胃有联系。

手太阳小肠经的腧穴有少泽、前谷、后溪、腕骨、阳谷、养老、支正、小海、肩贞、臑俞、天宗、秉风、曲垣、肩外俞、肩中俞、天窗、天容、颧髎、听宫，共 19 穴，左右合 38 穴。其中，后溪、养老、天宗、听宫 4 穴为常用腧穴，对头、项、耳、目、咽喉病，热病，神志病及腧穴局部、经脉所过部位病证有养生作用。养生时，均可用手指掐按（图 1-12）。

（1）后溪

【定位】 第五掌指关节尺侧近端赤白肉际凹陷中。

【养生治病】 急性腰扭伤，落枕，聋，精神分裂症，癔症，角膜炎等。配天柱，治颈项强直、落枕；配翳风、听宫，治耳聋、耳鸣。

【施术】 直刺 0.5～0.8 寸；可灸。

（2）养老

【定位】 腕背横纹上 1 寸，尺骨头桡侧凹陷中。

【养生治病】 视力减退、眼球充血、半身不遂、急性腰扭伤、落枕等。配肩髃，治肩、背、肘疼痛；配睛明、光明，治视力减退。

【施术】 掌心向胸时，向肘方向斜刺 0,5～0.8 寸；可灸。

（3）天宗

【定位】 肩胛冈中点与肩胛骨下角连线的上 1/3 与下 2/3 交点凹陷中。

【养生治病】 肩胛酸痛，肩周炎，肩背软组织损伤，肘臂外后侧痛，上肢不举，颈项颊颔肿痛，乳痛，乳腺炎，胸胁支满，咳嗽气喘，咳逆抢心，乳腺炎。配臑会，有舒筋通络止痛作用，治肩关节周围炎，肩臂肘痛；配膻中，有理气散结消肿作用，治乳痛，乳腺增生；配乳根、少泽、膻中，治乳腺炎；配乳根，有催乳作用。

【施术】 直刺或斜刺 0.5～0.7 寸；可灸。

（4）听宫

【定位】 耳屏正中与下颌骨髁状突之间的凹陷中。

【养生治病】 耳鸣，聋，中耳炎，齿痛，癫痫，下颌关节功能紊乱等。配翳风、

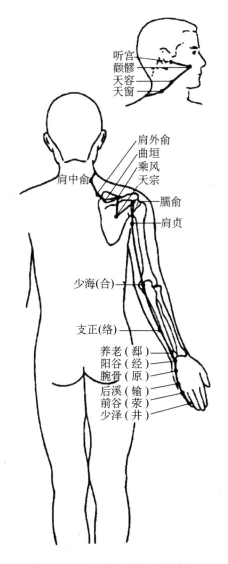

听宫
颧髎
天容
天窗

肩外俞
曲垣
乘风
天宗

肩中俞

臑俞
肩贞

少海(合)

支正(络)

养老(郄)
阳谷(经)
腕骨(原)
后溪(输)
前谷(荥)
少泽(井)

图 1-12　手太阳小肠经穴示意图

外关,治耳鸣、聋;配颊车、合谷,治牙关不利、齿痛。

　　【施术】　微张口,直刺 0.5～1 寸;可灸。

第十七节　足太阳膀胱经的常用腧穴

　　足太阳膀胱经起于目内眦(睛明穴),上达额部,左右交会于头顶部(百会穴)。本经脉分支从头顶部分出,到耳上角部。直行本脉从头顶部分别向后行至枕骨处,进入颅腔,络脑,回出分别下行到项部(天柱穴),下行交会于大椎穴,再分左右沿肩胛内侧,脊柱两旁(一寸五分),到达腰部(肾俞穴),进入脊柱两旁的肌肉,深入体腔,络肾,属膀胱。本经脉一分支从腰部分出,沿脊柱两旁下行,穿过臀部,从大腿后侧外缘下行至腘窝中(委中穴)。另一分支从项分出下行,经肩胛内侧,从附分穴夹脊(3寸)下行至髀枢,经大腿后侧至腘窝中与前一支脉会合,然后下行穿过腓肠肌,出走于足外踝后,沿足背外侧缘至小趾外侧端(至阴穴),交于足少阴肾经。足太阳膀胱经属膀胱,络肾,与心、脑有联系。

足太阳膀胱经的腧穴有睛明、攒竹、眉冲、曲差、五处、承光、通天、络却、玉枕、天柱、大杼、风门、肺俞、厥阴俞、心俞、督俞、膈俞、肝俞、胆俞、脾俞、胃俞、三焦俞、肾俞、气海俞、大肠俞、关元俞、小肠俞、膀胱俞、中膂俞、白环俞、上髎、次髎、中髎、下髎、会阳、承扶、殷门、浮郄、委阳、委中、附分、魄户、膏肓、神堂、譩譆、膈关、魂门、阳纲、意舍、胃仓、肓门、志室、胞肓、秩边、合阳、承筋、承山、飞扬、跗阳、昆仑、仆参、申脉、金门、京骨、束骨、足通谷、至阴,共67穴,左右合134穴。其中,睛明、攒竹、天柱、肺俞、心俞、膈俞、肝俞、胆俞、脾俞、胃俞、肾俞、大肠俞、次髎、委中、膏肓、秩边、承山、昆仑、至阴19穴为常用腧穴,对头、目、项、背、腰、下肢病、神志病、脏腑及相关组织器官病、腧穴局部、经脉所过部位病证有养生作用,其中膏肓穴养生作用尤佳。养生时,均可用手指掐按(图1-13)。

(1)睛明

【定位】 目内眦内上方、眶内侧壁凹陷中。

【养生治病】 目赤肿痛,迎风流泪,胬肉攀睛,内外翳障,夜盲症,青光眼,色盲,近视,急慢性结膜炎,泪囊炎,角膜炎,电光性眼炎,视神经炎等。

【施术】 嘱患者闭目,术者左手将眼球推向外侧固定,针沿眼眶边缘缓缓刺入0.3～0.5寸,不宜提插或大幅度捻转;禁灸。

(2)攒竹

【定位】 眉头凹陷中,额切迹处。

【养生治病】 急性腰扭伤,近视,目赤肿痛,流泪,泪囊炎,面肌痉挛,头痛等。配后溪、液门,疗目赤肿痛;配列缺、颊车,治面瘫、面肌痉挛。

【施术】 治疗眼病,可向下斜刺0.3～0.5寸;治疗头痛、面瘫,可平刺透鱼腰;禁灸。

(3)天柱

【定位】 横平第2颈椎棘突上际,斜方肌外缘凹陷中。

【养生治病】 颈椎病,落枕,肩周炎,急性腰扭伤,高血压,目眩,头痛,咽喉炎,扁桃体炎,缓解眼睛疲劳,鼻塞,热病,癫狂,痫证。配列缺、后溪,治头项强痛;配少商,治咳嗽。

【施术】 直刺0.5～0.8寸,不可向内上方深刺;可灸。按摩治疗肩膀肌肉僵

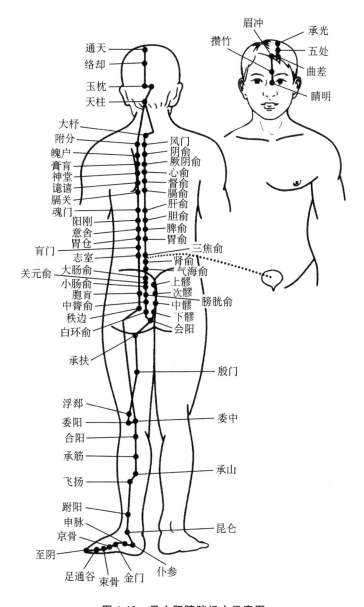

通天
络却
玉枕
天柱

大杼
附分
魄户
膏肓
神堂
譩譆
膈关
魂门
阳刚
意舍
胃仓
肓门
志室
关元俞
大肠俞
小肠俞
胞肓
中膂俞
秩边
白环俞

承扶

浮郄
委阳
合阳
承筋
飞扬

跗阳
申脉
京骨
至阴
足通谷 束骨 金门 仆参

眉冲
攒竹
承光
五处
曲差
睛明

风门
阴俞
厥阴俞
心俞
督俞
膈俞
肝俞
胆俞
脾俞
胃俞
三焦俞
肾俞
气海俞
上髎
次髎
中髎
下髎
会阳
膀胱俞

殷门

委中

承山

昆仑

图 1-13 足太阳膀胱经穴示意图

硬、酸痛,治疗疼痛、麻痹等后遗症,治疗宿醉,穴道指压法治疗忧郁症等。

（4）肺俞

【定位】 第 3 胸椎棘突下,后正中线旁开 1.5 寸。

【养生治病】 胸满,骨蒸潮热,盗汗,颈项拘急,肩背痛,咳嗽,气喘,感冒等。

【施术】 斜刺 0.5～0.8 寸;可灸。

(5)心俞

【定位】 第5胸椎棘突下,后正中线旁开1.5寸。

【养生治病】 胸痛,心痛,惊悸,咳嗽,盗汗,健忘,失眠,梦遗,癫狂,痫证。

【施术】 斜刺0.5~0.8寸;可灸。

(6)膈俞

【定位】 第7胸椎棘突下,后正中线旁开1.5寸。

【养生治病】 贫血,慢性出血性疾患,功能性子宫出血,神经性呕吐,膈肌痉挛,心动过速,背痛,脊强,气喘,咳嗽,吐血,潮热,盗汗等。配大椎、足三里,治血虚;配中脘、内关,治胃痛、呃逆;配肺俞、风门,治咳嗽。

【施术】 斜刺0.5~0.8寸;可灸。

(7)肝俞

【定位】 第9胸椎棘突下,后正中线旁开1.5寸。

【养生治病】 脊背痛,黄疸,胁痛,目赤肿痛,视物模糊,夜盲,迎风流泪,眩晕,吐血,癫狂,痫证,乳腺增生症,抑郁症等。

【施术】 斜刺0.5~0.8寸;可灸。

(8)胆俞

【定位】 第10胸椎棘突下,后正中线旁开1.5寸。

【养生治病】 胆囊炎,胆石症,急慢性肝炎,胃炎,消化道溃疡,肋间神经痛等。配日月,治胁肋疼痛;配公孙、至阳、委中、神门、小肠俞,治黄疸。

【施术】 斜刺0.5~0.8寸;可灸。

(9)脾俞

【定位】 第11胸椎棘突下,后正中线旁开1.5寸。

【养生治病】 背痛,腹胀,呕吐,泄泻,完谷不化,黄疸,水肿。

【施术】 直刺0.5~0.8寸;可灸。

(10)胃俞

【定位】 第12胸椎棘突下,后正中线旁开1.5寸。

【养生治病】 胃溃疡,胃炎,胰腺炎,肠炎,完谷不化等。配中脘,治胃痛、呕吐;配上巨虚,治泄泻。

【施术】 直刺0.5~0.8寸;可灸。

(11)肾俞

【定位】 第2腰椎棘突下,后正中线旁开1.5寸。

【养生治病】 肾炎,肾绞痛,性功能障碍,月经不调,腰部软组织损伤等。配气海、三阴交、志室,治滑精;配关元、三阴交、太溪、水泉,治月经不调;配中脘、天枢、足三里,治五更泄泻;配委中、太溪,治腰痛。

【施术】 直刺0.8~1寸;可灸。

（12）大肠俞

【定位】 第4腰椎棘突下，后正中线旁开1.5寸。

【养生治病】 腰痛，腹痛，坐骨神经痛，腹胀，肠炎，痢疾，痔疮，阑尾炎等。配肾俞、命门、腰阳关、委中，治腰脊强痛；配小肠俞，治二便不利。

【施术】 直刺0.8～1寸；可灸。

（13）次髎

【定位】 正对第2骶后孔中。

【养生治病】 腰骶神经痛，腰骶关节炎，子宫内膜炎，盆腔炎，性功能障碍，泌尿感染等。配三阴交，治月经不调、痛经；配委中，治腰骶疼痛。

【施术】 直刺1～1.5寸；可灸。

（14）委中

【定位】 腘横纹中点。

【养生治病】 腰背痛，下肢痿痹，腹痛，急性吐泻，小便不利，遗尿，丹毒，疔疮。配肾俞、阳陵泉、腰阳关、志室、太溪，治腰痛；配长强、次髎、上巨虚、承山，治便血。

【施术】 直刺0.5～1寸，或三棱针点刺出血；可灸。背部、腰部疾病按揉委中穴。

（15）膏肓

【定位】 第4胸椎棘突下，后正中线旁开3寸。

【养生治病】 肺痨，支气管炎，支气管哮喘，乳腺炎，肩胛背痛，咯血，盗汗，健忘，遗精，完谷不化，各种慢性虚损性疾病，有养生强壮作用。

【施术】 斜刺0.5～0.8寸；可灸。

（16）秩边

【定位】 横平第4骶后孔，骶正中嵴旁开3寸。

【养生治病】 腰骶痛，便秘，小便不利，下肢痿痹，痔疾，遗精，带下。

【施术】 直刺1.5～3寸；可灸。

（17）承山

【定位】 腓肠肌两肌腹与肌腱交角处。

【养生治病】 坐骨神经痛，腓肠肌痉挛，痔疮，脱肛，便秘，脚气等。配环跳、阳陵泉主治下肢痿痹；配长强、百会、二白治疗痔疾。

【施术】 直刺0.7～1寸；可灸。

（18）昆仑

【定位】 外踝尖与跟腱之间的凹陷中。

【养生治病】 坐骨神经痛，踝关节炎，神经性头痛，头痛，项强，目眩，鼻衄，惊痫，难产。配风池、天柱、肩中俞、后溪治疗项痛；配太溪、丘墟、三阴交治疗足跟痛。

【施术】 直刺0.5～1寸；可灸。

(19)至阴

【定位】 足小趾末节外侧,趾甲根角侧后方 0.1 寸(指寸)。

【养生治病】 胎位不正,难产,头痛,目痛,鼻塞,鼻衄。

【施术】 浅刺 0.1 寸;可灸。胎位不正用灸法。

第十八节　足少阴肾经的常用腧穴

足少阴肾经起于足小趾下面,斜行于足心(涌泉穴)出行于舟状骨粗隆之下,沿内踝后缘,分出进入足跟,向上沿小腿内侧后缘,至腘内侧,上股内侧后缘入脊内(长强穴),穿过脊柱,属肾,络膀胱。本经脉直行于腹腔内,从肾上行,穿过肝和膈肌,进入肺,沿喉咙,到舌根两旁。本经脉一分支从肺中分出,络心,注于胸中,交于手厥阴心包经。足少阴肾经属肾,络膀胱,与肝、肺、心有直接联系。

足少阴肾经的腧穴有涌泉、然谷、太溪、大钟、水泉、照海、复溜、交信、筑宾、阴谷、横骨、大赫、气穴、四满、中注、肓俞、商曲、石关、阴都、通谷、幽门、步廊、神封、灵墟、神藏、或中、俞府,共 27 穴,左右合 54 穴。其中,涌泉、太溪、照海 3 穴为常用腧穴,对肾、妇科、男科、前阴病、肺病、咽喉病及腧穴局部、经脉所过部位病证有养生作用。养生时,均可用手指掐按(图 1-14)。

(1)涌泉

【定位】 足底,屈足卷趾时足心最凹陷中。

【简便取穴】 足底二、三趾趾缝纹头端与足跟连线的前 1/3 与后 2/3 交点上。

【养生治病】 涌泉穴是人体长寿大穴,经常按摩此穴,则肾精充足,耳聪目明,发育正常,精力充沛,性功能强盛,腰膝壮实不软,行走有力。并能治疗多种疾病,如发热、呕吐、腹泻、五心烦热、失眠、便秘、昏厥、头痛、休克、中暑、偏瘫、耳鸣、肾炎、阳痿、遗精、各类妇科病和生殖类病。

【施术】 直刺 0.5～0.8 寸;可灸。

(2)太溪

【定位】 内踝尖与跟腱之间的凹陷中。

【养生治病】 内踝肿痛,足跟痛,腰痛,头痛,眩晕,咽喉肿痛,齿痛,耳鸣,耳聋,咳嗽,气喘,月经不调,失眠,遗精,阳痿,小便频数,消渴。配大陵、神门、太冲、志室主治失眠;配尺泽、鱼际、孔最主治咯血;配气海、三阴交、志室主治滑精。

【施术】 直刺 0.5～1 寸;可灸。

(3)照海

【定位】 内踝尖下 1 寸,内踝下缘边际凹陷中。

【养生治病】 癫痫,失眠,咽干咽痛,目赤肿痛,小便不利,小便频数,月经不调,痛经,赤白带下,下肢痿痹。

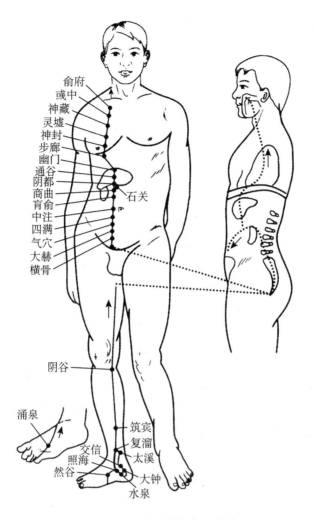

俞府
或中
神藏
灵墟
神封
步廊
幽门
通谷
阴都
商曲
肓俞
中注
四满
气穴
大赫
横骨

石关

阴谷

涌泉

筑宾
复溜
太溪
交信
照海
然谷
大钟
水泉

图 1-14　足少阴肾经穴示意图

【施术】　直刺 0.5～0.8 寸;可灸。

第十九节　手厥阴心包经的常用腧穴

手厥阴心包经起于胸中,出属心包络,向下穿过膈肌,依次络于上、中、下三焦。它的支脉从胸中分出,沿胁肋到达腋下 3 寸处(天池穴)向上至腋窝下,沿上肢内侧中线入肘,过腕部,入掌中(劳宫穴),沿中指桡侧,出中端桡侧端(中冲穴)。另一分支从掌中分出,沿环指出其尺侧端(关冲穴),交于手少阳三焦经。手厥阴心包经属心包,络三焦。

手厥阴心包经的腧穴有天池、天泉、曲泽、郄门、间使、内关、大陵、劳宫、中冲，共9穴，左右合18穴。其中，内关、中冲2穴为常用腧穴，对心、胸、胃、神志病，以及腧穴局部、经脉所过部位病证有养生作用。养生时，均可用手指掐按(图1-15)。

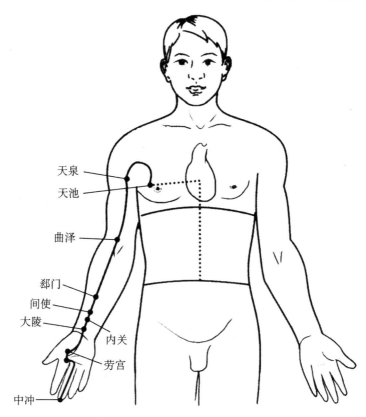

天泉
天池

曲泽

郄门
间使
大陵
内关
劳宫

中冲

图1-15　手厥阴心包经穴示意图

（1）内关

【定位】　腕掌侧远端横纹上2寸，掌长肌腱与桡侧腕屈肌腱之间。

【养生治病】　心绞痛，心肌炎，心律不齐，胃炎，呕吐，呃逆，失眠，头痛，癫狂，痫证，瘛症，热病，肘臂挛痛。

【施术】　直刺0.5～1寸；可灸。心肺疾病按揉内关穴。

（2）中冲

【定位】　中指末端最高点。

【养生治病】　昏迷，休克，脑出血，中暑，瘛症，癫痫，小儿惊风，高血压，心绞痛，心肌炎，小儿消化不良，舌炎，结膜炎等。

【施术】　浅刺0.1寸，或三棱针点刺出血。艾炷灸1～3壮，艾条灸5～10分钟。

第二十节　手少阳三焦经的常用腧穴

　　手少阳三焦经起自环指尺侧端,上出于四、五两指之间,沿手背至腕部,向上经尺、桡两骨之间通过肘尖部、沿上臂后到肩部,在大椎穴处与督脉相会;又从足少阳胆经后,前行进入锁骨上窝,分布在两乳之间,脉气散布联络心包,向下贯穿膈肌,其支者从膻中上出缺盆。上项,系耳后,直上出耳角,以屈下颊至。其支者:从耳后入耳中,出走耳前,过客主人,前交颊,至目锐眦。统属于上、中、下三焦。另一支脉从耳后进入耳中,出行至耳前,在面颊部与前条支脉相交,到达外眼角。脉气由此与足少阳胆经相接。手少阳三焦经属三焦,络心包。

　　手少阳三焦经的腧穴有关冲、液门、中渚、阳池、外关、支沟、会宗、三阳络、四渎、天井、清泠渊、消泺、臑会、肩髎、天髎、天牖、翳风、瘈脉、颅息、角孙、耳门、耳和髎、丝竹空。每侧 23 穴,左右两侧共 46 穴,其中,外关、支沟、肩髎、翳风 4 穴为常用腧穴,对侧头、耳、目、胸胁、咽喉病、热病,以及腧穴局部、经脉所过部位病证有养生作用。养生时,均可用手指掐按(图 1-16)。

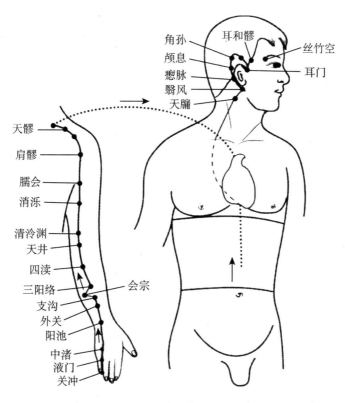

图 1-16　手少阳三焦经穴示意图

（1）外关

【定位】 腕背侧远端横纹上2寸，尺骨与桡骨间隙中点。

【养生治病】 手指疼痛，肘臂屈伸不利，肩痛，头痛，偏头痛，目赤肿痛，耳鸣，神经性耳聋，热病，肋间神经痛，落枕，急性腰扭伤等。配太阳、率谷，治偏头痛；配足临泣，治耳聋、目痛、颊肿、项强、肩痛；配后溪，治落枕；配阳池、中渚，治手指疼痛、腕关节疼痛。

【施术】 直刺0.5～1寸；可灸。

（2）支沟

【定位】 腕背侧远端横纹上3寸，尺骨与桡骨间隙中点。

【养生治病】 习惯性便秘，肋间神经痛，急性腰扭伤，手指震颤，肘臂痛，暴喑，耳鸣，耳聋，落枕，热病等。

【施术】 直刺0.5～1寸；可灸。

（3）肩髎

【定位】 肩峰角与肱骨大结节两骨间凹陷中。

【简便取穴】 臂外展时，于肩峰后下方凹陷处。

【养生治病】 肩臂挛痛不遂，肩周炎。

【施术】 直刺0.8～1.2寸；艾炷灸或温针灸3～7壮，艾条灸5～15分钟。

（4）翳风

【定位】 耳垂后方，乳突下端前方凹陷中。

【养生治病】 聋，耳鸣，头痛牙痛，腮腺炎，下颌关节炎，口眼㖞斜，笑肌麻痹，甲状腺肿，面神经麻痹，痉病，狂疾，膈肌痉挛。

【施术】 直刺0.8～1.2寸；可灸。

第二十一节　足少阳胆经的常用腧穴

　　足少阳胆经起于目外眦（瞳子髎穴），上至头角（颔厌穴），下行到耳后（完骨穴），再折回上行，经额部至眉上（阳白穴），又向后折至风池穴，沿颈下行至肩上，左右交会于大椎穴，前行入缺盆。足少阳胆经的一分支从耳后进入耳中，出走于耳前，至目外眦后方。另一分支从目外眦分出，下行至大迎穴，同手少阳经分布于面颊部的支脉相合，行至目眶下，向下的经过下颌角部下行至颈部，与前脉会合于缺盆后，穿过膈肌，络肝，属胆，沿胁里浅出气街，绕毛际，横向至环跳穴处。直行向下的经脉从缺盆下行至腋，沿胸侧，过季肋，下行至环跳穴处与前脉会合，再向下沿大腿外侧、膝关节外缘，行于腓骨前面，直下至腓骨下端，浅出外踝之前，沿足背行出于足第4趾外侧端（足窍阴穴）。足少阳胆经和又一分支从足背（临泣穴）分出，前行出足大趾外侧端，折回穿过爪甲，分布于足大趾爪甲后丛毛处，交于足厥阴肝经。

足少阳胆经属胆,络肝,与心有联系。

足少阳胆经的腧穴有瞳子髎、听会、上关、颔厌、悬颅、悬厘、曲鬓、率谷、天冲、浮白、头窍阴、完骨、本神、阳白、头临泣、目窗、正营、承灵、脑空、风池、肩井、渊腋、辄筋、日月、京门、带脉、五枢、维道、居髎、环跳、风市、中渎、膝阳关、阳陵泉、阳交、外丘、光明、阳辅、悬钟、丘墟、足临泣、地五会、侠溪、足窍阴共 44 穴,左右合 88 穴。其中,阳白、风池、肩井、带脉、环跳、风市、阳陵泉、悬钟、行间 9 穴为常用腧穴,对侧头、目、耳、咽喉病,胆病、神志病、热病,以及腧穴局部、经脉所过部位病证有养生作用。养生时,均可用手指掐按(图 1-17)。

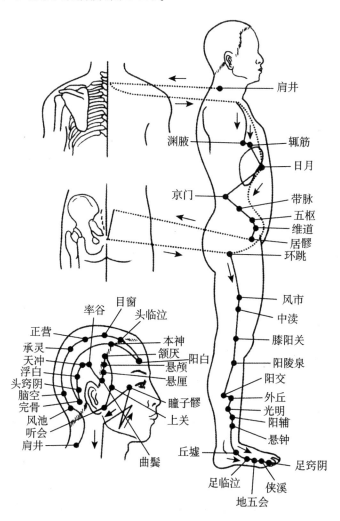

图 1-17　足少阳胆经穴示意图

（1）阳白

【定位】 眉上1寸,瞳孔直上。

【养生治病】 面神经麻痹,夜盲证,眶上神经痛,头痛,眩晕,视物模糊,目痛,眼睑下垂,面瘫等。

【施术】 平刺0.3～0.5寸;可灸。

（2）风池

【定位】 枕骨之下,胸锁乳突肌上端与斜方肌上端之间的凹陷中(与风府平)。

【养生治病】 头痛,眩晕,颈项强痛,目赤肿痛,鼻渊,耳鸣,卒中,口眼㖞斜,感冒,疟疾,热病。

【施术】 针尖微下,向鼻尖斜刺0.8～2寸,或平刺透风府穴。深部中间为延髓,必须严格掌握针刺的角度与深度;可灸。

（3）肩井

【定位】 第7颈椎棘突与肩峰最外侧点连线的中点。

【养生治病】 高血压,脑卒中,神经衰弱,副神经麻痹,乳腺炎,功能性子宫出血,落枕,颈项肌痉挛,肩背痛,卒中后遗症,小儿麻痹后遗症,肩周炎,颈椎炎,头痛等。

【施术】 直刺0.5～0.8寸,深部正当肺尖,不可深刺;可灸。

（4）带脉

【定位】 第11肋骨游离端垂线与脐水平线的交点上。

【养生治病】 腹痛,腰胁痛,经闭,月经不调,带下,疝气,附件炎,子宫内膜炎,盆腔炎,带状疱疹等。配白环俞、阴陵泉、三阴交,治带下病。

【施术】 直刺或斜刺0.5～0.8寸;可灸。

（5）环跳

【定位】 股骨大转子最凸点与骶管裂孔连线的外1/3与内2/3交点处。

【养生治病】 坐骨神经痛,下肢麻痹,脑血管病后遗症,腰腿痛,髋关节及周围软组织疾病,脚气,感冒,神经衰弱,风疹,湿疹。配殷门、阳陵泉穴、委中穴、昆仑穴,有疏通经络,活血止痛的作用,治坐骨神经痛。配居髎、委中、悬钟,有祛风除温散寒的作用,治风寒湿痹证;配风池穴、曲池穴,有祛风活血止痒的作用,治遍身风疹。

【施术】 直刺2～2.5寸;可灸。

（6）风市

【定位】 直立垂手,掌心贴于大腿时,中指尖所指凹陷中,髂胫束后缘(稍屈膝,大腿稍内收提起,可显露髂胫束)。

【养生治病】 卒中后遗症,小儿麻痹后遗症,坐骨神经痛,膝关节炎,荨麻疹等。配阳陵泉、悬钟,有舒筋活络止痛的作用,治下肢痿痹;配风池、曲池、血海,有活血祛风止痒的作用,治荨麻疹。

【施术】　直刺 1～1.5 寸;可灸。

(7)阳陵泉

【定位】　腓骨头前下方凹陷中。

【养生治病】　膝肿痛,下肢痿痹,麻木,胁肋痛,半身不遂,呕吐,黄疸,小儿惊风。配环跳、风市、委中、悬钟,有活血通络,疏调经脉的作用,治半身不遂,下肢痿痹;配中脘,有和胃理气止痛的作用,治胁肋痛;配人中、中冲、太冲,有祛风镇静解痉的作用,治小儿惊风。

【施术】　直刺或斜向下刺 1～1.5 寸;可灸。

(8)悬钟

【定位】　外踝尖上 3 寸,腓骨前缘。

【养生治病】　颈项强痛,胸胁疼痛,半身不遂,足胫挛痛,高血压。配内庭,治心腹胀满;配昆仑、合谷、肩髃、曲池、足三里,治卒中、半身不遂;配后溪、列缺,治项强、落枕。

【施术】　直刺 0.5～0.8 寸;可灸。

(9)行间

【定位】　第 1、2 趾之间,趾蹼缘的后方赤白肉际处。

【养生治病】　头痛眩晕,青光眼,夜盲症,目赤肿痛,失眠,癫痫,小儿惊风,胸胁痛,口眼㖞斜,遗尿,癃闭,疝气,遗精,月经过多,脚气,高血压,神经衰弱,精神分裂症等。

【施术】　直刺 0.5～0.8 寸;可灸。艾炷灸 3～5 壮;或艾条灸 5～10 分钟。

第二十二节　足厥阴肝经的常用腧穴

足厥阴肝经起于足大趾爪甲后丛毛处,沿足背向上至内踝前 1 寸处(中封穴),向上沿胫骨内缘,在内踝上 8 寸处交出足太阴脾经之后,上行过膝内侧,沿大腿内侧中线进入阴毛中,绕阴器,至小腹,夹胃两旁,属肝,络胆,向上穿过膈肌,分布于胁肋部,沿喉咙的后边,向上进入鼻咽部,上行连接目系出于额,上行与督脉会于头顶部。本经脉一分支从目系分出,下行于颊里,环绕在口唇的里边。又一分支从肝分出,穿过膈肌,向上注入肺,交于手太阴肺经。足厥阴肝经属肝,络胆,与肺、胃、肾、脑有联系。

足厥阴肝经的腧穴有大敦、行间、太冲、中封、蠡沟、中都、膝关、曲泉、阴包、足五里、阴廉、急脉、章门、期门共 14 穴,左右合 28 穴。其中,太冲、期门 2 穴为常用腧穴,对肝病、妇科、男科、前阴病,以及腧穴局部、经脉所过部位病证有养生作用。养生时,均可用手指掐按(图 1-18)。

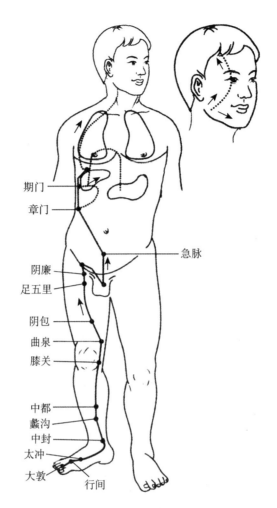

期门
章门
急脉
阴廉
足五里
阴包
曲泉
膝关
中都
蠡沟
中封
太冲
大敦
行间

图 1-18　足厥阴肝经穴示意图

（1）太冲

【定位】　第 1、2 跖骨间,跖骨底结合部前方凹陷中,或触及动脉搏动。

【养生治病】　脑血管病,高血压,青光眼,面神经麻痹,癫痫,肋间神经痛,月经不调,下肢瘫痪等。配合谷,治头痛、眩晕、小儿惊风、口眼㖞斜等。

【施术】　直刺 0.5～0.8 寸;可灸。

（2）期门

【定位】　第 6 肋间隙,前正中线旁开 4 寸。

【养生治病】　胃肠神经官能症,肠炎,胃炎,胆囊炎,肝炎,肝大,心绞痛,胸胁胀满,癃闭遗尿,肋间神经痛,腹膜炎,胸膜炎,心肌炎,肾炎,高血压。

【施术】　斜刺 0.5～0.8 寸;可灸。

第二十三节　督脉的常用腧穴

督脉起于小腹内胞宫,下出会阴部,向后行于腰背正中至尾骶部的长强穴,沿脊柱上行,经项后部至风府穴,进入脑内,沿头部正中线,上行至巅顶百会穴,经前额下行鼻柱至鼻尖的素髎穴,过人中,至上齿正中的龈交穴。督脉第一支与冲、任二脉同起于胞中,出于会阴部,在尾骨端与足少阴肾经、足太阳膀胱经的脉气会合,贯脊,属肾。第二支从小腹直上贯脐,向上贯心,至咽喉与冲、任二脉相会合,到下颌部,环绕口唇,至两目下中央。第三支与足太阳膀胱经同起于眼内角,上行至前额,于巅顶交会,入络于脑,再别出下项,沿肩胛骨内,脊柱两旁,到达腰中,进入脊柱两侧的肌肉,与肾脏相联络。

督脉的生理功能包括:①调节阳经气血,为"阳脉之海":督脉循身之背,背为阳,说明督脉对全身阳经脉气具有统率、督促的作用。另外,六条阳经都与督脉交会于大椎穴,督脉对阳经有调节作用,故有"总督一身阳经"之说。②反映脑、肾及脊髓的功能:督脉属脑,络肾。肾生髓,脑为髓海。督脉与脑、肾、脊髓的关系十分密切。③主生殖功能:督脉络肾,与肾气相通,肾主生殖,故督脉与生殖功能有关。

督脉共28个腧穴,分别是长强、腰俞、腰阳关、命门、悬枢、脊中、中枢、筋缩、至阳、灵台、神道、身柱、陶道、大椎、哑门、风府、脑户、强间、后顶、百会、前顶、囟会、上星、神庭、素髎、水沟、兑端、龈交。其中,腰阳关、命门、身柱、大椎、百会、神庭、水沟、印堂8穴为常用腧穴,对腰骶、背、头项病,部分脏腑病、神志病,以及腧穴局部、经脉所过部位病证有养生作用。养生时,均可用手指掐按(图1-19)。

(1)腰阳关

【定位】　第4腰椎棘突下凹陷中,后正中线上。

【养生治病】　腰骶疼痛,下肢痿痹,月经不调,赤白带下,遗精,阳痿,便血,腰骶神经痛,坐骨神经痛,类风湿病,小儿麻痹,盆腔炎。配肾俞、委中,可温经散寒,通经活络,主治寒湿性腰痛、腿痛;配肾俞、环跳、足三里,可通经散寒,行气止痛,主治下肢痿痹;配肾俞、关元,可补肾壮阳,主治遗精阳痿;配合谷、三阴交,可益气和血,调经止痛,主治月经不调、痛经、带下诸疾。

【施术】　直刺0.5～1寸;可灸。

(2)命门

【定位】　第2腰椎棘突下凹陷中,后正中线上。

【养生治病】　腰酸背痛,遗尿,尿频,泄泻,遗精,阳痿,带下,月经不调。

【施术】　直刺0.5～1寸;多用灸法。

(3)身柱

【定位】　第3胸椎棘突下凹陷中,后正中线上。

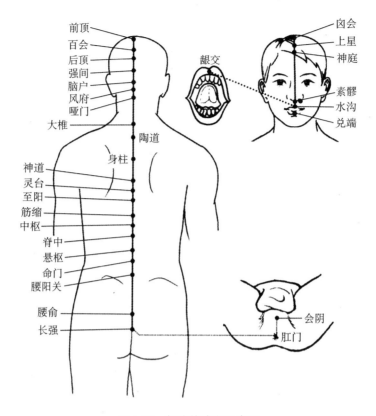

图 1-19 督脉的腧穴示意图

【养生治病】 背脊强痛,疟疾,支气管炎,支气管哮喘,肺炎,癫痫等。配肺俞、列缺、膻中,可降气平喘止咳,治咳嗽、气喘;配心俞、神门,可宁心安神,镇惊息风,治心悸、惊风。

【施术】 向上斜刺0.5～1寸;可灸。

(4)大椎

【定位】 第7颈椎棘突下凹陷中,后正中线上。

【养生治病】 头颈强痛,骨蒸潮热,神疲乏力,腰脊拘急,感冒,疟疾,落枕,颈椎病,气喘,痤疮,热病,小儿舞蹈病等。

【施术】 斜刺0.5～1寸;可灸。

(5)百会

【定位】 前发际正中直上5寸。

【养生治病】 头痛、眩晕,不寐,健忘,中风失语,偏瘫,泄泻,痢疾,脱肛,痔漏,阴挺,尸厥,癫狂,头痛,头重脚轻,痔,高血压,低血压,宿醉,目眩失眠,焦躁等。配天窗穴,治中风失音不能言语;配长强穴、大肠俞穴,治小儿脱肛;配人中穴、合谷穴、间使穴、气海穴、关元穴,治尸厥、卒中、气脱;配脑空穴、天枢穴,治头风;针刺百会,配耳穴的神门埋揿针戒烟;配养老穴、风池穴、足临泣穴,治梅尼埃综合征;针百会透曲鬓穴、天柱穴,治脑血管痉挛、偏头痛;配水沟穴、足三里穴,治低血压;配水沟穴、京骨穴,治癫痫大发作;配肾俞穴(回旋灸),治炎症。

【施术】 平刺0.5～1寸;可灸。

(6)神庭

【定位】 前发际正中直上0.5寸。

【养生治病】 头痛,眩晕,鼻渊,惊悸,失眠,癫狂。神庭穴有清头散风,镇静安神的作用。配兑端、百会、承浆,可醒脑开窍,调和阴阳,主治癫痫呕沫;配心俞、太溪、安眠,可益心安神,主治失眠;配肝俞、肾俞,可补益肝肾、滋阴明目,主治雀目、目翳;配攒竹、迎香、合谷,可宣肺利窍,疏风清热,主治鼻塞、鼻衄。

【施术】 平刺0.3～0.8寸;可灸。

(7)水沟

【定位】 人中沟的上1/3与中1/3交点处。

【养生治病】 中风,口㖞,面肿,腰背强痛,昏迷,晕厥,癫狂。水沟有清热开窍,回阳救逆的作用。配颊车、下关、鱼腰可疏经通络,祛邪散风,治疗口眼㖞斜;配合谷、内庭、中极、气海,可解暑清热,醒神开窍,主治中暑晕迷;配中冲、合谷,可醒神开窍,主治中风昏迷;配太冲、合谷、神门,可清心息风,主治痉症;配大椎、风池、后溪,可调和阴阳,醒神开窍,主治癫痫;配合谷、大陵、曲泽,可清热凉血解毒,主治气营两燔之热病;配委中,可活血化瘀,行气通经,主治闪挫腰痛。

【施术】 向上斜刺0.3～0.5寸(或用指甲按切);不灸。

(8)印堂

【定位】 两眉毛内侧端中间的凹陷中。

【养生治病】 头痛,眩晕,失眠,结膜炎,睑缘炎,鼻炎,额窦炎,鼻出血,面神经麻痹,三叉神经痛,子痫,高血压、小儿惊风等。配攒竹、丝竹空、四白、太阳,治目痛;配迎香、合谷、风府、鱼际,治鼻塞;配上星、曲差、风门、合谷,治鼻渊;配合谷、上星、百劳、风府、迎香、人中、京骨,治鼻衄不止;配太阳、风池,治头痛;配攒竹,治头重;配丝竹空、头维,治眩晕;配后溪、攒竹、阳白、合谷、头维,治两眉角痛不已;配中指尖、百劳、承浆、少冲、少府,治舌尖生疔;配中冲、百会、大敦、合谷,治中风不省人事;配百会、天庭、唇中央、中脘,治角弓反张痉。

【施术】 向下平刺0.3～0.5寸,或点刺出血;可灸。

第二十四节 任脉的常用腧穴

任脉起于小腹内胞宫,下出会阴毛部,经阴阜,沿腹部正中线向上经过关元等穴,到达咽喉部(天突穴),再上行到达下唇内,环绕口唇,交会于督脉之龈交穴,再分别通过鼻翼两旁,上至眼眶下(承泣穴),交于足阳明经。

任脉的生理功能包括:①调节阴经气血,为"阴脉之海":任脉循行于腹部正中,腹为阴,说明任脉对一身阴经脉气具有总揽、总任的作用。另外,足三阴经在小腹与任脉相交,手三阴经借足三阴经与任脉相通,因此任脉对阴经气血有调节作用,故有"总任诸阴"之说。②调节月经,妊养胎儿:任脉起于胞中,具有调节月经,促进女子生殖功能的作用,故有"任主胞胎"之说。

任脉共 24 个腧穴:会阴(督脉、冲脉会)、曲骨(足厥阴会)、中极(足三阴会)、关元(足三阴会)、石门、气海、阴交(冲脉会)、神阙、水分、下脘(足太阴会)、建里、中脘(手太阳、少阳、足阳明会)、上脘(手阳明、手太阳会)、巨阙、鸠尾、中庭、膻中、玉堂、紫宫、华盖、璇玑、天突(阴维会)、廉泉(阴维会)、承浆(足阳明会)。其中,中极、关元、气海、神阙、中脘、膻中 6 穴为常用腧穴,对腹、胸颈、头面、部分脏腑病、神志病,以及腧穴局部、经脉所过部位病证有养生作用。养生时,除神阙外,均可用手指掐按。其中常灸关元、气海、神阙,可强身健体,延年益寿(图 1-20)。

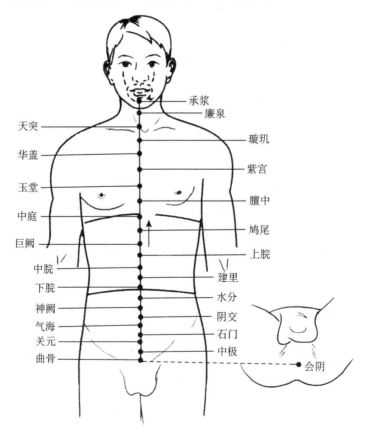

图 1-20　任脉的腧穴示意图

（1）中极

【定位】　脐中下4寸,前正中线上。

【养生治病】　癃闭,带下,阳痿,痛经,产后恶露不下,阴挺,疝气偏坠,积聚疼痛,冷气时上冲心,水肿,尸厥,恍惚,肾炎,膀胱炎,产后子宫神经痛。

【施术】　直刺0.5～1寸,针前排尿,孕妇禁针;可灸。

（2）关元

【定位】　脐中下3寸,前正中线上。

【养生治病】　少腹疼痛,呕吐,泄泻,疝气,遗精,阳痿,遗尿,尿闭,尿频,月经不调,痛经,带下,不孕,中风脱证,虚劳冷惫,羸瘦无力等元气虚损病证。

【施术】　直刺0.5～1寸;多用灸法。孕妇禁针。

（3）气海

【定位】　脐中下1.5寸,前正中线上。

【养生治病】　下腹疼痛,大便不通,泻痢不止,癃淋,遗尿,阳痿,遗精,滑精,闭经,崩漏,带下,阴挺,卒中脱症,脘腹胀满,气喘,心下痛,脏器虚惫,真气不足,肌体羸瘦,四肢力弱,奔豚,疝气,失眠,神经衰弱,肠炎。

【施术】　直刺0.5～1寸;多用灸法。孕妇慎用。

（4）神阙

【定位】　脐中央。

【养生治病】　泄泻,腹痛,久泄,脱肛,水肿,尸厥,虚脱,中风脱证等元阳暴脱证。

【施术】　一般不针,多用艾条灸或艾炷隔盐灸法。

（5）中脘

【定位】　脐中上4寸,前正中线上。

【养生治病】　胃炎,胃痉挛,胃溃疡,胃下垂,食物中毒,癫痫,精神病,神经衰弱等。配足三里,健脾和胃,治疗胃痛;配天枢,健脾化湿,治疗腹泻、痢疾;配内关,理气和胃,治疗呕吐、反胃;配梁门、内关,理气解郁,治疗吞酸;配至阳、胆俞,化湿利胆,治疗黄疸;配期门、上巨虚,疏肝解郁,治疗喘息;配百会、气海,升阳益气和胃,治疗气虚;配阴都治疗呃逆。

【施术】　直刺0.5～1寸;可灸。

（6）膻中

【定位】　横平第4肋间隙,前正中线上。

【养生治病】　支气管哮喘,支气管炎,心绞痛,冠心病,胸膜炎,肋间神经痛,乳腺炎等。配定喘、天突,宽胸宣肺降气,治哮喘、胸痛;配少泽、乳根、足三里,理气通乳,治乳汁少;配心俞、内关,理气通络宁心,治心绞痛;配中脘、气海,降气和胃,治呕吐;配百会、气海,益气升阳,治气虚。

【施术】　平刺0.3～0.5寸;可灸。

第二十五节　经外奇穴的常用腧穴

　　经外奇穴是指不归属于十四经,但具有一定名称、固定位置和一定主治作用的腧穴。简称为奇穴。经外奇穴一般都是在阿是穴的基础上发展来的,其中部分腧穴如膏肓俞、厥阴俞等,后来还补充到十四经穴中,可见经外奇穴本身又是经穴发展的来源。经外奇穴的分布比较分散,大多不在十四经循行路线上,但与经络系统仍有一定关系。有的经外奇穴并不专指某一个部位,而是指一组腧穴,如十宣、八邪、八风等。经外奇穴在临床应用上,针对性较强,如四缝治疳积、太阳治目赤等。

　　历代中医文献中多有关于奇穴的记载。《灵枢·刺节真邪》中提出"奇输"是"未有常处也",可见介于阿是穴与经穴之间的一类腧穴就是后世所说的奇穴。晋代《肘后方》里奇穴又有增加。唐代《千金要方》里散见于各卷的奇穴达 187 穴之多。明代方书《奇效良方》,首次将"奇穴"单独立节专论。《针灸大成》论穴有"奇"、"正",专列经外奇穴一门,收穴 35 个,对后世影响很大。《针灸集成》汇集奇穴 144穴。这些都说明历代医家对奇穴是颇为重视的。1974 年郝金凯所著《针灸经外奇穴图谱》续集,已将奇穴收集达 1595 个。得到公认的奇穴是 48 个,它们是:四神聪、当阳、印堂、鱼腰、太阳穴、耳尖、球后、上迎香、内迎香、聚泉、海泉、金津、玉液、翳明、颈百劳、子宫穴、定喘、夹脊、胃脘下俞、痞根、腰宜、下极俞、腰眼、十七椎、腰奇、肘尖、二白、中泉、中魁、大骨空、小骨空、腰痛点、外劳宫、八邪、四缝、十宣、髋骨、鹤顶、百虫窝、内膝眼、膝眼、胆囊、阑尾、内踝尖、外踝尖、八风、独阴、气端。

　　常用经外奇穴中,四神聪、太阳、耳尖、子宫、定喘、夹脊、腰眼、腰痛点、外劳宫、四缝、胆囊、阑尾 12 穴为常用腧穴,有养生作用。养生时,均可用手指掐按。

　　(1)四神聪

　　【定位】　百会前后左右各旁开 1 寸,共 4 穴。

　　【养生治病】　神经性头痛,脑血管病,高血压,神经衰弱,精神病,小儿多动症,血管性痴呆、大脑发育不全等。配神门、三阴交主治失眠;配太冲、风池主治头痛、头昏。

　　【施术】　平刺 0.5~0.8 寸;可灸。

　　(2)太阳

　　【定位】　眉梢与目外眦之间,向后约一横指的凹陷中。

　　【养生治病】　头痛,偏头痛,目赤肿痛,目眩,目涩,口眼㖞斜,牙痛等。

　　【施术】　直刺或斜刺 0.3~0.5 寸,或点刺出血;禁灸。

　　(3)耳尖

　　【定位】　在外耳轮的最高点。

　　【养生治病】　目赤肿痛,急性结膜炎,角膜炎,偏正头痛,咽喉肿痛。

【施术】 直刺 0.1～0.2 寸,或点刺出血;可灸。

(4)子宫

【定位】 脐中下 4 寸,前正中线旁开 3 寸。

【养生治病】 子宫脱垂,痛经,月经不调,不孕,疝气。

【施术】 直刺 0.8～1.2 寸;可灸。

(5)定喘

【定位】 横平第 7 颈椎棘突下,后正中线旁开 0.5 寸。

【养生治病】 落枕,肩背痛,上肢疼痛不举,哮喘,咳嗽,荨麻疹。

【施术】 直刺 0.5～1 寸;可灸。

(6)夹脊

【定位】 第 1 胸椎至第 5 腰椎棘突下两侧,后正中线旁开 0.5 寸,一侧 17 穴。

【养生治病】 主治范围较广,其中上胸部腧穴治疗心肺、上肢疾病,下胸部腧穴治疗胃肠疾病,腰部腧穴治疗腰、腹及下肢疾病。

【施术】 直刺 0.3～0.5 寸,或用梅花针叩刺;可灸。

(7)腰眼

【定位】 横平第 1 腰椎棘突下,后正中线旁开约 3.5 寸凹陷中。

【养生治病】 腰痛,腹痛,月经不调,带下,虚劳羸瘦,尿频,遗尿,消渴等。

【施术】 直刺 0.5～1 寸;可灸。

(8)腰痛点

【定位】 第 2、3 掌骨间及第 4、5 掌骨间,腕背侧远端横纹与掌指关节的中点处,一手 2 穴。

【养生治病】 急性腰扭伤。

【施术】 由两侧向掌中斜刺 0.5～0.8 寸;可灸。

(9)外劳宫

【定位】 第 2、3 掌骨间,掌指关节后 0.5 寸(指寸)凹陷中。

【养生治病】 落枕,五谷不消,腹痛泄泻,掌指麻痹,五指不能屈伸,小儿脐风,手背红肿发痛等。

【施术】 直刺 0.5～1 寸。艾炷灸 1～3 壮;或艾条灸 3~5 分钟。

(10)四缝

【定位】 第 2～5 指掌面的近侧指间关节横纹的中央,一手有 4 穴。

【养生治病】 疳积,消化不良,小儿腹泻,百日咳,咳嗽气喘。配百虫窝,治虫积。配下脘、璇玑、腹结,治食积;配神阙、气海、肺俞、膏肓、肾俞,治重症疳积。

【施术】 直刺 0.1～0.2 寸,挤出少量黄白色透明样黏液或出血。

(11)胆囊

【定位】 腓骨小头直下 2 寸。

【养生治病】　急慢性胆囊炎,胆石症,胆道蛔虫症,下肢痿痹。

【施术】　直刺1～1.5寸;可灸。

(12)阑尾

【定位】　髌韧带外侧凹陷下5寸,胫骨前嵴外一横指(中指)。

【养生治病】　急慢性阑尾炎,消化不良,下肢痿痹。配曲池、合谷,治阑尾炎高热;配大巨、水道,治阑尾炎腹痛;配内关,治胸闷泛恶。

【施术】　直刺1～1.5寸;可灸。

第二章

按摩养生治病

第一节　按摩的由来

按摩是以中医的脏腑、经络学说为理论基础,并结合西医的解剖和病理诊断,而用手法作用于人体体表的特定部位以调节机体生理、病理状况,达到理疗目的的方法,从性质上来说,它是一种物理的治疗方法。从按摩的治疗上,可分为养生按摩、运动按摩和医疗按摩。

中医学认为,通过手法的作用,可以起到调整阴阳、补虚泻实、活血化瘀、舒筋通络、理筋整复的功效。数千年来,按摩技术为中医养生事业发挥了极其重要的作用。今天在重新认识天然药物疗法和非药物疗法的优越性时,按摩这一传统的不药而愈的治疗方法越来越为人们所重视。

《史记》中记载先秦时名医扁鹊,曾用按摩疗法,治疗虢太子的尸厥症。秦代到今已两千多年,可见按摩在中国已有悠久的历史了。中国最早的按摩专著,当推《黄帝按摩经》(十卷,见《汉书·艺文志》),可惜早已失传。但现存的古典医书《黄帝内经》在许多地方谈到按摩,《黄帝内经》共 36 卷 162 篇,其中《素问》9 篇论及按摩,《灵枢》有 5 篇论述按摩。《黄帝内经》不仅记载了按摩的起源,而且指出了按摩的作用和应用,对按摩疗法有了较为具体的论述,为后世继承和发扬按摩奠定了理论基础。《素问·血气形志篇》说:"形数惊恐,经络不通,病生于不仁,治之以按摩、醪酒。"指出了经络不通,气血不通,人体中的某个部位就会出现疾患,在治疗上可以用按摩的方法疏通经络气血,达到治疗的作用。《黄帝内经》中曾有按摩工具的记载,《九针》中的"圆针",既用于针灸,也用于按摩,常配合使用。秦汉时期,按摩已经成为人民医疗上主要的治疗方法之一。

按摩作为人类最古老的一种医疗养生技术,可能萌芽于人类的自我防护本能,在漫长的原始文明过程中,人类通过打猎开荒以充口腹,折枝垒石以筑巢居,缝革连衣以暖躯体,跋涉劳顿以寻生资,这些活动都可能造成骨骼和软组织损伤,人类本能地会用手按以止血,摩以消肿止痛等方法进行治疗,日积月累,从而总结出一些原始的按摩方法,使之成为人们治疗疾病和养生的常用方法之一。

手法在应用中,要发挥更好的作用,必须贯彻辨证论治的精神,不同病证施行不同的手法。人有老少,体有强弱,证有虚实,治疗部位有大有小,肌肉有厚有薄。因此,手法的选择和力量的运用都必须与之相适应,过之和不及,都会影响治疗的效果。如果盲目施术,手法生硬,使患者不易接受,必然会直接影响治疗效果,甚至还可产生其他副作用。因此,必须善于从复杂多变的疾病现象中,抓住病变的本质,治病求本;根据邪正斗争所产生的虚实变化,扶正祛邪;按阴阳失调的病理变化,调整阴阳;按脏腑、气血失调的病机,调整脏腑功能,调理气血关系;按发病不同的时间、地点和不同的患者,因时、因地、因人制宜。

第二节　按摩的作用

按摩通过调节神经系统反射和经络系统而获得临床疗效。轻柔缓和的按摩手法是一种良性物理刺激,如腹部按摩有镇静作用,可放松患者的紧张状态。按摩最迅速、最直接的结果是放松肌肉,达到放松、稳定情绪的作用。研究表明,背部按摩可减轻长期住院中老年患者的焦虑状态。抑郁症儿童接受按摩后,其焦虑感、焦虑行为有所减少,而积极情感则有所增加。按摩能有效改善患者术前和运动员赛前的紧张状态。接受抚触按摩的新生儿情绪较稳定,哭泣时间减少,而睡眠时间增加。抚触可刺激新生儿神经系统的发育,促进其心理健康的发展。

一、中医对按摩的认识

1. 调整阴阳　《素问·阴阳应象大论》中说:"阴阳者,天地之道也,万物之纲纪。"说明人体内部的一切斗争与变化均可以阴阳概括,阴阳失调贯穿一切疾病发生和发展的始终。无论外感病或内伤病,其病理变化的基本规律不外乎阴阳的偏盛或偏衰。按摩就是依靠手法来调节阴阳的偏盛或偏衰,使机体转归于"阴平阳秘",恢复其正常的生理功能,从而达到治愈疾病的目的。这种阴阳的调节主要是通过经络、气血而起作用的,经络遍布全身,内属脏腑,外络肢节,沟通和联系人体所有的脏腑、器官、孔窍皮毛、筋肉、骨骼等组织,气血在经络中运行,沟通整体,按摩手法作用于局部,在局部通经络、行气血,进而影响脏腑等组织。如对肠蠕动亢进者,在腹部和背部使用适当的手法,可使亢进受到抑制而恢复正常;反之,肠蠕动功能减退者,亦可通过手法促其蠕动。

2. 补虚泻实　人体物质之不足或组织某一功能低下则为虚,邪气有余或组织某一功能亢进则为实。临床实践证明,按摩可通过手法作用于人体某一部位,使人体气血津液、脏腑经络起到相应的变化,补虚泻实,达到治疗的目的。

现代生理研究表明,对某一组织来说,弱刺激能活跃、兴奋其生理功能,强刺激能抑制其生理功能。在临床上,对脾胃虚的患者,治疗时,在脾俞、胃俞、中脘、气海等穴用轻柔的一指禅推法进行较长时间有节律的刺激,可取得较好疗效;胃肠痉挛患者,则在其背部相应的腧穴,用点、按等较强的手法做短时间刺激,痉挛即可缓解。对高血压病的治疗也是如此,由肝阳上亢而致的高血压病,可在桥弓穴用推、按、揉、拿等手法做重刺激,平肝潜阳,从而降低血压;由于痰湿内阻而致的高血压病,则可在腹部及背部脾俞、肾俞用推摩等手法,做较长时间的轻刺激,健脾化湿,从而降低血压。以上例子可以看出,按摩虽不能将物质送入体内,但其本质仍旧是依靠手法在体表进行一定的刺激,促进机体功能或抑制其亢进状态的作用。当然手法的轻重,因各人的体质、接受手法的部位、接受刺激的阈值而异,在临床上则从患者的酸胀感来衡量,产生较强烈的酸胀感的为重手法,轻微的则为轻手法。

3. **活血化瘀**　瘀血是因血行失度而使机体某一局部的血液凝聚而形成一种病理产物,而这一产物在机体内又会成为某些疾病的致病因素,按摩可以通过适当的手法消除瘀血。

(1)促进血液流通:按摩手法虽然作用于体外,但手法的压力能传递到血管壁,使血管壁有节律地压瘪、复原,在压瘪时,由于心脏的压力和血管壁的弹性,局部压力急剧增高,快速放松压迫,则血液以瞬时冲击力向远端流去,由于动脉内的压力较高,不易压瘪,而静脉内又有静脉瓣的存在,血液不能逆流,故实际上是驱动微循环内的血液从小动脉流向小静脉。由于血液中物质的交换是在微循环过程中完成的,故按摩对微循环中血液流通的促进意义重大。这是其活血化瘀作用的一个方面。

(2)改善血液流变性:瘀血与血液流变关系密切,血液的黏稠度越高,越不容易流动,血液黏稠度并不是固定不变的,它与血液流动速度有关,血液流速越快,黏稠度越低,流速越慢,黏稠性越高,当流速减低到一定程度时,血液就会聚集、凝固。而按摩通过手法挤压作用,可以提高流速,改善血液的流变。血液成分的改变对血液流变亦会产生一定影响,有研究表明,按摩之后,健康人白细胞总数增加,淋巴细胞比例升高,白细胞的吞噬能力有较大幅度的增强。

(3)降低血流阻力:血流阻力是血液流通的一个重要环节,与小血管管径有密切关系,根据流体力学计算,血管的阻力与管径的 4 次方成反比。因此,即使血管管径有微小变化,亦可较大幅度地降低血液流通的阻力,按摩手法的直接作用可以松弛血管平滑肌,扩大管径。另外,研究亦表明,通过手法的运用一方面降低交感神经的兴奋性,另一方面促进血液中游离肾上腺素、去甲肾上腺素的分解、排泄,从而促进小动脉管径扩张,而降低血流阻力。

(4)改善心功能:有人选用内关、心俞两穴进行按摩治疗,发现按摩后心率减慢,心肌舒张期延长,血液灌注也随之增多,提高了心肌的氧供,左心室舒张末压降低,左心室收缩功能明显增强。

(5)促进微循环的建立:人体在安静情况下,平均仅有 8%～16% 的毛细血管是开放的。有人对按摩前后进行对比,发现按摩局部毛细血管的开放量增加,据此又进一步进行了动物实验,对家兔跟腱切断再缝合,缝合后行局部按摩治疗,发现按摩局部毛细血管的开放量最高增加到 32%,治疗组跟腱断端有大量小血管生成,形成新的血管网,而对照组动物仅跟腱周围组织中有一些管壁增厚,且塌陷的小血管中还有许多血栓形成,呈瘀血状态。由于有新的血管网建立,按摩组断裂跟腱的修复还较未按摩组快。

4. 舒筋通络 肌肉紧张直至痉挛、局部麻木不仁、疼痛等症状均是软组织损伤和劳损的常见症状。按摩手法具有舒筋通络的功效,可以消除上述症状。组织损伤后,损伤部位可以发出疼痛刺激,通过人体正常的反射作用,该刺激可以使机体有关组织处于警觉状态,肌肉收缩、紧张直至痉挛是这一状态的表现,其目的是为了减少肢体活动,防止过度运动而牵拉受损处,从而引起疼痛或再损伤。此时如不及时治疗或治疗不彻底,肌肉紧张、痉挛不能得以缓解,痉挛的肌肉压迫穿行于其间的血管,使肌肉的供血量明显减少,而痉挛状态肌肉所需的血量远较松弛状态的肌肉为高。因此,代谢产物大量堆积,引起炎性疼痛,肌肉长期、慢性缺血、缺氧,使损伤组织形成不同程度的结缔组织增生,以至粘连、纤维化或瘢痕化,发出有害刺激,从而加重疼痛和肌肉的紧张、痉挛,形成恶性循环。按摩能打破这一恶性循环,加速损伤组织的修复和恢复。按摩可通过手法拉长受损的肌肉,使局部组织温度升高,从而消除肌紧张、痉挛。按摩还可起到镇静、镇痛作用,缓解疼痛导致的肌紧张、痉挛,达到舒筋通络的作用。

5. 理筋整复 因各种原因造成的有关组织解剖位置异常的一系列疾病,都可以通过手法外力的直接作用得到纠正,而使筋络顺接,气血运行流畅。基于中医"筋出槽、骨错缝"理论,按摩对关节脱位者,可以通过运动关节类手法使关节回复到正常的解剖位置,如骶髂关节半脱位者,因关节滑膜的嵌顿挤压和局部软组织的牵拉而出现疼痛,可通过斜扳、伸屈髋膝等被动运动,整复解剖位置异常的关节,疼痛亦随之减轻、消失。对软组织错位者,按摩也可以通过手法外力作用使之回复正常。如肌腱滑脱者,在滑脱部位可以摸到条索样隆起,关节活动严重障碍,按摩中可使用弹拨或推扳手法使其回复正常。对关节内软骨板损伤者,常因关节交锁而致使肢体活动困难,按摩可使用适当的手法,解除关节的交锁。总之,按摩可以通过手法的作用进行理筋整复,使各种组织各守其位,经络关节通顺,从而达到治疗作用。

二、现代医学对按摩的认识

现代研究表明,按摩对神经系统有一定的调节作用。手法刺激可通过反射传导途径来调节中枢神经系统的兴奋和抑制过程。按摩手法可直接或间接刺激神经出现抑制或兴奋作用,通过反射传导通路对相应的组织或器官产生影响。

研究表明,轻柔和缓有节律的刺激使交感神经受到抑制,副交感神经兴奋,具有抑制和镇静作用;急速而较重的手法刺激使交感神经兴奋,而使副交感神经抑制。应用功能磁共振成像观察发现,按揉委中穴可兴奋脑内愉悦回路的核团,从而产生愉悦效应,由此推测可能是按摩改善心境的中枢机制之一。按摩可激发中枢神经环路的联系,促使机体出现运动或肌肉收缩,早期按摩能利用残余的肌肉随意收缩兴奋运动神经细胞,使中枢神经与周围神经保持正常的兴奋或抑制活动过程。

按摩可使毛细血管扩张,促进血液流动,改变血液高凝、高黏、浓聚状态。有研究发现,推桥弓穴对原发性高血压即时降压效果明显,其中,降低收缩压和平均血压较明显,而降低舒张压效果不明显,心率也无明显变化。此外,通过按摩背部腧穴,产生躯体-内脏反射,从而改善心血管功能而降压。

按摩后可使冠心病患者的心率减慢,心脏做功减轻,氧耗减少,同时还可使冠心病患者左心室收缩力增加,冠脉灌注增加,从而改善了冠心病患者的心肌缺血缺氧状态。

按摩的直接作用力可促使胃肠管腔发生形态改变和运动,调节平滑肌的张力和收缩能力,调节胃肠蠕动,加快(或延缓)胃肠内容物的排泄,可用于治疗不完全性肠梗阻。此外,按摩可促进胆汁排泄,降低胆囊张力,抑制胆囊平滑肌痉挛,有缓解胆绞痛的作用。按摩通过反射使胆囊交感神经兴奋,抑制胆囊收缩,减少胆汁的分泌。同时,按、点胆囊穴可使 Oddi 括约肌松弛,有利于胆汁顺利排出,从而缓解胆绞痛。按摩对消化系统的良性作用可用于治疗小儿厌食症、小儿腹泻和便秘等病证。

按摩可放松肌肉,通过促进血液循环改善肌肉等组织的营养代谢,促进炎症水肿的消退和吸收,因而广泛地用于治疗肌肉、肌腱、筋膜、韧带等软组织损伤。另外,按摩手法可分离、松解粘连,用于治疗软组织损伤后瘢痕组织增生、粘连,各种神经血管束卡压综合征等。有研究表明,非周期性大强度运动训练可造成韧带松弛,按摩可明显防止韧带的松弛。随着年龄的增长,肌肉体积不断减小,肌力逐渐下降,造成人体结构和功能下降。按摩功法易筋经能有效提高老年骨骼肌减少症患者下肢慢性向心运动时伸肌群肌力,并增强膝关节稳定性。有研究证实,按摩可改善颈椎病患者颈部肌肉群收缩力量、做功效率,改善颈部屈肌群和伸肌群的协调能力,从而有利于恢复颈椎病患者颈部经筋的生物力学性能,达到"束骨"和"滑利关节"的效果。

按摩手法能够使毛细血管扩张、开放、血流旺盛,因此皮肤温度升高。安徽中医学院附属医院曾测定过患者按摩前后的皮肤温度,发现在按摩局部,以及未经按摩的远隔部位,皮肤温度都有升高。

凡关节错位、肌腱滑脱等有关组织解剖位置异常而致的病症,均可借用外力得以纠正。按摩手法还可使腰椎间盘突出症患者的突出髓核产生回纳、部分回纳或左右移位。从而改变突出物与神经根的空间关系,使疼痛等症状得到消除或减轻。

生物全息学说认为,人体中局部与整体间的信息传导有一定的规律,即任取人体某一局部,都完整地排列着全身相关的反应点,是全身各器官的缩影。鼻针、耳针、耳压、腕踝针、第二掌骨诊疗法、足道养生等,都是根据生物全息理论而出现的具体的生物全息诊疗方法。

人体疾病发生后,除外疼痛等尚常伴有忧虑和恐惧,这些情绪变化又影响疼痛的强度和性质。施行按摩时,患者在心理上便已经做好接受按摩的准备,并把注意力集中到对按摩作用的感受,使病人感受到一定的舒适和欣快。当患者获得安慰和放松,可使脑脊液中的内啡肽含量增高。

第三节　按摩的方法

治病求本是按摩辨证论治的一个基本原则。任何疾病的发生发展,总是通过若干症状显示出来的,而疾病的症状只是现象,并不实时反映疾病的本质,有些甚或是假象,只有透过症状表现,进行深入的综合分析,才能探求疾病的本质,找出病之所起,从而确定相应的治疗方法。正治与反治也是在按摩临床中治病求本的关键。所谓正治,就是通过分析临床证候,辨明寒热虚实,而分别采用"寒者热之""热者寒之""虚则补之""实则泻之""宛陈则除之"等不同治法。正治法是按摩临床最常用的治疗方法,例如漏肩风,它是以肩关节疼痛和功能障碍为主要症状的常见病证,一般认为该病的发生与气血不足、外感风寒湿邪及外伤劳损有关,一般采用补气生血、祛风除湿及疏经通络等正治方法治疗,从而改善肩关节血液循环,加快渗出物的吸收,促进病变肌腱及韧带的修复,松解粘连。反治法也是按摩临床不可忽视的治疗方法,它是在一些复杂和严重疾病表现出来的某些证候与病变的性质不符而表现假象时使用的方法。常用的有"塞因塞用""通因通用"法,这些方法都是顺从症状表象而治的,不同于一般的治疗方法,故被称为"反治"或"从治",但因其所从的症候都是假象,所以实质上还是在治病求本的原则下,针对疾病本质施治的方法。如便秘是指大便秘结不通,排便时间延长,或虽有便意但排出困难,大多由胃肠燥热、气机郁结而引发,故按摩治疗时常采用通利的一指禅推法、掌摩法、掌揉法等手法和肠通便。但临床上有一些便秘患者,表现为大便不畅或秘结,便后汗出、气短、面色少华、四肢不温等症状,应采用健脾和胃,调和气血,从而达到通便的目的。同样,因伤食所致的腹泻,不仅不能用止泻的方法来治疗,反而要用消导通下的方法去其积滞而达到止泻的目的。

一、按摩的手法

按摩手法是以手或其他部位,按各种特定的技巧动作,在体表进行施术,用以诊断和防治疾病的方法。其形式有很多种,包括用手指、手掌、腕、肘部的连续活动,以及肢体的其他部位如头顶、脚踩等直接接触患者体表,通过功力而产生治疗作用。按摩手法是一项专门的技能,是中医养生的主要手段。手法施术的质量及熟练程度直接影响疾病的治疗效果。按摩手法的基本要求是持久、有力、均匀、柔和、深透。"持久",是要求手法施术能持续一定的时间且动作规范不变形;"有力",是要求手法必须具有恰当的力度,力度的大小应根据患者的体质、病情和治疗部位的不同进行调整,切忌使用拙力、暴力;"均匀",是要求手法动作有节奏性,速度、压力在一定范围内维持恒定;"柔和",是要求手法轻柔缓和,不能生硬粗暴;"深透",是指手法作用达到组织深层,只有符合持久、有力、均匀、柔和要求的手法才能深透。常用的按摩施术手法包括一指禅推法、滚法、揉法、摩法、推法、按法、捏法、拿法、搓法、捻法、拨法、擦法、抹法、掐法、点法、压法、拍法、击法、弹法、振法、抖法、背法、拔伸法、摇法、扳法、按揉法、拿揉法、推摩法等。

1. **一指禅推法** 用拇指指端螺纹面或偏峰拇指桡侧面着力于经络腧穴或部位上,肩肘关节及上肢肌肉放松,通过腕部的连续摆动和拇指关节的屈伸活动,使产生的力持续作用于经络、腧穴或部位上,称为一指禅推法(图 2-1)。

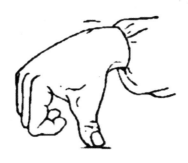

图 2-1 一指禅推法

施术者手握空拳,腕掌悬屈,拇指自然伸直,盖住拳眼,用拇指指端或末节螺纹面自然着实,吸定于施术部位或腧穴上。沉肩、垂肘、悬腕,运用前臂主动摆动带动腕部的横向摆动及拇指关节的屈伸活动,使功力轻重交替、持续不断地作用于经络腧穴上,频率每分钟 120～160 次,在吸定于体表的基础上,可沿经络或特定的路径缓慢移动,不可滑动或摩擦。

要领:上肢肌肉放松,不可用蛮劲,手掌虚握拳,沉肩,垂肘,悬腕,指实,掌虚。沉肩、垂肘意思是肩部和手臂都要放松,悬腕意思是手腕要自然屈曲,指实是指拇指端要着实吸定一点,不能离开或来回摩擦。本法的动作要贯穿着一个"松"字,这样才能使功力集中于拇指,力量沉着,动作灵活,柔和有力。压力、频力、摆动幅度要均匀,动作要灵活,手法频率每分钟 120～160 次。

作用:舒筋通络,调和营卫,行气活血,健脾和胃,以及调和脏腑功能等。

2. 滚法　用第五掌指关节背侧吸附于治疗部位上,以腕关节的屈伸动作与前臂的旋转运动相结合,使小鱼际与手背在治疗部位上做持续不断来回滚动的手法称为滚法(图 2-2)。

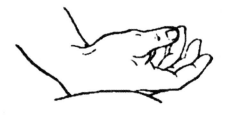

图 2-2　滚法

施术者两脚分开,上身前倾约 30°。肩关节放松,并前屈、外展,使上臂肘部与胸壁相隔约 15 厘米。肘关节屈曲,呈 120°～150°。腕关节放松,伸屈幅度要大,手背滚动幅度控制在 120°左右,腕关节屈 80°～90°,伸 30°～40°。第五掌指关节背侧要吸定,小鱼际及手掌背侧要吸附于治疗部位,不可拖动、跳动与滑动。滚法的压力、摆动的幅度和速度均要相对一致,动作要协调而有节律性。手指要自然弯曲,指掌部均应放松,指掌不宜过度伸直、紧张,使掌背成平面而影响滚动,也不宜手指用力过度弯曲,而导致腕关节紧张,因此限制了滚动的幅度。

要领:肩、肘、手腕要放松,手背着力面必须紧贴治疗部位,不能在治疗面上来回拖擦和滑移。压力要均匀,摆动要协调而有节律,不可忽快忽慢,时轻时重,频率每分钟 120～160 次。滚法操作时,要避免掌指关节在受术者骨骼突起处滚动。

作用:舒筋活血,滑利关节,祛瘀止痛,缓解肌肉、韧带痉挛,增强肌肉韧带的张力和活动功能,促使血液循环及消除肌肉疲劳等。

3. 揉法　揉法是以指掌吸定在施术部位,进行左右、前后的轻柔缓和的内旋、外旋,转动、带动肩部皮下组织的手法。揉法与摩法有相似之处,摩法着力轻,不带动肌肤,揉法则着力较重,施术时带动局部肌肤筋脉。揉法有指揉法和掌揉法两种。

(1)指揉法:以指腹吸定在施术部位,着力做轻柔、和缓的旋转揉动,带动皮下组织。指揉法分为拇指揉法、二指揉法和三指揉法。以拇指进行旋转揉动,称拇指揉法(此法着力均匀、连贯,由轻而重,逐渐扩大范围,旋而不滞,转而不乱,揉而浮悬,动作深沉,作用面积小而集中);以示指、中指进行施术,称二指揉法;以示、中、环指进行施术,称三指揉法(图 2-3)。

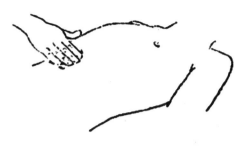

图 2-3　指揉法

（2）掌揉法：以掌根或鱼际部位吸定于施术部位，腕部放松，肘为支点，前臂旋转摆动，带动腕部做轻柔和缓旋揉，称掌揉法。掌揉法因手作用的部位不同，又分为鱼际揉法、全掌揉法和掌根揉法。鱼际揉法以鱼际部位吸定施术部位，持续进行揉动，也可紧揉、慢移地施术，常用于头、面、肩背部；以全掌着力于施术部位，进行揉法，叫全掌揉法，既可吸定一处，又可边揉边缓慢移动，常用于腹部；以掌根着力进行揉法，称为掌根揉法，主要用于腰臀部（图 2-4）。

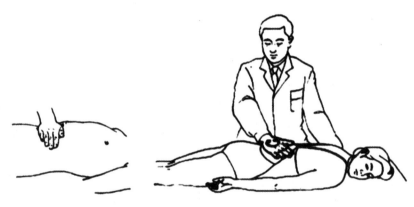

图 2-4　掌揉法

要领：施术者指、掌皮肤与受术者施术部位皮肤相对位置不变，用力轻柔、和缓，由轻到重，再到轻。动作以顺时针为主，要有节律，速度均匀，以每分钟 120～160 次为宜，移动要缓慢。

作用：调和气血，舒筋活络，温经散寒，活血化瘀，理气松肌，消肿止痛，宽胸理气，消食导滞。

4. 摩法　以手指或掌贴附于体表施术部位，有节律地做直线或环行摩擦的手法，称摩法。分指摩法和掌摩法两种。

（1）指摩法：适用于全身各部位。施术者手指并拢，指掌部自然伸直，腕微屈曲，以示指、中指、环指及小指的中节和末节指腹贴附于施术部位的皮肤上，做直线或环旋摩动的手法,称指摩法(图 2-5)。

(2)掌摩法:施术者手掌自然伸直,腕关节放松,贴附于施术部位,以掌心和掌根为着力点,在腕及前臂带动下,持续、连贯、有节奏地环转摩动,叫掌摩法。此法用于腰背部及胸腹部,如脐周围摩(图 2-6)。

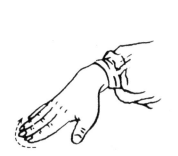 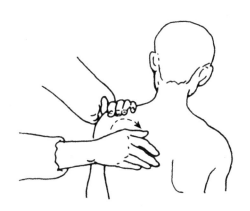

图 2-5　指摩法　　　　　　　　　　　　图 2-6　掌摩法

要领:摩动时要压力均匀、一致,动作轻柔。指摩宜快,约每分钟 120 次。掌摩稍重、缓,以每分钟 100 次为宜。摩法可做顺时针摩动或逆时针摩动,以顺时针为主。"顺钟摩为补,逆摩为泻""急摩为泻,缓摩为补"。

作用:宽胸理气,健脾和胃,疏散风寒,活血散瘀。

5. 擦法　施术者以手掌的大鱼际、掌根或小鱼际着力于施术部位,做直线往返摩擦运动,使摩擦产生的热量透过体表渗透至深层,称为擦法。可分为侧擦法、大鱼际擦法和掌擦法。

(1)侧擦法:施术者以小鱼际以及手掌尺侧着力贴于体表,立掌,腕关节平直,以肩关节为支点,上臂做主动运动,使小鱼际在体表做直线往返的摩擦运动。频率为每分钟 100～120 次,多用于肩背腰臀及下肢部(图 2-7)。

(2)大鱼际擦法:施术者以大鱼际着力贴于体表,腕关节平直,以肩关节为支点,上臂做主动运动,使大鱼际在体表做直线往返的摩擦运动。频率为每分钟 100～120 次,多用于胸腹、腰背和四肢部(图 2-8)。

(3)掌擦法:施术者以手掌掌面紧贴皮肤,腕关节平直,以肩关节为支点,上臂做主动运

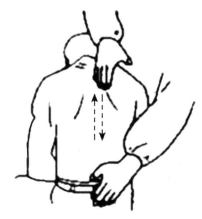

图 2-7　侧擦法

动,使手掌掌面在体表做直线往返的摩擦运动。频率为每分钟 100～120 次,多用于胸胁及腹部(图 2-9)。

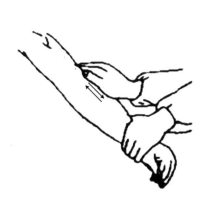

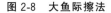

图 2-8　大鱼际擦法

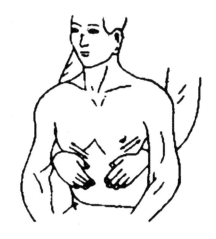

图 2-9　掌擦法

要领:腕关节放松,指掌关节自然伸直,着力部位紧贴体表。前臂连同腕部做缓和协调的环旋抚摩活动。顺时针或逆时针方向均匀往返施术,临床一般顺时针摩,缓摩为补法,逆时针摩,急摩为泻法。擦法运行路线宜直、长。直线往返,不可喝斜。擦法施术时向下的压力要保持均匀,以摩擦时不使皮肤起皱褶为度。动作频率也应均匀。施术者在施术时呼吸要自然,不能进气。擦法施术时,多在施术部位涂些润滑剂(如冬青膏、麻油之类),既可保护皮肤,又有利于热量深透到体内。

作用:益气和中,消积导滞,疏肝理气,调节肠胃,活血散瘀、消肿止痛等。

6. 推法　施术者用指、掌或肘部着力于受术部位,进行单方向的直线或弧形移动的方法,称为推法。分为平推法、直推法、分推法、合推法等。

(1)平推法:平推法是推法中着力较重的一种手法。①拇指平推法:术者以一手或两手拇指指腹着力于施术部位,沿经络循行或沿肌肉纤维走行方向推进,可于穴位处配合缓和的按揉动作,反复施术数次。②掌平推法:术者以全掌着力于施术部位,以掌根为重点,向一定方向推进,可用双手重叠增大力度做缓慢的推进。③拳平推法:术者以一手握拳,以第二、三、四、五指间关节部着力,沿肌肉纤维方向缓慢推动。此法是平推法中刺激较强的手法。④肘平推法:术者屈肘,以鹰嘴突着力于施术部位,做与肌肉纤维方向平行的缓慢推移。是平推法中刺激最强的一种(图 2-10)。

要领:施术者手要紧贴于体表,带动皮下组织一起推动。平推法用力较重,着力要均匀,平稳着实。推进速度宜缓慢。平推法必须直线推动,不可偏斜和跳跃。

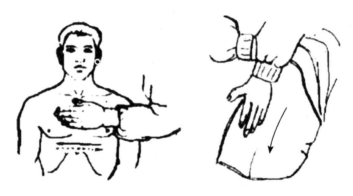

图 2-10　平推法

术前施术部位宜涂抹少量油性递质,以保持皮肤滑润,避免损伤皮肤。

作用:疏通经络,理筋活血,消瘀散结,消食导滞,解痉止痛。

平推法与擦法有相似之处,都是直线运动,但平推是单向运动,对体表压力较大,速度亦较慢,不要求皮肤出现潮红和温热。

(2)直推法:术者用指或掌按压在体表受术部位上,进行直线推移,叫直推法。①拇指直推法:以一手或两手拇指指腹着力于受术部位,沿经络方向或肌肉纤维平行方向,保持一定压力的单方向推动,是按摩起始和结束的手法。②全掌直推法:术者以全手掌着力于施术部位、五指微分开,腕部挺直,以单掌、双掌或双掌重叠加力做单方向推动的手法。③掌根直推法:术者手腕上翘,适度背屈,五指伸直,用单手或双手掌根着力于施术部位直推的方法。如需加力可双掌重叠。④鱼际直推法:术者五指并拢,手腕伸直,以大鱼际、小鱼际为中心,肘部灵活屈伸,以鱼际着力向前推动。如需增加力度,可以另一手压于施术手上。⑤肘直推法:术者屈曲肘关节,以肘尖着力于施术部位,沿经络或肌肉纤维走行方向进行直线单方向推动。此法是直推法中刺激性最强的手法(图 2-11)。

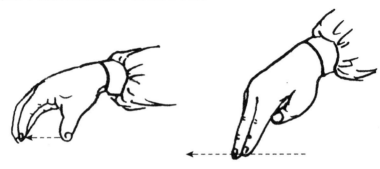

图 2-11　直推法

要领：施术者手指、掌或鱼际部位要紧贴施术部位皮肤，用力着实，重而不滞，轻而不浮。推进速度和力度要均匀，持续，动作要协调，保持一定的与皮肤垂直的力度，做单方向直线推法，不可偏斜。用于胸、背、腹部时，要配合呼吸，间歇有序。

作用：消积导滞，调经镇痛，消瘀散结，疏通经络，理筋活血，清理头目，开胸利隔。

（3）分推法：施术者以两手拇指或多指，按压在施术部位，向两侧相反方向，分开推动的方法叫分推法。①指分推法：术者以双手拇指或多指，按压在施术部位，向两侧相反方向推动，叫指分推法。本法适用于全身各部位。②掌分推法：术者以双手掌部，按压于施术部位，自内向外，沿相反方向，同时分别推动的方法，叫掌分推法。此法适用于全身各部位（图 2-12）。

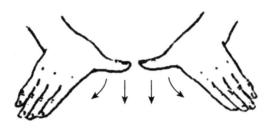

图 2-12　分推法

要领：两手用力要均匀，动作要柔和，协调一致。术时既可直线移动，亦可沿体表做弧形推动。

作用：调理肠胃，消积导滞，疏通经络，行气活血。

（4）合推法：施术者以两手指或两掌，从两个不同方向，位置相对地向中间点汇拢推进，称为合推法。合推法的手法施术和要求与分推法相同，只是方向相反，此法多用于头部、胸腹部。

要领：术时两手推动合拢动作，用力要均匀，对称而持续。

作用：调和脾胃，理气活血，平衡阴阳，扶助正气。

推法施术时候需用一定的压力，且用力要平稳，推进速度要缓慢，要沿直线做单方向运动。

7.抹法　以拇指螺纹面贴紧皮肤，沿上下、左右或弧形路径往返推动，称为抹法。分为指抹法和掌抹法两种。

（1）指抹法：施术者用单手或双手拇指螺纹面着力于体表，其余四指扶持助力，拇指略用力，缓慢地做上下、左右或直线或弧线的往返移动（图 2-13）。

（2）掌抹法：施术者用单手或双手掌面着力于体表，腕关节放松，前臂与上臂协调用力，带动手掌掌面在体表做上下、左右或直线或弧线的往返移动。

抹法施术时，拇指螺纹面或手掌掌面应贴紧体表。抹法用力要均匀，动作要和

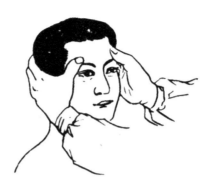

图 2-13　抹法

缓,做到轻而不浮,重而不滞。

　　要领:用力均匀,轻而不浮,重而不滞,动作缓和。

　　作用:开窍镇静,清醒头目,行气散血,扩张血管等。

　　8. 扫散法　用拇指桡侧和示、中、环、小指指端在患者颞部沿少阳经自前向后,做来回推擦运动,称为扫散法。是内功按摩流派的主要手法之一。

　　施术者沉肩、垂肘、肘关节屈曲 90°～120°,腕关节放松,一手扶患者头部,一手拇指桡侧面及其余四指指端同时贴于头颞侧部,以肘关节为支点,前臂做主动摆动,带动腕关节摆动,使着力手指向耳后沿少阳经循行路线做快速来回抹动。频率为每分钟 250 次左右(图 2-14)。

　　要领:腕关节伸直,以肘关节活动带动手腕做扫散动作。动作要平稳,刺激不宜过重。

　　作用:平肝潜阳,醒脑安神,祛风散寒。

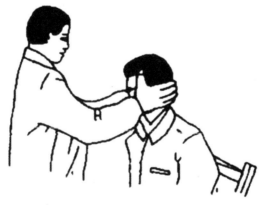

图 2-14　扫散法

9. **搓法** 搓法是两手对揉动作,施术时双手夹住肢体,相对用力,做方向相反的快速揉搓并同时做上、下方向往返移动。

(1)拇指搓法:以双手拇指于施术部位,对称用力,交叉搓揉,术时顺经络为补,逆经络为泻。

(2)掌搓法:施术者双手分别合抱肩部前后,相对用力,一前一后,相对揉搓,边搓边下移到腕部,再自腕部搓移到腋下。掌搓法亦可以双手平放腰骶部两侧腰肌上,做用力方向相反的上、下斜行的往返搓动(图2-15)。

要领:双手用力均匀、深透,方向相反。搓揉动作要快,移动要慢。挟持肢体不可太紧。术时腕关节要放松,使动作灵活、连贯。搓法是按摩的辅助手法,常在按摩结束前使用。

作用:舒筋通络,调和气血,疏肝理气,祛瘀散寒,解痉止痛。

10. **振法** 用手指或掌面按压在人体一定的腧穴或部位上,做连续不断的快速振动,称为振法,也称振颤法。分为指振法和掌振法。

患者取坐位或卧位,施术者用单手或双手指端或手掌面着力于治疗部位,意念集中于指端或手掌心。前臂和手部的肌肉强烈地做静止性用力,使手臂发出快速而强烈的震颤,并使之通过指端或手掌心传递到机体,在治疗部位内产生舒松和温热感。动作要连贯、持续,频率要快,每分钟要求 300～400 次。施术时除前臂和手部肌肉静止性用力外,其他部位均要放松。施术中不可过分用力向下按压,不可屏气。振法需经过较长时间的锻炼,少林内功的练习可有效提高振法的质量(图2-16)。

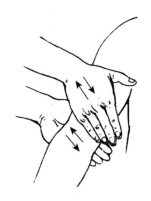

图 2-15 搓法

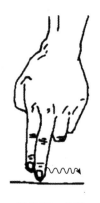

图 2-16 振法

要领:前臂和手部的肌肉要做强有力地静止性收缩用力,使功力集中于指端或手掌上,从而形成快速而强烈的颤动力,被治疗的部位随之而发生振动。施术时振动的频率要快,着力要大,力度要渗透到深处,使被治疗部位深部有温暖舒松之感。

作用:镇静安神,疏通脉络,和中理气,消食祛滞,调节胃肠功能。

11. 抖法　施术者手握肢体远端做摇转导引,使整个肢体呈波浪起伏抖动,或以掌正置于施术部位,做左右、前后的旋转抖动及往返的施术,均称抖法。分上肢抖法、下肢抖法及腰部抖法 3 种。

(1)上肢抖法:受术者坐位,施术者站其体侧前方。施术者以两手拇、示、中指握受术肢前臂远端。环指、小指及鱼际部位握手腕部,掌心向下,向体外前方抬肩60°,然后做连续的上下方向的抖动。使抖动波传达到肩部。再以一手握受术者同侧手,引臂向体外前方抬肩 60°,做左右方向的抖动,使抖动波传达到肱二头肌、肱三头肌及肩部(图 2-17)。

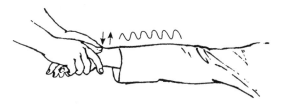

图 2-17　上肢抖法

(2)下肢抖动法:下肢抖动法可分为仰卧位及俯卧位的抖动。仰卧位抖动法:以两手握双踝部,抬离床面 30 厘米,做上下方向的连续抖动,使腿及腰部放松。或者受术者两腿伸直,平放床上,施术者双手握两足的前脚掌及足趾,做左右方向的旋转抖动,以带动股四头肌向两侧抖动。或者受术者仰卧位,一侧膝关节屈曲 90°,足放于床上.术者以双手扶定膝关节两侧,以左右方向推拉膝部来抖动大腿、小腿后群肌肉。两侧分别进行。俯卧位抖动下肢有两种方法:即术者以一手握踝,屈膝关节 90°,另一手掌贴附于大腿或小腿后面肌肉部位,做左、右方向的摇抖。另一法即受术者俯卧位,一侧膝关节屈曲 90°,施术者一手掌置踝关节及小腿远端的前侧固定不动,另一手虎口对准足跟,以拇指及四指推动足跟向左右方向抖动,带动小腿三头肌向左右方向抖动,两腿分别进行(图 2-18)。

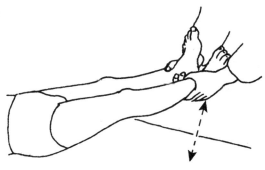

图 2-18　下肢抖法

（3）腰部抖法：受术者俯卧位，施术者两手握双踝，先进行拔伸牵引 1 分钟左右，摆动两下肢，待肌肉放松后，做突然的上下抖颤数次以抖动腰部。

要领：肢体位置要自然，肌肉放松。抖动幅度要小，一般掌握在 2～3 厘米之间。抖动频率要快，上肢每分钟 300 次左右，下肢每分钟 150 次左右。抖动法为上、下肢结束手法。

作用：调和气血，顺理筋脉，疏经通络，滑利关节，放松肌肉，消除疲劳。

12. 按法　以手指、掌的不同部位或肘尖，置于经穴或其他部位，逐渐用力加压的手法叫按法。按法与压法在施术上极相似，压法在时间上和力度上分别较按法长和大。分指按法、掌按法及肘按法 3 种。

（1）指按法：以拇指指腹或示、中、环指指腹，按压体表的施术部位的方法，叫指按法。指力不足，可用另一手拇指重叠按压，叫指腹按压，又称压法。如以指端按压，则称指端按法。示指屈曲，以指背按压，则称为屈指按法（图 2-19）。

（2）掌按法：施术者腕背屈，以掌根、全掌或鱼际部位着力于施术部位，进行按压的手法，叫掌按法。按压后要稍停留片刻，再重复按压谓之"按而留之"，使按压既平稳又有节奏。按压时可双掌重叠，身体前倾，借助体重增加力度（图 2-20）。

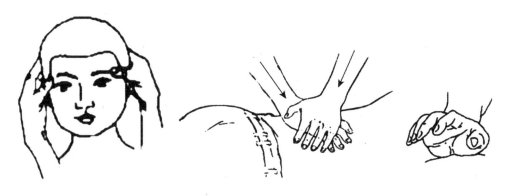

图 2-19　指按法　　　　　　　　　图 2-20　掌按法

（3）肘按法：以肘尖代替指和掌，着力于施术部位，进行按压的手法，叫肘按法（图 2-21）。

要领：垂直按压，固定不移，由轻到重，稳而持续，忌用暴力。

作用：疏松肌筋，温中散寒，理筋正复，调和气血。

13. 压法　用拇指螺纹面、掌面或肘关节尺骨鹰嘴部着力于治疗部位持续按压的手法称为压法。根据着力部位的不同，分为指压法、掌压法、肘压法。指压法可用于全身各处穴位，掌压法适用于面积大而平坦的部位，肘压法主要用于腰臀部等肌肉丰厚部位。

（1）指压法：用拇指指峰、螺纹面或整个指腹按压在体表，其余四指自然伸直置于相应的位置,固定助力,腕关节屈曲 40°～60°,拇指垂直向下用力持续按压。其手法形态同指按法(图 2-22)。

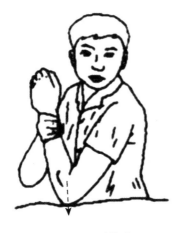
图 2-21 肘按法

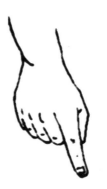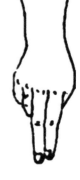
图 2-22 指压法

(2)掌压法:用双手或单手手掌掌面紧贴体表,手指自然伸直放于体表,腕关节背伸,肘关节微屈,上半身前倾,将上半身的重量通过肩、肘渐传至手掌面,垂直向下持续按压,其手法形态同掌按法(图 2-23)。

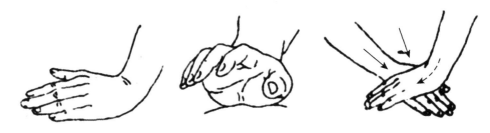
图 2-23 掌压法

(3)肘压法:一手握拳,肘关节屈曲,用肘关节尺骨鹰嘴部的最高点着力于治疗部位,另一手握住该手的拳背面,手臂抬起帮助稳定肘关节,上半身前倾,将上半身的重量通过肩渐传至肘关节尺骨鹰嘴部,垂直向下持续按压(图 2-24)。

要领:指压法和掌压法的手形与准备动作、用力的方向同指按法和掌按法。压法与按法的区别在于用力的方式,压法使持续地向下压,按法则是有节奏地向下压,可以说按法包括了几个压法的过程,有节奏轻重交替的重复过程,压法则相对静止,压住不动。压法用力仍从轻到重,然后压住不动,持续一段时间,再逐渐减压。

作用:舒筋通络、解痉止痛。

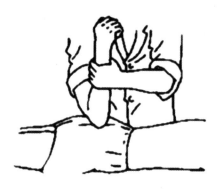

图 2-24 肘压法

14. **点法** 以指端、肘尖或屈曲指关节突起部位,着力于施术部位或穴位,按而压之,戳而点之,称点法。

(1)拇指端点法:施术者以手握空拳,拇指伸直并紧靠于示指中节桡侧面,用拇指端点压施术部位。向下点压时拇指指腹紧贴示指中节桡侧,以免因用力而扭伤拇指间关节(图 2-25)。

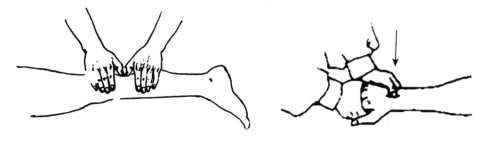

图 2-25 拇指端点法

(2)屈拇指点法:施术者拇指屈曲,拇指端抵住屈曲示指中节的外侧缘,用拇指指间关节突起部的桡侧,着力于施术部位,进行点按。

(3)屈示指点法:施术者屈曲示指,与其他手指相握,用示指第一指间关节突起部分点压施术部位,术时可用拇指末节内侧缘紧压示指指中部,以增加力度。

(4)肘尖点法:施术者屈曲肘关节,以肘尖着力于施术部位进行点按。此法多用于肌肉丰厚部位和肥胖者。肘尖点法为强力点法。

要领:垂直用力,固定不移,由轻到重,稳而持续。点法是由按法衍化而来,具有着力点小,刺激强,施术省力,着力深透的特点,术中切忌暴力施术。

作用:通经活络,消积破结,调和阴阳,消肿止痛,点血开筋,补泻经气,解除痉挛,祛散风寒。

15. **捏法** 用拇指和其他手指对称用力,挤压施术部位,称为捏法。

用拇指与示、中指指面或拇指与其余四指指面夹住施术部位，相对用力挤压，随即放松，重复上述动作并循序移动。拇指与其余手指用力要对称，均匀柔和，动作连贯，富有节奏（图 2-26）。

用于脊柱的捏法称为"捏脊法"，多用于小儿按摩（图 2-27）。

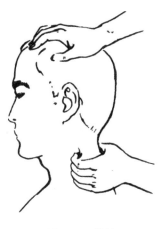

图 2-26　捏法

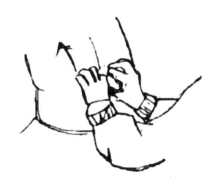

图 2-27　捏脊法

要领：捏动时以腕关节用力为主，指关节做连续不断灵活轻巧的挤捏，双手同时施术要协调。用力均匀柔和，速度可快可慢，快者每分钟 100～120 次，慢者每分钟 30～60 次。

作用：调和阴阳，增补元气，健脾和胃，疏通经络，行气活血。

16. 拿法　施术者以单手或双手的拇指与其余四指相对合，呈钳形，持续而有节律地提拿施术部位的肌筋的方法，叫拿法。是保健按摩常用的手法之一。

（1）两指拿法：施术者以拇指与示指相对用力于施术部位，并做持续而有节律的拿提动作。此法常用于头颈、肩及四肢。

（2）三指拿法：施术者以单手或双手的拇指与示指、中指对合，相对用力于施术部位，并做持续而有节律的拿提，叫三指拿法。此法用于颈项、肩背、腰及四肢。

（3）五指拿法：施术者以单手或双手的拇指与其余四指相对，用力于施术部位，并做持续而有节律的拿提，叫五指拿法（图 2-28）。

（4）掌拿法：施术者以掌心紧贴施术部位，进行缓慢拿揉动作的手法，叫掌拿法。

要领：拇指与示指对合时着力应对称，用力由轻到重，再由重到轻，重而不滞，轻而不

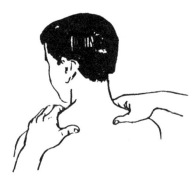

图 2-28　五指拿法

浮。动作要连贯而有节律,用劲要灵活。拿法刺激较强。指腹着力为拿,指端着力为捆,应以区别。

作用:通经活络,散寒祛邪,顺气活血,调节胃肠,分离粘连,缓解痉挛,止痛开窍,开导闭塞,消除疲劳,促进新陈代谢。

17. 捻法　用拇指和示指指面相对夹住施术部位,做对称的揉捏捻动,称为捻法(图2-29)。

施术者用拇指的螺纹面及示指桡侧面相对用力,夹住治疗部位,拇指与示指稍用力做较快速的揉捏捻动,如捻线状。

捻法要动作连贯灵活,柔和有力。捻动的速度稍快,在施术部位上的移动速度宜慢。

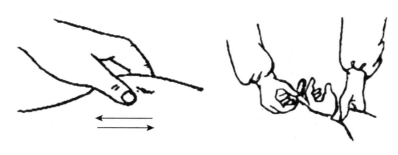

图2-29　捻法

要领:拇指指面捏住患者肢体部位用力要对称,做快速捻搓揉动作要灵活。捻搓快速,移动要馒,有连贯性。

作用:滑利关节,消肿止痛。

18. 拨法　以指端或指腹部,深按于施术部位,按压到一定深度后,待有酸胀感时,再做与肌纤维(或肌腱、韧带)或经络成垂直方向的拨动(如弹拨琴弦状)的手法,叫拨法。

(1)拇指拨法:施术者拇指伸直,其余四指分开扶持体表固定,屈伸拇指掌指关节,向左右拨动施术部位的肌肉或肌腱等。此为轻手法。以拇指伸直,其余四指握拳,示指桡侧抵于拇指掌面,用腕或肘部摆动屈伸,带动拇指拨动肌肉肌腱部位。此法为重手法(图2-30)。

(2)单指拨法:以示指微屈曲,拇指与中指抵于示指端关节处加强力量,进行指拨穴位。或以中指伸直,拇指示指捏住中指末节,加强中指拨动力量,进行指拨穴位。

(3)多指拨法:以示指、中指、环指三指同时拨动施术部位。此法多用于腹部(图2-31)。

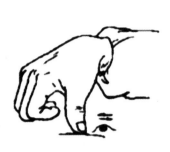

图 2-30　拇指拨法

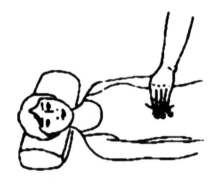

图 2-31　多指拨法

(4)弹拨法:施术者多以示指指端着力,拇指、中指捏住示指 2～3 节间,着力将示指插入肌筋间隙或起止点,由轻到重,由慢而快,轻巧、灵活地弹拨,如弹琴弦状(图 2-32)。

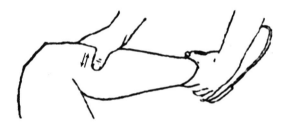

图 2-32　弹拨法

(5)肘拨法:对于肌肉发达、丰富者,施术者指拨力度不够时,可以肘尖置于施术部位,来回左右拨动。此法多用于腰、臀及大腿部。

要领:拨时手指要按住施术部位筋或腱进行拨动,不能与皮肤产生摩擦,要实而不浮,透达深处,用力由轻到重,均匀和缓。一定要拨动 2～3 次。

作用:解痉止痛,疏理肌筋,通经活络,行气活血,消炎镇痛,解除粘连。

19.拍法　手指自然并拢,掌指关节处微屈曲,用手腕部摆动,带动虚掌着力于施术部位,平稳而有节奏地反复拍打的手法,称拍法。

术者单手或双手五指并拢,自然屈曲成空拳,用腕关节摆动作起落,反复着力于体表施术部位,手法可分为:

(1)四指拍法:即以示指、中指、环指、小指并拢,平放拍打部位,使皮肤微红为度。

(2)指背拍法:施术者五指自然屈曲,用腕部屈伸带动手指,以指背拍打施术部位。

(3)虚掌拍法:施术者五指并拢呈空掌状,在体表进行拍打(图 2-33)。

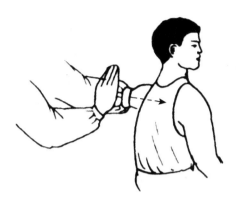

图 2-33 虚掌拍法

(4)五指撒拍法:施术者五指撒开,伸直,用小指外侧前端,顺肢体或肌筋的方向,于施术部位进行拍打的方法。

要领:手法动作要平稳,施术时手部要同时接触施术部位的皮肤,使拍打声音清脆,而无疼痛感。拍打时腕关节要放松,动作要协调,均匀用力,手法要灵活而有弹性,顺序而有节奏地双手交替进行,亦可单手施术。

作用:调和气血,营养经络,发散邪气,解痉止痛,消除疲劳。

20.击法 用拳背、掌根、掌侧小鱼际、指尖或桑枝棒击打体表一定部位,称为击法。根据接触体表的部位或使用器械可分为拳击法、掌击法、侧击法、指尖击法、桑枝棒击法。拳击法多用于颈背部,掌击法适用于脊柱及臀部、下肢后侧,侧击法多用于四肢部、肩颈部,指尖击法适用于头顶,桑枝棒击法多用于肩胛区、腰臀部及下肢后侧。

(1)拳击法:施术者以单手或双手握拳,在臂力带动下,以空拳着力于施术部位,一起一落,有节奏地击打。或者以反拳(拳背)着力于施术部位,用力缓慢而轻松地击打,双手交替进行。用于肌肉丰满的臀部及腹外侧。

(2)掌击法:施术者手指自然分开,微屈,腕关节伸直或背伸,以掌根或小鱼际部位着力在施术部位,进行击打。用于腰、背部及四肢(图2-34)。

(3)侧击法:施术者手指自然伸直,腕略背伸,用单手或双手小鱼际部位击打施术部位。主要用于项背部、腰臀及四肢(图2-35)。

(4)指尖击法:施术者两手指微屈曲,腕关节放松,运用腕关节做大(或小)幅度的屈伸,以指端重力(或轻轻)击打施术部位。

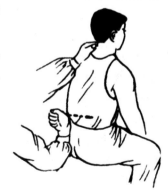

图 2-34 掌击法

（5）棒击法：施术者以桑枝棒、按摩棒或磁疗棒等工具，用棒体平击施术部位（图 2-36）。

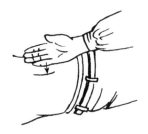

图 2-35　侧击法

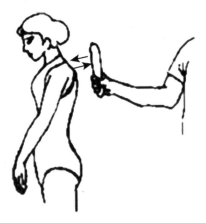

图 2-36　棒击法

要领：击打时用力要稳，含力蓄劲，收发灵活。击打时着力短暂而迅速，要有反弹感，即一击到体表就迅速收回，不可有停顿和拖拉。击打的方向要与体表垂直。操作时肩、肘、腕放松，用力均匀，动作连续而有节奏感，击打的部位有一定的顺序。击打的速度快慢适中，击打的力量应因人、因病、因部位而异。

作用：舒筋通络，活血祛瘀，行气止痛。常用于颈椎病、四肢痹痛、腰椎间盘突出症、偏瘫、截瘫等疾病的治疗。

21．叩法　叩法较击法力量为轻，轻击为叩，是一种辅助手法。

术者两手半握拳呈空拳，以腕部屈伸带动手部，用掌根及指端着力，双手交替叩击施术部位，或以两手空拳的小指及小鱼际的尺侧叩击施术部位。或者以双手掌相合，掌心相对，五指略分开，用手部的指及掌的尺侧叩击施术部位（图 2-37）。

要领：手法持续有序，手腕灵巧，动作轻快而富有弹性，用力均匀而柔缓，手法熟练时叩击时可发出有节奏的"啪、啪"声响。

作用：通经活络，祛风散寒，舒松筋脉，营养肌肤，安神定智，消除疲劳。

22．啄法　手指自然屈曲，以腕屈伸撮动带动指端着力，垂直于施术部位体表，呈鸡啄米状的手法称啄法。

术者五指微屈曲呈爪状或聚拢呈梅花状，以指端着力，用腕部上下自然屈伸的摆动，带动指端啄击施术部位，形如鸡啄米状。以双手交替进

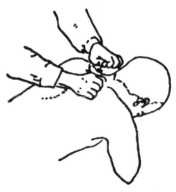

图 2-37　叩法

行啄击。

要领:手法要轻快灵活而有节奏性。腕部放松,以腕施力,均匀和缓,手指垂直于体表。

作用:安神醒脑,疏通气血,活血化瘀,开胸顺气,解痉止痛。轻啄法起抑制神经作用,重啄法起兴奋神经作用。

此法主要用于头部、胸部、背部。

23. 弹法 用中指指腹紧压示指背侧,用力快速弹出,连续弹击某一部位或腧穴,称为弹法。

将示指屈曲,以中指螺纹面紧压示指背侧,然后迅速弹出,击打患处,频率为每分钟 120～160 次。施术要均匀连续,刺激强度以不引起疼痛为度(图 2-38)。

要领:术者拇指扣住示指或中指,然后示指或中指突然发力拨动滑脱,使示指或中指的指背着力,弹击一定部位。弹击时要有弹性,其强度由轻到重,以不引起疼痛为宜。动作要轻松协调而有节奏性。

作用:行气通窍,祛风散寒,通络止痛,清醒头目。

24. 摇法 在关节或半关节的生理活动范围内做关节或半关节被动运动的手法,称为摇法。摇法是按摩常用手法之一,用于不同部位的摇法有不同的施术方法。

(1)颈部摇法:患者坐位,颈项放松。施术者站于侧方,用一手扶住其头后项部,另一手托住下颏,双手以相反方向缓缓地使头做顺逆时针的摇转,各数次(图 2-39)。

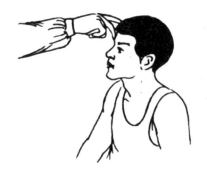

图 2-38 弹法

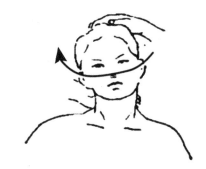

图 2-39 颈部摇法

(2)肩部摇法:患者坐位。有 2 种施术方式。

①托肘摇肩法:患者肩部放松,屈肘,施术者站于侧方,取弓步势,上身略前屈,用一手扶住患者肩胛骨上部,使其固定,另一手托起患肢肘部,做顺时针或逆时针方向运转各数次(图 2-40)。

②大幅度摇肩法:患者上肢自然下垂,施术者站于侧方,取丁字步,用一手握住患者腕部,另一手以掌背抵住患者的前臂部,将其上肢上举至 160°时,施术者将掌背反转用手握住其腕部,而原握住患者腕部的手向下滑移,扶按肩部,此时略作停

顿,两手协调用力(按于肩部之手略向前下按压,握腕之手略上提,使肩关节伸展),然后使患肢向后做大幅度运转。反方向环转时,则动作相反(图2-41)。

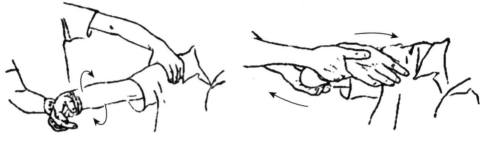

图 2-40 托肘摇肩法   图 2-41 大幅度摇肩法

(3)肘部摇法:患者坐位或仰卧位,施术者一手握患肢肘部,另一手握患肢腕部,做肘关节的环转摇动,顺逆时针各数次。

(4)腕部摇法:施术者一手握患肢腕关节上端,另一手握其手掌部,在轻轻拔伸腕关节的基础上,做腕关节的环转摇动,顺逆时针各数次。

(5)腰部摇法:患者仰卧位,屈膝屈髋,施术者一手按于两膝部并使之合拢,另一手托起两小腿下端或握两踝部,然后做双下肢环转摇动,带动腰部运动,顺逆时针各数次。

(6)髋部摇法:患者仰卧,患肢屈膝屈髋,健侧下肢伸直,施术者站于侧方,用一手扶其膝部,另一手托住足跟,两手协同使其髋关节屈曲90°,然后两手协调用力,使髋关节做环转运动,顺逆时针各数次(图2-42)。

(7)膝部摇法:患者仰卧,患肢屈膝屈髋,施术者一手扶膝部上方固定,另一手握起足踝部环转摇动膝关节,顺逆时针各数次。可边摇边缓慢将膝关节伸直(图2-43)。

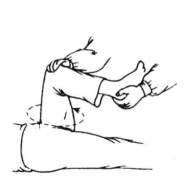

图 2-42 髋部摇法

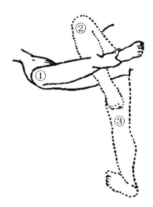

图 2-43 膝部摇法

（8）踝部摇法：患者仰卧，患肢自然伸直，施术者位于其足后方，用一手握住小腿下端，另一手握住其足背前部环转摇动踝关节，顺逆时针各数次。

要领：摇法动作要缓和，用力要稳，转动速度宜缓慢均匀。摇转的幅度宜由小渐大，并根据病情适当掌握，一般不超过其关节的生理活动范围，但可略超过关节的病理限制位，以患者忍受范围为度。

作用：滑利关节，舒筋通络，预防和解除粘连，改善关节运动功能等。

25. 拔伸法　固定肢体或关节的一端，持续用力牵拉肢体或关节的另一端，使关节的间隙拉开，称为拔伸法，又称"牵引法"。可用于不同的关节部位。

（1）颈部拔伸法：分为掌指托颈拔伸法、肘部托颈拔伸法和仰卧位拔伸法。

①掌指托颈拔伸法：患者取坐位，施术者站其身后，双手拇指抵住患者枕骨后方（风池穴），其余四指及手掌托住其下颌骨处，两前臂分置患者肩部。手臂协调用力，双手上托头颈，前臂下压肩部，缓慢向上拔伸颈部。

②肘部托颈拔伸法：患者取坐位，头部略前倾，施术者站其侧后方，一手从患者颈前绕过，用肘弯部托住其下颏部，另一手虎口张开托住其枕部，然后两手同时沿颈椎纵轴向上缓慢做颈部拔伸。

③仰卧位拔伸法：患者取仰卧位，施术者坐方凳于其头前端，一手置头颈下扶托枕后部，另一手掌托下颏部，两手协调用力，沿颈椎纵轴方向拔伸。

（2）肩部拔伸法：肩部拔伸法有2种施术方式。

①上举拔伸法：患者坐于低凳上，患肢放松，施术者站其侧后方，双手握其腕部，缓慢上举至最大限度，然后沿上肢纵轴持续牵引，拔伸肩部。

②外展拔伸法：患者取坐位，患肢放松，外展 $45°\sim60°$，助手立其健侧，双手从腋下抱住患者躯干以固定，施术者站其患侧，双手握腕逐渐用力沿上肢纵轴牵拉。

（3）肘部拔伸法：患者取坐位，施术者一手固定患肢肘关节近端（或用助手固定），另一手握其前臂远端，两手对抗用力拔伸肘关节。

（4）腕部拔伸法：患者取坐位，施术者一手握患肢腕部近端，另一手握其指掌部，对抗用力拔伸腕部（图 2-44）。

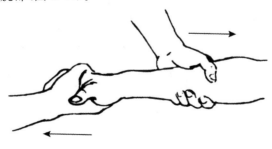

图 2-44　腕部拔伸法

(5)手指拔伸法:施术者一手握患指腕部,另一手示、中指屈曲,以示、中指中节夹住患指,对抗用力拔伸。

(6)腰部拔伸法:患者取俯卧位,助手立于床头前,双手抓住其腋下,以固定其身体(或患者双手用力抓住床头),施术者站其足后方,双手分别握其两踝,逐渐用力向后持续牵拉。

(7)髋部拔伸法:患者仰卧位,施术者立其患侧,助手用双手按其髂前上棘以固定,患肢屈膝屈髋,施术者一手扶患膝,另一上肢屈肘以前臂托其腘窝部,同时用胸胁部抵压其小腿,两手臂及躯体协调用力,沿大腿纵轴向上拔伸患者髋关节。

(8)膝部拔伸法:患者俯卧位,患肢屈膝90°,施术者站于患侧,以一侧膝部跪按于患肢大腿后侧下端,双手握其踝部,沿小腿纵轴向上拔伸膝关节。

(9)踝部拔伸法:患者仰卧位,施术者一手托握患足跟部,另一手握跖趾部,沿胫骨纵轴牵拉踝部。

要领:拔伸法动作要平稳柔和,力量由小渐大,牵拉到一定程度后,应维持稳定的牵拉力一段时间。掌握好拔伸的角度,牵拉方向应顺应肢体的纵轴线。忌用突发性暴力和违背关节生理活动方向的施术。

作用:舒筋活络,理筋整复,矫正畸形,松解粘连。

26. 背法　将患者背起后对腰椎进行牵引和振动的方法,称为背法。

施术者与患者背靠背站立,用双肘挽住患者的肘弯部,然后弯腰、屈膝、挺臀,将患者背起,使其双脚离地,略使患者身体下滑,使施术者臀部对准患者腰骶部。然后施术者用臀部左右摆动,待患者肌肉松弛后,做一突发性伸膝、屈髋、挺臀的动作(图2-45)。

要领:患者应全身放松,呼吸自然,被施术者背起后,头后仰,整个身体靠于施术者背部,利用下半身的重量牵伸腰椎。

作用:松解粘连,矫正脊椎后凸畸形,整复腰椎关节移位。

27. 扳法　双手向相反方向或同一方向用力扳动关节等形式运动的手法,称

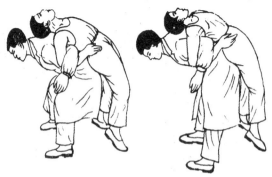

图 2-45　背法

为扳法。扳法应用于颈、腰及四肢不同部位时,其施术方法各不相同。

(1)颈椎扳法:颈椎扳法常用2种施术方式。

①颈椎斜扳法:患者取坐位,颈微前屈或中立位,颈项部肌肉放松。施术者站于其侧方,一手扶住其头顶,另一手托住下颏,使头做向左或向右旋转,在旋转受限侧感到弹性限制时(有阻力感),略停顿,随即再做一有控制的、小幅度的、迅速而轻巧的扳动,常可听到"咔嗒"复位声响。

②颈椎旋转定位扳法:患者取坐位,颈椎前屈 15°～30°,以向左旋转扳动为例,施术者站于其左侧后方,以右手拇指面顶按患椎棘突或横突旁,左手托起下颏,使患者头部在维持固定前屈角度下慢慢向左旋转,至感到有弹性阻力时,略作停顿,随即向旋转方向做一有控制的、小幅度的、迅速而轻巧的扳动,在扳动的同时,顶按棘突的拇指协调用力向对侧推压,关节整复成功时,常可听到"咔嗒"声响,有时虽无关节复位的"咔嗒"声响,但拇指下可有棘突的"跳动"感(图 2-46)。

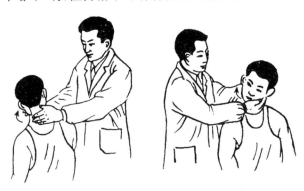

图 2-46 颈椎旋转定位扳法

(2)胸椎扳法:胸椎扳法常用2种施术方式。

①胸椎对抗复位法:患者坐位,双手十指交叉相扣,抱于枕部,施术者站其背后,以一足踏于患者座椅,膝部抵住患处胸椎棘突,两手经患者腋下,从前臂和上臂之间穿过,扣握住其前臂下段,施术者双手下压患者前臂,两前臂用力上抬,使患者颈椎略前屈,同时将脊柱向上后牵引,略停片刻,施术者双手、两臂协同用力,做一有控制的、小幅度的、迅速而轻巧扳动,同时膝部突然前顶,常可闻及关节复位的"咔嗒"声响。

②胸椎按压复位法:患者俯卧位,施术者将双臂交叉,以掌根豌豆骨分置于患椎左右横突上下,令患者深呼吸,待呼吸协调后,于其吸气末适时用肘关节发力,做一有控制的、突发的顿挫按压,常可闻及关节复位的"咔嗒"声响。

(3)腰椎扳法:腰椎扳法常用的有3种施术方式。

①腰椎斜扳法:患者侧卧位,健侧下肢在下自然伸直,患肢在上,膝髋关节屈曲,踝关节置于健侧下肢腘窝处。施术者面对患者,两肘部(前臂上段)分别置于患

者的肩前部及臀部,以相反方向缓缓用力,使腰部扭转到有弹性阻力时,再做一有控制的、小幅度的、迅速地扳动,常可听到"咔嗒"复位声响(图2-47)。

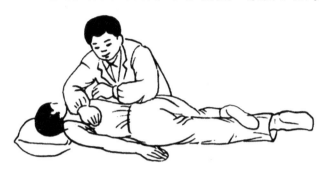

图 2-47　腰椎斜扳法

　　②腰椎旋转定位扳法:以右侧旋扳为例。患者坐位,腰部放松,助手站在患者侧前方,双手固定住患者膝部,施术者坐于患者侧后方,用左手的拇指按住偏歪的棘突,右手从患者右腋下穿过扣按其项后部,然后右手掌下压,令患者缓慢前屈,至拇指下感到棘突间隙分开时,维持此前屈角度,右手臂缓慢用力,以患椎棘突为支点,向右侧做脊柱侧屈,然后右旋至弹性限制位,略停顿,施术者右手掌下压,肘部用力上抬,同时拇指向对侧推顶棘突,做一有控制的、小幅度的、迅速地扳动,常能听到"咔嗒"复位声响,拇指下也有棘突的跳动感。单人施术时,可令患者骑坐于治疗床头,固定骨盆及下肢。

　　③腰部后伸扳法:患者俯卧位,施术者站于侧方,用一手按压其腰部,另一手将患侧下肢或双下肢托起至限制位,两手协调相对用力使腰椎后伸,做一有控制的、小幅度的、迅速地向后扳动(图2-48)。

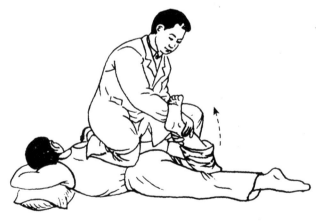

图 2-48　腰部后伸扳法

（4）肩部扳法：肩部扳法按肩关节的运动分为上举、内收、后伸、外展 4 个方向。

①肩上举扳法：患者取坐位，两臂自然下垂，施术者立于其后方，以身体固定患者躯干，以一手握住患肢前臂下段自前屈位缓缓上举，至 120°～140°时，以另一手握其前臂近腕关节处，两手协调用力，向上逐渐牵引，至有阻力时，做一有控制的、小幅度的、迅速的向上扳拉，随即放松，可重复施术 3～5 次。

②肩内收扳法：患者坐位，将患肢屈肘放于胸前，施术者站在患者后面紧靠其背，稳定身体，用自己与患肩同侧的手扶住患肩以固定，另一手托住患肢肘部内收至有阻力时，做一有控制的、小幅度的、迅速的内收扳动，随即放松，可重复施术 3～5 次。

③肩后伸（内旋）扳法：患者坐位，患肢自然下垂，施术者站在其侧后方，一手扶住患肩以固定，另一手握住其腕部使上肢后伸并屈肘，手背贴于背部，上拉至有阻力时，再做一突发性的、有控制的、小幅度向上拉动，随即放松，可重复施术 3～5 次。

④肩外展扳法：患者坐位，施术者略半蹲位站于其患肩的侧方，患者上肢伸直外展，施术者一手前臂经患者上臂下，穿过腋窝，经患肩前方同另一手交叉相扣于肩上，按住患肩，以患肩为支点，缓慢立起，同时轻轻摇晃患者上臂，将患肢外展至有阻力时，做一有控制的、小幅度的、迅速的外展扳动，随即放松，可重复施术 3～5 次。

（5）肘部扳法：患者取仰卧，施术者一手握住其上臂下端，另一手握住其前臂下端，反复伸屈肘关节，至疼痛限制位时，做一突发性、有控制的、小幅度或屈或伸扳动。

（6）腕部扳法：施术者一手握住患者前臂下端固定，一手握住手掌拔伸，在此基础上，屈伸或侧屈腕关节至疼痛限制位，做一突发性、有控制的、小幅度或伸或屈或侧屈的扳动。

（7）骶髂关节扳法：骶髂关节扳法常用 2 种施术方式。

①骶髂关节后伸扳法：患者俯卧位，施术者站于健侧，一手掌根按住髂后上棘，另一手托住患侧大腿下端前方，令患侧膝关节屈曲，然后将患侧下肢后伸至弹性限制位，配合患者咳嗽，待肌肉松弛时，做一突发性、有控制的后伸扳动，扩大下肢后伸幅度 3°～5°，同时按髂后上棘的手做一短促的向下按压。

②骶髂关节斜扳法：患者健侧卧位，患侧在上，健侧下肢伸直，略屈髋，患侧下肢屈膝屈髋。施术者一手推肩部，使上半身躯干向后旋转，另一手按患者膝部外侧令腰骶向前旋转，当脊柱扭转至弹性限制位后，两手协调用力，做一有控制的、小幅度的、迅速扳动。

（8）膝关节扳法：膝关节扳法常用 2 种施术方式。

①伸膝扳法：患者取仰卧位，施术者站其侧方，一手扶按患肢膝上方，另一手置于患肢小腿下段后侧，两手相对协调用力，伸膝至有阻力时，做一有控制的、小幅度

的、迅速扳动。

②屈膝扳法:患者取俯卧位,施术者站其侧方,一手按股后部固定大腿,另一手握患肢踝部,使患肢膝关节屈曲至有阻力时,做一有控制的、小幅度的、迅速扳动。

(9)踝部扳法:患者仰卧,施术者用一手托住其足跟,另一手握住跖趾部,两手协调用力,将踝关节屈伸或内、外翻至疼痛限制位,做一突发性、有控制的、小幅度或屈或伸或内外翻扳动。

扳法是一个有控制有限度的被动运动,应顺应关节的生理活动,分阶段进行,即先使关节极度伸展或旋转,在此基础上,再做一个突发性的、稍增大幅度的、有控制的扳动。扳法的发力动作宜轻巧、干脆利落,用力要短暂、迅速,发力要快,时机要准,力度适当,收力及时。扳法的力量应控制恰当,切忌突发暴力扳动。扳动的幅度要根据关节的生理活动范围及病理状况适当掌握,不得超越关节运动的生理功能范围。不强求关节的弹响声。在颈椎和腰椎应用扳法时,可闻及响声。但由于疾病性质不同,在实际施术中若不能获得这种响声,不要勉强从事,应掌握"到位即有效"的原则,切忌追求关节复位弹响声,以免因使用暴力蛮力,造成不必要的扭伤,带来不良后果。

严格掌握各种扳法的禁忌证,对于有关节骨折、脱位、肿瘤等禁忌存在者,严禁使用扳法。

要领:施用扳法时,必须果断而快速,用力要稳。两手动作配合要协调一致,扳动幅度不要超过各关节的生理活动范围。施术手法要求做到轻巧,准确。

作用:理筋整复,滑利关节,松解粘连等。

28. 按揉法 由按法和揉法叠加复合而成的按摩手法,称为按揉法。分为指按揉法和掌按揉法两种。按揉法刚柔并济,作用舒适,易于被人接受,具备按法与揉法的双重作用,临床应用频度较高。指按揉法接触面积较小,按揉力量集中,适于颈项部、肩部、肩胛骨内侧缘及全身各部腧穴。掌按揉法接触面较大,按揉力相对分散。其中单掌按揉法力量相对较弱,多用于肩部、上肢、脊柱两旁的膀胱经侧线;双掌按揉法则按揉力量强而深透,适于背部、腰部及下肢后侧。

(1)指按揉法:用单手或双手拇指螺纹面置于施术部位。余指置于对侧或相应的位置以助力。腕关节悬屈,拇指和前臂部主动施力,进行节律性按压揉动。指按揉法无论是以单手拇指还是双手拇指操作,外形均酷似拿法,其区别是拿法是拇指与其他四指两侧对称性用力,而指按揉法的力点是在拇指侧,余指仅起到助力、助动的作用。

(2)掌按揉法:掌按揉法分为单掌按揉法和双掌按揉法两种,操作上有较大不同。单掌按揉法是以掌根部着力于施术部位,余指自然伸直,前臂与上臂主动用力。进行节律性按压揉动;双掌按揉法则双掌重叠,增加力量,置于施术部位,以掌中部或掌根部着力,以肩关节为支点,身体上半部小幅度节律性前倾后移,于前倾时将身体上半部的重量经肩关节、前臂传至手部,从而产生节律性按压揉动。

要领:按法与揉法进行有机结合,做到按中含揉,揉中寓按,刚柔并济,缠绵不绝。宜按揉并重,施力不可失之偏颇,注意按揉法的节奏性,既不要过快,又不可过于缓慢。

作用:用于颈椎病、肩关节周围炎、腰背筋膜炎、腰椎间盘突出症、高血压、糖尿病、痛经、颞颌关节功能紊乱、近视等多种病症。

29.拿揉法　拿揉法为拿法与揉法的复合运用。在施用拿法时增加揉动,则成为拿揉复合手法。施术方法同拿法相似,在拿法的基础上增加拇指与其他手指的旋转揉动。拿揉法以拿法为主,揉法为辅。可边拿揉边沿肢体移动,移动的速度不宜过快。

要领:准备动作同拿法。在拿法动作的基础上,使拇指与其他手指在做捏、提时,增加了适度的旋转揉动,所产生的拿揉之力连绵不断地作用于施术部位上。拿揉法在拿中含有一定量的旋转揉动,以拿为主,以揉为辅。操作时要自然流畅,不可呆滞僵硬。

作用:用于颈椎病、肩关节周围炎、四肢疲劳酸痛等病症。拿揉法较拿法的力量更趋缓和,舒适自然,更易令人接受。对术者而言,因拿法中增加了旋转揉动,相对减弱了拇指与其他四指捏持的对合力,所以操作时不易疲劳。拿揉法应具备拿法与揉法的双重作用,主要适于四肢部及颈项部。

30.推摩法　推摩法是由一指禅偏峰推法与指摩法复合而成。拇指在做一指禅推法的同时,其余手指做指摩法的复式手法,常用于胸腹及背部。

将拇指桡侧偏峰着力于体表施术部位上,其余四指并拢,掌指部自然伸直,将示指、中指、环指、小指四指的指面着力于相应的体表施术部位上,腕部放松,微屈呈160°左右,通过腕关节做主动旋转运动并同时左右摆动,带动拇指指间关节做伸屈活动,并使其余四指指面在施术部位做环形的摩擦运动。脘腹胀满,可用推摩法治疗,用一指禅推中脘、下脘穴,同时摩脘腹部,可配合指按揉脾俞、胃俞、肝俞穴;咳嗽,可用推摩法治疗,用一指禅推中府、云门穴,同时摩胸部,可配合指按揉尺泽、外关、列缺、太渊、鱼际;月经不调,可用推摩法治疗,用一指禅推气海穴,同时摩下腹部,可配合一指禅推法推肝俞、脾俞、肾俞,以及指按揉足三里、三阴交、血海、阴陵泉穴。

要领:拇指要以桡侧偏峰着力,其他四指的指面要贴附在施术部位的皮肤上,不可悬空。腕部的活动要包含旋转和摆动两种运动形式。

作用:舒筋通络,解痉止痛。主要用于咳嗽、痰多、脘腹胀痛、消化不良、胁胀、痛经、月经不调、颈项强痛、背部不适。

31.运法　用拇指指面或桡侧面,也可用示指或中指指面,在一定穴位上做弧形或环形的轻轻推摩,称为运法。亦有人称运推法。属推法的一种。也是小儿推拿的常用手法之一。

施术时以拇指螺纹面，或用中指螺纹面，附着于治疗穴位，做由此穴向彼穴的弧形推动，或在穴周做周而复始的环形推动，宜用于弧线状穴位或圆形穴位。

要领：施术时，宜轻不宜重，是指端在皮表进行，不带动皮下组织。推动的速度要稍慢，不能太快。只是在体表沿着操作路线做轻柔缓和的摩擦旋绕，其用力较摩法为轻。操作频率为每分钟 80～120 次。

作用：宣通筋络，调和血脉，清热除烦，宽胸理气。常用于治疗风热感冒、寒热往来、食积不化、腹胀肠鸣等证。

32. 掐法　掐法，又称爪法，是用拇指指甲或示指指甲按压穴位，用力较重而刺激面积较小，为开窍解痉的强刺激手法。常用于晕厥、惊风等证。《幼科推拿秘书》中说："掐者，用大指甲，将病处掐之。"《厘正按摩要术·立法》中说："掐之则生痛，而气血一止，随以揉继之，气血行而经络舒也。"

用拇指操作的，叫作拇指掐法。用拇指的末节呈屈曲状，以屈曲指端的指甲在体表某一部位或穴位处，用力向内斜下方掐，如掐人中穴。再者就是用拇指和示指操作的，叫作拇、示二指掐法。其方法是用拇指和示指的指尖，左右对称地掐住某一部位，做用力内收动作，如掐风池穴。如因虚脱而昏厥时，掐人中穴，便能解之（图 2-49）。

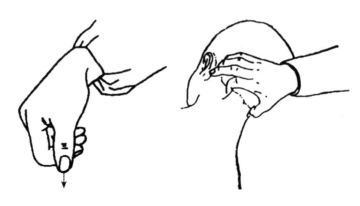

图 2-49　掐法

要领：掐法属于重而锐利的强刺激手法。穴位得气的感觉异常明显，故有"指针法"之称。施术时，用拇指指甲着力于一定部位或穴位上，用力垂直平稳，逐渐加重，切勿突然用力，所掐穴位得气后，须持续用力几十秒。掐后轻揉局部以舒缓不适之感。用于抢救时，手法宜重、快、次数少，以达到急救的目的。

作用：开窍醒神，提神解痉，行气通络。

33. 颤法　以手掌或掌指自然伸直着力于施术部位，用腕部做急剧而细微的颤动，称为颤法。

术者以单手或双手的手掌及掌指自然伸直平放于施术部位,稍施压力与施术部位贴实,将力贯注于施力的手及臂部,用腕力连同臂部做左右急剧而细微的摆动(摆动的速度要快,幅度要小),摆而滞为颤。在施颤中以腕的自然而有节奏的颤摆使施术部位产生温热、颤动、舒适、松弛的感觉,此法常与振法合用。颤法根据术者在施颤时发力的不同分为以力施颤法及以气施颤法。又根据着力的大小分为单掌贴实颤法、虚掌颤法、叠掌颤法等。

要领:在施术过程中应似按非按,似推非推,吸而不动,施力为颤,以内动劲或以气施术者,须练动,须意念,须熟记。

作用:理气活血,消除郁闷,除积导滞,解除粘连,松弛肌筋,开导放松。

34. 理法 以双手拇指或一手拇指、中指、示指沿受术者肢体经络循行部位,或指、趾腱等处施以夹持捋理的方法,称理法,又称捋法、握法。

(1)理指(趾)法:施术者示指、中指屈曲如钩状,两手指夹住受术者一指(趾)自其根部向指尖方向进行捋顺,另一手固定肢体,施术时一松一紧循序移动,松紧适当,可将指背腹两面一次捋理。

(2)理肢法:施术者一手握住受术者手部,一手循臂三阴经走行快速向远端捋理滑动。随换手再循手三阳经走行快速向远端捋理滑动。可双手相对同时施术。下肢六经同上施术即可。

要领:施术要敏捷灵活,均匀对称用力,速度宜快。

作用:疏风散寒,通络止痛,行气活血,理顺筋脉。

二、适宜人群

按摩是运用多种手法达到防病治病作用,其适用范围广泛,可用于不同年龄人群,通过按摩可以起到防病强身的作用。可以广泛应用于痛证、痹证、外伤和肿胀等局部气机不畅、瘀血阻滞的病证;可应用于各种关节功能障碍、肢体失用萎缩、偏瘫等;也可应用于脏器下垂、高血压病、糖尿病、月经不调等内妇科疾病;手法可以使人舒适愉悦,有助于身心健康,对各种身体和心理疲劳,以及情志不遂的病证有较好的防治效果。因此,按摩可以广泛应用于骨伤、内、外、儿等各科疾病的防治。

内科病证:常见有头痛、失眠、胃脘痛、胃下垂、呃逆、便秘、久泄、支气管哮喘、肺气肿、高血压病、胆绞痛、心绞痛、糖尿病、卒中后遗症、风湿性关节炎、阳痿、肥胖症等。

外科病证:胆囊炎、乳痈初期、乳腺增生症、手术后肠粘连、压疮、面部黄褐斑等。

妇科病证:痛经、闭经、月经不调、子宫下垂、盆腔炎与产后耻骨联合分离症等。

骨伤科病证:由肌肉、关节或神经系统病变所引起的肌肉酸胀、瘫痪、疼痛、麻木、萎缩、关节疼痛或运动障碍等神经系统或骨伤科病证。如各种扭挫伤、慢性劳损、半身不遂、各种神经损伤、椎间盘突出、颈椎病、肩周炎、骨折后遗症及各种骨质增生性疾患,如颈腰椎骨质增生、跟骨骨刺等。

五官科病证:颞颌关节功能紊乱、声门闭合不全、近视眼、视力疲劳、耳聋耳鸣、慢性咽喉炎与慢性鼻炎等。

三、因时、因地、因人制宜

因时、因地、因人制宜,是指治疗疾病时要根据季节、地区及人体的体质、年龄等不同而制定相应的治疗方法。因时是指根据不同的时令、季节、每天中不同时刻而采取不同的治疗措施。如冬季多寒,易夹湿邪,加之老年人肝肾素亏,故而关节痹痛常犯,按摩治疗时宜用温热手法治之;而夏季暑热,多夹湿邪,易致脾胃壅塞而发病,按摩治疗时宜用祛暑湿利脾胃手法治之。早晨治疗时手法宜轻忌重,避免导致晕厥;晚间人体为适应睡眠状态,开始调整节律,按摩治疗时则不宜采用兴奋型手法。地理位置的不同,亦能对按摩治疗产生一定的影响,因为不同的地理环境,能导致不同的群体生活习性,而生活习性的不同又能影响机体各系统的功能。如北方多冷,人们通常喜欢辛辣之品,人体为适应寒冷环境不得不进行积极主动运动,导致北方人体格壮硕,按摩治疗时手法宜深重才能起到治疗效果。而南方温暖,气候平和,饮食稍甜,人体代谢不如北方人旺盛,故体形瘦小,按摩治疗时宜用温和手法处之。因人制宜在按摩临床上尤为重要,因为按摩是用外力作用在体表的,这种作用是直接的,所以应考虑到人体的差异,这些人体差异因素主要体现在年龄、性别、职业、体质、既往史、家族史等方面。如对青壮年来说刺激适中的手法施术力量,对于老年患者和儿童则为重刺激手法。对于有恶性出血倾向和结核病家族史的患者,使用按摩手法时则应由小到大逐渐加力,以防造成不良后果。

四、按摩禁忌

(1)开放性软组织损伤,禁止在损伤局部进行手法治疗。

(2)各种类型的骨折,其损伤局部禁止使用按摩手法治疗。

(3)出血或有出血倾向的疾病。

(4)由结核菌、化脓菌所引起的运动器官疾病。

(5)危重的脏器疾病及恶性肿瘤患者。

(6)急性传染性疾病,如病毒性肝炎等。

(7)孕妇的下腹部、下腰部及合谷、三阴交等有特定作用的腧穴禁止刺激。

(8)脊髓型颈椎病患者。

(9)严重的高血压病患者。

(10)高热者。

(11)诊断不明确的急性脊柱损伤或伴有脊髓症状者。

(12)皮肤破损、烧伤、烫伤、皮肤病病损部位。

(13)严重的老年性骨质疏松症者。

五、注意事项

按摩施术者不仅要有熟练的手法技能,还要掌握中医基础理论、经络腧穴、现代医学、解剖、生理、病理等基本知识和理论。在按摩施术前,要详细诊察,全面了解患者的病情,明确诊断,排除按摩禁忌证;在施术过程中,首先要选择合理的体位,既要保证有利于按摩手法长时间施术,也要使患者舒适、放松;其次,在施术过程中要随时观察和询问患者的反应,适时调整手法的刺激量,做到"法之所施,使患者不知其苦"。因此,按摩施术需注意以下情况。

(1)较重的急性损伤早期,肿痛严重者一般不宜在局部施以按摩手法治疗,以免加剧局部的内出血,24~72 小时后方可在局部进行按摩手法施术。

(2)首次治疗者在治疗后 12~24 小时局部可能出现皮肤反应,甚至可能有症状一过性加重,2~3 天可自行消失,应向患者事先说明,以免引起患者疑虑或紧张。在首次治疗时降低刺激量,以减轻可能的不良反应。

(3)施术者接触患者前、后应及时根据规范进行"卫生洗手"。应保持手的温暖,勿戴戒指,常修剪指甲,以免损伤患者皮肤。

(4)施术者态度要和蔼、严肃,谈吐文雅,且富有同情心。对初次接受按摩治疗和精神紧张的患者,应做好解释工作。治疗前应先与患者讲解在手法治疗过程中的注意事项,以及有可能会出现的某些现象或反应,争取患者的信任和配合,消除患者的紧张情绪和不必要的顾虑或疑惑心理。对病情比较严重或神经衰弱者应进行解说和安慰,使患者有恢复健康的信心。

(5)在保持按摩诊室清洁安静的环境下,施术者还要全神贯注,做到手随意动,功从手出,同时密切观察患者对手法的反应(如面部表情的变化、肌肉的紧张度及对被动运动的抵抗程度等),询问患者的自我感觉,根据具体情况随时调整手法刺激的方法与强度,以避免增加患者的痛苦和不必要的人为损伤。

(6)手法施术要选择适当的体位。对患者而言,宜选择肌肉放松、呼吸自由,能够维持较长时间,又有利于按摩医生手法施术的体位。对施术者来说,宜选择一个有利于手法施术、力量发挥的体位,同时也要做到意到、身到、手到,步法随手法相应变化,身体各部能够协调一致。

(7)施术者要手法准确。首先,施术者应准确掌握每一手法的动作要领,严格按照规范进行施术;其次,在治疗过程中具体运用什么手法,应根据疾病性质、病变部位选择正确的手法,而且应用被动运动类手法,一定要在正常的生理活动范围内和患者能够忍受的情况下进行,最终使手法刺激准确地传导到相应的组织结构和层次,直达病所。

（8）左、右两手均能规范、熟练、灵活地施术，是专业施术者的一项基本功。部分手法则要求施术者必须左、右两手相互配合，动作准确、协调，所以左手施术水平的高低直接影响手法技术的发挥。此外，善用左手，便于手法施术，施术者左、右两手可交替施术、放松，避免单侧肢体因长时间施术而引起的疲劳不适、慢性劳损等。

（9）手法力量要适当。手法施术必须具备一定的力量，达到一定的刺激阈值，才能获得良好的治疗效果。力量太过或不及均会影响疗效，故施术者在施用手法时，必须根据患者体质、病证、部位等不同情况灵活增减，施加适当的力量。如新病、急症局部剧痛宜轻柔，久病、痿麻宜深重。力量太过甚或施用蛮力、暴力，有可能加重患者的痛苦或造成医源性损伤，亦不利于施术者自身的健康；不及则不会产生良好的治疗作用。

（10）手法施术需要有序。手法施术要有一定的顺序，一般自上而下，先左后右，从前到后，由浅入深，循序渐进，并可依具体病情适当调整。局部治疗则按手法施术的主次进行。手法强度的控制要遵循先轻渐重、由重转轻、最后结束手法的原则。

（11）灵活掌握施术时间。手法施术时间的长短对疗效有一定的影响。时间过短，往往达不到疗效；时间过长，局部组织有可能产生医源性损伤，或令患者疲劳。所以，施术的时间要根据患者的病情、体质、病变部位、所应用手法的特点等因素灵活确定。每次治疗一般以 10～20 分钟为宜，对内科、妇科疾病可适当增加。

第四节　按摩养生

按摩可以疏通全身经络，使经脉充盈、气血调和，从而调整失衡的脏腑功能，达到平衡阴阳、调理脏腑的目的。按摩还可提高机体的免疫功能，增强机体的抗病能力，加速血液循环，促进代谢产物的清除，从而可改善患者的亚健康状态。如涌泉穴是人体长寿大穴，经常按摩此穴，则肾精充足，耳聪目明，精力充沛，腰膝壮实不软；按摩足三里可健脾壮胃，扩张血管，降低血黏度，促进饮食的消化吸收，提高人体免疫力，消除疲劳，恢复体力。

一、春季按摩方法

中医认为，肝属木，木发于春。春天是生物推陈出新、茁壮生长的时期，人的肝气亦开始旺盛。此时排浊气、畅气血，正是调养肝脏的大好时机。因此，中医有春宜养肝之说。《黄帝内经》中记载："肝者，将军之官，谋虑出焉。"将肝比作将军，说明肝之性刚强，喜动，喜条达舒畅。中医认为，肝的主要功能为疏泄、藏血。肝主疏泄，是指肝具有疏通经络、通达气血以保持全身气机通而不滞、散而不郁的作用。

若肝之气失条达,则易出现郁结不舒、胸胁胀满等症;若疏泄太过,则易出现急躁、头眩、耳鸣等症。肝藏血,是指肝具有贮藏血液、防止出血和调节血量的功能,故又有"肝主血海"之称。因此,肝与女性的经、带、胎、产等生理活动密切相关。肝血不足,可使女性月经量变少,甚至还会导致不孕症。中医认为,肝失疏泄,则易气郁、气火上扰,因而在采用按摩疗法养肝护肝时,当以疏肝理气、清肝降火、促进肝的气血循环、保持全身气机通畅为主。肝经是体现和调节肝功能的经脉,因此传统的中医按摩疗法主要通过按压、捏拿肝经上的主要穴位来养护肝。此外,肝肾同源,肾为母,肝为子,因而按摩肾经的相关穴位也能起到疏肝解郁、调理肝的作用。

1. 躯干部按摩

(1)用拇指按揉法按揉前胸的中府穴 3 分钟,以感觉酸胀为宜。经常按摩中府穴能使肝血流量明显增加,从而有效改善肝的血液循环,起到养护肝的作用。

(2)以双手拇指端置于左右期门穴处,持续点压 3 分钟。期门穴是人体足厥阴肝经上的主要穴道之一,具有提高肝功能的作用,其清热解毒功能十分强大,是养肝护肝的主要穴位之一。

(3)双拇指按揉左右肝俞穴 3 分钟。肝俞穴位于人体背部肝区,该穴具有增强肝脏功能、清热凉血、疏肝理气、养血明目的功效,是养肝护肝的最有效的穴位。

2. 四肢部按摩

(1)揉手部肝反射区 3～5 分钟,以感觉酸胀为宜。按摩此反射区有疏肝解郁、调理肝血的作用,可增强肝的藏血功能及缓解焦躁易怒的情绪,以防肝火上炎。

(2)拇指按揉太溪穴 3～5 分钟,以感觉酸胀为宜。太溪穴虽然是足少阴肾经经气向外传输的要穴,但中医认为,肝肾同源,肾为母,肝为子,属于肾经的太溪穴也有滋水涵木、益肾平肝的功效。经常按摩此穴,对于调理肝十分重要。

(3)拇指按揉太冲穴 3～5 分钟,以感觉胀痛为宜。太冲穴作为肝经原穴,也是调养肝脏的特效穴位,不管是肝火、肝阳,还是肝气、肝风,都可按其泻之。常按此穴,有平肝息风、舒筋活络、疏肝理气的作用,可强化肝功能,增强肝解毒能力。

(4)用掐法掐按大敦穴 2～3 分钟,以感觉掐痛为宜。大敦穴是人体足厥阴肝经的起始穴,医疗保健作用强大。按摩此穴,有益气固脱、调补肝肾的作用。

(5)按揉足部肝反射区 3～5 分钟,以透热为宜。按摩此反射区,可直接作用于肝脏,改善肝的血液循环,增强肝功能。

二、夏季按摩方法

按照中医阴阳五行理论,夏季属火,对应的脏腑为心。夏季是一年中阳气最盛的季节,天气炎热而生机旺盛,容易耗损心气。心气不足,邪热内陷,会导致中暑和各种皮肤病,所以夏季要注意疗心。《黄帝内经》中记载:"心者,君主之官,神明出焉。"这句话一语点明心在五脏六腑中的统摄地位。心脏不停地搏动,推动血液在全身脉管中循环、周流。血液负责将运载的营养物质输送至五脏六腑、四肢百骸、肌肉皮毛,给身体各个组织器官补充养分,以维持人体正常的生理活动。一旦心脏功能退化,人体血脉就会受到影响,各组织器官也会因缺乏养分而功能减退,甚至衰竭。此外,中医认为"心主神明",即人的精神、情志等都是由心所主宰。《黄帝内经》中说:"心者,五脏六腑之大主也,精神之所舍也……心伤则神去,神去则死矣。"所谓"心动则五脏六腑皆摇",因此中医养生历来以养心为先。心为气血所充养,因而在采用按摩疗法养心安神时,当以养血益气、调理气血运行为主。心经是体现和调节心脏功能的经络,因此传统的中医按摩主要通过按压、捏拿心经上的主要穴位来调补心气。此外,心包经是心经的"护卫",小肠经与心经相表里,按摩这两条经络上的主要穴位,疏通经络,使瘀阻在心脉中的浊气下行,也对心脏能够起到一定的养护作用。

1. 躯干部按摩

(1)示指按揉巨阙穴 2~3 分钟,以皮肤透热为宜。巨阙穴属任脉,胸腹上部的湿热水气在此聚集。经常按摩此穴,有养心安神的作用。

(2)拇指点按极泉穴 2~3 分钟,以微感胀痛为宜。极泉穴属手少阴心经,有通经活络,宁心安神的作用。经常按摩此穴,有益于心脏功能的改善。

(3)拇指点按心俞穴 2~3 分钟,以感觉胀痛为宜。心俞穴是心脏的精气在背部输注之所,医疗作用极高。适当按摩此穴,可有效调节心脏功能,补充心神气血,达到保养心脏的目的。

2. 四肢部按摩

(1)用拇指按揉法按揉劳宫穴 2 分钟左右,以感觉胀痛为宜。劳宫穴属手厥阴心包经,是治疗人体心病和保养心脏的主要穴位,有清心泻火之效。

(2)拇指点揉内关穴 2~3 分钟,以感觉酸胀为宜。内关穴是人体手厥阴心包经上的重要穴位之一。经常刺激该穴,有益心宁神的功效,改善心脏功能。

(3)拇指端按揉神门穴 2~3 分钟,以感觉压痛为宜。神门穴是全身安神养心最好的穴位之一,它位于手少阴心经上,常被用来预防和治疗各类心脏疾病。

(4)拇指掐按少冲穴 2~3 分钟,以感觉掐痛为宜。少冲穴为手少阴心经上的重要穴位之一,素来被用作心脏病的急救穴。经常按摩此穴,有清心安神之效,对于补益心气,保养心脏作用显著。

(5)拇指按揉足底心反射区 3~5 分钟,以皮肤透热为宜。此法对于调节心脏血液循环,宁心安神效果较好。

三、长夏按摩方法

中医认为,脾喜燥厌湿,农历七月为长夏,此时暑气余威尚盛,雨水甚多,湿邪留滞于人体内部很容易伤脾,导致脾阳不振、水湿停滞,从而引发多种脾胃疾病,所以长夏需防湿养脾。《黄帝内经》中记载:"脾胃者,仓廪之官,五味出焉""脾与胃以膜相连",二者关系密切,均为后天之本,为气血生化之源。脾又堪称是胃的辅助者,脾主转输运化,主升举清阳,胃腐熟后的饮食只有经过脾的去粗取精,上输于肺才能输布全身,营养机体。脾功能正常,人的仓廪才能充盛,人体后天水谷精微才能化源不绝。《黄帝内经》中很强调脾的作用,因为它还"主一身肌肉"。倘若脾出现病变,人就可能产生一系列肌肉问题,如懒怠、疲惫、乏力,甚至重症肌无力、肌肉萎缩等。可见,脾的功用不能小觑,人体消化系统、心脑血管系统、运动系统的众多病症都与其密切相关。中医认为,脾功能的正常有赖于气、血、阴、阳的调和。中医常将脾胃作为一个整体,因此保养脾的按摩法当脾胃兼顾,以养胃健脾为关键。脾经是体现和调节脾腑功能的经脉,传统的中医按摩主要通过按压、捏拿脾经上的主要穴位来增强脾运转水湿的功能。此外,脾经与胃经相表里,适当按揉胃经上的穴位对健脾和胃也有很好的功效。

1. 躯干部按摩

(1)示、中指按揉中脘穴 2~3 分钟,以感觉酸胀为宜。中脘穴是消化系统的保健要穴,按摩此穴对胃肠功能有调整作用,可以起到健脾和胃、补中益气的功效,增强脾运转水湿的功能。

(2)示、中指按揉水分穴,以感觉胀痛为宜。水分穴是负责提高人体水分代谢的穴位,按摩此穴,能利水渗湿、通调水道,起到健脾和胃的作用,增强脾功能。

(3)拇指按揉脾俞穴 2~3 分钟,以感觉胀痛为宜。脾俞穴是脾的保健穴,也是保养脾脏的首选穴位,适度刺激脾俞穴具有益气健脾、清热利湿、和胃降逆的作用。

2. 四肢部按摩

(1)拇指按揉手三里穴 2~3 分钟,以感觉酸胀为宜。手三里穴是健脾、养脾的重要穴位。按摩此穴,有润化脾燥、生发脾气、调理肠腑的功能。

(2)拇指按揉足三里穴 2~3 分钟,以感觉胀痛为宜。足三里穴是人体养生保健要穴之一,按摩此穴,具有补益气血、燥化脾湿、生发胃气的功效,对于调理脾胃,效果显著。

(3)拇指推揉阴陵泉穴 2 分钟,以感觉酸麻为宜。阴陵泉穴有健脾除湿的作用,每天坚持按摩,可以保持脾胃功能正常,去除体内湿气。

(4)拇指点压公孙穴 1~2 分钟,以感觉皮肤发热为宜。公孙穴是脾经和申脉的能量汇聚点和调控中心,既能调治脾经,又能调治申脉,因此通过点压公孙穴,可健脾化痰、和中消积,达到调理脾的目的。

(5)拇指按压足部脾反射区 3～5 分钟,以皮肤发热为宜。按摩此反射区,可以调节脾脏,增强其转运水湿的功能,补中益气。

四、秋季按摩方法

秋季养生贵在养阴防燥。秋季阳气渐收,阴气生长,故保养体内阴气成为首要任务,而养阴的关键在于防燥,这一原则应具体贯彻到生活的各个方面。《黄帝内经》中记载:"肺者,相傅之官,治节出焉。"相傅就是宰相,是辅佐、协助君王的,可见肺脏地位的重要和尊贵。中医认为,"肺主气,心主血,气为血之帅""肺朝百脉,助心行血",指肺能使百脉之气血如潮水般有规律地周期运行。肺在诸脏腑中位置最高,被称为"华盖"。肺叶娇嫩,容易受风邪侵袭,不耐寒热,故肺又有"娇脏"之称。现代生活中,气候干燥、空气污染、长期吸烟等多种因素都容易伤害肺脏,因此常常为肺脏做做养护是很有必要的。引起肺部不适的原因主要是寒邪伤肺之阳气、燥邪伤肺之阴液。因此,保养肺,应当以生津润肺、养阴清燥、疏风解表、祛除肺内外邪为关键。肺经是体现和调节肺功能的经脉,因此传统的中医按摩主要通过按压、捏拿肺经上的主要穴位来养肺润燥。肺与大肠相表里,适当按摩大肠经上的一些穴位也有相当好的养护肺脏的功效。此外,人体胸部和后背部均有一些特殊穴位对调理肺的功效显著,适当加以按摩也能达到一定的养肺益气作用。

1. 头部按摩

(1)示指按揉迎香穴 1 分钟,以感觉酸胀为宜。迎香穴是手阳明大肠经上的重要穴位。按摩迎香穴,可通利鼻窍,使鼻腔明显感觉润湿,对保护呼吸系统健康具有重要作用。

(2)拇指点按风池穴 1 分钟,以感觉胀痛为宜。适当刺激风池穴,具有祛风散寒、宣肺解表、宣通鼻窍的功效,可以祛除肺邪,保护肺。

(3)示指揉耳部肺反射区 1～3 分钟,以按摩处发热为宜。按摩此反射区具有润肺化痰、滋阴补肾、代谢毒素的作用,可以预防各种呼吸系统疾病,保护肺。

2. 躯干部按摩

(1)中指按揉膻中穴 2～3 分钟,以感觉胀痛为宜。膻中穴具有调理人体气机的功能,按摩此穴可防治呼吸系统疾病,维持呼吸器官正常功能,补肺益气。

(2)用按揉法按揉前胸的中府、云门穴区 3 分钟,以感觉酸胀为宜。中府穴属手太阴肺经,是治疗肺部疾病,保障肺部健康的主要穴位之一。按摩此穴,可改善肺通气量,保护呼吸系统。

(3)示、中指按揉肺俞穴 2～3 分钟,以感觉压痛为宜。肺俞穴是肺在背部的反映点,按摩此穴能够调节机体肺的功能,增加肺通气量,使人体气血阴阳维持动态的平衡。

3. 四肢部按摩

（1）拇指一指禅推列缺穴2分钟，以感觉酸胀为宜。列缺穴为人体手太阴肺经上的重要穴位之一，因此与人体肺部功能关系紧密。经常按摩此穴，有疏风解表、宣肺理气、利咽消肿的作用，可使肺的通气量得到改善，从而使呼吸道阻力下降，支气管平滑肌痉挛得到缓解，防治各种肺部疾病。

（2）拇指按揉鱼际穴2～3分钟，以皮肤发红为宜。鱼际穴是手太阴肺经的重要穴位，与呼吸器官关系密切。按摩此穴，具有宣肺解表、利咽化痰的功能，能增强肺呼吸功能，润肺益气。

（3）拇指点按太渊穴2分钟，以有痛感为宜。太渊穴是肺经要穴，为肺经经气渐盛之处，具有补益肺气、通脉止痛的功效。按摩此穴，可以降低呼吸道阻力，改善肺的呼吸功能，调理肺。

五、冬季按摩方法

中医认为，人体的一切生命活动都是由元气推动的，元气主要由肾化生。冬季"在脏属肾"，而"肾主藏精"，通过冬季补益肾精可以促进元气的生成，从而调节机体适应严冬变化，防止寒气侵袭，同时也为来年"春生夏长"做好准备。《黄帝内经》中记载："肾者，作强之官，伎巧出焉。"这里的"作强"有精力充沛、强壮有力之意。"肾者主蛰，封藏之本。"肾的封藏、固摄可以防止人体精、气、血、津液的过量排泄与亡失，肾的精气越满盈则人的生机越旺盛。肾藏精，"主骨生髓"，此处的髓包括骨髓、脊髓和脑髓。肾精能生骨髓而滋养骨骼，是人的力量之源，决定人的生长和发育。故身材矮小、力量不足、发育迟缓等都是由于肾精不足所致。肾精除了能生髓外，还控制着男性的精子和女性的卵子，因此肾与生殖密切相关。大多数不孕不育患者，都表现为肾脏功能异常。古人说：肾脏有补而无泻。这是说肾总是会显得亏虚，而不是过于强壮。传统的中医理论认为，两肾之中储存着人体重要的元气，补益肾脏等同于补益元气。肾经是体现和调节肾功能的经脉，因此传统的中医按摩主要通过按压、捏拿肾经上的主要穴位来滋阴壮阳，使肾气健旺。此外，适当按揉督脉，也能激发肾的先天之气。因为督脉是诸阳之会，人体阳气借此宣发，疏通督脉，对人体元气的生发大有裨益。

1. 躯干部按摩

（1）手掌摩神阙穴2分钟，以透热为宜。神阙穴是全身经络之总枢，经气之海，通过任、督、冲、带四脉而统属全身经络，内连五脏六腑、脑及胞宫，因此经常按摩此穴，可滋阴壮阳、固摄肾气、补血养颜、延年益寿，同时还可以增强机体免疫功能，降低人体患病概率。

（2）示、中指按揉关元穴2～3分钟，以感觉皮肤发热为宜。关元穴是"元阴、元阳交关之所"，是任脉上具有强精壮阳效果的要穴。按摩此穴，可培元固本、补益下焦、调达肝气，提高人体免疫力，补充元气。

（3）掌指关节或拇指点按肾俞穴 3 分钟，力量由轻到重。肾俞穴是肾的保健穴，与肾脏关系密切，其连接任脉和督脉，使阴阳沟通，贯穿全身，具有疏通经络、行气活血的作用，可温肾壮阳、固精培元、调理气血。加双掌摩擦志室穴，补肾益精、壮阳固摄效果更好。

2. 四肢部按摩

（1）按揉手部、足部肾反射区 3～5 分钟。这两个反射区是肾在双手和双脚上的反应点，按摩它们可以提高肾功能，补益肾气，达到固本培元的目的。

（2）拇指推复溜穴 3 分钟，以感觉酸麻为宜。复溜穴是足少阴肾经的经穴，穴内肾阴之气较为充沛。经常按摩此穴，具有滋阴补肾、固表通利的双重作用，可有效提高肾功能，固本培元。

（3）拇指按揉太溪穴 3～5 分钟，以感觉酸胀为宜。太溪穴是足少阴肾经向外传输精气的"输"穴，古代又称其为"回阳九穴之一"，是滋养肾阴的要穴。按摩此穴，有滋阴补肾、温肾壮阳、清热生气之效。

（4）拇指按涌泉穴 3～5 分钟，以感觉足心发热为宜。涌泉穴是肾经的起始穴，也是人体养生要穴之一。经常按摩此穴，对肾具有极大的补益作用，可使精力旺盛，体质增强，防病能力增强。加拇指按足三里穴，可显著补益肾气，增强固摄作用。

六、强化胆功能的按摩方法

《黄帝内经》中记载："胆者，中正之官，决断出焉"。中正，即不偏不倚，准确无私；决断，指胆性正直刚毅，有决定判断之能。中医认为，胆与肝相表里，肝为脏属阴木，胆为腑属阳木，胆贮藏排泄胆汁，主决断，调节脏腑气机。胆汁供应充足，人才能充分消化食物；胆气充足，人才有决断力；肝胆气机调畅，脏腑之间才能维持协调平衡。保证胆功能的正常，是保证人体消化、吸收功能正常的基础。否则人就可能出现胆囊发炎、消化不良、腹胀、溏便等症状，甚至还有可能引发各种胃病。《黄帝内经》中说："凡十一脏皆取于胆。"那么，只要适当地刺激胆经，"疏其气血"，其他脏腑才能"令其条达，而致和平"。胆经是体现和调节胆功能的经脉，又与肝经互为表里，因而在采用按摩疗法强化胆功能时，可以通过按摩胆经、肝经上的穴位来疏通肝胆气血，调节胆汁分泌，使肝胆和谐，从而促进人体的消化功能，提高机体免疫力，增添人的自信和果敢。

1. 头部按摩　拇指点按风池穴 2 分钟，以感觉胀痛为宜。风池穴是足少阳胆经上的重要穴位之一，也是治疗"风病"的要穴。经常按摩此穴，有祛风解表、通脑活络的功效，对于疏通足少阳胆经作用明显。

2. 躯干部按摩

（1）拇指轻轻点按肩井穴 2～3 分钟，以感觉酸胀为宜。肩井穴是足少阳胆经的经穴之一,刺激该穴,具有祛风散寒、舒筋活络、解痉止痛的功效,多用于防治由足少阳胆经不通引起的疾病,也有调理肝胆气机的作用。

(2)以双手拇指端置于两肋部期门穴处,持续点压2～3分钟。期门穴虽是人体足厥阴肝经上的穴道,但肝胆互为表里,按摩此穴同样能增强胆功能,它主要通过促进肝脏分泌胆汁来辅助消化。

(3)单手拇指交替点按左右胆俞穴 2～3 分钟,以感觉压痛为宜。胆俞穴是胆囊在背部的腧穴,可直接作用于胆腑。经常按摩此穴,能疏肝利胆,促进胆气生发,提高人的决断力。

(4)掌揉环跳穴 1 分钟,以感觉皮肤发热为宜。环跳穴是胆经和膀胱经的交会穴,而胆经、膀胱经和胃经之筋会于髀枢,环跳穴又正当髀枢,故刺激环跳穴可疏通足三阳经的气血,使得肝胆气机调畅。

2. 四肢部按摩

(1)示指揉风市穴 1 分钟,以微感酸胀为宜。风市穴属足少阳胆经,是人体保健要穴。按摩此穴,可以疏通肝胆气血,肝胆和谐,则脏腑自然无恙,从而可提高机体免疫力。

(2)用拇指按揉阳陵泉穴 2 分钟,以感觉酸胀为宜。调养胆腑首选穴位是胆经上的阳陵泉穴,因为阳陵泉是筋的精气聚会之所。按摩此穴,具有除痛祛风、疏肝理气的作用,对于增强胆功能作用重大。

(3)屈示指点法点足部胆反射区 3～5 分钟,以感觉足底发热为宜。经常按摩此反射区,能够通利胆道,促进胆囊收缩,调和胆汁,防止胆结石发生,增强胆功能,促进消化。也可壮人胆气,使人果敢。加拇指推按手部肝胆反射区,疏肝利胆效果更加明显。

七、增强胃动力的按摩方法

《黄帝内经》中记载:"脾胃者,仓廪之官,五味出焉。"所谓"仓廪之官",就是"粮仓"的管理者。胃是负责消化吸收食物的重要脏器。人进食的水谷先到达胃,胃主受纳,腐熟水谷,即将水谷分解成精微之物,吸收精微中的营养,再通过脾将其转化成气血、津液,分配给各个组织器官和脏腑。也就是说,胃是人体食物的总调配师,五脏六腑的营养都来自于胃。胃脏正常运转,人正常的生命活动才得以维持,因此人们将胃与脾合称为"后天之本"。一旦胃功能受损,人除了容易出现"胃病"外,其他脏器也有可能因失养而出现功能障碍,进而导致很多系统都被疾病"打败"。中医认为,胃的受纳腐熟水谷的功能,以及以降为顺、以通为用的特性叫胃气。所谓"有胃气则生,无胃气则死",胃气的盛衰,关系到人的生命活动和存亡。养护胃脏其实也就是在养护"胃气"。胃经是体现和调节胃腑功能的经脉,传统的中医按摩主要通过按压、捏拿胃经上的主要穴位来调和胃气、增强胃功能。此外,适当按揉位于胃部的重要穴位,对保护胃腑也有很好的效果。

1. 头部按摩　示指点按承泣穴1分钟,以感觉微胀为宜。承泣穴属足阳明胃经,是足阳明经、阳跷脉、任脉交会的部位。按摩承泣穴,能够保证胃脏的正常运转,调和胃气,从而强化胃功能。

2. 躯干部按摩

(1)示、中指按揉天枢穴2分钟,以感觉皮肤发热为宜。天枢穴属足阳明胃经,位于人体中段,气血强盛。经常按摩此穴,可以显著增强胃肠动力,强化胃部功能,充盈胃气。加拇指点按极泉穴可明显增强人体消化能力。

(2)示、中指按揉中脘穴2～3分钟,以感觉酸胀为宜。中脘穴是治疗消化道疾病的最常用穴位之一,也是消化系统的保健要穴。本穴气血直接作用于胃腑,可直接调控胃腑气血的阴阳虚实。按摩此穴,对胃肠功能有调整作用,可以起到健脾和胃、补中益气的功效,是强化胃功能的重要穴位。

(3)拇指点按至阳穴1分钟,以感觉酸胀为宜。至阳穴乃是督脉要穴,其医疗功用十分广泛。按摩此穴,可保护胃气,调理胃腑,缓解胃痉挛,增强脾胃功能。

(4)双手拇指点按背部两侧胃俞穴1分钟,以有压痛感为宜。经常按摩此穴,可行中和胃,调理胃气,增强胃功能,保证食物的正常消化,防治胃肠疾病。

3. 四肢部按摩

(1)拇指按揉足三里穴2～3分钟,以感觉胀痛为宜。足三里穴属足阳明胃经。刺激该穴,能调节胃经气血,调和胃腑,增强胃功能。

(2)拇指揉然谷穴2分钟,以微感胀痛为宜。然谷穴是开胃的大功臣。按摩此穴,可刺激唾液分泌,增强胃功能,促进胃里食物更好地消化,使机体产生饥饿感,能让人的胃口长开、肠道常清。

(3)拇指点揉梁丘穴1分钟。梁丘穴为人体足阳明胃经上的重要穴道之一,医疗作用极大,此穴最能反映胃内功能的正常与否。经常刺激该穴,可抑制胃酸分泌,调和胃气,增强胃功能。

八、加速小肠吸收的按摩方法

小肠经是小肠功能的体现和调节者,和小肠的健康息息相关。小肠经经气旺在未时,即下午13～15点。此时阳气开始下降,阴气开始上升,坚持每天下午此段时间敲打小肠经,对增强小肠的吸收功能大有裨益。《黄帝内经》中记载:"小肠者,受盛之官,化物出焉。""受盛"即承受的意思,"化物"即消化食物,是指接受初步加工过的东西,而小肠接受的正是经过胃初步消化过的水谷。小肠将这些水谷进一步腐熟,转化成人体能够吸收的精微,再利用脾将其上输心肺,输布全身,为全身各组织器官供给营养。同时,小肠还将剩余的水分送入膀胱,形成尿液;将谷物残渣输送至大肠,进而排出体外。此外,小肠"主液所生病","液"包括月经、乳汁、白带、精液、胃液、胰液、前列腺液等,因此很多与"液"有关的疾病,都与小肠有关。小肠经是体现和调节小肠功能的经脉,因而按摩小肠经上的穴位可以畅通小肠气血、促进小肠的蠕动和消化液的分泌、加快食物消化和营养吸收。小肠的消化吸收功能在中医中常常被归属于脾胃纳运的范畴。因此,促进小肠的吸收也多从调整脾胃功能入手,按摩脾经或胃经上的相关穴位,可以增强脾胃功能,有利于提高小肠的吸收能力。

1. 头部按摩

(1)示指按揉球后穴1分钟,以微感胀痛为宜。按摩该穴,能调整小肠功能,帮助吸收。

(2)示指揉压耳部小肠反射区1～3分钟,以感觉耳部发热为宜。按摩此反射区,能调和胃功能,增加小肠的蠕动,加强肠道壁对食物营养的吸收。加按耳部胃反射区,效果更佳。

2. 躯干部按摩

(1)示、中指按揉关元穴2～3分钟,以感觉皮肤发热为宜。关元穴是小肠之气会于腹部的穴位,该穴气血可直接作用于小肠。按摩此穴,可增强小肠的蠕动,提高其吸收功能。

(2)拇指点按至阳穴1分钟,以感觉酸胀为宜。至阳穴乃是督脉要穴,其医疗功用十分广泛。按摩此穴,具有清热祛黄之效,可清小肠之热,从而增强其功能。

(3)双手拇指分别点按背部左右脾俞、胃俞穴1分钟,以有压痛感为宜。这两个穴位是脾和胃在背部的对应腧穴。经常按摩它们,可行中和胃,健脾利湿,增强脾胃功能,保证食物的正常消化,从而间接提高小肠的吸收能力。

3. 四肢部按摩　拇指按揉手部小肠反射区和足部小肠反射区各2～3分钟,以发热为宜。这两个反射区是小肠在手足部的代表,按摩它们能刺激小肠蠕动,促进小肠分泌消化液,提高小肠的消化吸收功能。

九、促进大肠排泄的按摩方法

《黄帝内经》中记载:"大肠者,传道之官,变化出焉。""传道"即转送运输。"变化"即指大肠将食物渣滓变为粪便,输送出体外,也就是传导体内垃圾。因此,大肠运转失常所表现出的症状通常与排便有关。大肠虚寒,无力吸收水分,水谷杂下,就导致肠鸣、腹痛、腹泻等症状;大肠火气过盛,体内水分干涸,人就会出现便秘等症。大肠还能够吸收水液,参与调节体内水液代谢和内分泌,故中医又有"大肠主津"一说。此处的"津"是指汗、涎、泪、尿、体液等。由此可见,调理好大肠,不但可促进体内垃圾及时排出,还可保持正常的体液代谢,保证皮肤的光泽滑润。大肠承受小肠下移的饮食残渣将其转化为粪便排泄,表现为积聚与输送并存,以降为顺、以通为用。大肠功能紊乱,会导致糟粕内结,故有"肠道易实"之说。按摩调养大肠,应以疏导糟粕为主。大肠经是调节大肠功能的经脉,刺激该经上的相关穴位可增强大肠的排泄和吸收水液功能。肺经与大肠经相表里,按摩肺经的相关穴位也可对大肠功能起到调节作用。

1. **头部按摩** 双手示指按揉迎香穴 2～3 分钟。迎香穴是手阳明大肠经的要穴,适当加以按摩对调整大肠功能,促进人体排泄有显著功效。

2. **躯干部按摩**

(1)两手示、中指点按天枢穴 1 分钟。天枢穴是大肠经气血的主要来源之处,有疏调肠腑、理气行滞的功效,是腹部要穴。刺激此穴能有效改善肠腑功能。

(2)用三指按揉法按揉大肠俞穴 3 分钟左右,以感觉压痛为宜。大肠俞穴是大肠在背部的对应穴位。按摩此穴,具有培土健中,消积滞的作用,可以增强大肠的排泄功能。

3. **四肢部按摩**

(1)拇指点按支沟穴 1 分钟,以感觉酸胀为宜。支沟穴是三焦经上的穴位,适当加以按摩具有通调腑气的作用,可以促进人体排泄。

(2)拇指点按太渊穴 2 分钟,以有痛感为宜。太渊穴在肺经的五输穴中居第三位,为肺经经气渐盛之处,具有补益肺气、通脉止痛的功效。肺与大肠相表里,因此,按摩此穴能增强肺气,增强大肠的排泄功能。

(3)拇指按揉合谷穴 1 分钟,以感觉酸胀为宜。合谷穴是手阳明大肠经的原穴,为促进排泄的临床特效穴位。按摩此穴,可以增强大肠的蠕动,缩短残渣和毒素在大肠内停留的时间,加速排泄。

(4)用拇指点揉曲池穴 1～2 分钟。曲池穴为大肠经的合穴,是促进大肠排泄的首要穴位。

(5)拇指点按昆仑穴 1 分钟,以感觉压痛为宜。经常刺激昆仑穴可使降结肠下部及直肠的蠕动增强,增强大肠的排泄功能。

(6)用拇指推法按摩足部横结肠反射区 3～5 分钟,以透热为宜。此反射区与大肠的排泄功能直接相关,按摩它们可以促进大肠蠕动,加速大肠内残渣的排出。

十、改善膀胱排尿功能的按摩方法

《黄帝内经》中记载:"膀胱,州都之官,津液藏焉……。"所说"州都"即水湿聚集之处,"津液"是指人体有用的体液,可见膀胱的作用是十分重要的。从生理而言,膀胱是为人体储藏和排泄尿液的器官,如果其储尿功能出现障碍,人就会出现尿频、尿急、遗尿、尿失禁等症;如果其排尿功能出现障碍,人就会出现小便不利等症。小便是承载人体垃圾的液体,可见膀胱就是负责为人体排出毒素。相对于大肠排便、毛孔发汗等其他排毒途径而言,膀胱排尿无疑是最重要的。人三天不排便、数天不发汗都不会有大问题,但是如果三天不排尿,那么一定是出了大问题。中医学认为,膀胱的贮尿和排尿功能,全赖于肾的固摄和气化功能,肾气虚衰会致使膀胱气化功能不利,使人出现各种膀胱病变症状。因此,在采用按摩疗法调养膀胱时,除了需要适当刺激足太阳膀胱经上的相关穴位,以增强膀胱本身功能外,还应适当按揉足少阴肾经上的相关穴位,以固摄肾精、增强肾功能。

1. 躯干部按摩

(1)用掌摩法按摩小腹 5 分钟左右,以皮肤温热为宜。此法能直接作用于膀胱,有清湿热、利膀胱的作用,是改善膀胱功能的有效手法之一。

(2)用单掌按揉法按揉中极穴 2 分钟左右,以感觉透热为度。此穴不但能增强精力,对养护泌尿系统也有特效。按摩此穴,具有调理脏腑气机、化气行水的作用,能改善膀胱的气化功能,促进排尿,预防各种尿路疾病。

(3)掌指关节或拇指点按肾俞穴 3 分钟,力量由轻到重。肾俞穴是肾的保健穴,与肾脏关系密切,其连接任脉和督脉,使阴阳沟通,贯穿全身,具有疏通经络、行气活血的作用,可温肾壮阳、补益肾气,增强肾的固摄作用。

(4)掌搓八髎穴,以背腰部皮肤温热并向小腹发散为度。此法对于加快腰部气血循环,补养肾脏和膀胱的效果很好。

(5)用拇指和其余四指捏后背脊椎两侧的肌肉,尽可能从高的地方向下捏,捏至尾椎骨高度为止,反复多次。此法能够有效刺激脊椎两侧的膀胱经,对疏通膀胱经气血的效果甚佳。

2. 四肢部按摩

(1)拇指或示指按揉委中穴 3～5 分钟。委中穴是足太阳膀胱经的要穴,适当加以刺激能有效增强膀胱功能。

(2)用拇指按涌泉穴 3～5 分钟,以感觉足心发热为宜。涌泉是肾经的起始穴,也是人体养生要穴之一。经常按摩此穴,可通调全身功能,使人体精力旺盛,体质增强,防病能力也相应增强。

(3)拇指揉压双足膀胱反射区、输尿管反射区各 2～3 分钟,以感觉透热为宜。此法能调节自主神经系统,缓解括约肌的紧张,增加膀胱血流量,改善排尿功能。

十一、冬季抗严寒的按摩方法

中医认为,"肾开窍于耳",冬季经常按摩双耳,不但能预防冻疮,还有助于肾脏的保健和气血的顺畅。方法很简单,双手搓热,先覆在耳朵上,待热量传达一部分,再用双手从耳尖到耳垂反复揉捏,直至双耳发热通红。每天做 1～2 次。

1. 大椎　大椎穴为"三阳""督脉"之会,全身阳气都在这里交汇。按摩大椎就相当于打开了全身"暖气"的总开关。低头时,颈后最明显的骨性突起下方的凹陷处就是大椎穴。在家中淋浴时,可将淋浴头对着颈后连续用热水冲洗,能让你在寒冷季节感觉浑身温暖。一般淋浴时间不宜过长(不超过 20 分钟);体弱或伴有心血管疾病的人,还应酌情减少时间,水温在 40℃ 左右为宜。

2. 肩井　常做肩部按摩的朋友都有这样的体会,就是按摩时感觉肩部不但轻松,还有点暖和。这是因为气血顺畅,阳气运动起来了。而藏在肩部的"暖气"开关就是肩井穴。按摩肩井不但能让肩部更暖和,还可缓解肩膀酸痛、头重脚轻、落枕等症。被按摩者取坐姿,按摩者站在其身后,双手虎口张开,四指并拢,自然搭在被按摩者肩井部位,四指与拇指相对用力做有节律的拿捏动作。力度不可过重,时间不宜过久。尤其有高血压或心脑血管疾病的人不可过度。也可自行按摩,左手揉捏左肩井,右手揉捏右肩井,可同时也可分开进行,总以揉至发热为度。

3. 神阙　寒冷季节容易着凉腹泻,而腹部的"暖气"开关就是肚脐——神阙穴。神阙穴是长寿要穴,每晚睡前将双手搓热放于肚脐,顺时针和逆时针交替按揉至发热,可使腹部温暖、面色红润,缓解腹痛肠鸣、水肿臌胀、泻痢脱肛等症状。

4. 阳池　手上有一个"暖气"开关——阳池穴,这个腧穴顾名思义就是阳气聚集的地方,它位于手腕背横纹的中点处。刺激阳池穴,时间要长,用力要缓,两手交替按揉,可缓解手部冰凉的症状。

5. 劳宫　手上还有另一个取暖开关,就在掌心里,叫作劳宫穴,当屈指握拳时,中指指尖所点处就是该穴。劳宫穴五行属火,可采用按压、揉擦等方法做逆时针按摩,每侧按 10 分钟左右,每天 2～3 次,能够起到暖手助热、宁神养心、促进睡眠的作用。

6. 足三里　《灵枢》中记载:"阳气不足,阴气有余,则寒中肠鸣腹痛……调于足三里。"冬季常按揉足三里,可补中益气,让下肢温暖。足三里的取穴方法是:当腿弯曲时,可以看到在膝关节外侧有一块高出皮肤的小骨头,这就是外膝眼,从外膝眼直下四横指处便是足三里了。按摩时,一般用拇指指面着力于足三里,垂直用力,向下按压,缓缓揉动。其余四指握拳或张开,起支撑作用,以协同用力,让刺激充分达到肌肉组织深层,产生酸、麻、胀、痛等感觉,持续数秒后,渐渐放松,反复操作数次即可。

7. 涌泉　不少人最怕冷的地方就是脚,穿棉鞋都暖不起来,脚上也有一个"暖气"开关,就是涌泉穴。涌泉腧穴于足心,在足底前三分之一的凹陷处,是养生防病的要穴,尤其适合肾虚、怕冷、体乏、精神不振的老年人。俗话说"若要老人安,涌泉常温暖",建议每天用双脚掌对搓,或用右手搓左脚,左手搓右脚,坚持按摩可使精力旺盛,体质增强,提高御寒能力。

十二、挠头养生也是一种按摩方法

没事挠挠头,耳聪目明身体好,头痛失眠消失了。我国自古就有挠头养生的忠告。众所周知,头皮上有很多神经末梢,手指在头皮上按摩,能轻柔地刺激头皮上的神经末梢,通过神经反射,大脑皮质的工作效率得到提高,使全身更好地适应外界环境,从而达到强身益智的作用。

中医学中称"头为精明之府""五脏六腑精气"皆上升于头部。头皮是大脑的保护层,分布着许多腧穴,人体十二经脉中,手、足三阳经均起经头面部,故又说"头为诸阳之会"。如手、足阳明经分布前头部及面部,手足少阳经分布侧头部,足太阳经分布后头及头项背部等。人们平时经常以手指挠头,不仅能疏通脑部气血,且对全身脏腑的功能也有协调作用。另外,头皮上有很多腧穴,像上星、百会、脑户、前顶、玉枕等,针灸这些腧穴,能够防治疾病;按摩这些腧穴,虽不像针灸那样强烈,但是按摩的面积较大,动作轻柔,同样能够通经活络,起到防治神经衰弱、头痛、失眠、老年性痴呆、健忘的作用。所以没事经常挠挠头,尤其是老年人和脑力工作者。

现代科学研究证明:经常按摩头皮能刺激头皮上的毛细血管,使它们扩张变粗,血液循环旺盛,供给大脑组织更多的养料和氧气。头皮血液循环改善了,还有利于头发的生长发育,防止头发脱落和变白,老年人经常按摩头皮,能够延年益寿。

按摩头皮的方法简便易行,随时随地均可,按摩时将左手或右手的五指伸开,用手指头在头皮上轻轻按摩,先前后方向按摩,再左右方向按摩,最后转圈按摩,一般 5～10 分钟即可,每天早晚各按摩 1 次。时间长了,你就能体会到按摩头皮的好处。

十三、能降压的按摩腧穴方法

按摩太阳、百会、风池等腧穴,可以疏通气血、调和阴阳,对高血压的预防和治疗有明显作用。

(1)预备动作。坐在椅子或沙发上,姿势自然端正,正视前方。两臂自然下垂,双手手掌放在大腿上,膝关节呈 90 度,两足分开与肩同宽,全身肌肉放松,呼吸均匀。

(2)用拇指按揉太阳穴,顺时针旋转一周为一拍,约做 32 拍。

(3)用手掌紧贴百会穴(位于头顶正中央)旋转,一周为一拍,共做 32 拍。

(4)用双手拇指按揉双侧风池穴,顺时针旋转一周为一拍,共做 32 拍。

(5)两手五指自然分开,用小鱼际从前额向耳后按摩,从前至后弧线行走一次为一拍,约做 32 拍。

(6)用手掌按揉肘关节处曲池穴,先用右手再换左手,旋转一周为一拍,共做 32 拍。

(7)用拇指按揉内关穴,先揉左手后揉右手,顺时针方向按揉一周为一拍,共 32 拍。

(8)两手放松下垂,然后握空拳,屈肘抬至肩高,向后扩胸,最后放松还原。

这八节降压操做一遍大约需 10 分钟,简单易学。按摩时腧穴要准确,以局部酸胀、皮肤微红为度。

十四、保睡眠的按摩方法

1. 按压心包经　循着双侧上臂内侧中线,由上向下按压,痛点再重点按压,每日 1～2 次。

2. 点揉神门穴　神门腧穴于腕横纹肌尺侧端,尺侧腕屈肌腱的桡侧凹陷处,于每晚临睡前用一拇指指端的螺纹面,点揉另一手的神门穴,换另一手的拇指,同样点揉前手的神门穴,以感酸胀为宜,各重复 30 次。

3. 睡前搓涌泉穴　于每晚临睡前取仰卧位,微屈小腿,以两足心紧贴床面,做上下摩擦动作,每日 30 次。

4. 揉捻耳垂　双手拇指和示指分别捏住双侧耳垂部位,轻轻地揉捻,使之产生酸胀和疼痛的感觉,揉捻约 2 分钟。

5. 梳头法　用指叩法,双手弯曲,除拇指外,其余四指垂直叩击头皮,方向为前发际、头顶、后头、颈部,左中右 3 行。每天 3～5 次,每次至少 5 分钟。也可用梳子,方法同前。

十五、小儿脾胃不和的按摩方法

儿童"脾常不足",常易为饮食所伤,故临床多见脾胃疾患,如积滞、疳证、呕吐、腹泻等。常用的按摩手法如下。

1. 摩腹　用掌心或四指在腹部顺时针或逆时针方向抚摩,具有健脾和胃、理气消食的作用。患儿取仰卧位,术者用掌心或四指在腹部顺时针抚摩,每天 1 次。

2. 揉足三里　用拇指指腹顺时针按揉足三里,每天 1 次,有健脾和胃、通经活络、益气养血的作用。

3. 捏脊法　通过按摩督脉和膀胱经,能通经脉、平阴阳、调气血。患儿取俯卧位,术者双手半握拳,拇指伸长,螺纹面对示指第二指间关节的桡侧,虎口向前。以双手拇、示指将患儿皮肤捏起,从尾骨端开始,沿脊柱由下而上,直到大椎穴为止,如此反复 3～5 次。每天 1 次,每周 3～5 次。

以上手法常用于 5 岁以下儿童。对儿童的按摩手法不同于成人,手法要轻快、柔和、平稳。通过按摩,可提高儿童抗病能力,达到养生治病的作用,简单方便。

十六、头部的按摩方法

中医认为,"头为诸阳之会",坚持头部按摩,可使任督脉气血经络通畅,起到清脑提神、健身强体的效果。头部按摩,可以活跃大脑的血液循环,增加大脑的供血量,促进神经系统的兴奋,从而起到健脑作用。

浴头梳发以整个头部为按摩对象。首先,松开十指,如梳头状,以十指指肚着力,用中等稍强的力量,从前发根外梳到后发根处,从前到后梳理整个头部。重复做 15～20 次,用力的大小,以做完后头皮微感发热为好;梳理后,再用十指指肚均匀地揉搓整个头部的发根,从前到后,从左到右,要全部揉搓到。方法就如平时挠头状,但不可用指尖,而要用指肚,反复做 3～5 次;最后,挤压头皮,用拇指、中指和示指,捏住头皮,轻轻提起,再松开。反复进行,将整个头皮挤压 2～3 遍。手法要轻,用力要柔,忌用猛力,以免挤伤头皮。

用自己的双手指头来梳头。古人认为用手指梳头可以按摩头皮。头部腧穴较多,通过手的梳理按摩,可使气血流畅,头发光润乌黑,所谓"千过梳头,头不白"。当人们用脑过度精神疲惫的时候,往往会不由自主地按揉前额,或者用拳头轻轻地敲打,其实,这就是刺激头部的两个重要腧穴"印堂"和"神庭"。

神庭穴在印堂穴上面,发际正中直上半寸左右,按揉方法与印堂穴相同。

印堂穴是人体经外奇穴,神庭穴属人体督脉,对神经系统有治疗作用。按压这两个腧穴对消除头痛头昏,恢复大脑的活力有异曲同工之妙。同时按摩,互相补益,则效果更佳。

印堂穴在两眉连线的正中间。按摩时将中指放在印堂穴上,用较强的力点按10 次。然后再顺时针揉动 20～30 圈,逆时针揉动 20～30 圈即可。

按摩时身体端坐,脊背挺直,首先做好按摩的准备。能够起到消除疲劳、活跃大脑细胞、增强记忆力的作用。对于因为长时间看书学习而产生的头脑发胀、头昏眼花具有明显的治疗作用。

十七、中老年养生的按摩方法

腧穴按摩具有刺激人体特定的腧穴,激发人的经络之气,以达到通经活络、调整人的功能、祛邪扶正的目的。中老年人由于身体各器官功能的减弱和衰退,所以更容易被疾病侵害。中老年人经常按摩长寿腧穴,可以起到防病养生的目的。

1. 合谷穴 用另一只手的拇指第一个关节横纹正对虎口边,拇指屈曲按下,指尖所指处就是合谷穴。根据经络理论及实践证明,只要按摩合谷穴,就可以使合谷穴所属的大肠经脉循行之处的组织和器官的疾病减轻或消除,健康可以保证。由于大肠经从手走头,凡是头面上的病,像头痛、发热、口干、流鼻血、脖子肿、咽喉病及其他五官疾病都可以得到缓解和治疗。在按摩时,两手可以交替按摩,用拇指屈曲垂直按在合谷穴上,做一紧一松的按压,频率为每 2 秒钟 1 次,即每分钟 30 次左右。重要的是按压的力量需要有一定的强度,腧穴下面要出现酸、麻、胀的感觉,即有"得气"现象为好,这样才能起到防病治病的作用。

2. 内关穴 位于腕横纹上 2 寸,在掌长肌腱和桡侧腕屈肌腱之间,就是从手腕横纹向后量三横指,在两筋之间取穴。按压内关穴的方法是用大拇指垂直在内关穴上,指甲的方向要竖向,和两筋平行,指甲要短,以指尖有节奏地按压并配合一些揉的动作,要有一定的力度,使按摩内关穴产生一定的得气感觉,最好要使酸、麻、胀的感觉下传到中指,上传到肘部,这样才有较好的效果。

3. 足三里　在膝盖外侧的凹陷处向下四指并在胫骨外侧的交点处就是此穴。足三里属足阳明胃经,胃经与脾经互为表里,凡脾胃失调等消化系统的疾病,通过按摩足三里都会起到十分显著的效果。中医认为脾胃为后天之本,人出生之后,成长和健康的维持与脾胃的消化营养功能密切相关,而胃经又属于多气多血的经脉,这条经脉受到激发,气血旺盛,必将影响五脏六腑与全身各器官的功能,从而达到保健长寿的效果,因此历来足三里穴被认为是一个医疗和保健的重要腧穴。如果按摩右侧足三里,就可以用左手的拇指放在足三里穴上,其他四指握住胫骨,然后以拇指垂直下按,频率和前面谈的两个腧穴一样,但力度要大,由于足三里下面的肌肉较为丰富,有时按摩可能达不到一定的效果,这时也可以运用一些辅助器械和别人的帮助,这样就容易达到得气的效果。

十八、调理三焦的按摩方法

三焦(上焦包括心肺,中焦包括脾胃,下焦包括肝肾等)功能失常,会影响人体多个脏腑器官的功能。因此,调理三焦,使之维持正常,是保证人体健康的重要途径。调理三焦,可按压合谷、内关、涌泉这3个腧穴。

1. 合谷穴　可调节中焦脾胃功能,对脾胃功能失调导致的腹痛腹胀、胃口不开、便秘或腹泻等病症有治疗作用。

2. 内关穴　可调节上焦心肺功能,对心肺功能失调导致的胸部闷痛、咳嗽气喘、心悸等病症有治疗作用。

3. 涌泉穴　可调节下焦肝肾功能,对肝肾功能不足导致的腰酸腿软、阳痿遗精、性功能减退等病症有治疗作用。

每天2次,每次5分钟,长期坚持可促进三焦功能正常运转,防病保健。

十九、搓脚心的按摩方法

搓脚心有益于活血通络强体健身。涌泉腧穴位于脚心,属足少阴肾经,位置在蜷足趾时呈凹陷处,常搓涌泉穴可治疗头顶痛、癫痫、疝气、小儿惊风、昏厥等症。由于脚心腧穴病理反射较多,所以常搓脚心对于祛病健身有较好的效果,在搓涌泉穴时扩大搓的范围,在涌泉穴沿足心凹陷处上下搓,效果更好。如左脚掌心腧穴病理反应有腹腔神经丛、肾上腺、肾、心脏、脾、胃、十二指肠等。右脚掌心腧穴病理反应有腹腔神经丛、胆囊、肾上腺、肾、肝、胃等。

每天坚持1~2次搓脚心,持之以恒,能起到补脑益肾、益智安神、活血通络的疗效,可以防治健忘、失眠、消化不良、食欲减退、腹胀、便秘和心、肝、脾、胆等脏器病症。

搓脚心有以下几种方法。

1. 干搓　左手握住左脚背前部,用右手沿脚心上下搓 100 次,达到脚心发热;再用右手握右脚背前部,用左手沿脚心上下搓 100 次,搓的力度大小要以自己舒适为宜。

2. 湿搓　把脚放在温水盆中,泡到脚发红,再按第一种办法搓。

3. 酒搓　倒 25 克左右白酒于杯中,按第一种办法操作,只是搓脚的手蘸一点白酒,酒搓干了再蘸一下。

二十、护胃的按摩方法

人在受到冷刺激后,胃肠发生痉挛性收缩,胃酸分泌大量增加。另一方面,由于天气转凉,人们的食欲旺盛,食量大增,胃及十二指肠的负担加重,容易诱发胃肠道疾病。此外,工作压力较大导致精神紧张,加上食无定时,饮食不规律,非常容易诱发胃炎、消化性溃疡等疾病。每天进行腹部的自我按摩,是防治胃肠病最简单、最有效的选择。老胃病患者通过自我按摩胃腹部,提高胃动力和免疫功能。方法如下。

(1)两手相叠于上腹部,以胸骨柄剑突下为中心,按顺、逆时针方向揉摩各 30～50 次。

(2)然后同法在肚脐(即神阙穴)周围揉摩各 30～50 次。

(3)此外,追加揉摩两腿足三里穴(膝盖骨外侧下 3 寸,胫骨外侧上凹陷处) 50～100 次。上述按摩每天早晚各 1 次。

二十一、暖身的按摩方法

阳池穴在人的手背手腕上,位置正好在手背间骨的集合部位。寻找阳池穴的方法是,先将手背往上跷,在手腕上会出现几道皱褶,在靠近手背那一侧的皱褶上按压,在中心处会找到一个压痛点,这个点就是阳池穴。阳池穴是支配全身血液循环及激素分泌的重要腧穴。只要刺激这一腧穴,便可迅速畅通血液循环,温和身体。

刺激阳池穴,要慢慢地进行,时间要长,力度要缓。先以右手的中指按压左手的阳池穴,再换左手中指按压右手的阳池穴。

二十二、养护心肺的按摩方法

从中医的角度看,挠痒痒能够刺激到腋窝处的一个重要腧穴——极泉穴。这个腧穴是手少阴心经第一要穴,位于腋窝顶点,腋动脉搏动处。经常弹拨极泉穴具有使气血流通的作用,可宽胸理气,养护心肺。

极泉穴最好的按摩方式是弹拨,但弹拨时并非越用力越好,弹拨的力度应柔和,动作应连贯,忌用暴力。每次弹拨的量应因人而异,根据自己目前的身体状况,适度弹拨即可,一般弹拨 10 次左右。

以弹拨左侧极泉穴为例,具体方法为:左上臂稍外展,暴露腋下极泉穴,之后用右手示指、中指并拢摸到左极泉穴,并在腧穴附近找到条索状物,此时,固定示指、中指并使指尖轻轻上扣,一前一后地来回弹拨条索状物,弹拨时会有全手电麻感,每次弹拨 10 次左右即可。

最好在示指、中指和腧穴之间隔一层布,一方面可减少患者的刺痒,另一方面也会增加示指与腧穴处皮肤的摩擦,便于操作。弹拨时,使电麻感至手,边弹拨边进行深呼吸。

二十三、护眼的按摩方法

眼是人体视觉器官,为肝之窍。按摩眼窍能补益肝血、清利头目、增强视力,使眼神明亮、视物清晰,防治近视、远视、老视、散光、白内障等各种眼疾。

(1)用两手示指端分别从睛明穴,沿下眼眶分推至承泣穴,重复 30 次。

(2)用两手拇、示指指腹对捏两眼眶周围的攒竹、丝竹空、瞳子髎、承泣、睛明穴,从眶上各穴轮流捏至眶下各穴重复 5 遍。

(3)微闭双眼,将双手示指或中指指腹正对睛中穴轻按于上眼皮上,向眼内、外角方向各揉动 20 次。

二十四、护耳的按摩方法

耳是人体听觉器官,为肾之窍。按摩耳窍能补益肾精、疏通气血、增强听力,防治耳鸣、聋等疾病。

(1)用两手拇、示指分别对捏两侧耳轮及耳周各穴。轮流捏完各腧穴 1 遍,重复进行 5 遍。

(2)用两手中指或示指指腹端在两耳听宫、听会穴之间上下来回各擦 30 次。

(3)将中指指端塞入耳孔,深吸一口气,然后以气鼓耳孔,鼓后手指迅速拔出。

二十五、护鼻的按摩方法

鼻是人体嗅觉器官,为肺之窍。按摩鼻窍能补益肺气、疏通督脉、提高人体抗病能力。

(1)将两手示指或中指指腹端分别揉按同侧迎香穴 30 下。

(2)用两手中指或示指指腹顺鼻梁两侧上下来回推擦 20 次。

(3)用拇、示两指指端分别按于两侧鼻孔,同时揉动 20 次。

(4)用一手拇、示指指腹捏拿两侧鼻翼,捏紧放开反复进行 20 次。

二十六、护口的按摩方法

口窍包括舌、唇、齿、咽喉等,口为脾窍,舌为心窍,齿为肾所主,咽喉为肺之门户,口窍与脾、心、肾、肺四脏关系密切。按摩口窍能生津健脾、益肾坚齿、清肺利咽、清心泻火,使牙齿坚固,有助食物消化,机体营养得到保证,体强健康长寿。

(1)先以上下门牙相对轻轻叩击 30 次,再以上下磨牙相对轻轻叩击 30 次。

(2)轻轻咬紧牙关,将两腮鼓起如口内含物,并用两腮和舌做漱口动作,连漱 30 次,待口内津液增加到一定程度,再分 3 次慢慢咽下,咽时最好能意念咽至脐下。

(3)两手拇、示指同时分开,用大拇指及虎口部托住整个下巴,其余四指自然伸直附于面颊两侧,再用两手拇指指腹端自下颌正中向两旁分推 30 次。

(4)用一手拇、示指指端分别置于外金津、玉液上,两指相对用力捏按此两穴,至局部有酸痛感为度。捏后口中津液增多到一定程度后分 3 次咽下。

(5)将一手拇、示指分开,示指端按在人中穴上,拇指端按在承浆穴上,两指同时力,将上下嘴唇并拢捏起,并按此两穴,至腧穴有酸胀感为度。

二十七、按摩头部腧穴的养生方法

1. 揉睛明　双目轻闭,用拇、示指指腹端揉按睛明穴,每天 2 次,每次 30 下,用于预防眼老花。

2. 揉太阳　将两手拇指或中指或示指指腹端直接按在两侧太阳穴上,两手指同时按照先向下、再向后、最后向上转向眼前的方向揉动 30 次,具有补益肺气之功效,用于预防感冒。

3. 按迎香　将两手示指或中指指腹端分别揉按同侧迎香穴 30 下,具有通和鼻窍、预防感冒的作用。

4. 按揉风池　将两手拇指指腹端分别置于同侧风池穴上,其余手指自然分开附于头之两侧,由内向外旋转,轻轻揉 30 下,用于预防感冒。

5. 揉推听宫、翳风　将两手示、中指自然伸直分开,置于同侧耳根部,先在听宫穴、翳风穴上轻轻揉按 30 下,再以中、示指分别沿两耳的前、后缘上下来回推擦 30 下。此法能防止听力减退。

6. 按揉颊车　将两手示指或中指指腹端分别置于两侧颊车穴,轻轻按揉 30 下。本法具有促进唾液分泌、帮助食物消化、防治口腔疾病的作用。

二十八、按摩胸腹部腧穴的养生方法

1. 揉膻中　先将一手大鱼际贴在膻中穴上,旋转揉动 30 次,再换手同法操作。本法具有宽胸理气、宁心安神之功,多用于预防冠心病、气管炎、肺气肿发作,保持心肺功能正常。

2. 摩中脘 将一手大鱼际贴于中脘穴上,顺时针、逆时针方向环形摩动各30下,再换手同法操作。本法能促进胃蠕动,保持消化功能正常,营养物质得以补充,延缓各脏器组织的衰老。

3. 按揉天枢 首先将两手中指指腹端同时置于两侧天枢穴上,由轻到重逐渐用力,按到一定深度后再慢慢上提,如此下按上提重复10次。然后在该穴上旋转揉动30次。本法能调整胃肠功能,促进消化吸收,温补肾阳,使消化功能、性功能保持正常,全身气血旺盛。

4. 揉气海、关元 将两手掌重叠,掌心贴于气海、关元两穴上,先按顺时针方向后按逆时针方向各揉动30下。本法具有增强机体免疫功能,使抗体产生提早、维持时间延长、效价显著升高,加强白细胞及网状内皮细胞的吞噬能力,调整内分泌功能,延缓性功能衰弱,保持泌尿、内分泌、生殖系统功能正常,增强机体抗病能力,预防肿瘤。

5. 揉神阙 两手掌重叠,掌心贴于神阙穴上,做环状运动,顺时针10次,逆时针10次,反复交替进行,至该穴热胀明显为止。本法有和胃理气、健脾和中之功,使后天水谷精气不断得到补充,延缓机体衰老。

二十九、按摩腰背部腧穴的养生方法

1. 点擦大椎 先用一手中指指腹端点按大椎穴20下,然后将示、中、环指并拢搭于同侧肩背来回斜擦大椎穴20下,两手交替进行。本法具有温阳补肾、增强机体免疫功能的作用,用于预防颈椎病、脑动脉硬化、性功能低下,还能预防感冒、肿瘤等免疫力低下的疾病发作。

2. 揉拿肩井 首先将一手搭于对侧肩上,掌根附于锁骨上,用中指指腹端在肩井穴上旋转揉按30下。然后用拇指与示、中指向上捏拿肩井穴10下。本法能促进全身血液流通,预防心脑血管疾病及高血压病的发作。

3. 按揉胃俞、脾俞 将两手示、中指指腹端分别按于同侧脾、胃俞穴上,向脊柱方向旋转揉动30下。本法能调节脾胃功能,促进气血生成,改善全身营养状况,保健强身。

4. 揉擦肾俞 本法具有补肾防衰之功,能保持泌尿、生殖系统功能正常,预防肺气肿、肺心病引起的虚喘发作。

5. 按擦命门 先用两手中指指腹端同时点按同侧命门穴各20次,再两手半握拳用拳背在该穴上横擦20次。本法能补肾防衰、强壮身体,使泌尿系统功能正常、性功能保持旺盛。

三十、按摩四肢部腧穴的养生方法

1. 揉拿合谷　一手五指自然分开,另一手拇指指端按于其合谷穴上,示指按在掌面相对位置,拇、示指对捏 30 下,力度以该穴有酸胀感为宜。本法能使一身毛窍宣通,头面气血运行畅通,并提高免疫功能。

2. 揉足三里　取坐位,以拇指腹端按于足三里穴上,其余四指附于小腿后侧,揉按该穴 30 下。本法健脾和胃、调补气血,增强消化道吸收能力,升高血液的白细胞数量,增强人体免疫功能,提高人体对致病菌的吞噬能力。

3. 按揉委中　取坐位,拇指指腹端按于委中穴,其余四指附于小腿外侧,边按边揉该穴 30 下。本法能预防感冒、强壮腰脊。

三十一、按摩肝区的养生方法

肝位于右胁肋,右胁肋也是肝胆经络循行之处。按摩肝区体表部位,能使肝气疏通条达,情志舒畅。

(1)一般可采用站立位,年老体弱者可采用坐位。在按摩前要做到全身放松,消除杂念,将注意力集中到肝区。

(2)将一手掌重叠在另一手背上(男性左手在内、女性右手在内,双手在内外劳宫穴对齐)轻轻按摩肝区,先按顺时针方向,后按逆时针方向各按摩 30 次。

(3)按摩完毕后,手掌仍停留在肝区,然后做三呼三吸按压,即呼气时手掌轻轻下按;吸气时手掌微微提起,如此重复 3 次。

(4)最后,将双手掌摩搓至热摩面,或接着进行心区按摩。

三十二、按摩心区的养生方法

心脏位于左前胸,按摩心区体表部位,能通利血脉,预防因心血瘀阻所引起的各种心脏疾病。

(1)一般可采用站立位,年老体弱者可采用坐位。在按摩前要做到全身放松,消除杂念,注意力集中在心区。

(2)心区按摩,手法同肝区按摩中的操作方法,位置在心前区。

(3)三呼三吸按压,方法同肝区按摩手法。

(4)最后,将双手掌搓热摩面,或接着进行脾胃区按摩。

三十三、按摩脾胃区的养生方法

中医所谓之脾胃不单指实质性脏器,而主要指消化运输功能,故中医有"脾主大腹"之谓。按摩脾胃即按摩整个腹部,它能调节脾胃升降,促进肠胃蠕动,有利于消化液的分泌、营养成分的吸收及肠道废物的排泄。长期坚持脾胃按摩能使食欲旺盛、大便通畅、体重增加,故这种按摩为养生保健常规方法。

(1)一般可采用站立位,年老体弱者可采用坐位。在按摩前要做到全身放松,消除杂念,注意力集中在胃脘腹部。

(2)手法同前,先在胃脘部,然后在脐周腹进行按摩。

(3)三呼三吸按压,方法同前。

(4)最后,将双手掌搓热摩面,或接着进行肺区按摩。

三十四、按摩肺区的养生方法

肺位于两侧胸腔内,按摩肺区即按摩两侧胸廓体表,可使肺的宣发肃降功能正常,全身气机通畅协调,达到防病养生之目的。

(1)一般可采用站立位,年老体弱者可采用坐位。在按摩前要做到全身放松,消除杂念,注意力集中在两侧胸廓上。

(2)两手十指自然分开,指距与肋骨的间隙等宽,分别横置于两面胸廓外侧,先用右掌向左分推至胸骨,再用左掌向右分推至胸骨,交替重复各 10 次。

(3)接着用手掌在两侧胸廓上做环形摩动,再做上下滑动。

(4)最后,将两手掌搓热摩面,或接着进行肾区按摩。

三十五、按摩肾区的养生方法

肾左右各一,位于两侧腰部。按摩肾区即按摩腰部,能增强肾藏精之功能。每天坚持按摩肾区,使人精力充沛,步履轻捷,活动灵活,年虽高而记忆力、听力不衰,腰直不弯,骨质坚密而不疏松。这种按摩也是养生保健常规方法。

(1)一般可采用站立位,年老体弱者可采用坐位。在按摩前要做到全身放松,腰部保持正直,放松,注意力集中在肾区。

(2)两手环腰置于身,用两手劳宫穴或中指指腹端按于同侧肾俞穴,然后向下摩擦至尾骶部,重复进行 10 次。

(3)接着用两手中指指端点按肾俞穴各 10 次,再用手掌在肾俞穴做环形摩动 20 次,然后在肾俞穴做三呼三吸按压。

(4)最后,将两手手掌搓热摩面,结束脏腑按摩。

第五节 按摩治病的常用方法

一、按摩治感冒

方法 1 适用于风寒型感冒。

(1)患者仰坐位或仰卧位。施术者立或坐于右侧,先用双手拇指在面部进行放松性推揉 3～5 分钟（图 2-50-①）。

（2）紧接着用拇指抹法从头前额部开始经面颊部到下颌部，反复 2～3 遍（图 2-50-②）。

（3）用右手拇指、示指、中指的指尖部点掐印堂、太阳、迎香、素髎、大椎、合谷穴等，反复点揉 3～5 分钟（图 2-50-③）。

（4）紧接上法，患者坐位，施术者再拿揉风池、大椎等穴，以发散风寒而退热（图 2-50-④）。

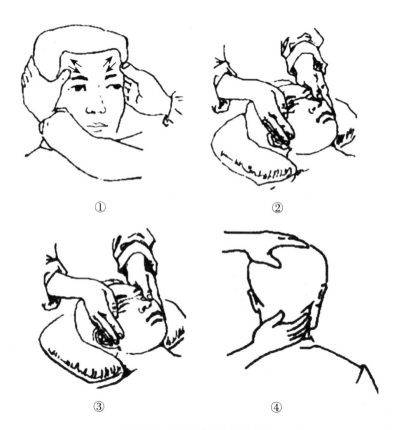

①

②

③

④

图 2-50　风寒感冒的按摩治疗

方法 2　适用于风热型感冒。

（1）患者仰卧位，施术者坐位于右侧。施术者用右手示指、中指、环指、小指平推胸部，反复自右往左推揉 3～5 分钟（图 2-51-①）。

（2）紧接上法，先推头部，自前额→眼眶→太阳穴；然后推揉天突、中府、云门穴，反复施术 2～3 分钟（图 2-51-②）。

（3）紧接上法，揉攒竹、印堂、百会、迎香、外关、合谷穴等 3 分钟（图 2-51-③）。

(4)患者俯卧位,施术者取坐位。施术者用双手拿揉肩井、风池穴,重揉大椎、大杼、风门、肺俞穴 3～5 分钟(图 2-51-④)。

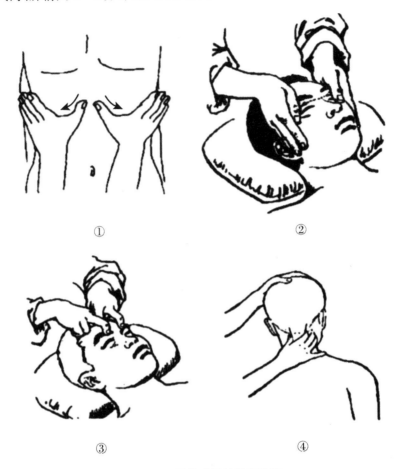

①

②

③

④

图 2-51　风热感冒的按摩治疗

方法 3　适用暑湿型感冒。

(1)患者仰卧位,施术者坐位于患者头部。施术者先用拇指指腹为着力点,推揉印堂穴 3 分钟(图 2-52-①)。

(2)紧接上法,施术者用双手指指腹为着力点,吸定在双侧风池穴推揉 3～5 分钟(图 2-52-②)。

(3)紧接上法,施术者用拇指指腹及大鱼际着力于面部,先用按揉法(图 2-52-③),再用拇指点揉大椎、风府、肺俞穴,反复施术 3～5 分钟。

方法 4　适用流行性感冒。

(1)患者取仰卧位,施术者坐位于患者床头部。施术者首先揉热双掌,然后贴

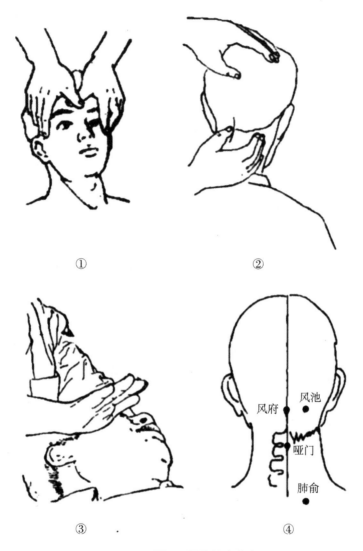

①　　　　　　　　　②

③　　　　　　　　　④

图 2-52　暑湿感冒的按摩治疗

于患者面部,右手贴右侧,左手贴左侧,上下搓摩面部 1～3 分钟(图 2-53-①)。

(2)紧接上法,用右手点揉患者的迎香、印堂、上星、太阳、百会穴,反复施术 2～3 分钟(图 2-53-①)。

(3)患者体位不变,施术者立于右侧,先用右手示指、中指、环指、小指并拢,推左侧头部,自太阳穴推至风池穴;再用左手以同样的方法推右侧头部,往返 3～5 分钟(图 2-53-②)。

(4)紧接上法,患者取坐位,施术者点天突穴 3～5 分钟(图 2-53-③)。

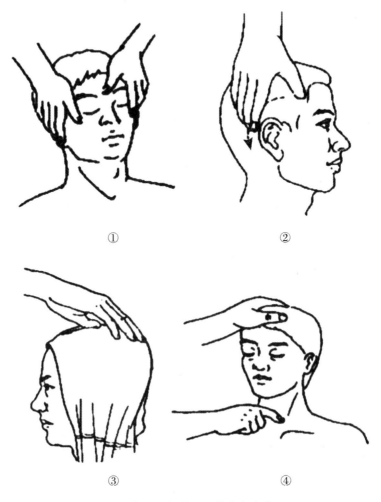

①　　　　　　　　　　②

③　　　　　　　　　　④

图 2-53　流行性感冒的按摩治疗

二、按摩治慢性支气管炎

(1)拇指指腹用力重按中府穴,按压时间约半分钟,放松 10 秒后再次按压,可反复按压十余次,直至局部出现胀感为止。肺俞穴的治疗方法同中府穴。

(2)拇指指端用力扣按尺泽穴,按压时间为约 20 秒钟,放松数秒后再次扣按,逐渐加大按压力量,可反复按压数十次,直至局部出现酸重感为止。

(3)中指或示指指尖用力切按列缺穴,按压时间为 2～3 分钟,直至局部出现胀感为止。鱼际穴的治疗方法同列缺穴。

(4)拇指指腹置于丰隆穴上,其余四指置于小腿肚上做捏按,用力须重,捏按半分钟后可放松 10 秒钟,反复捏按 10 余次,直至局部出现酸胀感为止。

(5)示指指腹轻轻扣按天突穴,按压 15 秒后放松数秒钟,反复扣按多次,直至局部出现胀感为止。

此法尤适用于剧烈咳嗽之际。当患者咽喉作痒欲咳时,立即用手指扣按天突穴,嘱患者仰脖挺胸并连续短促哈气,施术者则改用揉法按压该穴,直至患者咳意消失,若患者再次欲咳时,可如法再施,反复数次后可缓解剧咳,防止咳破嗓子。

三、按摩治支气管哮喘

方法 1　适用于肺肾虚弱型哮喘。症见喘促气短,言语无力,咳声低弱,自汗畏风,肢倦神疲,甚至气不承接,小便不利,心悸不安。

(1)患者取仰卧位,施术者坐位于右侧。施术者先用轻揉、向心性的手法在胸部两侧反复用推、揉、摩的手法,反复施术 3～5 分钟。

(2)再用中指点揉云门、中府穴 3～5 分钟(图 2-54-①)。

(3)紧接着用梳肋法,分别在患者两侧胁肋部,沿着肋间隙上下进行梳肋 3～5 分钟(图 2-54-②)。

(4)患者取俯卧位,施术者体位不变。施术者用双手拇指按患者双侧肺俞、脾俞、肾俞、定喘等穴 3～5 分钟(图 2-54-③)。

方法 2　适用于痰饮留伏型哮喘。症见喘急咳嗽,痰多黏浊,咳痰不爽,甚则痰声辘辘,胸中满闷,恶心纳呆,口淡无味,苔白腻。

(1)患者取仰卧位,施术者取坐位于右侧。施术者以两手四指指腹为着力点,采用双手梳肋法,沿左、右侧胸大肌,自内向外进行平推 3～5 分钟。

(2)紧接着,施术者用右手示指、中指、环指并拢,推揉中府、云门、膻中穴各 1 分钟。

(3)指揉膻中穴,紧接上法,用右手拇指或中指指腹着力于膻中穴,有节律地、轻柔缓和地推揉 2～3 分钟。

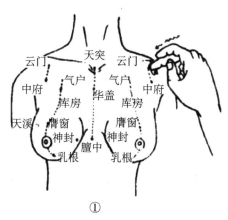

①

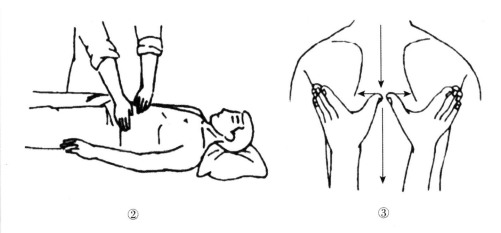

②   ③

图 2-54 肺肾虚弱型哮喘的按摩治疗

（4）患者取俯卧位，施术者体位不变。施术者用两手拇指分别置于两侧大杼穴，自上而下紧推慢移至肾俞穴处，可反复 3～5 遍（图 2-55）。

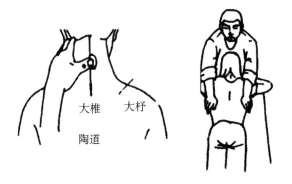

大椎   大杼

陶道

图 2-55 痰饮留伏型哮喘的按摩治疗

方法 3 适用于外邪侵袭型哮喘。症见喘急痰鸣，胸闷咳嗽，咳痰清稀或泡沫痰。初起多为恶寒或呼吸急促，身热头痛，痰黄而稠等。

（1）患者取仰卧位，施术者取坐位。施术者先用双手掌自胸部正中向身体两侧做分推法治疗，反复数次（图 2-56-①）。

（2）紧接上法，用四指平推法在胸部自胁肋部反复推胸部 3～5 分钟，先推右侧，再推左侧（图 2-56-②）。

（3）患者取俯卧位，施术者体位不变。施术者用揉法、掌推法、擦法、振法在背部，广泛性自上而下，可反复推拿 3～5 分钟（图 2-56-③、图 2-56-④）。

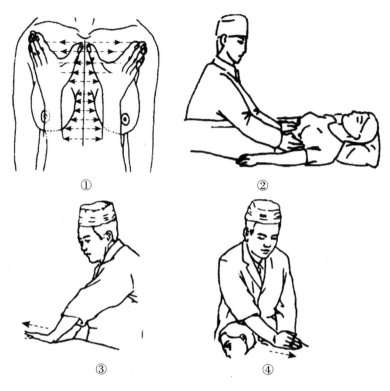

①　　②

③　　④

图 2-56　外邪侵袭型哮喘的按摩治疗

四、按摩治胃下垂

（1）患者仰卧位。施术者坐于右侧。施术者先用右手拇指指腹向上推气海、关元穴，推大横、天枢穴 3～5 分钟。

（2）施术者用右手掌心贴左右下腹部向上推揉，反复施术 3～5 分钟；再用单掌向横推腹部（由右向左）3～5 遍；再用单掌由下腹向上腹直推 3～5 遍。

（3）患者取俯卧位，施术者取站立位。用双手捏脊法，在腰骶部向上捏脊 3～5 遍。捏时要连续不断，在脾胃俞、大肠俞等穴处要向上提，最后再用放松腹部手法为结束。

五、按摩治消化性溃疡

（1）患者通常取俯卧位，施术者坐于左侧。施术者先用掌根揉法在脊柱上采用轻轻揉法 3～5 遍，或拿捏膀胱经 3～5 遍，使患者有微酸感即可（图 2-57-①）。

（2）紧接上法，用掌心擦法在脊柱两侧膀胱经往上反复施术 3～5 分钟，擦法由轻渐重，由慢渐快，使皮肤红润或有温热感即可（图 2-57-②）。擦法不宜用猛力，更不能擦伤脊柱皮肤，产生不良后果。

（3）再用示指、中指、环指指腹或掌根为着力点，点揉膈俞、肝俞、胆俞、脾俞、胃俞、足三里、三阴交等穴（图2-57-③）。

（4）紧接上法，患者再仰卧位，用掌摩法在腹部轻轻摩推3～5分钟（图2-57-④）。

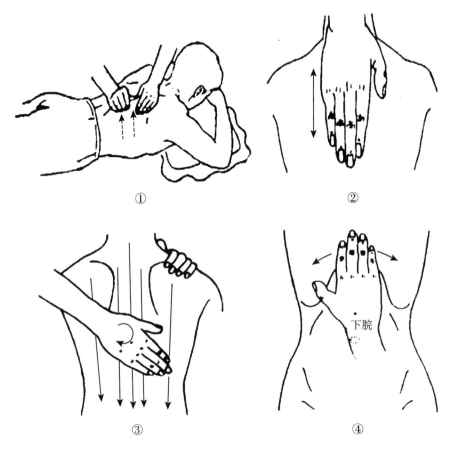

① ②

③ ④

下脘

图2-57　消化性溃疡的按摩治疗

六、按摩治胃炎

方法1　适用于脾胃虚寒型胃炎。症见胃脘隐隐作痛，口吐清水，手足不温，喜温喜按，大便溏薄，舌淡苔白。

（1）患者取仰卧位，施术者取坐位于右侧。首先用一手掌面着力，吸定患者脘腹部，腕关节轻轻地摆动，呈顺时针方向掌揉脘腹3分钟（图2-58-①）。

（2）紧接上法，施术者用右手拇指提推法，在胃脘部自右向左做推动2分钟，再点揉上脘、中脘、下脘等穴2～3分钟(图2-58-②)。

(3)点揉足三里穴、三阴交穴2分钟。

(4)患者取俯卧位,施术者坐于患者头部。用右手示指、中指及掌根部按摩膈俞、脾俞、胃俞、大肠俞;再以直擦法在脊柱和脊柱两侧按摩3～5遍结束,擦时患者有温热感方可停止。

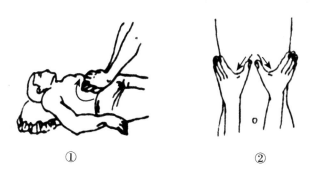

① ②

图 2-58　脾胃虚寒型胃炎的按摩治疗

方法2　适用于饮食伤胃型胃炎。症见胃脘胀闷不舒,时有阵发性疼痛,嗳气吞酸,呕吐未消化的食物,吐食痛减,大便不畅,舌苔厚而腻。

(1)患者先取仰卧位,施术者坐于右侧。施术者先用右手掌心部贴于胃脘部,再从脐部摩至关元穴处(图2-59-①)。

(2)指摩腹部穴位,紧接上法,用右手拇指指腹吸定胃部的上脘、中脘、下脘、膻中穴反复摩推3～5分钟。再掌揉膻中、上脘、中脘、下脘、天枢、大横或期门、章门等穴,依次从上往下,从左往右缓慢地施术3～5分钟,用力宜过重(图2-59-②)。

(3)患者取俯卧位,施术者体位不变。用拇指指腹点揉膈俞、肝俞、胆俞、脾俞、胃俞、三焦俞以疏肝利胆,和胃止痛,施术3～5分钟(图2-59-③)。

(4)紧接上法,再用右手掌擦法在脊柱两侧反复施术3～5次(图2-59-④)。

方法3　适用于肝气犯胃型胃炎。症见情志不舒,胸胁胀满,胃脘疼痛发胀,口苦咽干,嗳气反酸等症。

(1)患者取仰卧位,施术者坐于右侧。施术者在其上腹部采用揉法、按法、摩法,反复施术3～5分钟(图2-60-①)。

(2)紧接上法,体位不变。施术者用右手拇指偏掌着力,吸定于期门穴上,反复施术2～3分钟(图2-60-②)。

(3)紧接上法,体位不变。施术者用右手五指指腹为着力点,在两胁肋部反复梳肋3～5分钟。

(4)患者取俯卧位,施术者体位不变。先用右手示指、中指点揉肝俞、胆俞、脾俞、胃俞穴2～3分钟,再用抹脊法自上而下抹脊3～5遍,用力不宜过重(图2-60-③、④)。

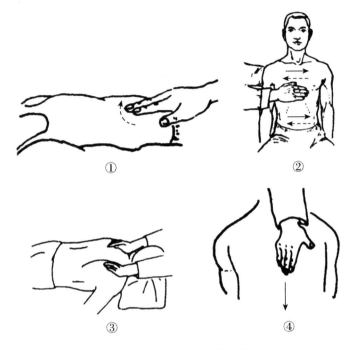

图 2-59　饮食伤胃型胃炎的按摩治疗

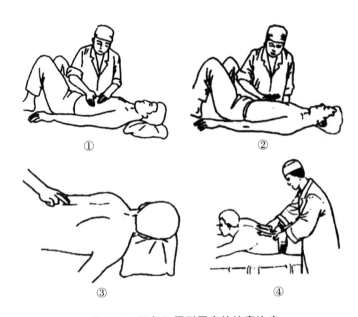

图 2-60　肝气犯胃型胃炎的按摩治疗

方法 4 适用于寒邪犯胃型胃炎。症见胃痛发作,得温痛减,遇寒加剧,口不渴,平时喜欢吃热的食物,喜欢饮热水或开水,吃了冷饮容易发作。

(1)患者取仰卧位,施术者坐于右侧。施术者首先用右手拇指偏峰推胃脘部。主要是用偏峰着力,吸定于胃脘部,用力不宜过重(图 2-61-①)。

(2)紧接上法,用右手四指摩推脘腹部,先摩推上腹部到中腹部再到下腹部,反复施术 3～5 分钟(图 2-61-②)。

(3)紧接上法,点揉上脘、中脘、下脘穴,点揉足三里穴 2～3 分钟。

(4)患者取俯卧位,施术者体位不变。用右手示指、中指、环指指腹为着力点抹脊 3～5 分钟(图 2-61-③)。

(5)之后可配合拔火罐,以温胃止痛(图 2-61-④)。

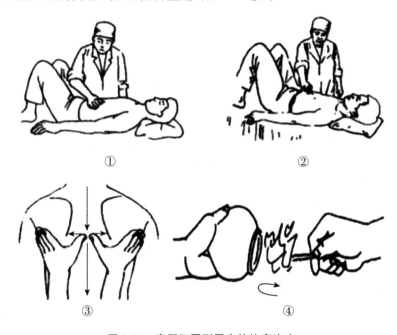

① ②

③ ④

图 2-61 寒邪犯胃型胃炎的按摩治疗

七、按摩治胃肠神经官能症

(1)患者仰卧位,施术者坐于右侧。施术者先用右手推揉胸腹部,自胸部推揉向胁肋部至腹部,反复施术 3～5 分钟(图 2-62-①)。

(2)紧接上法,推揉膻中穴、中脘穴、神阙穴、气海穴、关元穴、足三里穴 3～5 分钟。

(3)紧接上法,患者取俯卧位。施术者用点揉或掌根揉法,在膈俞、脾俞、胃俞、肝俞、胆俞、肾俞穴等穴反复施术 3～5 分钟(图 2-62-②)。

(4)紧接上法,再用双拳敲击法,在患者脊柱部自上而下或自下而上反复施术 3～5 分钟(图 2-62-③)。

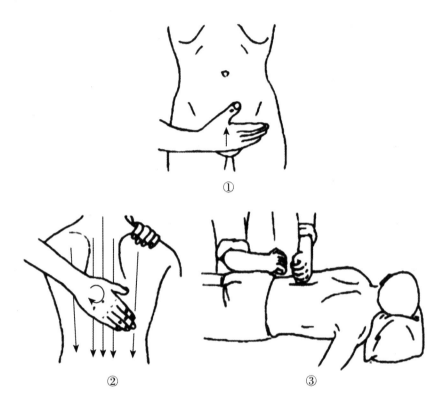

①
②
③

图 2-62　胃肠神经官能症的按摩治疗

八、按摩治胃黏膜脱垂症

(1)患者取仰卧位,施术者坐于患者右侧。施术者先用双手掌或指腹部,置于治疗部位,先按逆时针方向推揉腹部 2～3 分钟;再按顺时针方向推揉腹部 2～3 分钟(图 2-63-①、②)。

(2)紧接上法,用右手拇指指腹为着力点,点揉上、中、下三脘穴;再沿经脉向下点揉神阙、气海、关元、足三里穴 3～5 分钟。

(3)紧接上法,患者取俯卧位,施术者体位不变,点揉膈俞、脾俞、胃俞 2～3 分钟。最后抹脊 3 遍(图 2-63-③、④)。

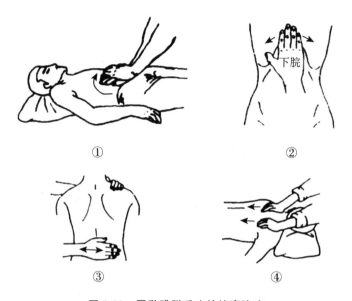

图 2-63　胃黏膜脱垂症的按摩治疗

九、按摩治呃逆

(1)患者通常取俯卧位,施术者坐或立于左侧,在患者的胸部垫一枕头,将胸端脊柱隆起。先用掌根揉法或双手在脊柱部自第五胸椎开始反复施术至第十二胸椎(图 2-64-①)。

(2)再用右手拇指、示指、中指指腹点揉膈俞、脾俞、胃俞、肝俞穴 3～5 分钟(图 2-64-②)。

(3)紧接上法再用右手肘部或小鱼际部施揉法,自第五胸椎揉至第十二胸椎,反复施术 3～5 遍,使脊柱有温热感(图 2-64-③)。

(4)上法施术后,症状若得不到改善者,还可请患者取仰卧位,施术者体位不变,再用五指平椎胸部、胁肋部,点揉中脘穴、膻中穴、中脘穴 3～5 分钟(图 2-64-④)。

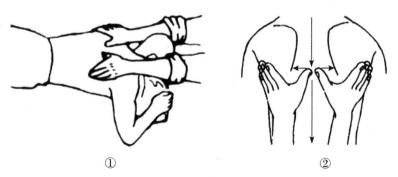

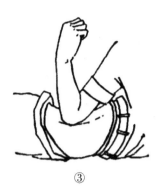
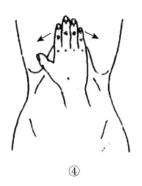

③　　　　　　　　　　　④

图 2-64　呃逆的按摩治疗

十、按摩治腹泻

方法 1　适用于脾肾阳虚型腹泻(五更泻)。症见常有脐周作痛,痛后即泻,泻后痛缓,以黎明前泻为其特点,并有腹部畏寒,腰酸肢冷,舌淡苔白。

(1)患者取仰卧位,施术者取坐位于右侧。施术者先用四指摩推法,摩推神阙、气海、关元、中极穴,反复摩推 3～5 分钟(图 2-65-①)。

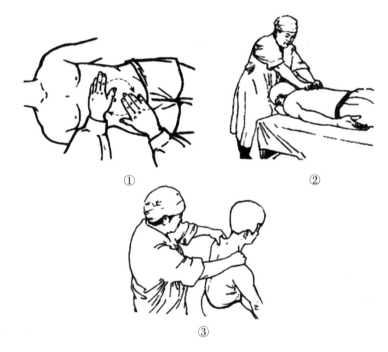

①　　　　　　　　　　　②

③

图 2-65　脾肾阳虚型腹泻的按摩治疗

（2）用指振法、掌振法在腹部，先振神阙、气海、关元、中极穴，反复指振 3～5 分钟；再用掌振法在神阙、关元穴上轮流施术 3～5 分钟。

（3）患者取俯卧位，施术者站于患者头部。先用点揉法在脊柱旁点揉肝俞、胆俞、脾俞、胃俞、三焦俞、肾俞、八髎、长强穴等 3～5 分钟（图 2-65-②）。

（4）紧接上法，用示指、中指、环指指腹为着力点，采用抹脊法 3～5 遍，抹脊为自上而下；紧接着再用双手捏脊法，捏脊 3～5 遍，捏脊是自下而上，最后以坐位拿肩井（图 2-65-③）。

方法 2　适用于脾胃虚弱型腹泻。症见大便时溏时泻，次数不多，完谷不化，反复发作，稍食油腻，则大便次数增多，食欲缺乏，舌淡苔白。

（1）患者取仰卧位，施术者取坐位于右侧。施术者先用四指摩推法、掌根揉法和轻摩法，在腹部用顺时针的方向反复在上腹部、中腹部、下腹部施术 3～5 分钟（图 2-66-①）。

（2）紧接上法，用㨰法和掌根推法，自下肢下端向上端，做向心性的按摩 3～5 分钟，重点在脾经和胃经（图 2-66-②）。

（3）紧接上法，点按足三里穴、三阴交穴 2～3 分钟，不宜用力过猛（图 2-66-③）。

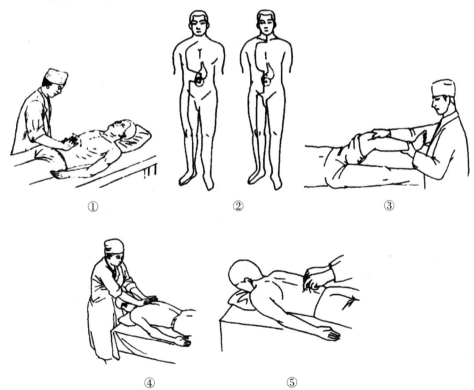

① 　　　　② 　　　　③

④ 　　　　⑤

图 2-66　脾胃虚弱型腹泻的按摩治疗

(4)患者取俯卧位,施术者站在患者头部。施术者先用五指撒揉法和掌根揉法,在脊柱部反复施术3～5分钟(图2-66-④)。

(5)紧接上法,施术者用双手拇指、示指、中指拿起脊柱皮肤,自尾骶部开始向上施捏脊法3～5遍(图2-66-⑤)。

方法3 适用于饮食所伤型腹泻。症见有暴饮暴食或饮食不洁史。发病突然,脘腹胀痛,泻后则痛缓,嗳腐吞酸,舌苔垢腻等。

(1)患者取仰卧位,施术者取坐位于右侧。施术者可先用点穴法,缓解腹痛和腹部痉挛。再点揉足三里、三阴交穴,先左侧后右侧(图2-67-①)。

(2)紧接上法,用示指、中指、环指、小指四指并拢,指腹着力,顺时针方向摩腹3～5分钟(图2-67-②)。

(3)点揉腹部穴位,用右手拇指或示指点揉天枢穴、大横穴,先点揉右侧,后点揉左侧,用力宜适中(图2-67-③、④)。

(4)紧接上法,用右手示指、中指、环指指腹为着力点,自脊柱上端抹至尾骶部,反复3～5分钟(图2-67-⑤)。

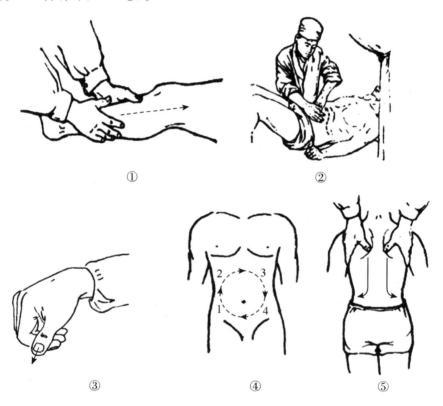

① ② ③ ④ ⑤

图2-67 饮食所伤型腹泻的按摩治疗

方法 4 适用于感受外邪型腹泻。症见发病急骤,大便稀薄或夹黏液,每日数次或十余次,腹痛肠鸣,肢体酸痛等(图 2-68)。

(1)患者取仰卧位,施术者取坐位于右侧。施术者先用右手掌根揉腹部,从升结肠至横结肠向降结肠到乙状结肠到直肠的方向,反复施术 3～5 分钟。

(2)用拇指推法,在天枢、大横、神阙、气海、关元穴反复施术 3～5 分钟。

(3)点揉足三里、三阴交穴,两侧分别点揉 2～3 分钟,用力稍重。

(4)患者取俯卧位,施术者体位不变。施术者用右手示指、中指、环指指腹为着力点,在脊柱两侧点揉膈俞、肝俞、脾俞、胃俞、长强等穴 3～5 分钟。

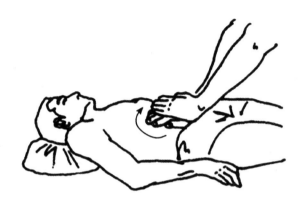

图 2-68 感受外邪型腹泻的按摩治疗

十一、按摩治腹胀

方法 1 适用于温热蕴结型腹胀,症见腹胀痛及胁,喜凉恶热,口干渴,烦热面赤等。

(1)患者取仰卧位,施术者取坐位于右侧。施术者先用按摩法、揉法、横抹法在腹部施术 3～5 分钟(图 2-69-①)。

(2)用四指摩推法,在腹部摩上腹、中腹、下腹 3～5 分钟(图 2-69-②)。

(3)紧接上法,点抖穴位。施术者示指、中指、环指并拢,指尖着力,点抖上脘、中脘、下脘、神阙、气海、关元、中极穴;再点揉足三里、三阴交等穴 3～5 分钟。

(4)患者取俯卧位,施术者体位不变。施术者先用掌根揉法、多指揉法在脊柱和脊柱两侧分别施术 2～3 分钟,用力不宜太重(图 2-69-③)。

方法 2 适用于寒湿内生型腹胀。症见腹中胀痛不减,或时作攻冲痞痛,喜热恶冷,食欲缺乏,或胸闷泛恶,肢体酸软等。

(1)患者取仰卧位,施术者取坐位于右侧。施术者先用点抖法、振颤法在腹部广泛性地施术 3～5 分钟。

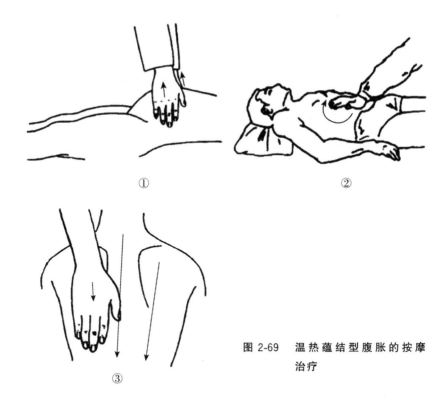

①　　　　②

③

图 2-69　温热蕴结型腹胀的按摩
治疗

(2)紧接上法,用右手掌根,采用顺时针方向相继摩上腹、中腹、下腹、全腹 3～
5 分钟(图 2-70-①)。

(3)紧接上法,用右手示指、中指点揉中府穴、云门穴(图 2-70-②)、天枢穴、大
横穴,施摛法于足三里、三阴交穴 3～5 分钟(图 2-70-③)。

(4)患者取俯卧位,施术者体位不变,用掌根揉法、点穴揉法在脊柱、脊柱两侧
揉 3～5 分钟或施捏脊法 3～5 遍(图 2-70-④)。

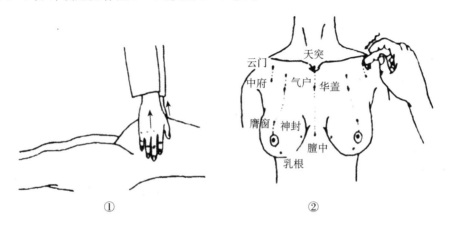

①　　　　②

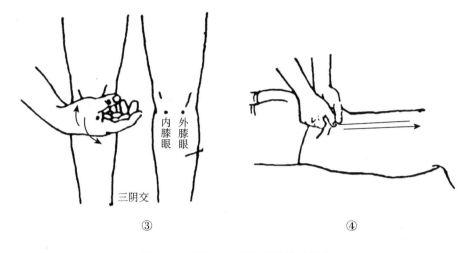

内膝眼　外膝眼

三阴交

③　　　　　④

图 2-70　寒湿内生型腹胀的按摩治疗

十二、按摩治腹痛

方法 1　适用于虚痛型腹痛。症见腹痛绵绵,时作时止,喜热恶寒,喜按,按之则痛减,兼有面色无华,神疲气短,小便清长,舌淡白等。

(1)患者取仰卧位,施术者坐位于左侧。施术者先用右手四指摩推法、掌根揉法轻轻地顺时针方向做按摩 5～8 分钟(图 2-71-①)。

(2)紧接上法,用右手四指指腹为着力点,摩推神阙、气海、关元、中极穴,反复施术 3～5 分钟(图 2-71-②)。

(3)紧接上法,再点揉足三里穴、三阴交穴,反复施术 3 分钟(图 2-71-③)。

(4)紧接上法,患者取俯卧位,施术者体位不变,用滚脊法,自上而下 3～5 分钟;还可用揉法沿脊柱上下揉脊 3～5 遍(图 2-71-④、⑤)。

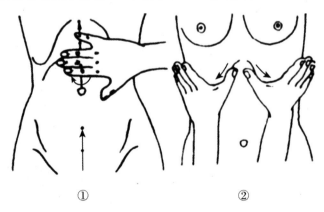

①　　　　　②

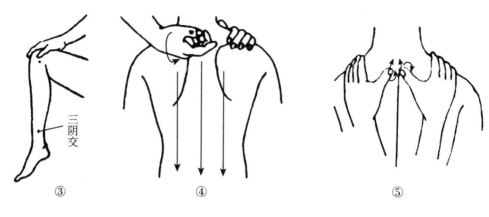

图 2-71　虚痛型腹痛的按摩治疗

方法 2　适用于热痛型腹痛。症见腹痛拒按,脘腹胀满,大便干燥,小便黄赤,兼见烦渴引饮,大便滞下不爽,潮热自汗,喜欢吃冷的食物和饮料。

(1)患者取仰卧位,施术者取坐位于右侧。施术者先用掌根揉法在上腹、中腹、下腹部反复推揉 3～5 分钟(图 2-72-①)。

(2)紧接上法,施术者用掌推法顺时针方向推揉全腹部,先从右往上向左侧向下,往返掌推 3～5 分钟(图 2-72-②)。

(3)紧接上法,点按足三里、三阴交、太冲穴 3～5 分钟(图 2-72-③)。

(4)患者取俯卧位,施术者用抹脊法,在脊柱两侧自上而下抹脊 3～5 遍(图 2-72-④)。

(5)最后,点揉委中、承山穴 3～5 分钟。

方法 3　适用于寒痛型腹痛。症见腹痛较剧,遇冷痛甚,得温痛减,口淡不渴,形寒肢冷,兼有小便清利,大便秘结或泻下清水等,并且喜欢吃热的食物。

(1)患者取仰卧位,施术者取坐位于左侧。首先摩推三脘:用右手拇指、示指、中指轮流,交替摩推上脘穴、中脘穴、下脘穴 3～5 分钟(图 2-73-①)。

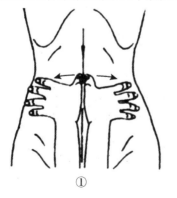

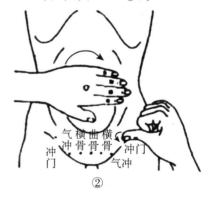

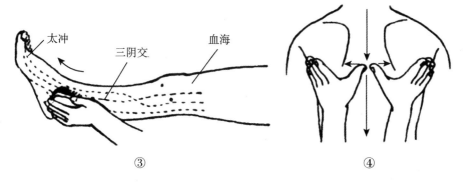

太冲

三阴交

血海

③

④

图 2-72　热痛型腹痛的按摩治疗

（2）紧接上法，施术者用一指禅推法，推四门穴即幽门、期门、章门、梁门穴，几穴轮流，反复按摩 3～5 分钟（图 2-73-②）。

（3）紧接上法，施术者用拇指点揉足三里穴、三阴交、太冲穴 3～5 分钟（图 2-

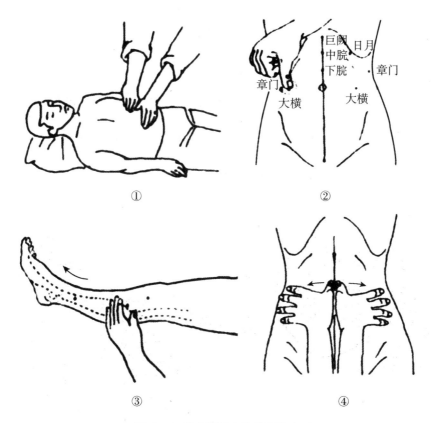

①

巨阙　日月

中脘

下脘　　章门

章门

大横　　　大横

②

③

④

图 2-73　寒痛型腹痛的按摩治疗

73-③)。

（4）患者取俯卧位,施术者用双手拇指点揉脊柱及两侧的脾、胃俞3～5分钟(图2-73-④)。

十三、按摩治肠炎

（1）患者取仰卧位,施术者坐于右侧。以右手掌心揉法在脐以上部,以右侧为主,反复揉法3～5分钟。

（2）体位不变,施术者右手示指、中指、环指、小指四指并拢,用四指摩推法在上脘、中脘、下脘穴反复施术3～5分钟。

（3）紧接上法,点揉足三里、三阴交等穴,反复点揉3～5分钟。

（4）患者取俯卧位,施术者体位不变。施术者用掌揉法、指揉法在膈俞、肝俞、胆俞等穴反复点揉3～5分钟。

十四、按摩治便秘

方法1 适用于实热型便秘。症见胃肠燥热,大便干结,小便短赤,面红身热,兼有腹胀腹痛。口干口臭,舌红苔黄,脉滑数。

（1）患者取仰卧位,施术者立于或坐位于右侧。首先用右手大拇指推大横、天枢穴,分别在两侧反复施术3～5分钟(图2-74-①)。

（2）患者体位不变,施术者采用四指摩推法、掌根揉法在患者腹部进行顺时针按摩,反复施术3～5分钟(图2-74-②)。

（3）采用点抖法、振颤法在大横穴、天枢、神阙、气海、关元等穴反复施术3～5分钟,贴着皮肤点抖(图2-74-③)。

（4）患者取俯卧位,施术者体位不变。施术者用右手掌根揉脊柱部,点揉天宗穴、膈俞穴、脾俞穴、胃俞穴等穴位3～5分钟(图2-74-④)。

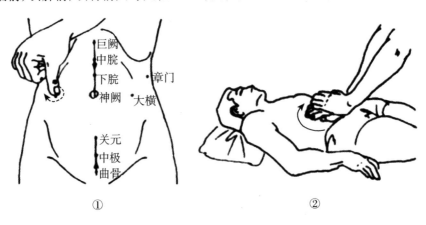

①　　　　　　　　　　②

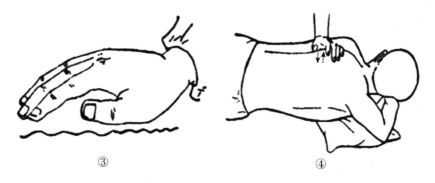

③   ④

图 2-74   实热型便秘的按摩治疗

方法2   适用于虚寒型便秘。症见大便不下、干结,欲便不下,努挣不解,便后神疲乏力,自汗气短,面色无华,时有眩晕心悸,唇白色淡,舌淡少苔,脉细等症状。

(1)患者取仰卧位,施术者立于或坐位于左侧。施术者用右手掌摩腹,四指摩腹,用顺时针轻摩法反复施术 5～10 分钟(图 2-75-①)。

(2)用拇指抹法自右侧腹部向左侧腹部横抹 3～5 遍,再用四指抹法自上腹部向下腹部竖抹 3～5 遍(图 2-75-②)。

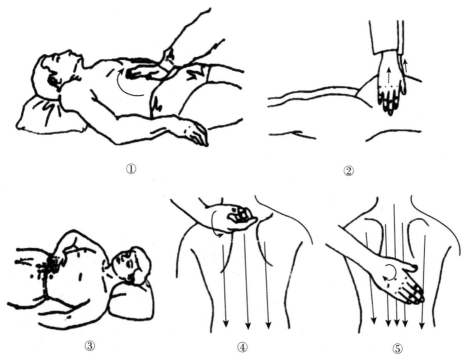

①   ②

③   ④   ⑤

图 2-75   虚寒型便秘的按摩治疗

（3）再用点抖法点抖神阙、大横、天枢、气海、关元、中极穴 3～5 分钟,用力由轻渐重,频率由慢渐快(图 2-75-③)。

（4）患者取俯卧位,施术者体位不变。施术者用滚法在脊柱及两侧自膈俞向下一直揉至八髎,反复 3～5 遍(图 2-75-④)。

（5）紧接上法,施术者用右手示指、中指、环指的指腹为着力点,自上而下施术 3～5 遍,再自上而下点脊柱旁 3～5 次,用力不宜太重,使皮肤红润为好(图 2-75-⑤)。

十五、按摩治小便不利

方法 1 本法适用于肝郁气滞型小便不利。症见小便不通或通而不畅,伴平素易怒,腹满胁胀,情感抑郁,舌边红。

（1）患者取仰卧位,施术者坐位于右侧。施术者先在两侧胁肋部,反复推揉、梳肋 3～5 分钟(图 2-76-①)。

（2）紧接上法,点揉膻中、章门、期门穴,反复施术 3～5 分钟(图 2-76-②)。

（3）紧接上法,用右手示指、中指、环指指尖为着力点,点抖气海、关元、中极穴 3～5 分钟(图 2-76-②)。

（4）紧接上法,用右手拇指的指腹为着力点,由轻渐重,点揉涌泉穴 3～5 分钟(图 2-76-③)。

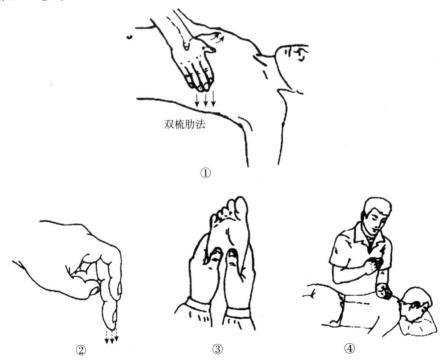

双梳肋法

①

②　　　　　③　　　　　④

图 2-76　肝郁气滞型小便不利的按摩治疗

（5）紧接上法,患者取俯卧位,施术者点揉或轻轻敲击膈俞、肝俞、胆俞、肾俞穴3～5分钟(图 2-76-④)。

方法 2　本法适用于膀胱湿热型小便不利。症见小便点滴不出,或尿量少而短赤灼热,伴小腹满胀,口苦口黏,口渴不欲饮或饮而量少,大便不畅等。

（1）患者取仰卧位,施术者可取坐位于左侧。用右手拇指晃推法,在腹部从右侧向上,到左侧向下,反复施术 3～5 分钟(图 2-77-①)。

（2）用一指禅推法或双手推法,反复推揉神阙、天枢、气海、中极穴,施术 3～5分钟,用力要渗透(图 2-77-②)。

（3）用点抖法或掌振法在下腹部自上而下,点抖 3～5 分钟(图 2-77-③)。

（4）患者取俯卧位,紧接上法,用掌根揉法、搓法,依次在肺俞、膈俞、脾俞、三焦俞、肾俞、膀胱俞、次髎反复施术 3～5 分钟(图 2-77-④)。

方法 3　本法适用于中气不足型小便不利。症见小便欲解而不得出,或小便量少而不畅,伴小腹坠胀,倦怠乏力,神疲气短,语声低微,纳谷不香,舌质淡等症。

（1）患者取仰卧位,施术者坐位于左侧。施术者先用示、中、环、小指四指并拢,指腹

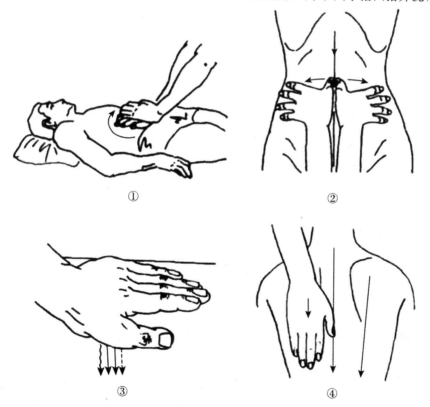

图 2-77　膀胱湿热型小便不利的按摩治疗

143

为着力点,四指摩推气海、关元、中极穴3～5分钟,以补益中气(图2-78-①)。

(2)紧接上法,施术者用右手掌心劳宫穴贴于气海、关元、中极穴,用振颤法反复揉3～5分钟。

(3)紧接上法,点揉血海穴、足三里、三阴交、涌泉穴3～5分钟(图2-78-②)。

(4)紧接上法,患者取俯卧位,施术者用右手掌根揉法在脊柱正中或两侧,反复揉推3～5分钟(图2-78-③)。

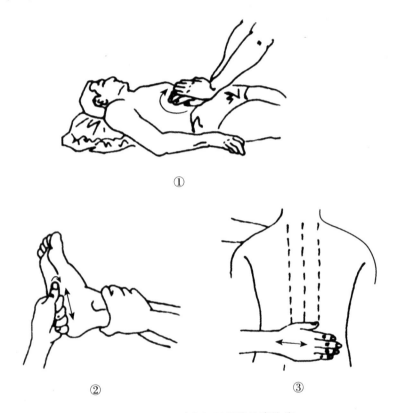

① ② ③

图2-78 中气不足型小便不利的按摩治疗

十六、按摩治泌尿系感染

(1)拇指指腹轻轻揉按中极穴,每隔30秒放松1次,反复揉按2～3分钟,以局部出现微胀感即可。

(2)拇指指腹轻轻揉按气海穴,每隔30秒放松1次,反复揉按2～3分钟,以局部出现微胀感即可。

(3)拇指指腹轻轻揉按归来穴,每隔30秒放松1次,反复揉按2～3分钟,以局部出现微胀感即可。

（4）中指指端点冲按压膀胱俞穴，用力由轻到重，每分钟点冲 200 次，连续点冲 2～3 分钟，直至局部出现酸胀感为止。

（5）拇指指腹置于阴陵泉穴上，其余四指置于小腿外侧面，拇指用中等力量捏按阴陵泉穴，每隔 20 秒钟放松 1 次，反复捏按 3～5 分钟，直至局部出现酸胀感为止。

（6）拇指指腹置于三阴交穴上，其余四指置于小腿外侧面，拇指用中等力量捏按三阴交穴，每隔 20 秒钟放松 1 次，反复捏按 3～5 分钟，直至局部出现酸胀感为止。

十七、按摩治泌尿系结石

（1）拇指指腹用重力扪按中极穴，每隔 20 秒钟放松 1 次，反复扪按 3～5 分钟，直至局部出现坠胀感为止。

（2）左手拇指指腹置于肾俞穴上，右手拇指指腹压在左手拇指指背上，两指同时用重力扪按肾俞穴，每隔 8～10 秒钟放松 1 次，压力逐渐加重，反复扪按 5～7 分钟，直至局部出现强烈酸胀感为止。

（3）志室穴的治疗方法同肾俞穴。

（4）拇指指端用力点冲按压次髎穴，力量逐渐加重，每分钟点冲 200 次以上，反复点冲 3～5 分钟，直至局部产生明显酸重感为止。

（5）拇指指腹置于阴陵泉穴上，其余四指置于小腿外侧面，拇指用力捏按阴陵泉穴，每隔 20 秒钟放松 1 次，反复捏按 3～5 分钟，直至局部出现明显酸胀感为止。

（6）三阴交穴的治疗方法同阴陵泉穴。

（7）拇指指腹揉按大横穴，用力不宜过重，每隔 1 分钟放松 1 次，反复揉按 5～7 分钟，直至局部出现轻微胀感为止。此法适用于上尿路结石。

（8）归来穴的治疗方法与大横穴相同。此法适用于下尿路结石。

十八、按摩治高血压病

（1）患者仰卧位。施术者立于一侧，两手拇指端着力，分别点按两侧肘关节屈曲、肘横纹尽头处曲池穴，腕关节掌侧、腕横纹尺侧端稍上方凹陷处神门穴，膝关节外膝眼下 3 寸、胫骨外侧约一横指处足三里穴，足背第 1、2 趾缝间上 1.5 寸处太冲穴各约 1 分钟，以局部酸胀为宜。

（2）患者仰卧位。施术者立于一侧，两手掌指交替着力，分别置于上腹季肋部，向上向下反复摩动约 2 分钟。

（3）患者仰卧位。施术者立于一侧，两手掌指分别置于腹外侧，自外向内，从上向下，交替挤拢拿提腹肌并逐渐移动，反复施术约 2 分钟。

（4）患者俯卧位。施术者立于一侧，两手掌指交替着力，分别推揉背腰两侧，沿足太阳膀胱经，从第 1 胸椎至腰骶部，自上而下，自下而上，边推边揉反复施术约 7 分钟。

（5）患者坐位。施术者立于一侧，一手扶一侧肩部，另一手拇指、示指、中指、环指着力,做对称性捏拿上背及颈项部,反复施术约3分钟。

(6)患者坐位。施术者立于一侧,两手拇指或中指端着力,分别按揉两侧颈后部枕骨粗隆下方凹陷处与乳突之间凹陷中风池穴,眼外眦上外方凹陷处太阳穴,两眉毛内侧连线中点处印堂穴各约1分钟。

十九、按摩治心绞痛

(1)患者取仰卧位,施术者坐位于右侧。施术者先用双手平推胸部,右手在左侧,左手在右侧,反复施术5~10分钟(图2-79-①)。

(2)紧接上法,推揉中府穴、云门穴、膻中穴,反复施术3~5分钟。重点推揉膻中穴(图2-79-②)。

(3)患者俯卧位或坐位,施术者以右手拇指指腹为着力点,重点点揉左侧天突穴3~5分钟,再点揉心俞、膈俞、肝俞等穴反复3~5分钟(图2-79-③、④)。

(4)如果在夜间突然发作时,可首先掐人中、内关等穴急救(图2-79-⑤)。

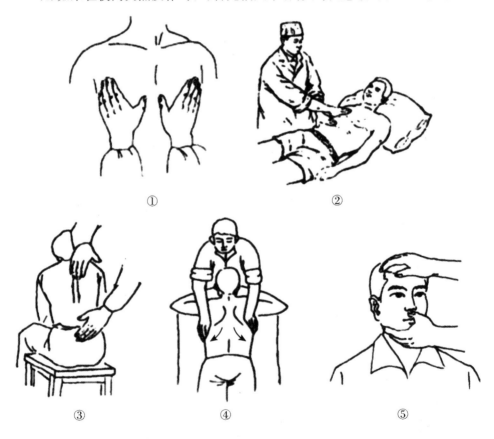

① ② ③ ④ ⑤

图2-79 心绞痛的按摩治疗

二十、按摩治梨状肌综合征

（1）患者取俯卧位，施术者立于患者的患侧，以单手拇指拨法或两拇指拨法治疗患侧臀部的压痛点，持续治疗二三十下，手法的力度需由小逐渐增大。

（2）施术者以单手拇指按法或两拇指叠合按法依次置于患侧的居髎穴及环跳穴，一按一放，持续治疗数十下（图 2-80-①）。

（3）施术者以单手滚法治疗患侧的臀部，持续治疗数分钟，手法须柔和而深透。

（4）患侧大腿之下垫枕，施术者以单手滚法先自患者大腿后面的近端始，逐渐地治向其远端；然后再以远端治向近端，持续治疗 3～5 次（图 2-80-②）。

（5）施术者以单指揉法治疗患者阳陵泉穴，持续治疗十余下或二三十下，一侧治毕，再治另一侧（图 2-80-③）。

（6）施术者以单手拿法治疗承山穴，持续治疗二三十下。手法需柔和而缓慢。一侧治毕，再治另一侧（图 2-80-④）。

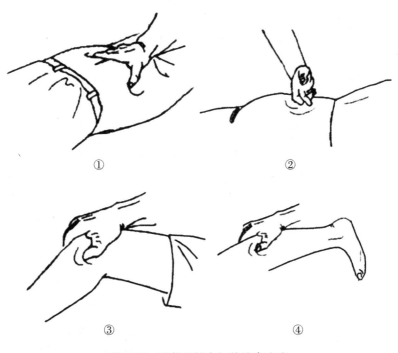

①　　　　　　　　　　②

③　　　　　　　　　　④

图 2-80　梨状肌综合征的按摩治疗

二十一、按摩治坐骨神经痛

（1）拇指指腹用重力扪按肾俞穴，每隔 20 秒钟放松 1 次，反复扪按 2～3 分钟，直至局部出现酸胀感为止。

（2）左手拇指指腹置于环跳穴上，右手拇指指腹置于左手拇指指背上，两手同时用重力扪按环跳穴 3～5 分钟，直至局部出现酸胀感为止。

（3）拇指指腹置于委中穴上，其余四指置于髌骨下缘处，拇指用重力扪按委中穴，直至局部出现较明显酸重感为止。

（4）拇指指腹用重力捏按承山穴，每隔 10 秒钟放松 1 次，反复捏按 2～3 分钟，直至局部出现明显酸胀感为止。

（5）阳陵泉穴的治疗方法与承山穴相同。

（6）拇指指腹用中等力量连续揉按绝骨穴 2～3 分钟，直至局部出现胀感为止。

二十二、按摩治面神经炎

（1）患者通常取正坐位，施术者立于患者前侧，用左手扶住头的后部，用右手掌根、掌心在面两侧进行摩擦，自右向左或自左向右反复施术 3～5 分钟（图 2-81-①）。

（2）用右手的拇指、示指、中指的指腹在面部两侧点揉目内眦、四白、印堂、承泣、颧髎、地仓、颊车、翳风等穴 3～5 分钟（图 2-81-②）。

（3）循经点穴，除点揉风池、风府穴外，还点揉列缺、合谷穴 3～5 分钟（图 2-81-③）。

（4）最后，再用平衡点揉法点揉两侧面部穴位（图 2-81-④）。

急性期按摩以㖞斜的对侧穴位与远侧穴位为主，连续按摩 5～7 天，患侧不宜用重手法治疗，可辅以热敷。

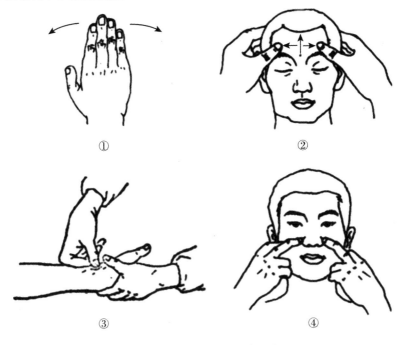

①

②

③

④

图 2-81　面神经炎的按摩治疗

二十三、按摩治失眠

(1)患者仰卧位。施术者坐于头后,两手拇指螺纹面置于前额正中处同时着力,自内向外侧头部,反复摩动 3 分钟。然后两手掌根同时着力,分别置于两侧眼角外侧和面颊部,沿顺逆时针方向反复运摩约 2 分钟。

(2)患者仰卧位。施术者坐于头后,两手指微屈,指端同时着力,分别自前头部发际处向两侧颞部、头顶至枕部,快速疏擦颤动,频率越快越好,反复施术约 2 分钟。

(3)患者仰卧位。一手握住腕关节,另一手拇指端着力,点按两侧掌后腕横纹尺侧端稍上方凹陷处神门穴各约半分钟。

(4)患者仰卧位。施术者两手拇指端交替着力,分别按揉两侧踝关节的内踝尖直上 3 寸、胫骨后缘三阴交穴各约 1 分钟。

(5)患者俯卧位。施术者立于一侧,两手掌指交替着力,分别推揉脊柱两侧,沿足太阳膀胱经,从上背至腰骶部,边推边揉反复施术约 5 分钟。

二十四、按摩治头痛

(1)患者取坐位,施术者立于患者前侧或旁边。施术者用右手鱼际揉法、掌心揉法在前额反复施术 2～3 分钟(图 2-82-①)。

(2)紧接上法,用五指抓法,以头顶部为中心,在整个头部反复施术 3～5 分钟(图 2-82-②)。

(3)紧接上法,用单抱推法在头部进行抱推 3～5 分钟,右手推左侧,左手推右侧(图 2-82-③),并点揉风池、风府穴。

(4)点揉患者太阳、头维、百会、风池、风府、列缺、合谷穴,反复施术 3～5 分钟(图 2-82-④)。

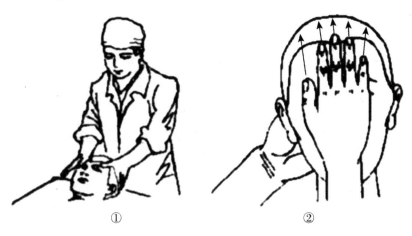

①　　　　　　　　　　　　②

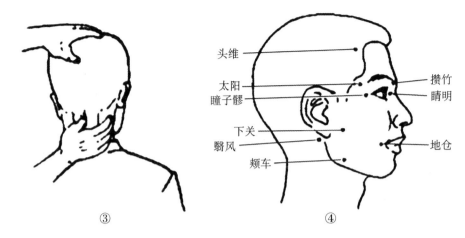

③ ④

图 2-82　头痛的按摩治疗

二十五、按摩治三叉神经痛

(1)患者通常取坐位,施术者先用右手掌心擦法,鱼际揉法在两侧面部反复施术 3～5 分钟,以放松痉挛(图 2-83-①)。

(2)用点揉穴位法,在听宫穴、听会穴、人中穴、攒竹穴、鱼腰穴、四白穴、颧髎穴、颊车穴反复施术 3～5 分钟(图 2-83-②)。

(3)右手扶住头的前额,左手拇指、示指、中指分别拿揉两侧风池穴,点揉风府穴 3～5 分钟(图 2-83-③)。

(4)再用循经点穴止痛法,点掐曲池穴、内关穴、外关穴、合谷穴、列缺穴等(图 2-83-④)。

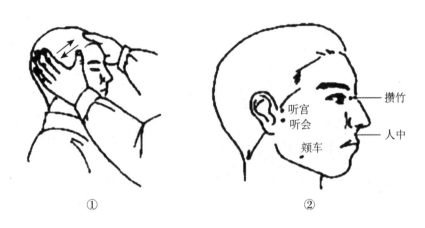

① ②

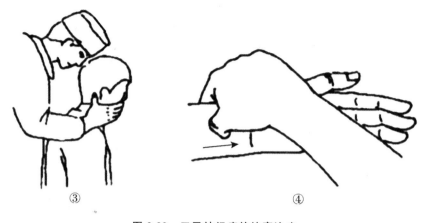

③ ④

图 2-83 三叉神经痛的按摩治疗

二十六、按摩治眩晕症

（1）患者取仰卧位，施术者取坐位于左侧。施术者先用掌根揉法、推摩法，在腹部反复施术 3～5 分钟（图 2-84-①）。

（2）紧接上法，施术者取脾经的隐白、太白、商丘等穴，再取胃经的厉兑、解溪、足三里等穴，反复点揉 3～5 分钟（图 2-84-②）。

（3）紧接上法，患者俯卧位，施术者体位不变，用双手拇指、示指、中指点揉、按摩两侧脾俞、胃俞、肝俞、胆俞穴 3 分钟（图 2-84-③）。

（4）紧接上法，再点揉涌泉穴 3～5 分钟（图 2-84-④）。

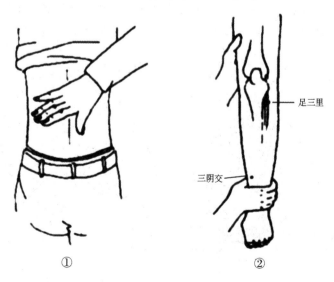

足三里

三阴交

① ②

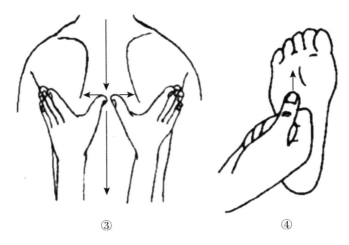

③ ④

图 2-84 眩晕症的按摩治疗

二十七、按摩治癔症

(1)患者取仰卧位。施术者掐患者的人中穴,持续约半分钟;后在头部施以开关通窍法,持续治疗 3～5 分钟;然后在患者的胸胁和腹部施以分肋推抹法和摩腹法,持续治疗 5 分钟左右;点揉间使、大陵、合谷穴,掐少冲穴,每穴持续治疗约半分钟(图 2-85-①)。

(2)紧接上法,施术者用双手在患者头部进行放松性按摩,反复施术 3～5 分钟,以镇静安神(图 2-85-②)。

(3)患者取俯卧位。施术者在患者背部的督脉及两侧膀胱经用推法、肘揉法反复治疗 3～5 分钟;点揉肝俞、肾俞、脾俞等穴,每穴持续治疗约半分钟,以酸胀为宜(图 2-85-③、④)。

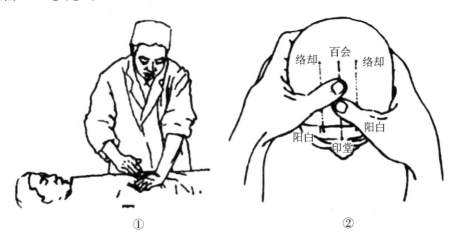

① ②

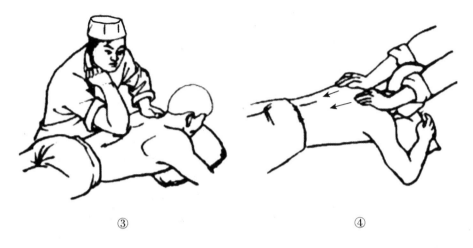

③　　　　　　　　　　　　　　　　④

图 2-85　癔症的按摩治疗

二十八、按摩治焦虑症

1. 肝气郁结型　症见情绪不宁,精神忧郁,善太息,胁肋胀痛,痛无定处,胸脘满闷,腹胀纳差,大便不调,咽中不适,如有梗阻感,嗳气不舒,舌淡红,苔薄白,脉弦。治宜疏肝理气,解郁散结。取胁肋部和膻中、章门、期门、阳陵泉、太冲穴。患者仰卧,按摩者手法要重,这样刺激力才强。先将两手掌横置于胸骨正中,手指分开,指距与肋间隙等宽,先用左手掌向右梳理肋间,从胸骨正中向右侧腋下分推,从上至下,往返 3～5 遍。然后用右手向左梳理肋间,两手交替分推至胁肋。动作要轻快柔和。然后做顺、逆时针方向摩运膻中穴,各 1 分钟。再用两手掌掌根或中指端分别置于两侧的章门、期门穴上,稍用力按揉,各 1 分钟。然后再将两手拇指或中指分别置于两侧阳陵泉穴上,余指辅助,先按揉 1 分钟,再用力做横向弹拨该处肌腱 5～8 次,以酸胀感为度。接下来用两手拇指的指尖分别置于两侧太冲穴上,稍用力掐揉 1 分钟,以酸胀感为度。最后两手五指并拢置于胸前乳下,沿胁肋方向搓擦并逐渐下移至浮肋,往返 3～5 遍,或以胁肋部有温热感为宜。

2. 气郁化火型　症见心悸,失眠,性情急躁易怒,胸胁胀满,口苦咽干,或头痛,目赤,耳鸣,或嘈杂吞酸,小便黄赤,大便秘结,舌红,苔黄,脉弦数。治宜疏肝解郁,清肝泻火,佐以安神。取肝俞、阳陵泉、太冲、风池、神庭穴。患者卧位,按摩者先按揉肝俞、阳陵泉 2 分钟,用双手拇指或鱼际由太阳穴推至风池 3～5 次,手掌轻轻抚摩胸部,做 50 次。然后两手五指并拢,左手自左侧按在神庭上,右手自右侧按在神庭上,左手指沿着逆时针方向,右手指沿顺时针方向,同时做圆形按摩,各 55 次。然后用两手拇指的指尖分别置于两侧太冲穴上,稍用力掐揉 1 分钟,以酸胀感为度,结束。

3. **心神不宁型** 症见心悸,善惊易恐,坐卧不安,心烦失眠,双手震颤,少眠多梦,胆怯怕事,气短乏力,注意力不集中,记忆力减退,舌淡红,苔薄白,脉细。治宜镇静安神,养心定志。取极泉、神门、内关、胸部。患者站立位,两足分开与肩同宽,身体自然放松,两手掌自然伸开,以腰左右转动带动手臂前后摆动,到体前时,用手掌面拍击对侧胸前区,到体后时,以掌背拍击对侧背心区。拍击力量由轻渐重,各拍击 20 次。然后将右掌按置于两乳之间,指尖斜向前下方,先从左乳下环行推摩心前区复原,再以掌根在前＋沿右乳下环行推摩,如此连续呈"∞"字形,施术 20 次。接着先以右手五指拿捏胸大肌数次,然后用虎口卡住腋前襞,以中指置于腋窝极泉穴位处,稍用力用指端勾住该处肌筋,并向外拨动,使之产生酸麻放射感,然后换手施术,左右各 10 次。然后用右手拇指按压在左手的内关穴上,其余 4 指在腕背作辅助,拇指稍用力按揉内关穴 1 分钟,再换手施术右侧。最后右手握住左手腕背,中指置于左腕尺侧神门穴处,以中指端稍用力向内向上按揉神门穴 1 分钟,然后换手施术右侧 1 分钟,结束。

4. **痰热上扰型** 症见心烦易怒,心悸,惊惕不安,痰多易咳,色黄而黏,泛恶,少寐多梦,胸胁痞满,口苦,舌红苔黄腻,脉滑数。治宜化痰清热,和中安神。取足三里、中脘、丰隆、曲池穴。按摩者按揉攒竹、鱼腰、丝竹空,轻揉太阳,拿合谷,再按摩中脘 2 分钟,用双手拇指同时对称按脾俞 1 分钟,再按揉足三里 1 分钟。

5. **心脾两虚型** 症见多思善虑,心悸胆怯,惴惴不安,健忘,失眠多梦,头晕,神疲,面色无华,食欲缺乏,舌红,脉细弱。治疗宜健脾养心,益气补血安神。治宜健脾养心,益气补血安神。取神门、三阴交、心俞、脾俞穴。患者坐位,将右脚架于左大腿上(呈"4"试验状),用右手拇指按揉三阴交穴,以有酸胀感为度,然后换手按揉左侧,各 1 分钟。再按揉心俞、脾俞,以健脾养心,最后右手握住左手腕背,中指置于左腕尺侧神门穴处,以中指端稍用力向内向上按揉神门穴 1 分钟,然后换手按揉右侧 1 分钟,结束。

6. **阴虚火旺型** 症见心悸不安,心烦少寐,头晕耳鸣,健忘,腰膝酸软,五心烦热,口干少津,舌质红,脉细数。治宜滋阴清热,养心安神。取大陵、太溪、太冲、神门穴。先按揉大陵、太溪、太冲各 2 分钟。然后再按神门,如前法。

二十九、按摩治帕金森病

(1)患者取仰卧位,施术者立于患者一侧。在腹部施以四指揉法、点按、擦法、抹法等,反复施术 3～5 分钟(图 2-86-①)。

(2)紧接着点揉百会、印堂、太阳等穴,每穴持续施术 2 分钟,以感到酸胀为宜(图 2-86-②)。

(3)然后在胸腹部及两侧下肢的前侧和足部施以抹法、梳肋法、摩法、点揉法、搓法等,反复施术 10 分钟左右。

（4）点揉膻中、关元、气海、阳陵泉、血海、足三里、三阴交等穴,每穴持续施术半分钟,以感到酸胀为宜;再点揉翳风、地仓、颊车等穴3分钟(图2-86-③)。

（5）患者取俯卧位,施术者在患者背部的脊柱及两侧和两侧下肢施以揉法、搓法、点按法、拿法、挤捏法,反复施术10分钟左右(图2-86-④)。

（6）点揉肝俞、脾俞、肾俞等穴,每穴持续施术半分钟,以感到酸胀为宜(图2-86-⑤)。

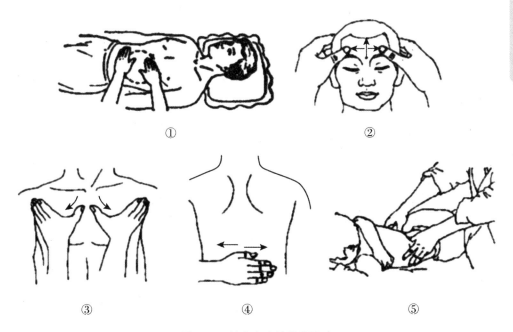

图 2-86　帕金森病的按摩治疗

三十、按摩治中暑

（1）首先迅速将患者搬到阴凉通风处,头部枕高,解开衣扣,拇指用力捏掐人中,昏迷患者可立刻苏醒(图2-87-①)。

（2）患者如有头晕恶心时,按揉两侧的内关、手指尖、足三里穴。每穴持续约半分钟,以酸胀为宜(图2-87-②)。

（3）如惊厥则按压两侧阳陵泉穴,直至惊厥症状明显减轻或消失为止;如腓肠肌痉挛者则按揉承山、涌泉、阴陵泉穴,持续治疗数分钟(图2-87-③)。

（4）最后,做宽胸梳肋的按摩法3～5分钟(图2-87-④)。

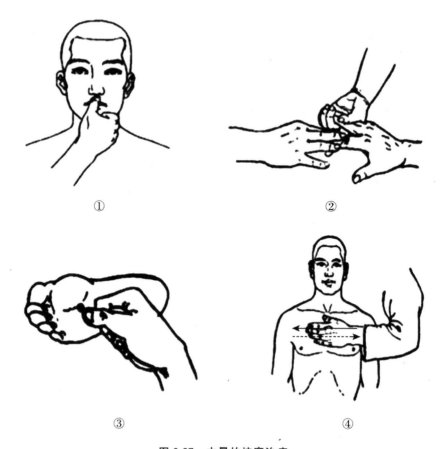

①　　　　　　　　　②

③　　　　　　　　　④

图 2-87　中暑的按摩治疗

三十一、按摩治肥胖症

(1)患者常取仰卧位,施术者坐于左侧面。首先在胸肋部采用推拿的方法,反复施术 5～10 分钟(图 2-88-①)。

(2)紧接上法,在腹部采用掌根揉法,拇指提推大横穴、天枢穴,反复施术 5～10 分钟(图 2-88-②、③)。

(3)紧接上法,患者取俯卧位,施术者用掌根揉、擦法、竖推法、抹脊法,反复施术 5～10 分钟(图 2-88-④)。

(4)下肢推拿法,在下肢反复采用挤捏法、推拿法,反复施术 3～5 分钟(图 2-88-⑤)。

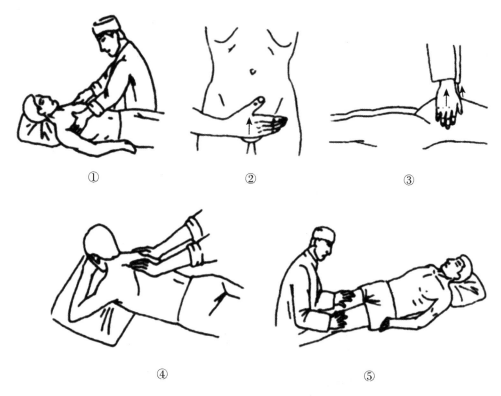

图 2-88　肥胖症的按摩治疗

三十二、按摩治胆囊炎、胆石症

(1)患者俯卧位。施术者立于一侧,两手拇指端着力,分别点按两侧第10胸椎棘突下旁开1.5寸处胆俞穴,第9胸椎棘突下旁开1.5寸处肝俞穴,第7胸椎棘突下旁开1.5寸处膈俞穴各约1分钟。施术时拇指端向下向胸椎体方向点按,以局部酸胀为宜(图2-89-①)。

(2)患者俯卧位。施术者立于一侧,两手掌指着力,分别按揉背部两侧膀胱经约7分钟。然后按揉右侧肩胛骨下角区、第7胸椎至第10胸椎旁的压痛点约2分钟,以重刺激为宜(图2-89-②)。

(3)患者左侧卧位,左下肢伸直,右下肢髋膝屈曲。施术者立于患者一侧,两手肘关节屈曲,一手肘部放于患者肩前,另一手肘部放于髋骨的后侧,两肘前后以相反方向同时突然用力斜扳2～3次,常伴有清脆的响声(图2-89-③)。

(4)患者仰卧位。施术者立于一侧,两手拇指重叠,指端着力,点按两侧膝关节外膝眼下、小腿外侧、腓骨小头前下缘凹陷处阳陵泉穴各约1分钟,以重刺激为宜(图2-89-④)。

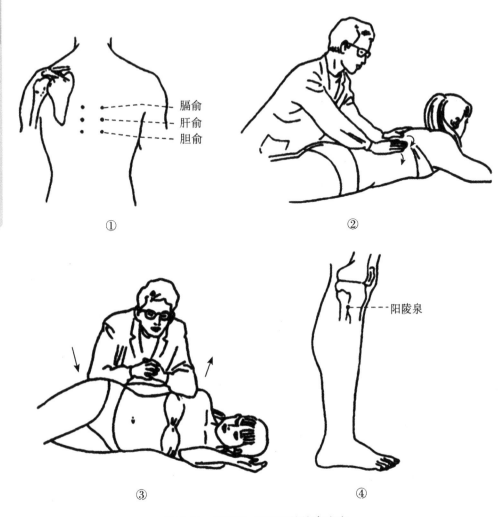

膈俞
肝俞
胆俞

①

②

③

④

图 2-89　胆囊炎、胆石症的按摩治疗

阳陵泉

三十三、按摩治腓肠肌痉挛

(1)患者俯卧位。施术者立于一侧,一手拇指端着力,分别垂直点按患侧小腿后面,腓肠肌腹之间凹陷处承山穴,膝关节的腘窝处,横纹中央委中穴,每穴各约1～2分钟,以局部胀麻向足放散为宜(图 2-90-①)。

(2)患者俯卧位。施术者立于一侧,一手拇指端着力,按拨患侧跟腱约1分钟(图 2-90-②)。

（3）患者俯卧位。施术者立于一侧，两手掌指交替着力，推揉患侧小腿后侧，从上至下，边推边揉，反复施术约5分钟（图2-90-③）。

（4）患者仰卧位。施术者立于一侧，两手拇指端交替着力，分别按揉患侧膝关节髌骨内上方2寸处血海穴；膝关节外膝眼下方、腓骨小头前下方凹陷处阳陵泉穴，每穴各约1分钟（图2-90-④）。

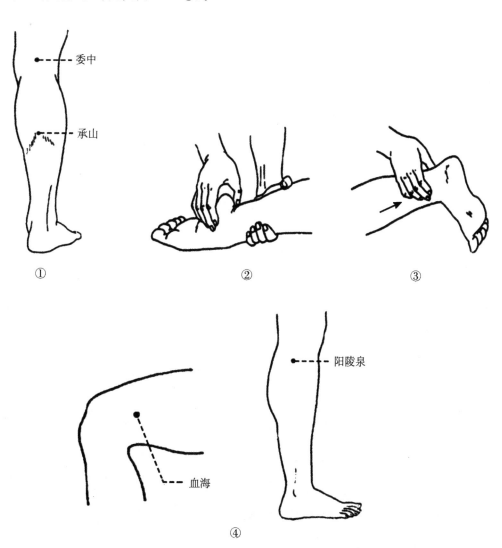

图2-90　腓肠肌痉挛的按摩治疗

三十四、按摩治肋间神经痛

（1）拇指指端置于支沟穴上，其余四指置于该穴背面，拇指用重力捏按支沟穴，每隔 20 秒钟放松 1 次，反复捏按 5～7 分钟，直至局部出现明显酸胀感为止。

（2）拇指指端置于太冲穴上，其余四指置于足底，拇指用重力捏按太冲穴，每隔 20 秒钟放松 1 次，反复捏按 5～7 分钟，直至局部出现强烈酸胀感为止。

（3）拇指指腹置于内关穴上，示指指腹置于外关穴上，两指用重力捏按，每隔 20 秒钟放松 1 次，反复捏按 5～7 分钟，直至局部出现较强烈酸重感为止。

（4）拇指指腹轻轻揉按期门穴，连续揉按 3～5 分钟，直至局部出现轻微胀感为止。

（5）拇指指腹用重力扣按肝俞穴，每隔 20 秒钟放松 1 次，反复扣按 3～5 分钟，直至局部出现较明显胀重感为止。

三十五、按摩治月经先期

（1）患者取仰卧位，施术者取坐位。施术者先用摩推法，四指并拢，以指腹为着力点轻轻摩推腹部，以下腹部为重点推摩 3～5 分钟（图 2-91-①）。

（2）紧接上法，用拇指晃推法，对腹部的神阙、气海、关元、中极穴提推 3～5 分钟（图 2-91-②）。

（3）体位同上，点揉血海、足三里、三阴交穴。

（4）患者俯卧位，施术者体位不变。用双手拇指、示指、中指拿起皮肤，自尾骶部至第 7 胸椎，反复捏脊 3～5 遍；再用右手示指、中指指腹自脊柱上端抹脊至脊柱下端 3～5 遍（图 2-91-③、图 2-91-④）。

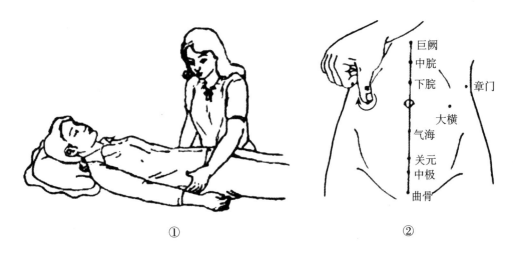

①   ②

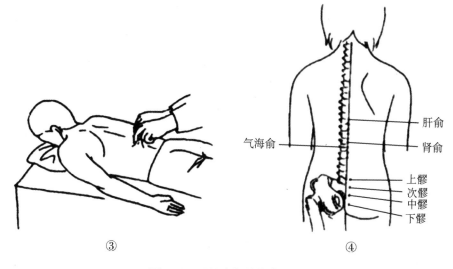

气海俞

肝俞

肾俞

上髎
次髎
中髎
下髎

③ ④

图 2-91 月经先期的按摩治疗

三十六、按摩治月经后期

(1)患者取仰卧位,施术者坐于左侧,先用顺时针方向摩按腹部的神阙穴,逐渐向脐周扩大范围按摩 3～5 分钟(图 2-92-①)。

(2)术者用右手大拇指或示指、中指指腹为着力点,按摩神阙、气海、关元、中极、血海、三阴交穴 3～5 分钟(图 2-92-②)。

(3)患者取俯卧位,施术者体位不变,用掌根揉法或滚法、点穴揉法在膈俞、肝俞、脾俞、胃俞、肾俞等穴点揉 3～5 分钟(图 2-92-③)。

(4)血虚型施术方法基本同上,但需注意手法宜轻;宜顺时针,宜向心性。可加用腹部和腰骶部拔火罐,用 2～3 个火罐采取"闪火吸拔法",以皮肤红润为度(图 2-92-④)。

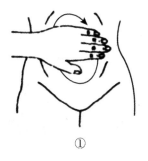

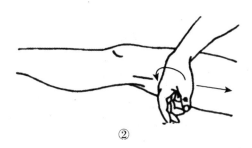

① ②

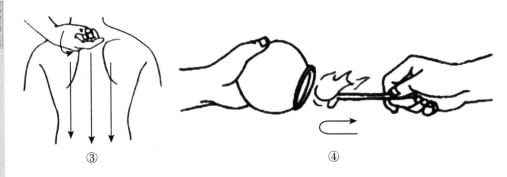

③ ④

图 2-92　月经后期的按摩治疗

三十七、按摩治月经先后无定期

(1)患者取仰卧位,施术者坐于右侧。①肝郁型:施术者先用单手梳肋法在两侧胁肋部进行梳推 3～5 分钟;再用双手梳肋法,左手在右胁肋部,右手在左胁肋部反复梳肋 3～5 分钟(图 2-93-①)。再用右手拇指、示指、中指点揉章门、期门、神阙、气海、关元、血海、三阴交等穴 3～5 分钟(图 2-93-②)。②肾虚型:用右手示指、中指、环指、小指指腹为着力点,在小腹部反复摩推 3～5 分钟(图 2-93-③)。

(2)患者取俯卧位,施术者在脊柱腰骶部采用掌根揉法、擦法反复施术 3～5 分钟,擦时以有温热感为好,不能擦破皮肤,造成不良后果(图 2-93-④)。

三十八、按摩治闭经

1. 患者取仰卧位,施术者坐于其右侧。

(1)揉摩小腹:用手掌面在小腹部,按顺时针或逆时针方向,做掌摩揉的手法,一般为 30～50 次或 2 分钟。

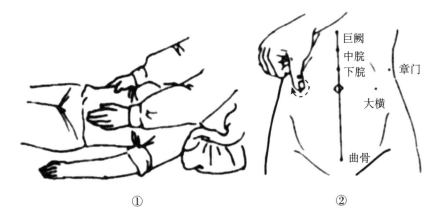

① ②

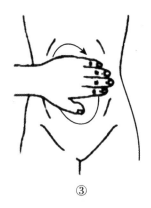 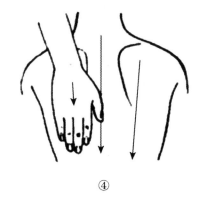

③　　　　　　　　　④

图 2-93　月经先后无定期的按摩治疗

（2）横推小腹：用手掌在小腹部，做来回推的手法，一般为 10～20 次。

（3）按中脘穴：用中指指腹在上腹部的中脘穴处，做点按揉的手法，一般为 10～20 次或 30 秒钟。

（4）按天枢穴：用拇指指腹在脐旁天枢穴处，做揉按手法，一般为 10～20 次或 30 秒钟。

（5）按关元穴：用中指指腹在小腹部的关元穴处，做点按揉的手法，一般为 10～20 次或 30 秒钟。

（6）提拿腹：用五指指腹在脐下腹正中线，做抓拿腹肌的手法，反复 5～7 次。

（7）分推腹：用双拇指外侧端，在腹正中线，沿肋弓分推至侧腹部，由上至小腹，反复 2～3 遍。

（8）下推腹：用手掌掌面在腹正中线由剑突下推至耻骨联合上，反复 5～7 遍。

（9）按血海穴：用拇指指腹在大腿内侧血海穴处，做点按揉的手法，一般 10～20 次或 30 秒钟。

（10）按足三里穴：用拇指指腹在小腿前外侧足三里穴处，做点按揉的手法，一般为 20～30 次或 60 秒钟。

（11）按三阴交穴：用拇指指腹在小腿内侧三阴交穴处，做点按揉的手法，一般为 10～20 次或 30 秒钟。

2. 患者取俯卧位，施术者体位不变。

（1）揉摩腰骶：用手掌面在腰部做掌摩揉的手法，由上至下，反复 3～5 遍。

（2）下推腰骶：用手掌根部在腰骶部，由上至下，做掌推手法，反复 5～7 遍。

（3）按肝俞穴：用双拇指指腹在胸椎的肝俞穴处，做点按揉的手法。一般为 10～20 次或 30 秒钟。

（4）按脾俞穴：用双拇指指腹在胸腰段之间的脾俞穴处，做点按揉的手法，一般为 10~20 次或 30 秒钟。

(5)按肾俞穴:用双拇指指腹在腰部的肾俞穴处,做点按揉的手法,一般为 20~30 次或 60 秒钟。

(6)按八髎穴:用双拇指指腹在骶部的八髎穴处,做点按揉的手法,每穴做 10~20 次或 30 秒钟。

(7)擦腰骶:用手掌掌面在腰骶部,做快速的掌擦手法,反复数十次,以透热潮红为度。

(8)轻叩腰骶:用空拳在腰骶部,做轻轻地叩打捶击手法,反复数十次。

(9)按涌泉穴:用拇指指腹在足底涌泉穴处,做点按揉压的手法,一般为 20~30 次或 60 秒钟。

三十九、按摩治痛经

1. 患者仰卧位,施术者坐于其右侧身旁。

(1)掌摩腹:用手掌掌面在全腹以肚脐为中心,按顺时针或逆时针的方向,做掌摩手法,反复 1~2 分钟。

(2)掌揉腹:用手掌在小腹部以关元穴为中心,按顺时针或逆时针的方向,做掌揉手法,反复 2~3 分钟。

(3)提拿腹:用双手在脘腹部正中线处,做提拿手法,反复 5~7 次。

(4)按神阙穴:用拇指指腹在腹部神阙穴处,做揉按手法,随呼吸持续按 1 分钟。

(5)按关元穴:用中指指腹在腹部关元穴处,做揉按手法,随呼吸持续按 1 分钟。

(6)按中极穴:用中指指腹在腹部中极穴处,做揉按手法,随呼吸持续按 1 分钟。

(7)拨股内侧肌:用拇指指端在大腿内侧筋腱处,做弹拨手法,反复 5~7 次。

(8)按血海穴:用拇指指腹在大腿内侧下段血海穴处,做揉按手法,持续 1 分钟。

(9)按劳宫穴:用拇指指腹在手掌劳宫穴处,做按压手法,反复 1~2 分钟。

2. 患者取俯卧位,施术者体位不变。

(1)摩腰骶:用手掌掌面在腰骶部,从上至下,做掌摩手法,反复 3~5 次。

(2)揉腰骶:用手掌掌面在腰骶部,由上至下,做掌揉手法,反复 3~5 次。

(3)按肾俞穴:用双拇指指腹在腰部肾俞穴处,做揉按手法,持续 1 分钟。

(4)擦腰骶:用手掌在腰骶椎处,做上下的掌擦手法,反复数十次,以透热为度。

(5)提拿八髎穴:用双手在八髎穴处,做提拿手法,反复十余次。

(6)按涌泉穴:用拇指指腹在足底涌泉穴处,做按压手法,持续 1 分钟。

四十、按摩治功能失调性子宫出血

1. 患者取仰卧位,施术者坐于其右侧。

(1)掌摩腹:用手掌在全腹部以肚脐为中心,按顺时针或逆时针的方向,做掌摩手法,反复1～2分钟。

(2)掌揉小腹:用手掌在小腹部以关元穴为中心,按顺时针或逆时针的方向,做掌揉手法,反复2～3分钟。

(3)掌振关元穴:用掌心劳宫穴对准关元穴,做连续不断的掌振手法,一般为1～2分钟。

(4)提拿小腹:用双手在小腹部做提拿手法,反复抓放3～5次。

(5)按气海穴:用中指指腹在小腹部的气海穴处,做揉按手法,一般为1分钟。

(6)按关元穴:用中指指腹在小腹部的关元穴处,做揉按手法,一般为1分钟。

(7)按血海穴:用拇指指腹在大腿内侧下段的血海穴处,做揉按手法,一般为1分钟。

(8)按足三里穴:用拇指指腹在小腿前外侧上段的足三里穴处,做揉按手法,一般为1分钟。

(9)按三阴交穴:用拇指指腹在小腿内侧下段三阴交穴处,做揉按手法,一般为1分钟。

2. 患者取俯卧位,施术者体位不变。

(1)掌摩腰骶:用手掌掌面在腰骶部,由上至下做掌摩手法,反复3～5遍。

(2)掌揉腰骶:用手掌掌面在腰骶部,由上至下做掌揉手法,反复3～5遍。

(3)按肾俞穴:用双拇指指腹在腰椎旁肾俞穴处,做揉按手法,一般为1分钟。

(4)按八髎穴:用双拇指指腹在骶椎八髎穴处,做揉按手法,每穴持续按30秒。

(5)掌擦八髎穴:用手掌在骶椎八髎穴上,做快速的掌擦手法,反复20～30次,以透热为度。

(6)拍打腰骶:用侧掌或空拳在腰骶部,做轻快的叩打手法,反复20～30次。

四十一、按摩治经前期紧张综合征

(1)患者坐位,施术者以双手拇指或中指指端着力,自前额正中,向两旁抹至太阳穴,约2分钟。

(2)患者坐位,施术者以拇指偏峰着力两眉连线的中点印堂穴做一指禅推法或揉法,约2分钟,以感酸胀为度。

(3)患者坐位,施术者以拇指偏峰着力于前发际正中直上0.5寸神庭穴以一指禅推或揉法,约2分钟,以感酸胀为度。

(4)患者坐位,施术者以拇指偏峰着力于眉梢与目外眦之间向后约1寸处凹陷中太阳穴,推揉约2分钟,以感酸胀为度。

(5)患者坐位,施术者以拇指指端或螺纹面着力揉动胸锁乳突肌与斜方肌之间凹陷中风池穴,约2分钟,以感酸胀为度。

(6)患者坐位,施术者以拇指指端或螺纹面着力揉动前发际正中直上7寸百会穴,约2分钟,以感酸胀为度。

(7)患者坐位,施术者以拇指指端或螺纹面着力揉动脐上4寸中脘穴,约2分钟,以感酸胀为度。

(8)患者坐位,施术者以拇指指端或螺纹面着力揉动腕横纹上2寸,掌长肌腱与桡侧腕屈肌腱之间内关穴,约2分钟,以感酸胀为度。

(9)患者坐位,施术者以拇指指端或螺纹面着力按压揉动腕横纹尺侧端,尺侧腕屈肌腱的桡侧凹陷中神门穴,约2分钟,以感酸胀为度。

(10)患者坐位,施术者以双手手掌小鱼际着力自后向前摩擦两胸胁部,擦至皮肤透热为止。

(11)患者俯卧位,施术者以双手拇指指端或螺纹面着力按压揉动第3胸椎棘突下,旁开1.5寸心俞穴2分钟,以感酸胀为度。

(12)患者俯卧位,施术者以拇指指端或螺纹面着力揉动第9胸椎棘突下,旁开1.5寸的肝俞穴2分钟,以感酸胀为度。

(13)患者仰卧位,施术者以拇指指端或螺纹面着力按压揉动犊鼻穴下3寸,胫骨内侧面的后缘足三里穴,约2分钟,以感酸胀为度。

四十二、按摩治带下

(1)患者侧卧位。施术者一手中指螺纹面着力,按揉两侧腹部、第11肋骨前端下方、与肚脐平处带脉穴各1分钟。然后两手指交替着力,沿两侧带脉穴环行腰腹1周,边按边揉约5分钟。

(2)患者仰卧位。施术者立于一侧,两手掌指交替着力,于下腹部从右至左,反复摩动约2分钟,然后一手掌指着力,于下腹部正中线,从肚脐至耻骨部,反复振颤约1分钟。

(3)患者仰卧位。施术者立于一侧,两手拇指端交替着力,分别按两侧踝关节内踝尖直上3寸、胫骨后缘三阴交穴,膝关节髌骨内上方2寸处血海穴,膝关节外膝眼下胫骨内髁下缘凹陷处阴陵泉穴,每穴各约1分钟。

(4)患者俯卧位。施术者立于一侧,两手掌指交替着力,从腰部至骶部,从左至右,边推边揉反复施术约5分钟。

四十三、按摩治产后尿潴留

(1)患者取仰卧位,施术者在患者的腹部施以推腹摩运法,持续治疗3～5分钟,然后在腹部施以振颤法约 3 分钟(图 2-94-①)。气虚型点揉石门、气海、关元、涌泉等穴,各数十下;肾虚型点揉大巨、水道、石门等穴,各数十下;气滞型点揉水分、气海、关元、石门等穴数十下,并施按腹压揉法,持续治疗约 3 分钟(图 2-94-②)。

(2)患者取俯卧位,施术者在患者腰骶部施以四指点揉法和擦法,持续治疗约 3～5 分钟。气虚型拿两侧肩井穴数十下;肾虚型点探两侧的三焦俞、肾俞、八髎、命门等穴,每穴治疗约半分钟,以酸胀为宜;气滞型点揉大杼、肺俞、三焦俞等穴,每穴治疗约 30 秒钟,以酸胀为宜(图 2-94-③、图 2-94-④)。

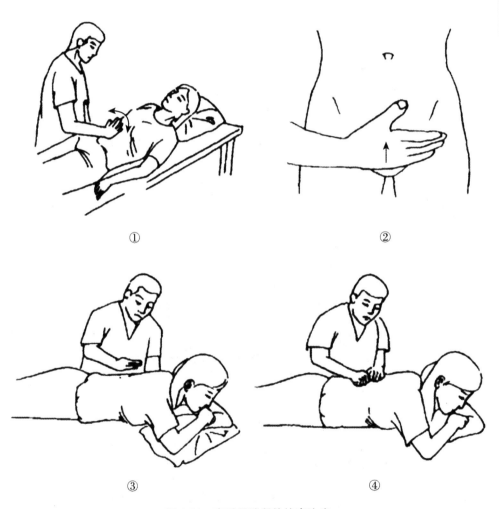

①

②

③

④

图 2-94　产后尿潴留的按摩治疗

四十四、按摩治产后腹痛

(1)患者仰卧位,施术者取坐位。施术者先用四指摩推法,掌根擦法在腹部反复施术 3～5 分钟,先摩右下腹,再摩左下腹,顺时针方向,循序渐进(图 2-95-①)。

(2)紧接上法,用手指点揉穴位,左手中指、环指、示指三指并拢,在神阙、气海、关元、中极穴反复轻揉 3～5 分钟(图 2-95-②)。

(3)稍重点揉血海、足三里、三阴交穴,三穴轮流重点 3 分钟。

(4)患者取俯卧位,施术者取坐位,先用示指、中指、环指指腹为着力点.抹脊3～5 遍;再用三指点揉膈俞、肝俞、胆俞、肾俞、八髎穴 3～5 分钟(图 2-95-③)。

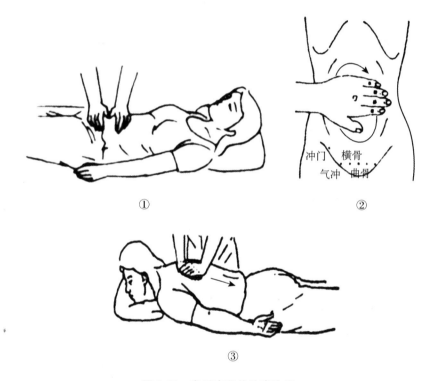

① ② ③

冲门 横骨
气冲 曲骨

图 2-95　产后腹痛的按摩治疗

四十五、按摩治产后身痛

手法按摩以产后 2～3 个月以后做按摩治疗为宜。假如身体较虚者,先以扶正为主,然后再调整腰骶及脊柱的解剖关系;如身体较好者,可先调整解剖关系,再施以扶正祛邪的手法。治疗时间 10 次为 1 疗程,一般需 1～2 个疗程。

1. 患者取俯卧位,施术者站于其右侧。

（1）揉颈肌：用拇指和示、中指相合，在颈部肌肉处，做揉拿手法，由上至下反复5～10次。

（2）揉拿肩井穴：用双拇指和示、中指相合，在肩井穴及周围处做揉拿手法，反复20～30次。

（3）掌摩腰背：用手掌掌面在背腰骶部，沿着脊柱及两侧肌肉处，做由上至下掌摩手法，反复6～9次。

（4）掌揉腰背：用手掌掌面在背腰骶部，沿着脊柱及两侧肌肉处，做由上至下掌揉手法，反复6～9次。

（5）掖腰背：用侧掌在背腰骶部，沿着脊柱及两侧肌肉处，做由上至下侧掖手法，反复6～9次。

（6）推腰背：用手掌掌根部在背腰骶部，沿着脊柱及两侧肌肉处，做由上至下的掌根推手法，反复6～9次。

（7）揉拿风池穴：用拇指和示、中指指腹在颈部风池穴处，做揉拿手法，反复1分钟。

（8）按大椎穴：用拇指指腹在颈背部的大椎穴处，做揉按手法，反复1分钟。

（9）按肾俞穴：用双拇指指腹在腰椎两旁肾俞穴处，做揉按手法，反复1分钟。

（10）擦命门穴：用手掌掌面在腰椎命门穴处，做摩擦手法，反复1分钟。

（11）按腰阳关穴：用拇指指腹在腰椎腰阳关穴处，做揉按手法，反复1分钟。

（12）抓背肌：用双手在两侧背腰肌处，做抓拿背肌手法，由上至下，分三段抓拿，反复2～3次。

（13）按委中穴：用双拇指在腘窝委中穴处，做揉按手法，持续1分钟。

（14）按涌泉穴：用拇指在足掌心涌泉穴处，做揉按手法，持续1分钟。

（15）拍打腰背：用双手侧掌或空拳在背腰骶椎及两侧肌肉处做拍打手法，反复2～3遍。

2. 患者取仰卧位，施术者体位不变。

（1）按合谷穴：用拇指在上肢合谷穴处，做揉按手法，持续1分钟。

（2）按曲池穴：用拇指在上肢曲池穴处，做揉按手法，一般为1分钟。

（3）按阳陵泉穴：用拇指在下肢小腿外侧上段阳陵泉穴处，做揉按手法，一般为1分钟。

四十六、按摩治产后便秘

（1）患者取仰卧位，施术者施摩法于小腹部，约5分钟；然后用提抖法施术于腹部3～5次；指揉天枢、支沟、上巨虚、大敦等穴，每穴约30秒钟，以酸胀为宜（图2-96-①、②）。

（2）患者取俯卧位，施术者在患者腰部用掌推法反复施术3～5分钟，点揉肺俞、厥阴俞、心俞、脾俞、胃俞等穴,每穴约半分钟,以酸胀为宜。最后以点揉法依次治疗患者的上髎、次髎、中髎及下髎穴,每穴约半分钟,以酸胀为宜(图2-96-③)。

(3)紧接上法,再用右手拇指点按委中、承山、足三里等穴,以通大便(图2-96-④)。

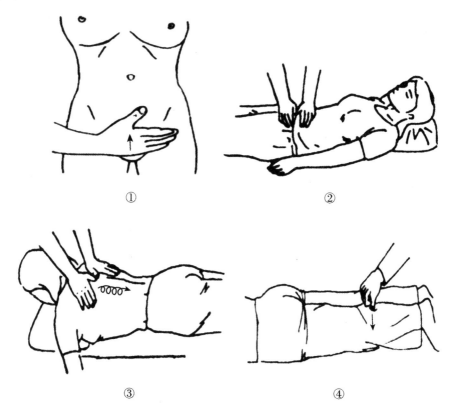

①   ②

③   ④

图 2-96　产后便秘的按摩治疗

四十七、按摩治产后腰痛

(1)患者仰卧位,施术者以右手掌掌根或掌面附着于腹部做顺时针方向环形抚摩约2分钟,以感腹部发热为度。

(2)患者俯卧位,施术者以拇指指端或螺纹面着力揉动第11胸椎棘突下,旁开1.5寸脾俞穴约2分钟,以感酸胀为度。

(3)患者俯卧位,施术者以拇指指端或螺纹面着力揉动第2腰椎棘突下,旁开1.5寸肾俞穴2分钟,以感酸胀为度。

(4)患者俯卧位,施术者以拇指指端或螺纹面着力揉动第5腰椎棘突下,旁开1.5寸关元俞穴约2分钟,以感酸胀为度。

（5）患者俯卧位，施术者以拇指指端或螺纹面着力揉动第 4 腰椎棘突下，旁开 1.5 寸大肠俞穴 2 分钟，以感酸胀为度。

（6）患者俯卧位，施术者以拇指与示、中指对称用力拿按腘窝横纹中央委中穴 5 次，以感酸胀为度。

（7）患者坐位，施术者以拇指与示、中指对称用力拿腓肠肌两肌腹之间凹陷的顶端承山穴 5 次，以感酸胀为度。

（8）患者俯卧位，施术者以拇指、示指与中指指端或螺纹面着力揉动内踝上 3 寸，胫骨内侧面的后缘三阴交穴约 2 分钟，以感酸胀为度。

（9）患者俯卧位，施术者以掌近小鱼际侧蘸少许冬青油膏擦第 2 腰椎棘突下旁开 1.5 寸肾俞穴，以感皮肤透热为度。

（10）患者俯卧位，施术者以手掌近小鱼际侧蘸少许冬青油膏擦第 2 腰椎棘突下命门穴，以感皮肤透热为度。

（11）患者俯卧位，施术者以拇指指端点第 1、2、3、4 骶后孔八髎穴，约 15 次，以感酸胀为度。

（12）患者俯卧位，施术者以手掌背近小指部分紧贴于体表腰骶部，使掌背持续不断地来回搓 2 分钟，以感酸胀为度。

四十八、按摩治产后缺乳

产后 2～3 日如乳汁缺少或乳汁全无，可用轻柔的手法进行治疗。一般 3～5 次即可见效。

1. 患者取坐位或仰卧位，施术者坐于其右侧。

（1）揉捏乳房：五指指腹在整个乳房处，做轻微地揉捏手法，反复 20～30 次或 1～2 分钟。

（2）按揉乳周：用示、中指指腹，在乳房周围处，做揉按手法，反复 20～30 次或 1 分钟。

（3）按膻中穴：用中指指腹在前胸正中膻中穴处，做点按揉的手法，反复 20～30 次或 1 分钟。

（4）按乳根穴：用中指指腹在乳房正中下方的乳根穴处，做点按揉的手法，反复 10～20 次或 30 秒钟。

（5）按中脘穴：用中指指腹在上腹部的中脘穴处，做点按揉的手法，反复 20～30 次或 1 分钟。

（6）按足三里穴：用拇指指腹在小腿外前方的足三里穴处，做点按揉的手法，一般为 20～30 次或 1 分钟。

（7）分推腹：用双手拇指外侧端，在腹正中线，沿肋弓分别向两侧分推至侧腹部，反复 10 余次。

(8)揉摩腹：用手掌掌面在腹部，以肚脐为中心，做顺时针或逆时针方向的揉摩手法，反复 50～100 次或 2～3 分钟。

2. 患者取俯卧位或坐位，施术者体位不变。

(1)揉摩背：用手掌面在背部，做掌揉摩手法，一般为 20～30 次或 1 分钟。

(2)按厥阴俞穴：用指腹在背部厥阴俞穴处，做点按揉的手法，一般为 10～20 次或 30 秒钟。

(3)按膏肓穴：用双拇指指腹，在背部膏肓穴处，做点按揉的手法，一般为 10～20 次或 30 秒钟。

(4)揉拨肩胛内侧：用拇指指端在肩胛骨内侧缘和脊椎外侧之间，做揉拨手法，反复 2～3 次。

(5)抓拿肩胛内侧：用五指在肩胛骨内侧缘和脊柱外侧之间，做抓拿手法，一侧拿 3～5 次。

(6)揉拿肩井穴：用五指指腹，在肩背部的肩井穴处，做反复的揉拿手法，一般为 30～50 次。

(7)轻叩肩背：用空拳在肩背部，做轻轻的叩扣手法，反复 10～20 次。

四十九、按摩治急性乳腺炎

急性乳腺炎患者可脱去内衣，暴露治疗部位，以利于按摩。手法需轻柔一些，切忌粗暴。必要时局部可涂抹润滑剂。治疗时间 5～7 次，大部分患者可痊愈。

1. 患者一般取坐位或仰卧位，施术者坐于其右侧。

(1)掌摩乳：用手掌在乳房及乳房周围处，按顺时针或逆时针方向，做掌摩手法，反复 2～3 分钟。

(2)揉捏乳：用拇指和示、中指指腹在乳房处，做揉捏手法，反复 1～2 分钟。

(3)按膻中穴：用中指指腹在前胸正中膻中穴处，做揉按手法，持续 1 分钟。

(4)按乳根穴：用中指指腹在前胸乳房直下乳根穴处，做揉按手法，持续 1 分钟。

(5)按中脘穴：用中指指腹在上腹中脘穴处，做揉按手法，持续 1 分钟。

(6)拉腋筋：用拇、示指相合，在腋窝前大筋处，做揉拿提拉手法，反复 10～20 次。

(7)分推胸腹：用双拇指指腹在乳下及两胁处，由正中向两侧做分推手法，反复 10～20 次。

2. 患者取俯卧位，施术者体位不变。

(1)掌摩背：用手掌在背部做掌摩手法，反复 30～50 次。

(2)拨背筋：用指端在肩胛骨内侧缘及脊椎外侧之间的肌肉处，做指拨手法，反复拨按数十次。

（3）按阿是穴：用双指腹在肩胛骨内侧缘及脊椎外侧之间的肌肉处，以疼痛点作为阿是穴，持续揉按 1 分钟。

（4）拿肩井穴：用双拇指和示、中指指腹，在肩背部的肩井穴处，做揉拿手法，反复 30～50 次。

（5）拍打背：用侧掌在背部，做轻轻地拍打手法，反复 20～30 次。

五十、按摩治盆腔炎

（1）患者仰卧位，施术者以顺时针在下腹部施摩法治疗约 3 分钟（图 2-97-①）。

（2）在下腹部施以揉法、振法及拿法约 5 分钟（图 2-97-②）。

（3）点按中脘、期门、关元、气海、中极、血海、三阴交、商丘等穴（图 2-97-③）。

（4）患者取俯卧位，施术者在其腰骶部施以揉法、擦法和振法约 5 分钟。

（5）点按肾俞、命门、肝俞、脾俞、大肠俞等穴，以酸胀为度。

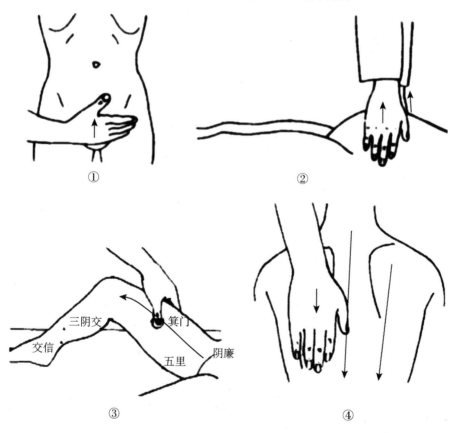

图 2-97　盆腔炎的按摩治疗

（6）在腰骶部的八髎穴上施以擦法，以局部温热感为宜。

（7）最后在其背部的督脉及两侧膀胱经上反复施以平推法 3 遍（图 2-97-④）。

五十一、按摩治阳痿

方法 1　本法适用于命门火衰型。症见阳痿伴形寒肢冷，尿频余沥不尽，面色㿠白，头晕耳鸣，腰酸肢软、舌淡白胖大等。

（1）患者仰卧位，施术者坐位于右侧。施术者先用轻手法，顺时针方向，向心性手法在下肢和下腹部采用推法、揉法、滚法反复施术 3～5 分钟（图 2-98-①）。

（2）在下腹部，用轻摩法，反复施术 3 分钟，再点揉气海、关元、中极穴 3 分钟，用力不宜过重，并揉下肢相应穴位和经络（图 2-98-②、③）。

（3）患者取俯卧位，施术者体位不变，用右手五指，反复在脊柱部撒揉 3～5 分钟（图 2-98-④）。

（4）用施治手示指、中指、环指，在脊柱两侧的俞穴轻轻点揉，包括膈俞、肝俞、肾俞、脾俞、胃俞、三焦俞等穴，点揉 3～5 分钟。

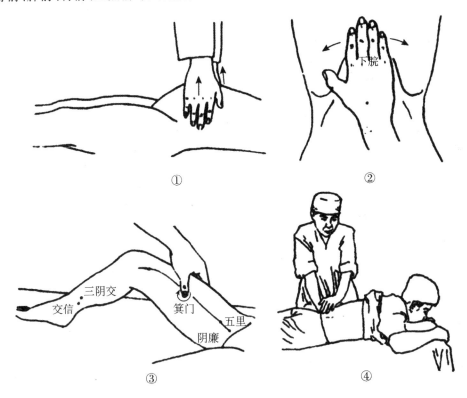

图 2-98　命门火衰型阳痿的按摩治疗

方法 2　本法适用于心脾血虚型。症见阳痿伴倦怠无力,气短神怯,惊悸健忘,失眠多梦,面色萎黄或少华,舌淡苔薄腻。

(1)患者仰卧位,施术者取坐位于右侧。施术者先用掌根部、四指部、掌心部在下腹部,反复施术 3～5 分钟(图 2-99-①)。

(2)紧接上法,施术者用左手拇指在患者神阙、气海、关元、中极、涌泉穴反复点揉 3～5 分钟,以顺时针为主(图 2-99-②)。

(3)紧接上法,施术者再用中指、示指点揉足三里、三阴交、复溜、太溪 3～5 分钟。

(4)患者俯卧位,施术者体位不变。施术者用掌根揉法、五指揉法在背部,沿脊柱、脊柱两侧反复施术 3～5 分钟(图 2-99-③)。

(5)紧接上法,施术者用掌心揉、掌根揉法在腰骶部(八髎穴)反复施术 3～5 分钟。

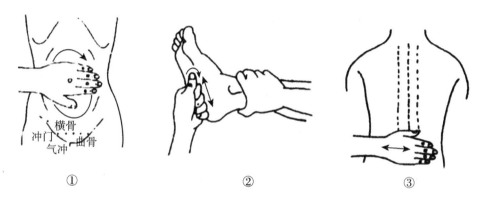

横骨
冲门　曲骨
气冲

①　　　　　　　　　②　　　　　　　　　③

图 2-99　心脾血虚型阳痿的按摩治疗

五十二、按摩治遗精

方法 1　本法适用于水火不济型。症见梦中遗精遗泄,伴少寐多梦,心中烦热,头目眩晕,神倦乏力,心悸,怔忡,易恐健忘,口干尿赤,舌红等。

(1)患者取仰卧位,施术者坐位于右侧。施术者用一指禅推法,在神阙、气海、关元、中极穴反复 3～5 分钟。

(2)用手指并拢,用掌根揉法在下腹部反复推揉、推摩 3～5 分钟。

(3)紧接上法,点揉阴陵泉、血海、三阴交、太冲、涌泉穴等 3～5 分钟(图 2-100-①)。

(4)患者取俯卧位,施术者用㨰法、掌根揉法、擦法在脊柱和脊柱两侧,反复施术 3～5 分钟(图 2-100-②)。

(5)轻轻敲击或点揉脾俞、胃俞、肝俞、胆俞、肾俞、命门、八髎等穴 3～5 分钟(图 2-100-③)。

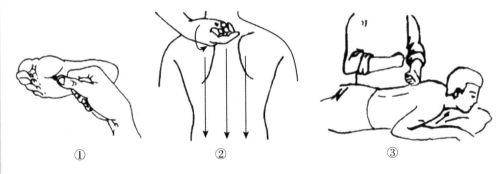

①　　　　　　　　②　　　　　　　　③

图 2-100　水火不济型遗精的按摩治疗

　　方法 2　本法适用于精关不固型。症见梦遗频作,伴腰膝酸软,形寒肢冷,面色㿠白无华,精寒精冷,尿少水肿或余沥不尽,舌淡嫩有齿痕。

　　(1)患者取仰卧位,施术者坐位于右侧。施术者先用四指摩推法,在神阙、气海、关元、中极穴反复 3～5 分钟(图 2-101-①)。

　　(2)按摩阴陵泉、地机、三阴交、涌泉穴,用轻揉轻按的方法 5～8 分钟(图 2-101-②)。

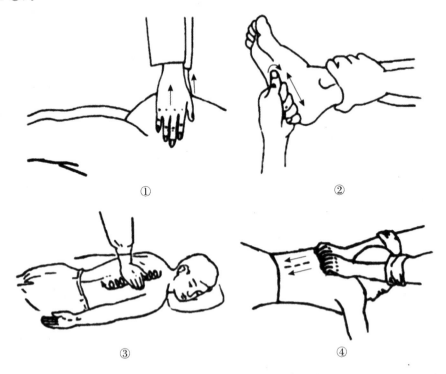

①　　　　　　　　　　　　　　　　②

③　　　　　　　　　　　　　　　　④

图 2-101　精关不固型遗精的按摩治疗

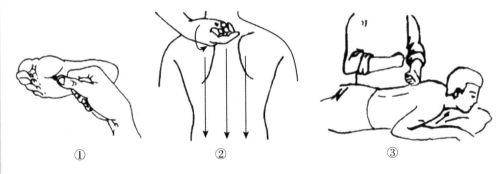

(3)患者取俯卧位,施术者体位不变,先用三指揉法、掌根揉法在脊柱和脊柱两侧,反复施术 3~5 分钟(图 2-101-③)。

(4)用手指指腹为着力点,点揉脾俞、肾俞、关元俞等穴 3~5 分钟(图 2-101-④)。

五十三、按摩治早泄

(1)患者仰卧位。施术者立于一侧,两手掌指交替着力,从肚脐至耻骨部,自下而上,从右至左反复轻柔缓和揉摩约 5 分钟。

(2)患者仰卧位。施术者两手分别着力,从上腹至下腹部拿提腹肌、放松,反复施术约 2 分钟。

(3)患者仰卧位。施术者一手中指端分别点按肚脐下 1.5 寸处的气海穴,肚脐下 3 寸处的关元穴,每穴约 30 秒钟。

(4)患者俯卧位。施术者立于一侧,两手交替着力,从腰部至骶尾部反复擦摩约 3 分钟。

五十四、按摩治前列腺炎

(1)患者取仰卧位,施术者先用双手按摩小腹部,反复施术 3~5 分钟(图 2-102-①)。

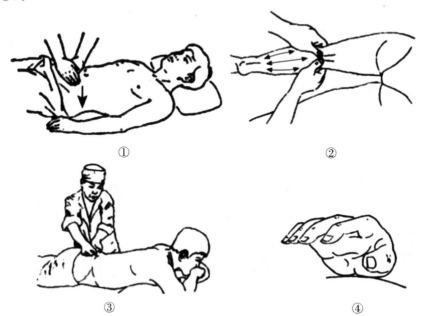

① ②

③ ④

图 2-102 前列腺炎的按摩治疗

（2）而后在患者的中极穴施以一指禅推法，持续治疗 5 分钟。

（3）按摩两侧复溜、三阴交、足三里等穴，每个穴位各持续治疗百余下（图 2-102-②）。

（4）患者取俯卧位，施术者在患者的上髎穴、次髎穴、下髎穴以一指禅推法治疗，每个穴位各持续治疗 3～5 分钟，后按摩两侧的秩边穴，持续治疗 3～5 分钟。

（5）最后用掌擦法自第 1 腰椎至第 4 腰椎水平处做治疗，左右各数十下（图 2-102-③）。

（6）紧接上法，掌揉下肢穴位 5～10 分钟（图 2-102-④）。

五十五、按摩治前列腺增生

（1）患者取仰卧位，施术者在患者脐以下反复施用四指摩法、掌根揉、多指揉法在神阙、气海、关元，重点在中极穴，施术 10～15 分钟。

（2）用振颤法施术于小腹部约 3 分钟，再揉擦整个下腹部，以温热为度（图 2-103-①）。

（3）点揉髀关、阴陵泉、足三里、三阴交、涌泉穴，以酸胀为度。

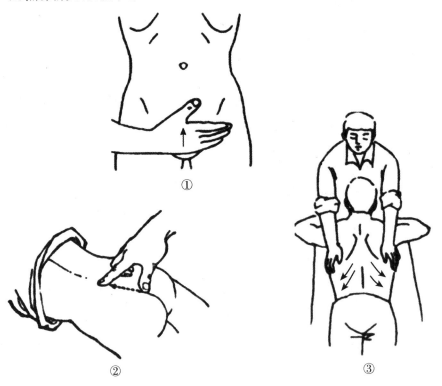

图 2-103　前列腺增生的按摩治疗

（4）患者取俯卧位，施术者用掌根揉、擦法、点揉等在腰椎以下八髎、长强、环跳等穴反复施术 3～5 分钟；而后用抹脊法自脊柱上方往下 3～5 遍，使脊柱有温热感；再点揉胃俞、肝俞、脾俞、肾俞穴 3～5 分钟；最后搓擦腰骶部 3～5 分钟（图 2-103-②、③）。

第三章

刮痧养生治病

第一节　刮痧的由来

　　刮痧是以中医经络腧穴理论为指导,通过特制的刮痧器具和相应的手法,蘸取一定的介质,在体表进行反复刮动、摩擦,使皮肤局部出现红色粟粒状,或暗红色出血点等"出痧"变化,从而达到活血透痧的作用。因其简、便、廉、效的特点,临床应用广泛,适合医疗及家庭保健。还可配合针灸、拔罐、刺络放血等疗法使用,加强活血化瘀、驱邪排毒的效果。

　　刮痧疗法的历史悠久,源远流长。其确切的发明年代及发明人,难以考证。人们在患病时,本能地用手或者石片抚摩、捶击身体的某一部位,有时竟然能使疾病得以缓解。通过长期的实践与积累,逐步形成了砭石治病的方法,这也是"刮痧"疗法的雏形。刮痧其实是砭石疗法或刺络疗法的一种,人类在发明火的时候,在用火取暖时发现火在烤到身体的某些部位时,会很舒服。后来人类又发现当石头被烘烤热了刺激身体时,可以治疗风湿、肿毒(以前的人类都居住在原始的山洞中,很容易患风湿、肿毒)。再后来人类又发现用砭石烤热后来刺破脓肿。渐渐地,当时的人类就觉得用热的石头可以治愈一些疾病。这就是"刮痧"治病的雏形。

　　到了青铜器时代,人们发明了冶金技术,随着冶金技术的发展,可以冶炼出铁。铁比砭石更加精细。当时的人类把铁制作成像现代人用的针。随着针灸经络理论的发展,在民间开始流传用边沿钝滑的铜钱、汤匙、瓷杯盖、钱币、玉器、纽扣等器具,在皮肤表面相关经络部位反复刮动,直到皮下出现红色或紫色瘀斑,来达到开泄腠理,祛邪外出调理痧症的方法。在不断的实践中,被演绎成一种自然疗法——刮痧健康疗法。

　　"痧"字是从"沙"衍变而来,最早的"沙"是指一种病证。某些疾病在其病程中,由于病毒的侵害、细菌毒素或毒物毒性的作用,大多可见到黏膜、肌肤之下呈现出血点或充血点,状如沙粒,或散在,或密集,或聚积成片,或融合成斑块,因此中医就以"痧"字来命名这些病证,并统称为"痧证",还把这些毒素称为"痧毒"。刮痧使体内的痧毒,即体内的病理产物得以外排,从而达到治愈痧证的目的。因很多病证者的皮肤刮拭后,表面会出现红色、紫红色或暗青色的类似"沙"样的斑点,人们逐渐将这种疗法称为"刮痧疗法"。

"痧"字最早见于宋代张杲的《医说》,元代危亦林所著《世医得效方》也有"痧症"的记载,明代张凤逵《伤暑全书》首载"绞肠痧"一证。清初"痧病"开始流行,治痧方法也随之完善。"痧症"有广义与狭义之分。狭义的"痧症"是中医学及我国民间所特指的一种疾病,一年四季均可发病,但多发于夏秋季节,多因感受"瘴气"或秽浊之气所致。其主要症状为头痛或头昏脑涨,自觉视物昏花或昏暗,恶心欲吐,厌油,腹胀欲便,或欲吐不吐、欲泻不泻,手足发麻,全身困重,疲乏嗜睡,指甲、口唇青黑等。"痧症"又称痧气或痧胀,民间俗称"发痧"。痧症的临床表现及刮后皮肤所出之出血点常被称为"痧象"。

元明以后,民间治疗痧病的经验逐渐引起医家的关注,到了清代,刮痧疗法更加成熟,出现了第一部刮痧专著,即郭志邃的《痧胀玉衡》,此书从痧的病源、流行、表现、分类、刮痧方法、工具以及综合治疗方法等方面均做了较为详细的论述,如在治疗方面指出:"背脊颈骨上下,及胸前胁肋,两背肩痧,用铜钱蘸香油刮之。头额腿上痧,用棉沙线或麻线蘸香油刮之。大小腹软肉内痧,用食盐以手擦之。"此后又出现了另一部刮痧专著,即陆乐山的《养生镜》。此二书奠定了刮痧疗法成为一门专科技术的基石,此后论述痧病的专著日渐增多,出现了《七十二种痧症救治法》等10余部专著,刮痧医术也大量散见于其他医学著作中。

随着医学的发展,现代刮痧疗法不断改进,如在刮痧工具上,用精制的水牛角刮板取代了过去的铜钱、瓷片等,并将刮痧与中医理论进一步结合,扩大了其适应范围,不仅治疗发热、体表疼痛等病证,通过内病外治的原理,对一些内脏疾患也有一定的治疗作用。

第二节　刮痧的基本原理

一、刮痧的作用机制

刮痧养生治病是以中医经络养生理论为基础,作用于人体经络、穴位、不适部位上。因此,其作用原理如下:

1. 调节阴阳　阴阳是中医理论的基本核心。当人体的阴阳相对平衡时,人体会呈现出良好的健康状态,体形是健美的,皮肤是红润而有光泽的。但是,由于情绪、疲劳、劳损等因素致使阴阳的平衡遭到破坏时,就会导致阴阳失调,继而出现亚健康状态、体形消瘦或肥胖等健康问题;同时皮肤也会出现痤疮、色斑、暗沉、衰老等一系列损美性问题。刮痧养生治病通过在经络和穴位上进行刮拭,可以起到调节阴阳的盛衰,使机体转归于"阴平阳秘",恢复其正常的生理功能,从而达到美容驻颜、养生保健、改善亚健康状态的目的。

2. 畅通经络 经络是运行气血、联络脏腑肢节、沟通上下内外、调节人体功能的一种特殊的网络系统。当经络气血充盈、畅通时，脏腑化生有源，人体的形体、五官、九窍都会呈现健美的状态；反之，当经络气血不足或气滞血瘀时，脏腑化生无源，同时会影响到皮肤、肌肉等形体官窍，出现一系列损美性问题，继而出现亚健康状态。刮痧养生治病通过在经络、穴位及不适部位上进行刮拭，可以疏通经络、活血化瘀、调节脏腑功能，使脏腑化生有源，经络的气血充盈、畅通，从而达到美容、养生的目的。

3. 清热散结 通过刮痧养生治病手法的刺激，使郁积在体内的"热邪"透达体表，最终排出体外，以达到清热散结的目的。如肺热引起皮肤痤疮，通过刮拭肺俞、大杼、风门、列缺等腧穴可以起到清热、利肺、消肿、散结的作用。

二、现代医学对刮痧的认识

现代医学证明，通过刮痧可刺激神经末梢或感受器而产生效应，促进微循环和淋巴循环，缓解肌肉紧张与痉挛、调整胃肠功能活动、促进人体新陈代谢，并通过神经反射或神经体液传递，以及脑干网状结构、大脑皮质、下丘脑的有效激活，在较高水平上调节肌肉、内脏、心血管的功能活动。同时通过一系列体液调节，增强机体的免疫和抗病能力，达到养生和治疗的目的。

1. 刮痧对免疫学的影响 有研究表明，刮痧能够对粒细胞和淋巴细胞的数量进行调节，起到增强人体细胞免疫的作用，从而达到防病、治病的功效。

2. 刮痧对血流动力学和微循环的影响 有学者进行了家兔高脂血症模型在督脉刮痧前后血流动力学变化研究，发现刮痧不但能降低全血黏度及血浆黏度，并能抑制红细胞聚集性的增强，还能抑制血小板聚集，说明刮痧对家兔实验性高脂血症和动脉粥样硬化有很好的防治作用。有研究对健康家兔进行刮痧，采用激光多普勒血流成像技术观察刮痧轻、重手法对皮肤血流灌注量的变化，并取刮痧区皮肤组织做形态学观察。发现在刮痧后无论是轻手法还是重手法，局部血流量与刮痧前比较，均维持在较高水平；皮肤形态学显示，刮拭区域有充血现象，皮下组织内多数血管呈扩张状态，并多有淤滞成团的血细胞存在，说明刮痧疗法对家兔皮肤细胞以及组织中的血管产生不同程度的影响。

3. 刮痧对神经系统的影响 刮痧通过神经反射作用或体液的传递，对中枢神经系统发出刺激信号，通过中枢神经的分析、综合，用以调整自主神经，遏阻病势的恶性循环，对机体各部位的功能产生协调作用，并达到新的平衡。研究表明利用刮痧疗法改善糖尿病患者睡眠质量，可得到较好的疗效，证明刮痧疗法可缓解精神压力和紧张情绪。

4. 刮痧对免疫功能和抗氧化的影响 刮痧出痧是一种血管扩张渐至毛细血

管破裂,血流外溢,皮肤局部形成瘀血斑点的现象,血凝块(出痧)不久可溃散,而起自体溶血作用,形成一种新的刺激素,加强局部的新陈代谢,起到消炎的作用。有研究通过观察刮痧前后大鼠的胆红素、SOD、白细胞介素-1、白细胞介素-6和白细胞变化,认为刮痧作为一种诱导因素能够降低白细胞的炎性反应。有研究通过观察刮痧对大鼠耐力训练模型肝组织抗氧化能力及运动能力的影响,表明经络刮痧可提高肝抗氧化酶的活性,对运动训练大鼠肝组织产生的自由基具有清除作用,从而促进肝糖原的合成,提高大鼠的运动能力。刮痧有提高免疫力的作用,刮痧直接刺激末梢神经,能调节神经和内分泌系统,增强细胞的免疫功能,亦能产生大量血清而增加抗体。

5. 排出毒素　刮痧过程中可使局部组织的血管扩张,黏膜的渗透性增强,淋巴循环加速,细胞的吞噬作用及搬运力量加强,使体内废物、毒素加速排出,细胞、组织、器官得到营养,使血液得到净化,提高了机体的抵抗能力,从而调理皮肤状态,改善皮肤问题。

6. 信息调整　人体的体貌是由人体内脏器官的功能决定的,而人体的各个内脏器官都有其特定的生物信息。当脏器发生病变时,有关的生物信息就会随之发生变化。刮痧操作可以作用于体表的特定部位,产生一定的生物信息,通过信息传递系统输入到有关脏器,对失常的生物信息加以调整,从而对病变脏器起到调整作用,既而改善体貌。

7. 自身溶血　刮痧出痧的过程是一种血管扩张渐至毛细血管破裂,血流外溢,局部皮肤形成瘀血斑的现象,这些血凝块(出痧)不久即能溃散,而起自身溶血作用。这样可使局部组织血液循环加快、新陈代谢旺盛、营养状况改善,同时使机体的防御能力增强,从而起到调理皮肤、美容驻颜、预防疾病、改善亚健康状态的作用。

8. 镇痛　当肌肉附着点和筋膜、韧带、关节囊等受损伤时,如果没有得到及时治疗或治疗不彻底,损伤组织会形成不同程度的粘连、纤维化或瘢痕化,加重疼痛、压痛和肌肉收缩。刮痧养生治病可以有效地消除疼痛和肌肉紧张、痉挛。其主要原理是:①加强局部血液循环,使局部组织温度升高;②在刮痧板直接刺激作用下,提高了局部组织的痛阈;③通过刮痧板的作用使紧张或痉挛的肌肉得以舒展,从而解除其紧张或痉挛,以消除疼痛。

刮痧疗法的适应证非常广泛,临床上可以针对不同病情选用不同的刮痧部位进行治疗。范围涉及内、外、妇、儿各科,其中对因痧引起的中暑胸闷、恶心呕吐、腹痛、烦乱、胃肠型感冒、食欲缺乏、骨关节病、疼痛性疾病等有独特的疗效,对消除亚健康人群的常见症状如头痛、失眠、健忘、疲劳等也有一定的作用,也可以用于严重脏腑功能失调、骨关节明显变形等病症的辅助治疗。

第三节　刮痧的方法

一、刮痧的工具

刮痧养生治病的用品包括芳香精油、复方按摩精油、75％的乙醇、消毒棉球等。刮痧板是刮痧养生治病的主要工具。刮痧养生治病是在中医传统刮痧疗法的基础上发展演变而来。传统的刮痧工具有瓷器类(碗、盘、勺、杯的边缘)、金属类(铜、银、铝币及金属板)、生物类(麻、毛、棉线团,蚌壳)等。现代刮痧养生治病的工具是以水牛角为原料制成的刮痧板。根据中药学理论,水牛角味辛、咸,寒。辛可发散行气、活血润养;咸能软坚润下;寒能清热解毒。因此,水牛角具有发散行气、清热解毒、活血化瘀的作用。水牛角具有质地坚韧、光滑耐用、药源丰富、加工简便的特点。以水牛角为材料的刮痧板更加体现了自然疗法的特点,既避免了金属类器械所造成的疼痛、易伤皮肤、产生静电等不良反应,也避免了瓷器类、生物类器械易碎、不易携带等因素,同时还避免了现代化学用品如塑料品给人体皮肤造成的危害。现代科学技术的发展使刮痧工具从外部构造和表面光洁度等方面更加适合人体各部位刮痧的需要,各种形状的刮痧板不仅可以在身体各部位刮拭,同时也可以结合按摩手法进行操作。

1. **鱼形刮痧板**　①形状:形似金鱼,常用两只,供双手配合使用。鱼形刮痧板常用于面部刮痧。②使用:面部刮痧时,操作者双手使用刮痧板,鱼吻部与鱼尾部多用于面部穴位的刺激;鱼的身、背、腹部多用于面部经络及淋巴走向的刮拭和摩、抚。③功效:促进面部血液运行,改善微循环及淋巴循环,同时具有凉血抗敏、镇静安神的功效。

2. **矩形刮痧板**　①形状:为矩形刮痧板,边缘光滑,四角钝圆。矩形刮痧板常用于身体各部位的刮痧。②使用:刮痧板一边稍薄,一边稍厚。刮痧板的边缘适用于人体平坦部位的刮拭;刮痧板的角适用于人体凹陷部位及穴位的刮拭。③功效:通经活络,解痉止痛。

3. **梳形刮痧板**　①形状:外形一端似梳子,另一端似菱角,是二合一多功能刮痧板。梳形刮痧板常用于头部刮痧。②使用:梳的一端可用于头部皮肤毛孔的疏通,菱形的一端,主要用于头部穴位的刺激。③功效:活跃大脑皮质,增强记忆和思维能力,帮助缓解不安与焦虑,同时刺激毛囊,减少脱发,促使白发变黑,激发毛发再生,具有美发护发的辅助功效。

刮痧板使用完毕后,可用肥皂水洗净擦干或以乙醇擦拭消毒。为避免交叉感染,最好固定专人专板使用。水牛角刮板如长时间置于潮湿之地,或浸泡在水里,或长时间暴露在干燥的空气中,均会发生裂纹,影响使用寿命。因此,洗净后应立即擦干,放在塑料袋或皮套内保存。

刮痧工具的材质不固定,形式多样,许多日常用具均可以作为刮痧工具使用:如铜钱、银圆、瓷汤勺、嫩竹板、棉纱线、蚌壳等,现在还有了树脂、硅胶等现代材料所制成的刮痧工具。因背部体表面积较大,背部刮痧常采用拔火罐用的大玻璃火罐,也可采用瓷调羹、平口钢化玻璃杯。三棱针则常用于挑痧和放痧。

二、刮痧的介质

为了避免刮痧或扯痧时造成皮肤破损和增强疗效,刮痧时一般要求在刮拭部位涂上适宜的润滑剂,这些润滑剂称为介质,常用的介质有以下几类。

1. 液体类　①特点与功效:主要有凉开水、植物油(如芝麻油、茶籽油、菜籽油、豆油、花生油、橄榄油)、药油(如红花油、跌打损伤油、风湿油)等,不仅可防止刮痧板划伤皮肤,还可起到滋润皮肤、开泄毛孔、活血行气的作用。另外,还可以选用具有清热解毒、活血化瘀、通络止痛等作用的中草药,煎成药液,根据病情选用;民间刮痧时常选择的介质多是在小碗内盛热水,然后加少许植物油。最早记载于张介宾的《景岳全书·杂证谟》中:"择一光滑细口瓷碗,别用热汤一盏,入香油一二匙,却将碗口蘸油汤内,令其暖而且滑。"②注意事项:刮痧油宜避火使用和保存;皮肤过敏者禁用,外伤、溃疡、瘢痕、恶性肿瘤局部禁用。

2. 乳膏类　①特点与功效:选用质地细腻的膏状物质,如凡士林、润肤霜、蛇油、扶他林乳膏等。亦可将具有活血化瘀、通络止痛、芳香开窍等作用的中药提取物制备成乳膏剂使用。②注意事项:避光,阴凉干燥处保存;宜根据病情需要选择适当的刮痧介质,如扶他林乳膏有镇痛、抗炎作用,用于风湿性关节疾病疗效较好。

3. 鸡蛋清　在夏季,民间常用蛋清作为刮痧介质。

三、刮痧的施术部位

常在以下部位使用刮痧方法。

(1)头面部常在两眉间及太阳穴处施扯痧术,在百会、四神聪可用刮痧法。

(2)颈项部除喉结外,均可施用扯痧法。

(3)颈椎后正中部位可用刮痧法。

(4)胸胁及腹部可用扯痧法、刮痧法和焠痧法。

(5)四肢部多在四肢屈侧面使用刮痧法。在上肢前臂内侧面及肘部屈侧面,还可用扯痧及挤痧法。

(6)背部常用刮痧法,按脊柱正中线及其两旁共3条线刮拭。

(7)在腋下、腘窝及足跟部位常用拨痧法,用中指或拇指弹拨上述部位的条索状物,以有放射性麻痛、闪电感为佳。腘窝部还可用放痧法或刮痧法。

(8)十指常用"放痧"法,急痧症常用。施术部位可在十指指尖或指甲正中后方近指甲处。

四、刮痧的基本方法

1. 刮痧的体位　为了给施术者创造条件,能够准确选择刮拭部位,让患者感到轻松舒适,并且能达到养生效果,常采用以下体位。

(1)坐位:多用于头面部、颈部、肩部、上肢和背部区域的刮拭。

(2)仰靠坐位:患者背部靠在椅背坐于椅上,暴露颈项前部及胸前部位。这种体位多用于对面部、颈前和胸部、肩部、上肢部位的刮拭。常见的面部美容,或对有咽部不适、气管炎、慢性支气管炎、心脏病者、进行性颈痛、肩痛和全身养生刮痧时多选择仰靠坐位。

(3)站位:患者前倾稍弯腰站于床、桌或椅前,双手扶着床、桌边或椅背,使背部、下肢暴露,关节、肌肉舒展,便于操作。此种体位多用于对背部、腰部、臀部和下肢部位的刮拭。常见的背痛、腰痛、腿痛及下肢不适等多选择站位。

(4)仰卧位:患者面朝上仰卧在床上,暴露面、胸、腹及上肢内侧。仰卧位多用于对面部、胸部、腹部和上肢内侧部位的刮拭,尤其适用于老年人、妇女和全身保养者。常见的面部美容、心肺不适的胸部刮拭,腹泻、腹痛、减肥和全身保养刮痧等多选择仰卧位。

(5)俯卧位:患者面部朝下,俯卧床上,暴露头、颈、背、臀及下肢后侧。俯卧位多用于对头后部、颈后、肩上、背腰、臀部和下肢内、外、后侧的刮拭,尤其适用于全身保养时选用。常见的颈痛、肩痛、背痛、腰痛、疲劳、腿痛、失眠、全身保养或背部刮痧配合拔罐、走罐等多选择俯卧位。

(6)侧卧位:患者侧身卧于床上,暴露侧半身及身体前后。侧卧位多用于对肩部、臀部和下肢外侧的刮拭。常见的肩周疼痛、髋部疼痛,以及下肢一侧骨关节疼痛时多选择侧卧位。

2. 刮痧的方法　刮痧法为最常用的一种方法。刮痧部位通常在背部或颈部两侧,根据病情需要,有时也可在颈前喉头两侧,胸部、脊柱两侧、臂弯两侧或膝弯内侧等处。也可按照病情需要,选择适合的部位。

患者取舒适体位,充分暴露被刮部位,清洁消毒局部,使用刮痧板,蘸取刮痧介质,在体表特定部位反复刮动、摩擦。按手法又分为直接刮法和间接刮法。直接刮法是指用热毛巾擦洗被刮部位的皮肤,然后均匀涂上刮痧介质,用刮痧工具直接接触皮肤,在体表的特定部位反复进行刮拭,直到皮下出现痧痕为止。间接刮法是在刮拭部位上放一层薄布类物品,然后再用刮痧工具在布上间接刮拭。间接刮法有保护皮肤的作用,主要用于儿童、高热抽搐者、年老体弱和某些皮肤病患者。

刮痧顺序总的原则是先头面后手足,先胸腹后背腰,先上肢后下肢,逐步按顺序刮痧。握持刮痧板方法是单手握板,将板放置掌心,一侧由拇指固定,另一侧由示指和中指固定,也可由拇指以外的其余四指固定,利用腕力进行刮拭,刮痧板移动方向与皮肤之间夹角以 45°为宜,角度不可太大,也不可使用削铲。

刮痧手法的轻重、力量的大小、时间的长短、间隔的长短应依据患者的年龄、性别、体质、身体状况,以及出痧情况等因素而定。刮痧板接触皮肤时力量应适中,以患者能承受为度,做单方向均匀刮拭,每一角度刮 15~30 次,每一部位刮拭 3~5分钟。针对性刮痧或局部保养刮痧一般操作 20~30 分钟,全身整体养生刮痧以40~50 分钟为宜。个别患者不易出痧,不可强求。出痧者一般 3~5 天痧退,痧退后方可进行再次刮拭。

(1)持板方法:用手握住刮板,刮板的底边横靠在手掌心部位,一侧由拇指固定,另一侧由示指和中指固定,或由其余四指固定。一般以单手持刮痧板,利用腕关节的摆动进行刮拭,操作时腕部要灵活,不宜用暴力,也不能忽轻忽重,刮痧要朝一个方向刮,不可来回刮,刮痧板与刮拭方向之间的角度保持在 45°~90°,但以 45°为最佳,不可用削铲法。

(2)常用手法:主要有面刮法、角刮法、点按法、拍打法等。①面刮法:用手持刮板,刮拭时用刮板的 1/3 边缘接触皮肤,刮板向刮拭的方向倾斜 30°~60°,以 45°角应用最为适宜,利用腕力向同一方向刮拭,有一定刮拭长度。这种手法适用于身体比较平坦部位的经络和穴位。②角刮法:用刮板的角部接触皮肤,自上而下或自内而外刮拭,刮板面与刮拭皮肤成 45°。这种刮法适用于四肢关节、脊柱两侧、肩部穴位(如肩贞穴、中府穴、云门穴)。由于角刮法接触面积较小,因此刮拭时要避免用力过大而损伤皮肤。③点按法:将刮板的角与皮肤成 90°角,力量由轻到重,逐渐加力,以耐受为度,保持片刻后迅速抬起。这种刮法适用于对穴位、痛点及软组织处和骨骼凹陷部位的按压。④拍打法:用刮板的一侧平面拍打体表部位的经穴,拍打前需在拍打部位先涂芳香精油。拍打法可缓解肩、背、腰及四肢疼痛、麻木和心肺不适。⑤按揉法:用刮板在经络穴位上做点压按揉的手法。操作时刮痧板紧贴皮肤不移,做柔和的旋转运动,按揉力度应深透至皮下组织或肌肉,频率较慢。这种刮痧法适用于肌肉丰满、刮痧力量不能深达或不宜直接刮拭的部位。如环跳穴、委中穴及背部棘突之间等。⑥摩擦法:将刮板的边、角或面与皮肤直接紧贴进行有规律的旋转移动或直线往返移动的刮拭,使皮肤产生热感,并向深部渗透。操作时动作宜轻柔,移动均匀,其左右移动的力量应大于垂直向下压按的力量。这种刮痧法适用于麻木、发凉或慢性疼痛的部位,如肩胛骨内侧缘、腰部、腹部等。⑦疏理经气法:按经络走向,用刮板自下而上或自上而下循经刮拭,用力轻柔均匀,平稳和缓,连续不断。一次刮幅宜长,一般可从肘关节、膝关节部位刮至指尖、趾尖。这种刮法适用于操作的结束动作或对经络进行整体调理,以达到松弛肌肉、消除疲劳的作用。

在刮痧养生治病操作过程中,根据刮拭部位,几种刮拭方法可选择或结合起来灵活运用。

3. 刮痧的基本手法

(1)轻刮法:初学者常用手法。刮痧时刮痧板接触皮肤面积大,移动速度慢或下压刮拭力量小。一般受术者无疼痛或其他不适感觉,多用于对儿童、妇女、老年体弱者,以及面部的养生刮拭。

(2)重刮法:是针对骨关节软组织疼痛性病证所采取的手法。在刮痧时刮痧板接触皮肤面积小,移动速度快或下压刮拭力量较大,以患者能承受为度。多适用于对年轻力壮、体质较强或背部脊柱两侧、下肢及骨关节软组织较丰满处的刮痧。

(3)快刮法:指刮拭的次数每分钟 30 次以上,力量有轻重之别。力量重,刮速快,多用于体质强壮的患者,主要刮拭背部、下肢或其他明显疼痛的部位;力量轻,刮速快,多用于体质虚弱或整体养生的患者,主要刮拭背腰部、胸腹部、下肢等部位,以患者舒适为度。

(4)慢刮法:指刮拭次数每分钟 30 次以内,力量也有轻重之别。力量重,速度慢,多用于体质强壮的患者,主要刮拭腹部、关节部位和一些明显疼痛的部位;力量轻,速度慢,多用于体质虚弱或面部保养的患者,主要刮拭背腰部正中、胸部、下肢内侧等部位,以不让患者感觉疼痛为度。

(5)直线刮法:也称直板刮法,是一种常用手法,就是利用刮痧板的上下边缘在体表进行直线刮拭。养生刮痧师一般用右手拿住刮痧板,拇指放在刮痧板的一侧,示指和中指或四指放在刮痧板的另一侧,与体表成 45°,刮痧板较薄一面的 1/3 或 1/2 与皮肤接触,利用腕力下压并向同一方向直线刮拭,要有一定长度。这种手法适用于身体比较平坦部位的经脉和腧穴(如背部、胸腹部和四肢部位)进行刮痧。

(6)弧线刮法:指刮拭方向呈弧线形,刮拭后体表出现弧线形的痧痕,操作时刮痧板多循肌肉走行或骨骼结构特点而定。对胸部肋间隙、颈项两侧、肩关节前后和膝关节周围刮痧多用此法。

(7)逆刮法:指刮痧方向与常规的由里向外、由上向下方向相反,即由下向上或由外向里进行刮拭的方法。多用于对下肢静脉曲张、下肢浮肿或按常规方向刮痧效果不理想的部位。逆刮法操作宜轻柔和缓,从近心端开始,逐渐延长至远心端,刮拭方向是由远心端向近心端,目的是促进静脉血液回流,减轻水肿或疼痛。

(8)摩擦法:将刮板的边、角或面与皮肤直接紧贴或隔衣、布进行有规律地旋转移动或直线往返移动的刮拭,以使皮肤产生热感为度并向深部渗透,其左右移动力量大于垂直下压之力。操作时动作轻柔,移动均匀,可快可慢。一个部位操作完成后再进行下一个部位。多用于对麻木、发凉或绵绵隐痛部位刮痧,如肩胛内侧、腰部和腹部。另外,每一部位在刮痧前可使用该法使皮肤有热感后再继续其他操作手法。

(9)梳刮法:使用刮痧板或刮痧梳子从前额发际处及双侧太阳穴处向后发际处做有规律的单方向刮拭,刮痧板或梳子与头皮成 45°,轻柔和缓,如梳头状,故名梳刮法。梳刮时需力量适中,一般逐渐加力,在腧穴或痛点处可适当使用重刮或点压、按揉。此法具有醒神开窍、消除疲劳、防治失眠的作用,患有头痛、疲劳、失眠等病证用该法可以达到良好的效果。

(10)点压法:也叫点穴手法,多用于对腧穴或痛点的点压,与按摩法配合使用。刮痧板的厚边角与皮肤成90°角,力量逐渐加重,以耐受为度,保持数秒钟后快速抬起,重复操作5～10次。操作时将肩、肘、腕的力量凝集于刮痧板角,施术要灵活,既要有弹力又要坚实。此法适用于肌肉丰满、刮痧力量不能深达或不宜直接刮拭的部位和骨骼关节凹陷部位,如环跳、委中、犊鼻、水沟以及背部脊柱棘突之间等。它是一种较强刺激手法,具有镇静止痛和解痉作用,多用于实证。

(11)按揉法:是用刮痧板在皮肤、经络、腧穴做点压按揉,向下需有一定压力,点下后做往复或顺逆旋转的手法。操作时刮痧板紧贴皮肤不动,频率较慢,每分钟50～100次。常用于足三里、内关、太冲、涌泉、太阳穴等腧穴。

(12)角刮法:使用特制的角形刮痧板或让刮痧板的棱角接触皮肤,并成45°角,自上而下或由里向外刮拭,手法要灵活,不宜生硬,适用于四肢关节、脊柱双侧经筋部位、骨突周围、肩部腧穴(如风池、内关、合谷、中府等)。因角刮接触面积相对小,要避免用力过猛而损伤皮肤。

4. **撮痧法**　根据手法不同,撮痧法又可分为夹痧法、扯痧法、挤痧法、拍痧法。

(1)夹痧法:又称揪痧法、拧痧法,在民间称之为"揪疙瘩"。是指在患者的受术部位涂上刮痧介质,然后施术者五指屈曲,将中指和示指等弯曲如钩状,蘸刮痧介质后夹揪受术部位皮肤,把皮肤和肌肉夹起然后用力向外滑动回扯后再略松开,被夹持的皮肤和肌肉会从用力的中指和示指间滑脱,一夹一放,反复进行,并连续发出"叭"的声响。在同一部位可连续操作直至被夹起部位出现纵向条状红色或暗红色痧痕。施行本法时不需要任何器具,只需用手指即可。本法适用于皮肤张力较小的头面部、胸胁及腹部、颈项部,以及上肢屈侧面等处。揪痧疗法灵活,可根据病情选择施治部位,用于头痛、发热、身体乏力等症,可以自己施术,是一种非常实用的自我疗法。

(2)扯痧法:扯痧法在我国民间流传久远,每当感受暑湿引起痧症或不适时常用此法,是在患者的一定部位或腧穴上,以大拇指与示指用力提扯患者皮肤,使受术部位表皮出现紫红色或暗红色的痧点,以达到治疗疾病的方法。操作时让患者取坐位或卧位,充分暴露局部皮肤。施术者用拇指指腹和示指第二指节蘸取介质后,扯起一部分皮肤及皮下组织,并向一侧牵拉拧扯,然后急速放开还原。也可用拇、示、中三指的指腹夹扯皮肤,依上述手法连续向一定的方向拧扯,重复往返数次,至局部皮肤发红为止,如病证较重,拉扯的力量可加大,直至皮肤出现红斑。扯痧对皮肤有较强的牵拉力,故常引起局部和全身机体反应,局部可有疼痛感,但操作后全身有轻松舒适感。此法主要用于头部、颈项、背部及面额的太阳穴和印堂穴。

（3）挤痧法：操作者用两手或单手大拇指与示指互相挤压皮肤，连续挤出一块块或一小排紫红痧斑的治疗方法，叫作挤痧法。患者坐位或卧位，施术者用两手或单手大拇指在受术部位皮肤做有规律、有秩序的相对向上用力挤捏，直至局部皮肤出现一小块皮下瘀斑的"红点"。"红点"可大可小，一般要求大如"黄豆"，小似"米粒"。本法主要适用于头部的太阳穴和两眉心处，上肢屈侧面也可使用。

（4）拍痧法：操作者用虚掌或指尖拍打患者受术皮肤（一般为痛痒、胀麻的部位），使其出痧。本法具有疏经通络、行气活血的功效，可用于治疗痹痛、麻木。

5. 挑痧法　挑痧法是指操作者用针挑刺受术者体表的一定部位以治疗疾病的方法。挑痧前先局部消毒，然后用左手捏起挑刺部位皮肉，右手持经过消毒处理的三棱针、中缝衣针或注射针头，在挑刺的部位上轻快地刺入并向外挑，每个部位挑3下，同时用双手挤出紫暗色瘀血，反复多次，最后用消毒棉球擦净。本法主要用于治疗暗痧、宿痧、郁痧、闷痧等病证。

6. 放痧法　放痧法又称刺络疗法，是以针刺静脉或点刺腧穴出血，以治疗疾病的方法。操作时让患者取舒适体位，充分暴露受术部位。如在静脉放痧时，应先在受术部位近心处用布带或止血带捆紧。然后，局部消毒后针刺放血。在腧穴放血时，可根据病情需要，经皮肤消毒后，用三棱针直接点刺。放痧法可分为泻血法和点刺法。与挑痧法基本相似，但刺激性更强，多用于重症急救。

（1）泻血法：消毒被刺部位，左手拇指压其下端，上端用止血带扎紧，右手持消毒的三棱针对准被刺部位静脉，迅速刺入0.5毫米后出针，使其流出少量血液，以消毒棉球按压针孔。此法适用于肘窝、腘窝及太阳穴等处的浅表静脉。

（2）点刺法：针刺前挤按被刺部位，使血液积聚于此，常规消毒后，左手拇、示、中三指夹紧被刺部位，右手持消毒的三棱针对准被刺部位迅速刺入皮肤1～2毫米后出针。轻轻挤压针孔周围，使其少量出血，然后用消毒棉球按压针孔。此法多用于手指或足趾末端腧穴或指甲正中后方近指甲处。多用于重症急救。

（3）焠痧法：焠痧法是指操作者用灯心草蘸油点燃后，在患者皮肤表面上的红点处点灼。操作时手法要快，接触患者皮肤后立即离开，可听到清脆的灯火燃烧皮肤的"噼、噼、噼"爆痧声。本法具有温中散寒止痛的作用，适用于寒证，如见腹痛、手足发冷等症状。

五、刮痧的适用人群

以前刮痧在民间主要用于痧症，现多用于辅助治疗多种疾病，还可用于养生治病及美容等。

（1）感受外邪引起的外感发热、中暑、头痛头昏、咳嗽、恶心呕吐、腹泻等。

（2）慢性支气管炎、哮喘、慢性胃炎、高血压病、糖尿病等慢性疾病。

(3)卒中后遗症、失眠多梦、神经官能症等疾病。

(4)以急性损伤和感受风寒湿邪导致的各种软组织疼痛为主要症状的诸如急性腰扭伤、肩周炎、落枕、慢性腰痛、坐骨神经痛等各种病证,各种骨关节疾病诸如颈椎、腰椎、膝关节骨质增生等。

(5)牙痛、鼻炎、鼻窦炎、咽喉肿痛、视力减退、弱视、青少年假性近视和急性结膜炎等五官科病证。

(6)痛经、闭经、产后病、月经不调、乳腺增生、黄褐斑和女性围绝经期综合征等妇科疾病。

(7)小儿营养不良、食欲缺乏、生长发育迟缓、小儿感冒和遗尿等儿科病证。

(8)用于预防疾病、病后恢复、强身健体、减肥、养颜美容、消斑除痘、延缓衰老以及亚健康状态等。

六、刮痧的禁忌

(1)孕妇的腹部、腰骶部,妇女的乳头禁刮。

(2)有出血倾向的疾病,如白血病、血小板减少等需慎用刮痧或只能用轻手法,且用刮痧板厚边进行刮拭,不要求出痧,或用按、揉、推等手法,且亦需轻手法。

(3)皮肤高度过敏、皮肤病,如皮肤上破损溃疡、疮的疮头禁用刮痧手法。

(4)久病年老、极度虚弱、消瘦者需慎用刮法(或只能用轻手法刮拭)。

(5)大血管显现处,禁用刮痧手法,可用菱形角避开血管刮拭,或用点按等轻手法。下肢静脉曲张、下肢浮肿的患者,刮拭方向应从下向上(用刮痧板的厚边),用轻手法。

(6)眼、耳孔、鼻孔、舌、口唇等五官处,前后二阴、肚脐(神阙穴)处禁用刮痧手法。

(7)醉酒、过饥、过饱、过渴、过度疲劳者禁用刮法,以免出现晕刮现象。

(8)小儿囟门未合时,头颈部禁用刮痧手法。

(9)大病初愈、重病、气虚血亏时也不宜刮痧。

(10)有接触性皮肤传染病者禁止刮痧或注意严格消毒后方可使用。

(11)对尿潴留患者的小腹部慎用刮痧之泻法或平补平泻的手法,应以轻柔舒缓的揉、按、推等手法为宜。

(12)有重度的心脏病出现心力衰竭者,肾疾病出现肾衰竭者,肝硬化腹水者的腹部,全身重度水肿者,禁用刮痧。

(13)急性传染病、重症心脏病、高血压病、卒中等危重病证,以及肾衰竭等患者不宜刮痧。

(14)凡体表有疖肿、破溃、疮痈、痣、斑疹、皮肤炎症和不明原因包块者禁止刮痧。

(15)急性扭伤、创伤的疼痛部位或骨折部位禁止刮痧。

(16)精神病患者禁用刮痧法。

七、刮痧的注意事项

(1)对于初次接受刮痧养生治病的受术者,应做必要的解释工作,以消除受术者的紧张心理。

(2)刮痧养生治病操作时应保持室内温度适宜,避开空调或者风口直吹受术者。

(3)刮痧养生治病操作后,受术者应休息20分钟,并适量饮用温开水或美容养生茶。不宜食用生冷辛辣食品。

(4)刮痧养生治病操作后,受术者24小时内不宜冲淋。

(5)刮痧板不能用热水浸泡,每次用完后需用75%的乙醇消毒,并置于阴凉处。

(6)饥饿或饭后45分钟内忌刮痧。

(7)手法的轻重、力量的大小、时间的长短、间隔的长短,应根据受术者的年龄、性别、体质、皮肤和身体状况,以及出痧情况等因素而定。

(8)刮痧板接触皮肤时力量应适中,以受术者能承受为度,做单方向均匀刮拭。通常情况下,每个部位酌情刮拭10~15次,刮幅长6~10厘米,每次操作间隔3~5日,7~10次为1个疗程。

(9)整体刮痧应遵循自上向下,自内向外,先头部、背部、腰部或胸部、腹部,后四肢的顺序。每个部位一般先刮阳经,再刮阴经;先刮身体左侧,再刮身体右侧。

(10)刮痧养生治病操作用力要均匀,手法由轻至重,以受术者耐受力为度,刮至局部潮红或出现痧斑、痧点为止。对于身体健康的受术者,刮痧养生治病操作不必强求出"痧",以刮至皮肤出现热的感觉即可。对于有不适症状的受术者有时经过刮拭后不易出"痧",属于正常现象,不可为追求出"痧"的效果,擅自加大刮痧的力度和延长刮痧的时间。

(11)全身刮痧养生治病操作时间应控制在45分钟左右。

(12)刮痧养生治病操作后痧斑未退,不宜在原处再次刮拭出痧。一般间隔3~5日,待痧退后方可在原部位再刮。

(13)出痧后的1~2天,皮肤可能会出现轻度发痒或疼痛,此为正常现象,不需要特殊处理。但需注意保护刮痧面皮肤,刮痧后受术者应着以柔软宽松的棉织衣物为主,尽量避免因衣物摩擦而引起刮痧面创伤而感染。部分体虚受术者会于刮痧后24小时出现疲劳反应或类似感冒样症状,此属正常反应,一般不需要处理。

(14)应防止传染性疾病的交叉感染。

(15)刮痧次数通常为在前次痧斑消退后再进行第二次刮治,头面部刮痧次数因不要求出痧则不必拘泥于此。用于防病养生时可每周1次。

(16)经期女性慎用刮痧疗法。

(17)下肢静脉曲张者,刮拭方向应从下向上刮,用轻手法。

(18)有些受术者在刮痧过程中如出现类似针刺晕针的头晕或晕厥的现象,应该立即停止治疗,让其平卧,注意保暖,掐水沟、合谷及内关等穴,并喂服温开水或者糖水。

第四节　刮痧养生

一、刮痧养生的原则

刮痧养生治病采用以水牛角为主要材料制作的刮痧工具,以芳香精油为介质,借助芳香精油的特性和高渗透性,在人体的经络、穴位和不适部位进行刮拭,并结合点按、揉、压等手法,以达到改善容颜、消除疲劳、改善亚健康状态等养生、保健、美容作用的传统养生技法。刮痧养生治病具有适应范围广、效果明显、操作方便、经济安全等特点,深受广大受术者的喜爱与欢迎。随着传统养生和芳香保健的兴盛,刮痧养生治病这一传统养生方法与芳香疗法相结合后焕发出新的活力,得以旧貌换新颜,形成中西合璧的刮痧养生治病,成为养生场所的一大热门项目,更有人称之为中国式 SPA 的一朵奇葩。

刮痧养生治病时需要注意因时、因地、因人制宜,根据疾病的标本缓急以治病求本,注重扶正祛邪,精选适宜部位和方法刮痧等基本原则。

(1)刮痧养生治病时要三因制宜,需因时、因地、因人制宜。要根据患者的年龄、体质、生活习惯、地域环境、时令气候变化和病证等具体情况采取相应的治疗措施。

(2)分清疾病的标本缓急,以确定是先治其标,还是先治其本,或是标本兼顾。需要根据疾病情况的先后缓急的不同,遵循急则治标和缓则治本的基本原则。

(3)刮痧养生治病时要注重扶正祛邪。当患者表现为虚弱时,运用刮痧疗法,以轻柔和缓的方法,进行较长时间的刮痧,使正气得到补助;当患者病情表现为实盛时,运用刮痧疗法,以强烈有力的手法进行较短时间的刮摩,使邪气得以祛除,缓解病情。

(4)要精选适宜的刮痧方法和治疗部位。由于疾病不同,表现的症状相差甚远,所以要根据疾病表现,通过中医辨证,而施以相应的主刮或配刮治疗,或主刮的主要部位而配上次刮部位(或称次要经穴部位)进行治疗。

二、刮痧的养生功效

刮痧具有疏经通络、活血化瘀、改善微循环,排毒解毒、促进新陈代谢,补益气血、提高人体免疫力、调整骨关节的结构和功能等作用。

刮痧通过调节肌肉的收缩和舒张使肌肉组织间压力得到调节，进而促进刮拭组织周围的血液循环，从而起到活血化瘀、疏经通络，促进新陈代谢的作用。

另外，由于刮痧可使局部组织达到高充血状态，使血管受到刺激而扩张，导致血流增快，使其吞噬作用及搬运力量加强，加速排出体内废物、毒素，净化血液，组织细胞得到营养，增强全身抵抗力。

因此，刮痧对疼痛性疾病、骨关节退行性疾病和神经、血管性疾病等疾病的康复具有良好作用；能够预防老年人慢性疾病的发展并有促进恢复的功用；刮痧对人体亚健康状态具有较好的调控作用，通过刮痧能够早干预、早治疗，防止亚健康向疾病发展。

三、头部的刮痧养生方法

1. **全头放松**　可以选用如下两种方法之一，也可两种配合使用。①以百会为中心向周围放射刮拭。②梳头法，类似常人的梳头动作。

2. **头部侧方刮痧**　从太阳穴附近开始，绕耳上，向头侧后部乳突和风池穴方向刮拭，连续刮拭 8～10 次，力量逐渐加重，特别是腧穴处，但要以患者能承受为度，刮拭 8～10 次后，再逐渐减力，轻轻刮拭 8～10 次。

3. **头顶部向前刮痧**　主要从头顶部的百会穴向前额方向刮拭。一手扶前额，另一手握刮痧板，首先刮拭头顶部正中，连续刮拭 30 次，前 10 次力量轻，中间 10 次力量稍重，后 10 次逐渐减力，宜采用轻刮法；然后刮拭头顶部双侧，刮拭的力量和次数同正中部刮拭。

4. **头顶部向后刮痧**　主要是从头顶部的百会穴向头后部至颈项方向刮拭。一手扶按头顶前部，另一手握刮痧板，首先刮拭后头部正中，用轻刮法刮拭 10 次，再用力刮 10 次，最后用轻刮法再刮 10 次，然后刮拭头后部双侧，其刮拭力量和次数同头后部正中。

5. **注意事项**　①按照经络基础知识准确选择头部腧穴。②按揉腧穴手法宜轻柔、协调，不可局部用力过猛，以免产生疼痛。③如果用刮痧板棱角刮拭或点按腧穴时，患者感觉疼痛，也可用手指点压、按揉腧穴。

四、颈部的刮痧养生方法

患者取坐位，暴露颈肩刮拭部位并用热毛巾擦拭清洁。在颈部涂刮痧介质，并用刮痧板平面在皮肤上摩擦到有热感。首先将刮痧介质均匀涂于颈部正中线及两侧，用刮痧板平面平贴于颈部的皮肤上，示指、中指、环指同时着力在刮痧板上，用腕力带动刮痧板在颈部皮肤上做顺时针旋转。动作敏捷、均匀、柔和，力度适中，将颈部的皮肤擦至发红，待有热感后，开始进行颈部养生刮痧。

1. 颈部正中刮痧　用水牛角刮痧板从风府穴向下刮大椎下的陶道穴,从哑门两侧的天柱穴向下刮至风门穴。刮痧板应以 45°平面向下,均匀一致,从轻手法逐渐加力到中度手法,刮 10～20 次。

2. 颈部双侧刮痧　从双侧的风池穴刮至肩井穴,风池穴和肩井穴采用点压、按揉法。颈部一般采用轻刮法,刮 10～20 次。

3. 注意事项　①在进行颈部养生操作中,患者坐位时头向前倾,俯卧位时胸前垫枕,使颈部向前伸直。②颈部刮痧禁用重刮法或一切强刺激性手法,手法需轻柔,动作协调均匀。③人迎穴是颈动脉压力感受器所在部位,此处避免双侧同时刮或重刮法刮拭。④颈部刮痧要避开骨骼突出部位,如对颈椎棘突明显突出的患者,要轻刮棘突两侧或点压、按揉棘突之间。

五、肩部的刮痧养生方法

请患者面朝椅背坐在标准的刮痧椅上,双上肢置于靠背上,低头趴在椅背上,暴露颈肩部的皮肤,并用热毛巾清洁干净。将刮痧介质均匀涂在肩部的经脉腧穴上。用刮痧板平面在涂好油的皮肤上,按照涂油顺序进行均匀快速摩擦按压,以皮肤发红发热,患者有热感为度。

1. 涂油按压　①从后发际正中督脉的风府穴涂至第 1 胸椎处的陶道穴。②从后发际两侧凹陷处胆经的风池穴,涂至肩部正中间的肩井穴,再涂向肩前端大肠经的肩髃穴。③从第 3 颈椎旁涂到肩胛骨上下缘、肩胛冈直至肩关节后缘。④肩前部是从锁骨外端涂至腋前缘周围。

2. 施术　①刮肩上部:从后发际正中的风府穴及两侧凹陷处的风池穴向肩上正中的肩井穴及肩前端的肩髃穴刮拭,每侧刮拭 10～20 次。②刮肩后部:从上向下刮拭肩胛内侧,由内向外刮拭肩胛冈上下,多采用直线轻刮法,然后用弧线刮法刮拭肩关节后缘的腋后线,每一方向刮 10～15 次。③刮肩前部:肩前采用弧线刮法刮拭腋前线,自上而下刮 10～15 次。④刮肩外侧:左手握住患者前臂手腕处,使上肢外展 45°,刮拭肩关节外侧的三角肌正中及两侧缘,用重刮法沿直线各刮 5～10 次。

3. 注意事项　①注意肩部不宜采用重刮法。②应避开颈部大血管及骨骼突起部位,以免造成伤害。

六、胸部的刮痧养生方法

可使用矩形刮痧板。

1. 涂油　受术者仰卧位,操作者头位,将芳香按摩精油均匀地涂抹在受术者胸部,并配合胸部精油按摩 1～2 分钟。

2. 刮胸部正中线　操作者站于受术者肩侧,采用轻刮法,从胸骨柄上缘自上而下向胸骨剑突方向刮拭。操作时,动作宜轻柔,力度均匀一致,反复刮拭 10～20 次。

3. 刮肋间隙　采用轻刮法、角刮法,从第 1 肋间隙开始自内向外刮拭,刮至肋弓上缘为止。操作时,力度应轻柔,避开乳头操作,一侧刮完再刮对侧,每个肋间隙刮 5～10 次。

七、腹部的刮痧养生方法

1. 涂油　受术者仰卧位,操作者将芳香按摩精油均匀地涂抹在受术者腹部,并配合腹部精油按摩手法按摩腹部 1～2 分钟。

2. 刮腹部正中线　操作者站于受术者身侧,采用轻刮法,从胸骨剑突下缘自上向下沿腹正中线向小腹部刮拭。操作时,动作宜轻柔,避开肚脐操作,反复刮拭 10～20 次。

3. 刮腹部正中线两侧　采用轻刮法,从肋弓下缘距腹正中线 2～4 寸处自上向下刮拭至小腹部。操作时,动作宜轻柔,先刮同侧,再刮对侧,反复刮拭 10～20 次。

八、上肢部的刮痧养生方法

1. 涂油　受术者仰卧位,操作者站于受术者身侧,将按摩精油均匀地涂抹在受术者上肢部,并配合上肢部精油按摩 1～2 分钟。

2. 刮上肢外侧　采用轻刮法,从肩峰下沿上肢外侧自上向下经手腕背侧刮拭至手指背侧。操作时,应避开骨骼隆起部位刮拭,反复刮拭 10～20 次。

3. 刮上肢内侧　采用轻刮法,从腋窝前沿上肢内侧自上向下经手腕掌侧刮至手指掌侧。操作时,应避开骨骼隆起部位刮拭,反复刮拭 10～20 次。

九、下肢前侧的刮痧养生方法

1. 涂油　受术者仰卧位,操作者站于受术者身侧,将芳香按摩精油均匀地涂抹在受术者下肢部,并配合下肢部精油按摩 1～2 分钟。

2. 刮足阳明胃经　采用重刮法,从大腿前侧臀横纹水平高度自上向下沿足阳明胃经循行部位刮拭至足背脚趾处。操作时,力度由轻到重,反复刮拭 20～30 次。

3. 刮足太阴脾经　采用轻刮法,从大腿内侧前、臀横纹水平高度自上向下沿足太阴脾经循行部位刮拭至足踇趾内侧处。操作时,力度由轻到重,反复刮拭 20～30 次。

4. 刮足厥阴肝经　采用轻刮法,从大腿内侧中线,臀横纹水平高度自上向下沿足厥阴肝经循行部位刮拭至足大趾内侧处。操作时,力度由轻到重,反复刮拭 20～30 次。

十、下肢背面的刮痧养生方法

可使用矩形刮痧板。刮拭时,下肢一般由近端向远端刮拭,下肢静脉曲张及下肢水肿患者,应从肢体末端向近端刮拭,关节骨骼凸起部位应顺势减轻力度。

1. 涂油　操作者将芳香按摩精油均匀地涂抹在下肢背面,并用精油按摩手法按摩下肢背面1~2分钟,以放松下肢背面肌肉。

2. 刮足太阳膀胱经　采用重刮法,从承扶穴沿下肢足太阳膀胱经循行路线自上向下刮至昆仑穴。操作时,力度由轻到重,反复刮拭15~20次。

3. 刮足少阳胆经　采用重刮法,从环跳穴沿下肢足少阳胆经循行路线自上向下刮至悬钟穴。操作时,力度由轻到重,反复刮拭15~20次。

4. 刮足少阴肾经　采用轻刮法,沿下肢足少阴肾经循行路线自上向下刮至太溪穴。操作时,力度轻柔且均匀一致,反复刮拭15~20次。

5. 刮涌泉穴　采用角刮法,刮拭涌泉穴。

十一、额部防皱的刮痧养生方法

人生在衰老过程中,额部出现皱纹最为显老。可通过刮痧延缓其发生或改善明显程度,让人看起来感觉年轻和朝气。

额部防皱的刮痧区域和方法:在面部以额部前正中线为中心线向两边刮拭,然后沿前正中线向上刮拭;印堂、太阳(在穴位及其周围点穴刮拭)。整个刮拭过程力度要轻,太阳穴禁用按揉手法。

十二、对抗视觉疲劳的刮痧养生方法

眼疲劳是指从事近距离工作或学习,由于过度用眼而产生的眼肌肉疲劳。经常使用电脑、长时间看书、看电视,容易引发眼干涩、酸痛、疲劳,甚至会出现红眼、流泪、干涩等眼睛刺激感、视物模糊、注意力不集中、头痛、背部酸痛、肌肉痉挛等。另外,伴随着眼疲劳而来的眼疾有白内障、青光眼、视网膜剥离等。保护眼、防止视力伤害、减缓眼疲劳的方法比较多,除了光线适宜、保持正确的操作姿势、保证休息和做眼保健操之外,还可以通过刮痧缓解眼睛疲劳。

对抗视觉疲劳的刮痧区域和方法:在头颈部选择刮拭眼眶周围、太阳、鱼腰、睛明、四白、风池(弧线刮拭注意千万勿压迫眼球);刮痧后最好闭目数分钟。同时有眼干涩现象者可考虑多吃胡萝卜等能补充维生素A的食物。

十三、促进食欲的刮痧养生方法

食欲是一种想要进食的生理需求。一旦这种需求低落,甚至消失,即称为食欲缺乏。简单地说,就是没有想吃东西的欲望。疲劳或紧张,过食,过饮,运动量不足,慢性便秘,精神因素,怀孕初期,疾病因素如急性、慢性胃炎,胃癌,肺结核,尿毒症,心力衰竭,肝炎,肝硬化,慢性肾上腺功能减退,神经性厌食,化疗药物的不良反应等均会出现食欲缺乏。

促进食欲的刮痧区域和方法:选择背部的脾俞、胃俞、三焦俞,向下直线刮拭并在穴位及其周围点穴、按揉等刮拭;选择腹部的中脘、天枢,向下直线刮拭并在穴位及其周围点穴、按揉等刮拭;双下肢可选择足三里,在穴位及其周围点穴、按揉等刮拭。

十四、提高儿童体质的刮痧养生方法

多因先天不足或后天调养不良,平时体质差,易患感冒等。

提高儿童体质的刮痧区域和方法:头部选择刮拭百会,轻轻按揉穴位;背部选择身柱,向下直线刮拭,另刮拭脾俞、志室、命门穴;双下肢选择足三里、三阴交刮拭。

十五、预防近视的刮痧养生方法

近视是指在无调节状态下平行光线经眼屈光系统屈折后,成像在视网膜前,使远距离物体不能清晰地在视网膜上成像。近视看远模糊,看近清晰。临床分为假性近视和真性近视,假性近视是睫状体肌痉挛(眼肌疲劳),是可逆的近视;真性近视是眼球前后轴被拉长,是不可逆的近视。刮痧可改善假性近视,并预防其转化为真性近视。

预防近视的刮痧区域和方法:头颈部选择眼眶周围、太阳、鱼腰、睛明、四白、风池,沿眼眶周围刮拭时注意不要压迫眼球,眼眶周围每天刮1～2次,刮后需闭目数分钟;双下肢选择刮拭光明、悬钟、三阴交、足三里(向下直线刮拭并在穴位及其周围点穴、按揉等刮拭)。

十六、改善睡眠的刮痧养生方法

失眠,指无法入睡或无法保持睡眠状态,患者对睡眠时间和(或)质量不满足并影响白天社会功能的一种主观体验。可引起疲劳感、不安、全身不适、无精打采、反应迟缓、头痛、记忆力不集中等症状,严重一点会导致精神分裂。避免失眠还应少喝妨碍睡眠的咖啡和茶,同时也要少喝酒。

改善睡眠的刮痧区域和方法:头部可全头刮拭,以及选择刮拭百会、风池、安眠、印堂;背部刮拭心俞;双上肢刮拭内关、神门;双下肢刮拭足三里、三阴交、太冲。失眠者睡前勿刮拭,因为刮拭后头脑更清醒,会加重失眠,故宜白天进行。

十七、预防卒中的刮痧养生方法

老年人是卒中的高发人群,男性的发病风险略高于女性。长期不良饮食习惯

是造成卒中的重要因素。高脂肪、高胆固醇饮食可使热量过剩,血脂升高,血压升高,饮酒过多等,久而久之,血管壁、血液成分和血流速度都会发生改变而引发卒中。特别是曾经发生过卒中的患者预防再次发生,更有必要积极的预防。

预防卒中的刮痧区域和方法:头颈部刮拭百会、人迎(在穴位及其周围点穴、按揉等刮拭);背部刮拭督脉、膀胱经(向下直线刮拭各经);双上肢选择内关,向下直线刮拭并在穴位及其周围点穴、按揉等刮拭。头颈部、上肢部可每日进行刮拭,手法为平补。

十八、可以祛痰的刮痧养生方法

痰是人体疾病的产物(如是呼吸道炎症时的产物),它的产生和增多又会引发患者更多的疾病。祛痰是使用某些治疗手段协助机体将体内因疾病所产生的病理性产物——痰,清除出机体的过程。祛痰,始终是医家和患者与疾病做斗争的重要矛盾焦点之一。刮痧能够协助祛痰。

祛痰的刮痧区域和方法:胸部刮拭人迎、天突、中府、膻中;背部刮拭大椎、定喘;双上肢刮拭曲池。胸、背部配合热敷、拔罐治疗效果会更好。

十九、美腿的刮痧养生方法

腿部所占比例的大小及腿部的匀称性是影响整体美观的重要环节。腿部的长度过短会给人以身材矮小、比例失调的感觉;如果腿部赘肉过多、大腿与小腿粗细不均匀都会影响美观。刮痧加美腿健身操,促进女性身心健康、美丽下肢的良好方法。

美腿可选的刮痧部位有下肢部的腧穴:伏兔、足三里、血海、三阴交、风市、悬钟、承扶、委中、承山。刮拭时,嘱患者取俯卧位,术者站于患者一侧,在刮痧局部均匀涂抹刮痧介质后,采用泻法,自上而下,刮拭承扶、委中、承山,刮至局部皮肤出现紫红色痧痕为度;再嘱患者取仰卧位,在刮拭部位均匀涂抹刮痧介质后,采用泻法,由上至下刮拭风市、伏兔、血海、足三里、三阴交各穴,刮至局部皮肤出现痧痕为度。

另外,加做下肢美腿健身操。会使双腿修长、皮肤细腻有光泽。

二十、减肥的刮痧养生方法

肥胖是由于过食肥甘厚味或因脾肾阳虚、痰湿不化、水湿停积于肌肤所致,或由于中老年以后,肾气渐衰,五脏六腑功能减退,水谷精微不能正常输布而蓄积,从而引起肥胖。现代医学认为单纯性肥胖有两大基本原因,即摄入多,消耗少。摄入大于消耗,过剩的能量以脂肪的形式储存起来,导致肥胖。另外,肥胖还与遗传因素、年龄和性别有关。

减肥可选的刮痧腧穴有:腹部,中脘、关元。背部,脾俞、胃俞、肾俞。上肢部:

列缺。下肢部,足三里、三阴交。刮拭时,患者取俯卧位,术者站于患者一侧,沿背部膀胱经第一侧线在刮拭部位均匀涂抹刮痧介质红花油,然后由上向下用泻法刮拭脾俞、胃俞、肾俞(命门),刮至皮肤出现痧痕为止;患者取仰卧位,术者站于患者一侧,由上向下点揉腹部任脉经穴中脘、关元;患者取仰卧位,术者站于患者一侧,在上肢、下肢刮拭部位涂抹刮拭介质红花油,然后先刮上肢列缺穴;再刮下肢部(丰隆)、梁丘、足三里、三阴交穴,至皮下呈现痧痕为止。

二十一、丰胸的刮痧养生方法

丰满的胸部是女性曲线美的重要部分,女性的乳房以丰盈而有弹性、两侧对称、大小适中为健美。中医认为,乳头属足厥阴肝经,乳房属足阳明胃经。肝主气机疏泄,胃主运化水谷精微,所以乳房的发育、丰满与人的情志是否舒畅,气血运行是否通达有密切关系。此外,女性乳房的发育和丰满还与肾的精气有关,当女子"肾气盛,天癸至"的时候,乳房也开始隆起。因此,乳房的美容保健重在肝、肾、脾、胃等脏腑经络。

丰胸可选的刮痧腧穴有:胸部,乳四穴(以乳头为中心的垂直水平线上,分别距乳头 2 寸)。下肢部,足三里、三阴交、太冲。刮拭时,患者取仰卧位,先在刮拭部位均匀涂抹刮拭介质,然后由外向内用泻法刮乳四穴,再刮拭下肢足三里、三阴交和太冲穴,以局部皮肤呈现红色斑点为度。在刮拭乳四穴时手法应稍轻。

二十二、美颈的刮痧养生方法

由于颈部皮肤十分细薄而且脆弱,其皮脂腺和汗腺的分布数量只有面部的1/3,皮脂分泌较少,持水能力自然比面部要差许多,从而容易导致干燥,让皱纹悄然滋生。中医认为颈部皮肤老化或由于脾胃亏虚,气血化生不足,颈部皮肤失于濡养;或由于过食肥甘厚味,聚湿生痰,阻于脉络,气血不能荣养颈部皮肤,至肌肤松弛老化。刮痧不仅能够缓解疲劳,还能帮助颈部的血液循环,促进皮肤的新陈代谢,可令颈部皮肤紧密,提升颈部轮廓,减少颈部皱纹的产生。但由于颈部皮肤的肤质薄、弹性差,所以对其刮拭时,动作一定要轻柔,力度适中,否则将会起到适得其反的作用。

美颈可选的刮痧腧穴有:头部,扶突、人迎。背部,大椎、大杼。下肢部,足三里。刮拭时,患者取坐位,术者位于患者对面,嘱患者稍仰头,在颈部涂抹刮痧介质,然后自下而上用平补平泻法刮拭人迎、扶突穴,刮至皮肤出现红色痧痕为止;患者取俯卧位,术者站于患者侧面,在背部均匀涂抹刮痧介质后,自上而下刮拭大椎、大杼穴,刮拭至皮肤出现紫红色痧痕为止;患者取仰卧位,术者站于患者侧面,在小腿部均匀涂抹刮痧介质后,自上而下刮拭足三里穴,刮拭至皮肤出现紫红色痧痕为止。

二十三、纤腰的刮痧养生方法

一般来说,腰围与臀围的比率应约为 0.72,如果比率低于 0.72,就属于标准的梨形身材,如果比率高于 0.72,即为苹果形身材,若达到 0.8,则是典型的水桶腰了,苹果形腰身更易患心脏病,比率越高,危险越大,尤其是脂肪聚集在腰、腹部的人应该予以注意。腰臀比率越大,其患心脏疾病及冠状血管病的概率就越大。如腰臀比率为 0.72～0.75,危险系数提升 50%;腰臀比率为 0.76～0.83,危险系数提升 102%;腰臀比率为 0.83～0.87,危险系数提升到 128%。女性腰、腹部最易囤积脂肪,因此日常生活中要注意多做健美锻炼、控制饮食,养成良好的生活习惯。逐渐减轻体重,减少腰腹部脂肪,使腰臀比率随之下降,危险性减小。

纤腰可选的刮痧腧穴有:腹部,天枢。背部,脾俞、胃俞。腰部,腰阳关、腰俞。下肢部,足三里。刮拭时,嘱患者取俯卧位,术者站于患者一侧,在刮痧局部均匀涂抹刮痧介质,采用泻法,自上而下,刮拭脾俞、胃俞、腰俞、腰阳关,刮至局部皮肤出现紫红色痧痕为度;再嘱患者取仰卧位,在刮拭部位均匀涂抹刮痧介质后,采用泻法,由上至下刮拭天枢、大横、足三里穴,刮至局部皮肤出现痧痕为度。

二十四、防皱的刮痧养生方法

皱纹是皮肤缺乏水分,表面脂肪减少,弹性下降的结果,也是皮肤衰老的信号之一。从 25 岁越过了皮肤青春的巅峰之后,就逐渐向老化迈进。皱纹出现部位的顺序一般是由额部、上下睑、外眦、耳前区、颊颈部、口周围逐渐出现的。皮肤出现皱纹的因素是由真皮层生成的胶原蛋白、弹性纤维决定的,要想不让皮肤过早衰老,就应及早做好护理准备。

皮肤防皱可选的刮痧腧穴有:皱纹,选头部的头维、阳白、头临泣、印堂、阿是穴。鱼尾纹,选头部的太阳、瞳子髎、丝竹空、角孙、阿是穴。鼻唇纹,选头部的迎香、颧髎、四白、下关、阿是穴。颈纹,选头部的风池、翳风、扶突、阿是穴。刮拭时,受术者取坐位或仰卧位,术者先进行头面部的操作过程,面部刮痧之前,应彻底清洁面部。不用或稀用按摩油、刮痧油作润滑剂。主穴每次 3 个,配穴每次 1～2 个,再根据各型的辨证要点相应地进行配穴加减。前者用泻法,后者用补法。面部刮痧不可明显出痧,手法要轻柔,每次以面部发热或有轻微发红即可。根据皱纹的局部情况,相应在局部选取一组穴位,按照面部刮拭的常规方法进行刮痧。

二十五、润肤养颜的刮痧养生方法

润肤养颜是通过对皮肤的护理使皮肤保持水嫩、光滑,并富有弹性,从而达到防止皮肤老化或减缓老化速度的目的。皮肤红润、细腻、光滑、富有弹性,体现自然的健美。当人体衰老时,在颜面的肌肤会枯瘪无泽、荣华颓落,或苍白,或焦黑,弹性减弱,干燥粗糙,萎缩,皱纹增加。此外,皮肤的色泽,根据黑、白、黄种人种的不同有着很大的差异,而且与人的年龄、身体状况,工作生活环境、保养程度、遗传因素等都有着十分密切的关系。疾病或其他诸多因素也会导致原来红润光泽、富有弹性、白皙柔滑的皮肤变得粗糙、晦暗。

润肤养颜可选的刮痧腧穴有:头部,百会、阳白、丝竹空、瞳子髎、承泣。腹部,中脘。背部,大椎、脾俞、胃俞。腰部,命门、腰阳关。上肢部,合谷、曲池。下肢部,血海、足三里、三阴交。刮拭时,受术者采取坐式或平卧式,两目闭合,术者立于受术者头前或头后,热毛巾擦洗患者被刮部位的皮肤,然后在要刮拭的部位和经穴上涂红花油或其他介质,先从其眼目、鼻旁、口角、两耳等处分刮,然后合刮于脸面部。主穴用泻法,配穴用补法,阿是穴即皱纹局部。眼目:受术者闭眼,术者用刮板边角对着两眼上睑,从内眼角向外眼角轻轻刮摩 10～20 次。鼻旁:术者用拇指按住鼻孔侧面,左右轮换,用刮板边角刮摩两旁迎香穴处,左右分别 10～20 次。口角:术者以刮板边角沿着口角四周,分别轻轻刮摩,其上下左右分别刮摩 10～20 次。两耳:术耳以刮板边、角刮两耳之前方耳门上,从上到下刮摩,左右两耳分别刮摩 10～20 次。面部:用刮板平刮,由眼目朝下,或是由鼻、口角向外耳处刮,反复操作 10～20 次完毕。

二十六、美白的刮痧养生方法

美白指淡化面部的色素,使皮肤深层保湿美白,激活细胞再生能力,使弹性纤维、胶原蛋白进行重组,从而增加皮肤弹性和含水量,使皮肤润泽、亮白。

美白皮肤可选的刮痧腧穴有:头部,头维、阳白(两侧)、太阳、下关、颧髎、颊车、地仓、大迎、神庭、印堂、素髎。背部,大椎。上肢部,合谷。下肢部,足三里。刮拭时,受术者先取坐位或仰卧位,术者进行头面部的操作过程,面部刮痧之前,应彻底清洁面部。不用或少用按摩油、刮痧油作润滑剂。分以下三个区域进行。刮拭印堂、太阳、颧髎和大迎。由督脉神庭至素髎一线按照由上至下的顺序进行刮拭。重点在双侧阳白穴进行刮拭。但要注意面部刮痧不可明显出痧,手法要轻柔,每次以面部发热或有轻微发红即可。受术者采取坐位或仰卧位,术者用热毛巾擦洗患者被刮部位的皮肤,均匀地涂上刮痧介质,沿胃经承泣→地仓→颊车→下关→头维一线,由上向下进行刮拭,然后重点在督脉的大椎、手阳明大肠经的合谷、足阳明胃经的足三里穴进行点揉或刮拭,在施术部位进行刮拭,以刮出出血点为止,每次每个部位刮拭 10 次左右,每周 1 次即可。

二十七、防止黑眼圈的刮痧养生方法

所谓黑眼圈就是眼眶部位的眼皮颜色较暗所呈现的形象。主要是因熬夜、情绪不稳定、眼部疲劳、人体衰老、月经期贫血、静脉血管流速过于缓慢和眼睛周围皮肤里的毛细血管的血液流动受到阻碍,以及皮下有黑色素沉淀而形成的。黑眼圈多发生于年纪较大的人,年纪越大眼周围的皮下脂肪变得愈薄。所以黑眼圈就更加明显。

黑眼圈可选的刮痧腧穴有:头部,睛明、承泣、四白。背部,心俞、肝俞、脾俞、肾俞。下肢部,光明穴。刮拭时,患者取坐位或仰卧位,术者站于患者对侧,在刮拭部位涂抹刮痧介质后,用平补平泻法,从里向外刮拭眼周睛明、承泣、四白穴,注意在刮眼周穴位时,应用刮板角,手法轻柔,以免刮伤眼周皮肤;患者取俯卧位,然后在背部均匀涂抹刮痧介质,由上至下刮拭心俞、肝俞、脾俞、肾俞,刮至皮肤出现紫红色痧痕为度;最后患者取仰卧位,在涂抹刮痧介质后,由上至下刮小腿部光明穴,刮至皮肤出现紫红色痧痕为度。

二十八、减轻眼袋的刮痧养生方法

眼袋是指下眼睑部组织松弛、眶隔内脂肪堆积过多,或眶内脂肪组织经眶隔的薄弱部位向外渗出,造成的下睑皮肤下垂而且臃肿的袋状畸形。眼袋的产生有原发和继发两种,原发往往有家族史,多见于年轻人,眶内脂肪过多为主要原因;继发则多见于中老年人,是因下睑支持组织结构薄弱松弛引起。由于个体的差异,以及组织老化程度的不同,眼袋所表现出的形式也大不相同。

眼袋可选的刮痧腧穴有:头部,睛明、承泣、四白。背部,心俞、脾俞、肾俞。下肢部,足三里、三阴交。刮拭时,患者取坐位或仰卧位,术者站于患者对侧,在眼周刮拭部位先均匀涂抹刮痧介质,从里向外用平补平泻法刮拭眼周睛明、承泣、四白穴,注意在刮眼周穴位时,应用刮板角,手法应轻柔,以免刮伤眼周皮肤;患者取俯卧位,术者在患者背部刮拭部位均匀涂抹刮痧介质,再由上至下用平补平泻法刮拭心俞、脾俞、肾俞穴,刮至皮肤出现紫红色痧痕为度。若患者伴有失眠,在手腕刮拭部位涂抹刮痧介质后,刮拭神门穴,至局部出现痧痕为止。最后嘱患者取坐位或仰卧位。在小腿刮拭部位涂抹刮痧介质,然后由上至下刮足三里、三阴交穴,至局部皮肤呈现紫红色痧点为止。

第五节　刮痧治病的常用方法

一、刮痧治感冒

方法 1

取穴:项部、背部、手部。项部刮风池穴;背部刮大椎、风门、肺俞、肩井穴区域;手部刮合谷、列缺穴。风池为足少阳与阳维交会穴,具疏风解表之功;大椎为督脉穴位,诸阳之会,取之以振奋阳气,扶正祛邪;风门、肺俞、肩井旨在疏通太阳经气,宣肺解表;合谷、列缺以疏表止咳。风热感冒者,加刮曲池穴;暑湿感冒者,加刮阴陵泉。

治法:患者取坐位或俯卧位,术者在刮治部位涂以适宜的刮痧介质,其中风寒型感冒者以鲜生姜汁为好,风热型感冒者以鲜薄荷汁为佳,暑湿型感冒者以藿香正气水为宜。然后以中等力度刮项部及背部穴位,较轻力度刮手部穴位,刮至局部潮红或出现痧痕为宜。每日或隔日刮治1次,3次为1个疗程。

方法2

取穴:主穴有大椎、风池、大杼、膏肓、神堂。配穴为合谷、列缺、风门。若发热重者,加刮曲池、外关、鱼际;若鼻塞者,加刮迎香;头痛者,加刮太阳穴;咳嗽者,加刮尺泽穴;咽喉痛者,可点刺少商出血。

治法:重刮主穴及曲池、外关、鱼际各3分钟左右,以局部出现痧点为佳;轻刮其他穴位3~5分钟,刮拭面部穴位时,不可损伤皮肤。

方法3

取穴:背部正中线及其两旁。

治法:先在背部正中线自上而下刮1行,反复刮,直至皮肤出现紫色为止;然后再沿肋骨两侧,由内向外反复刮;最后从大椎穴沿肩胛向外,左右各反复地刮出紫色样斑块为止。

二、刮痧治急性支气管炎

取穴:胸部、背部、手部。胸部从天突穴刮至膻中穴;背部刮大杼、肺俞穴区域;手部从尺泽刮至列缺。天突至膻中为任脉部位,具宽胸理气之效;大杼、肺俞系足太阳经穴,有宣肺降逆之用;尺泽至列缺为手太阴肺经部位,刮之可调理肺气而止咳。若风寒所致者,加刮合谷;风热所致者,加刮曲池;痰多者,加刮丰隆;肝火犯肺者,加刮太冲至行间部位;肺阴亏耗者,加刮三阴交。

治法:患者取坐位,术者在刮治部位涂以适宜的刮痧介质,然后以较重力度刮背部,以中等力度刮胸部,皆刮至局部出现痧痕。继以较轻力度刮手部穴位,刮至局部潮红。肺阴亏耗者,不宜使用重手法,应以轻手法刮至局部潮红,或选用拍痧法。每5日左右刮治1次。刮痧对缓解与治疗咳嗽有一定作用,但在治疗前应明确疾病之因,若属结核性质者,尚需加服抗结核药物。

三、刮痧治慢性支气管炎

取穴:主穴为大椎、大杼至肺俞、膏肓、神堂。配穴为列缺至尺泽。恶寒者,加刮合谷、风池;痰多者,加丰隆、太渊、太白;胸闷者,加天突至膻中;发热者,加曲池至外关;脾虚加脾俞、三阴交。

治法:主穴和配穴均用泻法重刮3~5分钟,以局部出现紫红色痧点为佳。其他穴位除脾俞、三阴交用补法轻刮 3 分钟外,均可重刮或中等强度刮拭 3 分钟左右。以泻法为主。

四、刮痧治支气管哮喘

方法 1

取穴:胸部、背部。胸部从天突穴刮至膻中穴,背部刮肺俞穴。前者可理气宽胸;后者可宣肺降逆。合用起平喘止哮之功。若兼外邪,加刮大椎、合谷穴;痰多者,加刮丰隆穴;咳甚者,加刮列缺穴;虚喘者,配刮肾俞穴,其中阴不足者,加刮太溪穴,阳不足者,加刮气海穴。

治法:患者取坐位或侧卧位,术者在刮治部位涂以适宜的刮痧介质,然后以较重力度刮背部,以中等力度刮胸部,刮至局部出现痧痕为宜。实证者,刮之宜重;虚证者,刮之适中。5 日左右刮治 1 次,5 次为 1 个疗程。哮喘常易反复发生,因而在缓解期应多方注意,平时可适当进行体育锻炼,增强抵抗能力;注意起居保暖,避免感冒;饮食不宜辛辣煎炒,戒烟酒等。刮痧疗法虽对本病缓解有一定疗效,但对重证患者尚需配合药物治疗。

方法 2

取穴:主穴为大椎、大杼、膏肓、神堂、风门、肺俞。配穴为定喘、天突至膻中、丰隆。外感风寒者加尺泽至列缺;痰多黄稠加合谷、鱼际;喘息不止加肾俞、太溪。

治法:背部从大椎经定喘直刮至肺俞,胸部自天突至膻中,重手法刮 3～5 分钟,以局部出现紫红色痧点为佳。轻刮肾俞、太溪 3 分钟;重刮其他经穴 3 分钟。

五、刮痧治肺结核

取穴:主穴为大椎、大杼至肺俞、膏肓、神堂。配穴为列缺至尺泽。

治法:主刮及配刮经穴均用重刮手法 3～5 分钟,以局部出现紫红色痧点为佳。适用于肺结核咳嗽较重者。

六、刮痧治胃痛

取穴:脘部、手足部。脘部从上脘穴刮至下脘穴;手部刮内关穴;足部刮足三里穴。脘部为刮治之主要部位,因其下为胃腑,刮之能直接疏调胃腑气机,其上穴位亦为治疗胃痛之要穴;足三里穴可健脾和胃,内关穴可宽胸理气,合用能增加止痛之效。若属肝气犯胃,增刮期门穴;若属脾胃虚寒,增刮脾俞、胃俞穴;若属胃阴不足,增刮三阴交穴。

治法:患者取仰卧位,术者在刮治部位涂以刮痧介质,实证胃痛,以较重力度刮脘部,刮至局部痧点显现为好;虚证胃痛以中等或较轻力度刮之,刮至局部潮红即可。手足部穴位,刮之以中等力度,刮至局部潮红。每 3～5 日刮治 1 次,实证胃痛,3次为1疗程;虚证胃痛,5次为1疗程。胃痛期间,饮食尤须注意,凡辛辣煎炒,肥甘厚腻之品,少食或不食为宜;治愈后,也应节制饮食,按时进食,不可暴饮暴食,以防复发。

七、刮痧治慢性胃炎

取穴:主穴为大椎、膏肓、神堂、大杼。配穴为中脘、内关、足三里。肝气犯胃者,加刮太冲、期门;脾胃虚弱者,加刮脾俞、胃俞、章门。

治法:重刮主穴3～5分钟,太冲、期门中等强度刮拭3分钟;脾俞、胃俞、章门轻刮3分钟。

八、刮痧治呃逆

方法1

取穴:胸腹部、背部、手部。胸腹部从膻中穴刮至气海穴;背部从膈俞穴刮至胃俞穴;手部刮内关穴。膻中刮至气海,旨在和胃降逆;膈俞、胃俞、内关合用可调理中焦气机以止呃。若中阳虚者,加刮足三里;若胃阴虚者,加刮三阴交。

治法:患者取坐位,术者先在刮治部位涂上适宜的刮痧介质,然后以中等力度刮胸腹部及手部,刮至局部潮红或痧痕显现;继以重手法刮背部,刮至局部出现痧痕为宜。若属虚证呃逆,也可使用拍痧法治疗。实证呃逆,刮痧治疗效果良好;虚证呃逆,尚需配合药物治疗。若危重病证出现呃逆,大多表明预后不良,须密切注意病情变化,及时救治。

方法2

取穴:主穴为大椎、大杼、膏肓俞、膈俞、神堂。配穴为天柱、翳风、膻中、梁门、内关、三焦俞。

治法:重刮主穴3～5分钟,以局部出现痧点为佳;其他穴位以中等手法刮拭3～5分钟。

九、刮痧治腹泻

方法1

取穴:主穴为大椎、膏肓、神堂。配穴为中脘、天枢、足三里至上巨虚、阴陵泉。若身热者,加刮曲池至合谷;五更泻者,加刮肾俞、命门;久泻者,加刮脾俞、关元俞。

治法:重刮主穴3～5分钟,以局部青紫或出现痧点为佳;曲池至合谷重刮3分钟;余穴均轻刮3分钟。

方法2

取穴:背腰部、腹部、足部。背腰部从胃俞刮至大肠俞穴;腹部刮中脘与天枢穴;足部刮足三里穴。中脘为胃之募穴,天枢为大肠募穴,取之与背腰部胃俞、大肠俞等合用意在调理胃肠,配以胃之合穴足三里更可增强健脾祛湿止泻之功。若兼外感者,加刮大椎、合谷等穴;肾虚泄泻,加刮关元、肾俞与命门穴。

治法:患者取坐位,术者在刮治部位涂以刮痧介质,先以中等力度刮背腰部及足部,刮至潮红为宜;然后,患者转仰卧位,术者以较轻力度刮腹部穴位3~5分钟。每日刮治1次,5次为1个疗程。

十、刮痧治腹痛

取穴:腹部、足部。腹部刮中脘至关元区域,以及天枢穴;足部刮足三里穴。天枢穴、中脘至关元为腹部区域,刮之以疏通胃肠气机,为治疗本病之主要区域;足三里为治疗腹部疾患之要穴,合用以增强疗效。若寒邪内阻者,增刮关元;饮食停滞者,增刮天枢、气海穴;中虚脏寒者,增刮脾俞及胃俞穴。

治法:患者取仰卧位,术者在刮治部位涂以刮痧介质,以中等力度刮中脘至下脘部位,以重手法刮足三里穴。实证者,刮至局部痧痕显现;虚证者刮至潮红即可。每3~5日刮治1次,实证者,3次为1个疗程,虚证者,5次为1个疗程。本法主要适用于内科范围之腹痛,若属外科急腹症之腹痛,非本法所宜。

十一、刮痧治便秘

取穴:腹部、腰部。腹部刮脐以下整个区域,先刮中间,继刮两侧;腰部刮大肠俞及小肠俞。腹部刮治可直接调整肠腑功能,配合大肠俞、小肠俞,更可加强疗效。若为热秘,加刮太冲、曲池穴;气滞者,加刮中脘、行间穴;气血不足者,加刮气海与足三里穴;阳虚者,加刮肾俞与命门穴。

治法:患者先取仰卧位,术者在刮治部位涂以刮痧介质,以轻手法、患者感觉舒适力度刮腹部,切不可施以重力。每日刮治1次,每次15分钟左右为宜,夜间临睡前刮治为佳。不必强求局部痧痕出现,以腹部出现潮红或温热感为好。腰部可施以较重力度,刮至局部出现痧痕为宜,5日左右刮治1次。平时饮食宜多食青菜、水果、蜂蜜、核桃等物,适当锻炼。

十二、刮痧治高血压病

取穴:主穴为大椎、大杼、膏肓、肩井。配穴为百会、风池、头维至率谷、足三里、太冲。

治法:重刮主穴部位3分钟,其他经穴轻刮3分钟。

十三、刮痧治冠心病

取穴:胸部、背部、手部。胸部从天突穴刮至巨阙穴;背部刮厥阴俞与心俞穴;手部刮内关、通里、神门穴。胸背部穴位合用以振奋胸阳;内关为手厥阴络穴,通里与神门为心经穴位,刮之以疏通心经之阻滞脉络,而达宣痹止痛作用。痰浊壅塞者,加刮丰隆穴;阴寒凝滞、阳气虚衰者,加刮百会穴;心肾阴虚者,加刮太溪穴;气阴两虚者,加刮气海穴。

治法:患者取坐位,疼痛剧者先取仰卧位,术者首先在刮治部位涂以具有活血化瘀作用的刮痧介质,然后以中等力度刮胸部穴位3～5分钟,刮至局部出现瘀痕为好;继刮手部穴位,刮至局部潮红;然后患者转侧卧位,术者以较重力度刮背部穴位,刮至局部瘀痕显现。刮痧法对本病有一定缓解作用;若不应者,须及时配合他法治疗。

十四、刮痧治心悸

取穴:胸部、背部、手部。胸部刮膻中穴;背部刮心俞穴;手部刮神门及内关穴。本证治疗以安神定惊为法,故以心经原穴神门及心俞为主,配以厥阴心包经之内关穴、宽胸理气之膻中穴,以增强疗效。心虚胆怯者,加刮胆俞穴;心血不足者,加刮足三里;水饮凌心者,加刮脾俞、三焦俞。

治法:患者取坐位,或先取仰卧位,术者在刮治部位涂以刮痧介质,然后以中等力度刮胸部及手部;继则转俯卧位,以较重手法刮治背部,皆以刮至局部出现瘀痕为好。每3～5日刮治1次,5次为1个疗程。治疗期间,应尽量避免精神刺激,营造安静环境,忌辛辣烟酒。

十五、刮痧治脑卒中

取穴:头部、背部、面部、手足部。头部刮治整个区域,即以前发际为起点,后发际为终点,由前向后,从中间至两侧刮;背部刮夹脊穴。若口眼㖞斜,加刮病侧面部,并用手指按揉阳白、太阳、四白、地仓、翳风穴位,可病侧与健侧每日交替按揉;半身不遂者,加刮手部肩髃、曲池、手三里、外关、合谷区域,足部环跳至阳陵泉、足三里、解溪、太冲穴;神志不清者,指压人中穴;正气外脱者,加刮气海、关元穴。

治法:患者取坐位或侧卧位,术者以中等力度刮头部5～10分钟;继则在背部涂上刮痧介质,以中等力度刮至局部潮红;然后根据其属口眼㖞斜,抑或半身不遂等选刮相应部位,刮治力度适中,刮至局部出现潮红为度。每日刮治1次,20日为1个疗程。手足部可配用拍痧法;若属脑出血性卒中者,须待出血停止,病情稳定,方可进行刮治。

十六、刮痧治坐骨神经痛

方法1

取穴:主穴为大椎、天柱至大杼、天柱至魄户、至膏肓、至神堂。配穴为腰夹脊3～5、环跳、秩边、殷门、委中、阳陵泉、承山、昆仑。

治法:重手法刮拭主穴 3～5 分钟。若系继发性坐骨神经痛,则重刮患侧腰夹脊 3～5、环跳、殷门、委中、承山等经穴 3～5 分钟;若为原发性坐骨神经痛,则重手法刮拭患侧环跳至昆仑 3～5 分钟。

方法 2

取穴:腰部、臀部、足部。腰部刮第 3～5 腰椎两侧;臀部刮患侧环跳穴;足部刮患侧殷门、委中、承山、昆仑区域。以上部位实为疼痛区域,刮之以疏通局部经络气血,化瘀止痛。

治法:患者取侧卧位或俯卧位,术者在刮治部位涂以具活血化瘀作用的刮痧介质,以较重力度从腰部向下刮至昆仑穴,其中环跳穴需重力刮治 3～5 分钟,以局部出现酸胀感为宜,其余部位刮至局部潮红为好。每日刮治 1 次,5 次为 1 个疗程,不愈者,隔 1 日后进入下 1 个疗程。急性期须注意休息;继发性坐骨神经痛者,应注重治疗原发病。

十七、刮痧治面神经炎

取穴:面部、项部、手部。面部刮患侧阳白、攒竹、四白、地仓、颊车穴;项部刮风池穴;手部刮合谷穴。刮治阳白、攒竹、四白、地仓、颊车穴位,有疏调面部经气作用;刮治风池,有祛除风邪之功;手部合谷穴为治疗面疾之要穴。鼻唇沟平坦者,加刮迎香穴。

治法:患者取仰卧位或坐位,术者先在刮治部位涂以适宜的刮痧介质,然后以较轻力度刮患侧面部 5～10 分钟,刮至局部潮红为宜;继则刮风池及合谷穴,刮至局部潮红。每日刮治 1 次,10 日为 1 个疗程。未愈者,再刮治 1 个疗程。治疗期间,避免面部受风受寒。

十八、刮痧治类风湿关节炎

取穴:疼痛关节等。主要刮治疼痛关节部位。局部刮治可增强关节的血液循环,促进病邪向外排出,达到有效治疗作用。行痹加刮血海,意在血行风自灭;痛痹加刮关元,以振奋阳气,祛除寒邪;着痹加刮足三里,旨在健脾祛湿;热痹加刮大椎、曲池穴,增强退热之功。

治法:患者取坐位或卧位,术者在疼痛关节涂以具有活血化瘀,疏经通络作用的刮痧介质,然后以中等力度刮至局部出现潮红或痧痕为好;继则根据其属行痹、痛痹等,配刮上述穴位。每 3～5 日刮治 1 次,7 次为 1 个疗程。刮治间隔期间,或不耐刮法者,可使用拍痧法。此外,挑痧法对本病也有较好疗效,可适当选用。平时应适当进行体育锻炼,避免居住潮湿环境,注意关节部位保暖。

十九、刮痧治多发性神经炎

取穴:背腰部、手足部。背腰部刮治整个区域,以调理五脏六腑;手部刮曲池、手三里至合谷区域;足部刮环跳穴、足三里至解溪区域,意在"治痿者独取阳明"。上述部位合用可增强疗效。肺热者,加刮尺泽穴;湿热者,加刮阴陵泉;肝肾亏虚者,加刮太溪穴。

治法:患者取坐位或先取俯卧位,术者在刮治部位涂以适宜介质,然后以较重力度刮背腰部,刮至出现痧痕为好;继则转仰卧位,刮治手足部区域,刮至局部潮红。5～7日刮治1次,10次为1个疗程。刮治间隔期间可配用拍痧法,以增强疗效。本证疗程较长,需耐心治疗;必要时可配合药物方法,以增强疗效。

二十、刮痧治头痛

取穴:头部、项肩部、手部。头部刮治整个区域,即以前发际为起点,后发际为终点,由前向后,从中间至两侧刮;项肩部刮风池穴至肩井穴区域;手部刮合谷穴。以上穴位及部位为治疗头痛之主要部位,具有疏风通络、活血止痛之功。外感头痛,加刮大椎与曲池穴;肝阳头痛,加刮行间穴;肾虚头痛,加刮三阴交与太溪穴;血虚头痛,加刮足三里;痰浊头痛,加刮丰隆穴。

治法:患者取坐位,先以适当力度刮头部,不可过重,以患者感觉舒适为度,不必强求局部出现潮红等变化,每次可刮治10分钟左右,每日刮治1次。头痛重者,也可视情况早晚各刮1次。项肩部与手部涂以刮痧介质,前者可施以较重手法,刮至局部出现痧痕为宜;手部合谷穴以中等力度刮至局部潮红即可。项肩部与合谷穴视局部皮肤情况每日或隔日刮治1次。此外,头痛之时,在印堂处施以撮痧法,常可取得明显缓解;头痛期间应少食辛辣刺激之物,适当休息。

二十一、刮痧治失眠

取穴:头部、项背部、手部、足部。头部刮百会穴;项背部从风池穴刮至心俞穴;手部刮神门、内关穴;足部刮三阴交穴。上述穴位有安神定志,调和阴阳功用。肝郁化火者,加刮肝俞与太冲穴;阴虚火旺者,加刮太溪穴;心脾两虚者,加刮足三里与脾俞穴;心胆气虚者,加刮胆俞穴。

治法:患者取坐位,术者在刮治部位涂以适宜的刮痧介质,以中等力度刮头部百会穴3分钟;以较重力度刮项背部区域,刮至出现痧痕为好;然后以中等力度刮手足部穴位,刮至局部出现潮红。每3日左右刮治1次,5次为1个疗程。若患者有精神因素,应给予心理疏导。睡前不宜饮酒、喝茶、吸烟、过度用脑,平时应适当锻炼,保持良好生活习惯。

二十二、刮痧治眩晕

取穴:头部、背部、手足部。刮治整个头部,即以前发际为起点,后发际为终点,由前向后,从中间至两侧刮;背部刮肝俞至肾俞区域;手部刮内关穴;足部刮足三里、太冲、行间穴。以上穴位具有疏风潜阳、清理头目、健脾益肾、平肝止眩之功。痰多者,加刮丰隆穴;气血不足者,加刮气海、关元穴;肾阴虚者,加刮太溪穴;肾阳虚者,加刮命门穴。

治法:患者取坐位,轻轻闭目,先刮治头部,手法宜轻,切不可重,以免加重眩晕。头部多刮正中线及两侧,每次刮治 5~10 分钟,每日 1 次;背部及手足部穴位涂上刮痧介质,以中等力度刮至潮红即可。视局部皮肤情况每日或隔日刮治 1 次。眩晕之时,可在印堂处施以撮痧法,以增强疗效。饮食宜节食肥腻辛辣之物,戒烟酒,调情志,适当进行较为缓和的体育锻炼。

二十三、刮痧治糖尿病

取穴:背部至骶部、足部。背部从大杼穴刮至膀胱俞穴;足部刮太溪、三阴交穴。以上穴位合用可调理五脏六腑、养阴润燥。若热象明显者,加刮大椎、曲池穴。

治法:患者取坐位,术者在刮治部位涂以刮痧介质,然后以较重力度刮背骶部,刮至局部出现痧痕或痧斑;以中等力度刮足部,刮至局部潮红即可。5~7 日刮治 1 次,10 次为 1 个疗程。《备急千金方·消渴》篇言:"治之愈否,属在病者。若能如方节慎,旬月而瘥,不自爱惜,死不旋踵。"表明病情转归与患者平素生活调理关系甚切。患者平日不宜过食肥甘厚味,不可过劳,情志宜畅达。

二十四、刮痧治肥胖症

取穴:腹部、背部、足部。腹部刮治全腹,重点刮中脘至关元区域;背部刮肝俞至三焦俞区域;足部刮足三里至丰隆区域。刮治以上部位,可调理肝胆脾胃,疏通三焦、行气活血、化痰降浊,以臻减肥目的。

治法:患者取坐位,或先仰卧后俯卧位,术者在刮治部位涂以刮痧介质,然后以中等力度刮腹部;以较重力度刮背部及足部,刮至局部潮红。腹部刮之时间宜长,可 20 分钟左右,每日刮治 1 次,4 次为 1 个疗程。平时宜适当锻炼,节制饮食。

二十五、刮痧治中暑

取穴:背部、手足部。背部刮脊柱两旁;手部主要刮曲泽穴;足部主要刮委中穴。中暑为邪热内闭,不得宣泄,重刮主一身之表的足太阳经部位,使内热外泄;曲泽穴为手厥阴心包经之合穴,委中穴为足太阳膀胱经之合穴,两者为刮痧治疗中暑的要穴,具清泄暑热,醒神利窍之功。若突然昏倒,神志不清者,可加刮人中等穴位。

治法:患者取俯卧位或坐位,术者可选用藿香正气水为刮痧介质涂于刮治部位,然后以较重手法刮背部;中等力度刮两侧曲泽与委中穴,刮至局部痧点显现为好。若昏迷者,加指压人中穴。应立即将中暑患者移至阴凉之处。病重者可同时使用药物治疗。

二十六、刮痧治高热

取穴:项背部、胸部、手部。项背部刮风池至肩井至大椎的三角区域;胸部主要刮膻中穴及周围;手部刮曲池穴。以上穴位为退热之要穴。若属气郁者,加刮期门穴;血瘀者,加刮血海穴;气虚者,加刮气海、足三里穴;阴虚者,加刮太溪、三阴交穴。

治法:患者取坐位,术者在刮治部位涂以刮痧介质,然后以较重力度刮项背部;以中等力度刮胸部与手部,刮至局部潮红甚或痧斑显现为好。每3~5日刮治1次,5次为1个疗程。对气郁发热,尚需进行心理调治;对虚损性发热,可配合内服药物,以提高疗效。

二十七、刮痧治百日咳

方法1
取穴:主穴为大椎、大杼、风门、肺俞、膏肓、身柱。配穴为尺泽、列缺、太渊、丰隆、足三里。
治法:中等强度刮拭以上各经穴3~5分钟。
方法2
取穴:背部、手部。背部刮大椎、风门、肺俞区域;手部刮列缺至合谷区域。以上穴位合用意在宣肺理气,化痰止咳。若痰多者,加刮丰隆穴;恶寒发热者,加刮曲池穴。

治法:患儿取坐位或俯卧位,术者在刮治部位涂以油性刮痧介质,以适当力度刮背部及手部穴位,刮至局部潮红或出现痧痕为宜。每3日左右刮治1次,5次为1个疗程。婴幼儿宜使用间接刮痧法。注意休息;保持室内空气新鲜;避免刺激气味;可配合药物治疗。

二十八、刮痧治流行性腮腺炎

取穴:主穴为大椎、风池至肩井、大杼、膏肓、神堂。配穴为翳风、颊车、合谷、少商。
治法:首先点刺少商穴,使之出血数滴或用平头火针刺同侧角孙穴;然后重刮以上各经穴 3～5 分钟。

二十九、刮痧治小儿惊风

方法 1

取穴:主穴为第 7 颈椎前后左右 4 处,脊柱两旁,胸背肋间隙,双肘窝,双腘窝。配穴为急惊风配刮人中、印堂、合谷、涌泉;慢惊风配刮合谷、太冲、筋缩、足三里。

治法:中等强度刮拭以上经穴部位 3 分钟左右。不可刮破皮肤。

方法 2

取穴:背部、头部、手足部。背部刮大椎至胃俞区域;头部刮百会穴;手部刮内关与合谷穴;足部刮太冲穴。急惊风者,加刮人中、大椎、曲池、丰隆穴;慢惊风者,加刮气海、关元、足三里穴。

治法:患者取坐位或侧卧位,术者以中等力度先刮背部,后刮头与手足部,刮至局部出现潮红或痧痕为宜。本病病情多属危重,宜配合药物治疗。

三十、刮痧治小儿厌食症

取穴:腹部、背部。腹部刮上脘至下脘区域;背部刮肝俞至胃俞区域。以上穴位合用可健脾益胃,消食导滞。若脾胃气虚,加刮足三里穴;胃阴不足,加刮三阴交穴。

治法:患儿取坐位,术者在刮治部位涂以油性刮痧介质,以较轻力度刮腹部及背部,刮至局部潮红即可。每日或隔日刮 1 次,7 次为 1 个疗程。若患儿过小,应使用间接刮痧法,以免损伤皮肤。应给小儿建立良好的饮食习惯,并在食品的烹制方面下功夫,以诱导小儿食欲。

三十一、刮痧治小儿遗尿

取穴:腹部、背腰部。腹部刮气海至关元穴区域;背腰部刮大椎至命门区域。刮腹部以充益肾气,固摄下元;刮背腰部区域以调补脏腑。若肺脾气虚者,加刮三阴交与足三里穴;若肝经湿热者,加刮太冲穴。

治法:患儿先取仰卧位,术者以较轻力度刮腹部,刮至局部潮红为宜;然后转俯卧位,以较轻力度刮背部,刮至局部潮红即可。每日临睡前刮治 1 次,7 日为 1 个疗程。不应者,间隔 2～3 日后即可进行下 1 个疗程。为减轻皮肤损伤,刮痧介质以油性为宜,或采用间接刮痧法。晚饭后注意控制饮水量;白日避免过度精神兴奋。

三十二、刮痧治胆囊炎、胆石症

取穴:背部、胁部、足部。背部刮肝俞至三焦俞部位;胁部刮期门穴;足部刮阳陵泉及太冲穴。以上穴位合用,具有疏肝解郁,行气活血止痛之功。阴虚胁痛者,加刮太溪穴。

治法:患者取坐位,术者在刮治部位涂以刮痧介质,然后以较重力度刮背部,刮至局部出现痧痕为宜;再以较轻力度刮期门穴,刮至局部潮红即可;然后以中等力度刮足部穴位,刮至局部潮红。每3日左右刮治1次,5次为1疗程。胁痛若由肝炎等所致,除刮痧外,尚需配合药物治疗。

三十三、刮痧治颈椎病

方法1

取穴:颈肩部、手部。颈肩部从风池穴刮至肩井穴;手部刮合谷穴。以上穴位合用意在疏通颈部经络,活血化瘀,止痛。

治法:患者取坐位,施术者在刮治部位涂以具活血止痛作用的刮痧介质,左手扶住患者额部,右手用刮痧器以中等力度从风池穴向下向外刮至肩井穴。可先刮健侧,继刮患侧,刮至局部出现痧痕为好。局部肿胀明显,有骨折或脱位者,不宜本法治疗。

方法2

取穴:项部、腰部、足部。项部刮两侧风池至大椎穴区域;腰部刮肾俞与命门穴;足部刮三阴交与太溪穴。颈部刮治意在促进局部气血运行,化瘀止痛;腰足部穴位选用旨在补肾之阴阳,盖颈椎病之发生与肾之阴阳衰退有关。

治法:患者取坐位,施术者在刮治部位涂以具活血化瘀作用的刮痧介质,然后左手扶住患者额部,右手以中等力度从风池刮至大椎穴,刮至局部出现潮红或痧痕;腰部及足部穴位采用补法,以较轻力度刮至潮红即可。刮治5次为1个疗程,可连刮2～3个疗程。注意颈部保健,不宜长时间低头看书或工作,避免突然转头。

三十四、刮痧治腰椎间盘突出症

方法1

取穴:腰部、足部。腰部刮疼痛区域,或肾俞至小肠俞区域;足部刮委中至承山穴区域。以上区域合用可促进腰部气血运行,缓解疼痛。

治法:患者取俯卧位或侧卧位,术者在刮治部位涂以具活血化瘀作用的刮痧介质,以中等力度刮腰部,刮至局部潮红即可;再以较重力度刮足部区域,刮至出现痧痕为好。本病,尤其重症患者,可配合其他方法,如推拿、内服药物、穴位注射、骨盆牵引等治疗。仍无效者,可考虑手术治疗。

方法2

取穴:腰部、足部。刮治整个腰部,足部主要刮委中穴。腰部刮治可促进局部气血运行,益肾壮腰;委中穴为治疗腰部疾患之要穴,合用可增强治疗效果。具湿邪者,加刮阴陵泉;肾阴虚者,增刮太溪穴;肾阳虚者,配以命门穴。

治法:患者取俯卧位,术者在刮治部位涂以适宜的刮痧介质,实证者以较重力度刮腰部与委中穴,刮至局部出现痧痕为宜;虚证者以较轻力度刮腰部及委中穴,刮至局部潮红即可。每5日刮治1次,5次为1个疗程。可据病情,在刮治间隔期间,辅以拍痧法或挑痧法。刮痧治疗腰痛有较好疗效,但若腰痛系脊椎结核等原因所致者,则不宜使用本法治疗。

三十五、刮痧治肩周炎

方法1

取穴:肩部、肘部。肩部刮患侧肩关节周围及肩胛部;肘部刮曲池穴。以上区域刮治意在祛风散寒,活血通络。若麻木至肘关节以下者,加刮合谷穴。

治法:患者取坐位,术者在肩、肘部涂以具活血化瘀作用的刮痧介质,然后以较重力度由上往下先刮肩部,刮至局部出现痧痕为宜;再以较重力度刮曲池穴,刮至局部潮红即可。每3～5日刮治1次,5次为1个疗程,未痊愈者,可直接进入下1个疗程。此外,肩部可配用拍痧法,以增强疗效。练功活动对本病疗效的增强与保持十分重要。患者应每日做肩外展、前屈、后伸、旋后等动作,每次锻炼15～30分钟。锻炼之初,肩部可引起疼痛,但不可因疼痛而中止锻炼。此外,本病病程长,疗效慢,患者应耐心治疗。

方法2

取穴:主穴为大椎、天柱至肩井、天柱至膏肓、至天髎、至天宗。配穴为肩前、肩髎、肩髃、肩贞。上臂痛加刮曲池至外关穴。

治法:以重手法刮拭主刮穴位5分钟;继用重手法刮拭配刮穴位3～5分钟,以局部出现紫色疙瘩为好;中等手法刮拭曲池至外关3分钟。

三十六、刮痧治急性腰扭伤

取穴:腰部、足部。腰部刮肾俞至小肠俞区域;足部刮委中穴。腰部刮治意在疏通局部经络气血;委中穴为治疗腰部疾患之要穴,配用可增进疗效。若属急性腰扭伤,可配以指按人中穴。

治法:患者取俯卧位,全身放松,施术者在腰部涂上具活血化瘀作用的刮痧介质,先以较轻力度刮腰部,以松解腰肌之紧张,待腰肌放松后,再适当增加力度,但不可过力,刮至局部潮红或出现痧痕;继以较重力度刮委中穴,刮至局部出现痧痕为好。对不耐刮法者,可用拍痧法治疗。若有椎间小关节错缝或滑膜嵌顿者,单用本法效果不佳,可配合使用坐位脊柱旋转复位法。此外,患者宜卧硬板床,以减轻疼痛;后期宜做腰部功能锻炼,防止粘连,增强肌力。

三十七、刮痧治慢性腰肌劳损

取穴:主穴为大椎、天柱至大杼,天柱至魄户,至膏肓,至神堂。配穴为命门至腰阳关,肾俞至腰眼、委中。

治法:大椎、天柱至大杼、天柱至魄户、神堂、委中穴重刮 3 分钟;命门至腰阳关,肾俞至腰眼重刮 3~5 分钟。

三十八、刮痧治落枕

方法 1

取穴:主穴为大椎、天柱至肩井、肩井至肩外俞、肩中俞、天柱至缺盆。配穴为后溪、悬钟。

治法:重刮以上诸穴部位 3~5 分钟,尤其颈部经穴要刮至局部紫红为度。

方法 2

取穴:颈项部、肩部、手部。颈项部从风池刮至风门穴;肩部刮肩井穴;手部刮落枕穴。疼痛部位刮治对本病治疗较为重要,不但具有阿是穴的治疗作用,更可直接疏通局部瘀滞经络,迅速缓解疼痛,恢复颈部正常活动。

治法:患者取坐位,施术者在刮治部位涂以具活血化瘀作用的刮痧介质,左手扶住患者额部,右手以中等力度从风池穴刮至风门穴,刮至局部出现痧痕为宜;继以较轻力度刮落枕穴,刮至局部潮红即可。调整枕头高度;注意睡眠姿势;避免颈部受寒。

三十九、刮痧治月经不调

方法 1

取穴:腹部、背腰部、足部。腹部刮气海、关元、归来区域;背腰部刮肝俞至气海俞区域;足部刮足三里穴。以上区域合用,意在调理冲任气血。肝郁者,加刮期门穴;肾虚者,加刮太溪穴。

治法:患者先取仰卧位,术者以中等或较重力度刮腹部与足部,刮至局部潮红;继则患者转俯卧位,以较重力度刮背腰部,刮至局部潮红或出现痧痕为好。每 3~5 日刮 1 次,10 次为 1 个疗程。可选用水或油作为刮痧介质。肝郁者,应配合心理治疗,解除烦恼,畅达心情。适用于先后无定期。

方法 2

取穴:腹部、足部。腹部刮气海至关元区域;足部刮三阴交穴。气海至关元为任脉所在,刮之可通调任脉,理气和血;脾胃为气血之本,脾气旺则血有所统,故配三阴交穴。若属气虚所致者,加刮足三里穴;实热者,加刮太冲穴;虚热者,加刮太溪穴。

治法:患者仰卧,术者在刮治部位涂以刮痧介质,以中等力度刮腹部,刮至局部潮红或出现痧痕;继以中等力度刮足部,刮至潮红即可。隔日刮治 1 次,15 次为 1个疗程。少食辛辣煎炒之物。适用于月经先期。

方法 3

取穴:腹部、背腰部、足部。腹部刮治部位包含气海、关元、归来穴;背腰部刮治部位包含肝俞、脾俞、肾俞穴;足部刮血海、足三里穴。以上区域合用可温经散寒、行气活血、健脾益肾、通调冲任。血虚者,加刮三阴交;阳虚者,加刮命门;气滞者,加刮期门穴。

治法:患者先取仰卧位,术者以中等力度刮腹部及足部,刮至局部潮红或出现痧痕;然后患者取俯卧位,术者以较重力度刮腰部,以刮出痧痕为好。每 3 日左右刮治 1 次,5 次为 1 个疗程。可用行气活血药液作为刮痧介质。少食生冷之物。适用于月经后期。

四十、刮痧治闭经

方法 1

取穴:主穴为大椎、肩井、膏肓、神堂。配穴为气海至关元、血海、三阴交、次髎。血枯者加刮脾俞、章门、足三里;血滞者加刮肝俞、太冲。

治法:重刮主刮经穴部位及肝俞、太冲经穴部位 3 分钟;轻刮其他经穴 3～5分钟。

方法 2

取穴:腹部、背部、足部。腹部刮气海至关元穴区域;背部刮肝俞至脾俞区域;足部刮血海、足三里穴。以上穴位合用,意在调冲任、理气血、疏肝郁、健脾胃。气血充,冲任和,则月事至。肝肾不足者,加刮太溪穴;气滞血瘀者,加刮期门穴。

治法:患者先取仰卧位,术者以中等力度先刮腹部及足部,刮至局部潮红;继则患者转俯卧位,术者以较重力度刮背部,刮至痧痕显现为宜。每 5～7 日刮治 1 次,5 次为 1 个疗程。不瘥者,可直接进入下 1 个疗程。气滞血瘀者可涂用具活血化瘀作用的刮痧介质。如因先天性生殖器官发育异常或后天器质性损伤而致无月经者,非本法所宜。此外,闭经须与早孕鉴别,切勿将早孕误作闭经治疗。

四十一、刮痧治痛经

方法 1

取穴:主穴为大椎、肩井、大杼、膏肓。配穴为关元至中极、地机至三阴交、次髎。若少腹胀痛者加刮太冲穴部位;若气虚乏力,面色苍白者加刮足三里、命门穴部位。

治法:轻刮足三里、命门 3～5 分钟;重刮其他经穴部位 3～5 分钟。

方法 2

取穴：腹部、腰骶部、足部。腹部刮气海至关元区域；腰骶部刮肾俞至次髎区域；足部刮地机至三阴交区域。以上穴位配用，旨在通调冲任，行瘀止痛。气滞者，加刮期门穴；血虚者，加刮足三里。

治法：患者先取仰卧位，术者以中等力度刮腹部及足部，刮至局部潮红；然后患者转俯卧位，术者以较重力度刮腰骶部，刮至局部潮红或出现瘀痕。每 3 日刮治 1次，10 次为 1 个疗程。可选用活血止痛药液作为刮痧介质。疼痛较重者，应加服药物，增进疗效，以免痛剧昏厥。

四十二、刮痧治功能失调性子宫出血

方法 1

取穴：主穴为肩井、大椎、膏肓、肝俞、膈俞。配穴为气海至关元、三阴交、隐白、次髎。

治法：中等强度刮拭主刮经穴部位 3 分钟；轻刮其他经穴部位 3～5 分钟。

方法 2

取穴：腹部、背部。腹部从气海刮至关元穴；背部从膈俞刮至肾俞。腹背部穴位配用，旨在调冲任，和肝脾。虚热所致者，加刮太溪穴；实热者，加刮大椎、曲池穴；肾阳虚者，加刮命门穴；脾虚者，加刮足三里穴；气滞者，加刮期门穴。

治法：患者先取仰卧位，术者以中等力度刮腹部，刮至潮红为宜；然后患者转俯卧位，术者以较重力度刮背部，刮至出现瘀痕为好。每 3～5 日刮治 1 次，7 次为 1个疗程。气滞血瘀者，可涂用具活血化瘀作用的刮痧介质。若出血量大，应配用内服药物等疗法，以增强疗效，防止变证。

四十三、刮痧治带下

取穴：腰腹部、足部。腰腹部主要刮带脉与气海穴；足部刮三阴交穴。刮治带脉与气海穴意在调理任脉与带脉；三阴交为足三阴经之会穴，刮之可健脾渗湿、调补肝肾。湿热偏盛者，加刮阴陵泉；脾虚者，加刮足三里；肾虚者，加刮肾俞穴。

治法：患者取坐位，术者在刮治部位涂上刮痧介质，先以中等力度刮带脉与气海穴，刮至局部潮红为宜；继则以较轻力度刮三阴交穴，刮至局部潮红。每日刮治1 次，10 次为 1 个疗程。若带下五色夹杂，如脓似血，奇臭难闻，当警惕癌变，须检查，以明确之。

四十四、刮痧治妊娠呕吐

取穴：胸腹部、背部、手足部。胸腹部从膻中穴刮至中脘穴；背部刮脾俞穴至胃俞穴;手部刮内关;足部刮足三里与公孙穴。胃腑位居上脘,其上为任脉所行之处,刮治任脉之膻中至中脘部位可直接调理胃腑,降逆止呕;足三里为足阳明之合穴,以之配用中脘,可增加疏调胃腑之功;内关与公孙为八脉交会穴,合用能宽胸和胃。外邪犯胃者,加刮合谷穴;胃阴不足者,加刮三阴交。

治法:患者先取仰卧位,术者在刮治部位涂以适宜的刮痧介质,以中等力度刮膻中至中脘部,以较重力度刮足三里,以较轻力度刮内关与公孙穴,刮至局部潮红;然后取俯卧位,以较重力度刮脾俞与胃俞,刮至局部出现痧痕为好。若出现喷射性呕吐,合并头痛、发热、颈部活动受限等,多为脑部疾病,病情危重,须积极救治,此非刮痧所宜。

四十五、刮痧治产后缺乳

取穴:胸部、手部。胸部主要刮膻中、乳根;手部刮少泽、合谷。乳房为足阳明经所过,乳根为足阳明经之穴位,合谷为手阳明经之穴位,取之可疏通阳明经气而通乳;膻中刮之意在调气;而少泽为通乳之要穴。若气血不足者,可加刮足三里穴;肝郁气滞者,加刮期门、肝俞穴。

治法:患者取仰卧位或坐位,术者以较轻力度刮胸部及手部穴位,刮至局部潮红为好。每日刮治1～2次,5次为1个疗程。治疗同时宜加强营养,多吃汤类。

四十六、刮痧治子宫脱垂

取穴:头顶、腹部、腰部。头顶刮百会穴;腹部从气海刮至关元区域、子宫穴;腰部从脾俞刮至气海俞。以上穴位合用,意在健脾补肾、益气提摄。

治法:患者取坐位,术者以较轻力度先刮头顶百会5～10分钟;继在腹部、腰部涂以刮痧介质,以中等力度刮之,腹部刮至潮红为宜,腰部刮至痧痕显现为佳。每5日刮治1次,5次为1个疗程;不愈者,再刮1～2个疗程。患者应注意休息,避免劳累。

四十七、刮痧治阳痿

取穴:背腰部、腹部、足部。背腰部以脾俞为上线、肾俞为下线,刮治整个区域;腹部主要刮任脉穴位,从气海刮至中极;足部刮足三里、三阴交穴位。上述刮治部位具有补肾益脾、调理阴阳、振奋阳气作用,治疗阳痿较为有效。若湿热下注者,加刮阴陵泉。

治法:患者取坐位,术者在刮治部位涂以适宜介质,然后以较重力度刮背腰部,刮至局部出现痧痕为好;继则以中等力度刮腹部与足部穴位,刮至局部潮红。每3～5日刮治1次,5次为1个疗程。治疗期间禁房事。此外,大多阳痿患者患有心理疾病,应配合心理调治。

四十八、刮痧治遗精

取穴:背部、腹部。背部从肾俞刮至关元俞;腹部从气海刮至中极穴。以上穴位具有强肾固涩之用。梦遗者,加刮神门、内关穴;滑精者,加刮太溪及三阴交穴;若属湿热下注,加刮阴陵泉。

治法:患者取坐位,术者在刮治部位涂以适宜的刮痧介质,然后以较重力度刮背部及腹部,刮至局部出现痧痕为好。3～5 日刮治 1 次,5 次为 1 个疗程。治疗期间少食辛辣煎炒食物。

第四章 艾灸养生治病

第一节 艾灸的由来

　　艾灸疗法简称"灸疗"或称"灸法",是一种用艾绒制成的艾炷与艾条,或掺和其他药物对准或放置在患者体表一定的部位或穴位上进行熏灼,通过局部的温热刺激和药物作用,温通气血,扶正祛邪,达到治疗疾病、养生保健的一种外治方法。因施灸的材料不同,灸疗又有艾灸疗法与非艾灸疗法之分,临床尤以艾绒作材料而应用者居多,一般统称为艾灸疗法。灸法治病药源广泛,成本低廉,操作方便,疗效明显,适应证广,无副作用,既可祛邪治病,又可强身延年,数千年来深受广大人民群众的欢迎。

　　艾灸的发明应是原始人坐在烤热的石头上休息时,感觉特别舒服。以后得病了就逐渐有意无意地用火烧灼的方法治疗他的病痛,往往能够起到减轻或治愈病痛的作用。于是代代相传,逐渐形成了一种独特的治疗方法。

　　灸法的运用当起源于人类掌握用火之后,时间亦在石器时代。"灸"字,在现存文献中,以《庄子》最早提及:"越人熏之以艾",还记载了圣人孔子"无病而自灸"。汉代许慎《说文解字》中说:"灸,灼也,从火"。从甲骨文字形的研究考证看,在商周初期灸法、熨法已普遍流行。在甲骨文中,有一个字,其形象为一个人躺在床上,腹部安放着一撮草,很像用艾灸治病的示意。施灸主要用艾绒,《孟子·离娄》篇说:"七年之病,求三年之艾,苟为不蓄,终身不得。"说明春秋战国时期,存蓄艾蒿以备艾灸治疗应用,已成为常识。

　　产生于秦汉之际的医学巨著《黄帝内经》把灸法作为一个重要内容进行了系统介绍。东汉医家张仲景十分重视灸法,在《伤寒论》中多处涉及灸法内容。三国时出现我国最早的灸疗专著《曹氏灸方》,总结了秦汉以来灸法的经验,促进了灸法的发展。葛洪注重灸法,突破了灸法只治虚寒证及作为康复手段,而用灸疗作为抢救措施,治疗猝死、五尸、霍乱吐利等急症。到两晋南北朝时期,已运用灸法预防霍乱,灸足三里健身,发明使用瓦甑灸,为器械灸的发明打下基础。

　　唐代针灸保健占有重要地位,著名医家孙思邈在《千金要方》中辑录了很多针灸保健的资料,如灸足三里称为"长寿灸",可以防病抗衰老。提出采用灸法预防传染病,治疗某些热性病。发展了隔蒜灸、隔姜灸、豆豉灸、黄蜡灸、黄土灸,并采用苇管灸治疗耳病,开创了灸疗器械的运用。王焘在《外台秘要》中重点介绍了艾法,多采用艾火治疗心疝、骨疽、偏风、脚气入腹等疑难病证。

宋元时期针灸有较大发展,灸法备受重视。太医局设针灸专科,宋太祖亲自为其弟施灸,并取艾自灸,为后人传为佳话。北宋王惟一的《铜人腧穴针灸图经》较详细地叙述了经络、腧穴等内容,考证了人体354个穴位。《太平圣惠方》《普济本事方》《圣济总录》等医方书中亦多收载有灸疗内容。

明代是针灸发展的高潮时期,《针灸大成》《针灸大全》《针灸聚英》等一批针灸著作相继问世,出现了艾卷温热灸法,历来发展为加进药物的"雷火神针"。还出现了"桑枝灸""神针火灸""灯火灸""阳燧锭灸"等。

清代在施灸的方法上也有所创新,出现了瓷缸灸、针柄烧艾灸(温针)、隔面碗灸等。较有代表性的著作有吴亦鼎所撰的《神灸经纶》。

新中国成立后,通过现代科学实验手段对艾灸的机制进行了大量研究,并取得了很大成绩。出现了许多新灸法,发明了一些现代灸疗仪器,使灸法可定时、定量、定性、无烟,灸温可调节,操作更方便,并开始步入减肥防皱、美容防老领域,受到医学界的注目。

第二节　艾灸的基本原理

一、艾灸的养生治病作用

灸法是中医学的重要组成部分,也是民间传统疗法之精华。灸疗与针刺疗法一样,也是以脏腑、经络学说为指导,故常统称针灸疗法。《医学入门》云:"凡病药之不及,针之不到,必须灸之。"说明灸法可补充药疗和针疗之不足。艾灸具有回阳救急、温中补气、温通经络、消瘀散结、益气升阳等诸多作用。灸法燃烧艾绒产生的温热作用可治疗因为寒冷引起的疾病。随着历史的发展,艾灸治疗疾病的范围早已超出了寒证的范围,它具有温经散寒、通络止痛、祛风解表、消瘀散结、拔毒泄热、温中散寒、补中益气、升阳举陷、回阳固脱、预防保健等作用,可广泛用于临床各科多种疾病,涉及寒、热、虚、实诸证。产生这些治疗效果,均与燃艾时产生的热作用是分不开的。艾灸时产生的热恰到好处,除了使人感到特别舒适外,更是一种良性治疗因子,这种因子作用于腧穴,具有特别的亲和力,艾火的热力不仅影响穴位表层,还特别能通过腧穴深入体内,影响经气,深透筋骨、脏腑以至全身,发挥整体调节作用,而用于治疗多种疾病。

1. 温经散寒　人体的正常生命活动有赖于气血的作用,气行则血行,气止则血止,血气在经脉中流行,完全是由于"气"的推送。凡是一切气血凝涩,没有热象的疾病,都可用温气的方法来进行治疗。灸法正是应用其温热刺激,起到温经通痹的作用。通过热灸对经络穴位的温热性刺激,可以温经散寒,加强机体气血运行,达到临床治疗目的。所以灸法可用于血寒运行不畅,留滞凝涩引起的痹证、腹泻等疾病。

2. 行气通络　经络分布于人体各部,内连脏腑,外布体表肌肉、骨骼等组织。正常的机体,气血在经络中周流不息,循序运行,如果由于风、寒、暑、湿、燥、火等外因的侵袭,人体或局部气血凝滞,经络受阻,即可出现肿胀疼痛等症状和一系列功能障碍。此时,灸治一定的穴位,可以起到调和气血,疏通经络,平衡功能的作用,临床上可用于疮疡疖肿、冻伤、瘰闭、不孕症、扭挫伤等。

3. 扶阳固脱　人生赖阳气为根本,得其所则人寿,失其所则人夭,故阳病则阴盛,阴盛则为寒、为厥,或元气虚陷,脉微欲脱。凡出现呕吐、下利、手足厥冷,脉弱等阳气虚脱的重危患者,如用大艾炷重灸关元、神阙等穴,由于艾叶有纯阳的性质,再加上火本属阳,两阳相得,往往可以起到扶阳固脱,回阳救逆,挽救垂危之疾的作用,在临床上常用于中风脱症、急性腹痛吐泻、痢疾等急症。

4. 升阳举陷　由于阳气虚弱不固等原因可致上虚下实,气虚下陷,出现脱肛、阴挺、久泄久痢、崩漏、滑胎等,《灵枢·经脉》篇云:"陷下则灸之",故气虚下陷,脏器下垂之症多用灸疗。不仅可以起到益气温阳,升阳举陷,安胎固经等作用,对卫阳不固、腠理疏松者,亦有效果。使机体功能恢复正常。如脱肛、阴挺、久泄等病,可用灸百会穴来提升阳气。

5. 拔毒泄热　灸法能以热引热,使热外出。灸能散寒,又能清热,表明对机体原来的功能状态起双向调节作用。特别是随着灸疗方法增多和临床范围的扩大,这一作用日益为人们所认识。

6. 防病保健　艾灸除了有治疗作用外,还有预防疾病和保健的作用,是防病保健的方法之一,灸疗可温阳补虚,所以灸足三里、中脘,可使胃气常盛,而胃为水谷之海,荣卫之所出,五脏六腑,皆受其气,胃气常盛,则气血充盈;命门为人体真火之所在,为人之根本;关元、气海为藏精蓄血之所,艾灸上穴可使人胃气盛,阳气足,精血充,从而加强了身体抵抗力,病邪难犯,达到防病保健之功。

7. 艾灸美容　灸中脘穴、关元穴、足三里,调内而养外,标本兼治,通过调节内分泌等系统,调动先天、后天之元气,使人体的阴阳、气血充足而上达头面,具有醒脑提神、滋养五官发肤的功效,能够有效地淡化、分解面部表皮的黑色素沉淀,消除面部水肿、眼袋、黑眼圈、色斑等,有效地改善面部倦容,令爱美的广大女性,五官、肌肤色泽红润,富有弹性、无皱纹、无斑点、精神饱满。

二、现代医学对艾灸的认识

现代研究表明,燃艾时可产生具有治疗作用的化学物质。艾燃烧后生成一种物质,有抗氧化并清除自由基的作用。艾燃烧生成物的甲醇提取物,有自由基清除作用,并且比未燃烧的艾的甲醇提取物作用更强。施灸局部皮肤中过氧化脂质显著减少,此作用是艾的燃烧生成物所致。艾的燃烧不仅没有破坏其有效药物成分,反而使之有所增强。艾燃烧生成物中的抗氧化物质,附着在穴位处皮肤上,通过灸热渗透进入体内而起作用的。

艾灸燃烧时产生的热量,是一种十分有效并适应于机体治疗的物理因子红外线。根据物理学的原理,任何物体都可以发射红外线和吸收红外线,人体也不例外。近红外线对人体的穿透深度较远红外线深,最多可达 10 毫米,并被机体吸收。研究认为,艾灸在燃烧时产生的辐射能谱是红外线,且近红外线占主要成分。近红外线可激励人体穴位内生物分子的氢键,产生受激相干谐振吸收效应,通过神经-体液系统传递人体细胞所需的能量。艾灸时的红外辐射可为机体细胞的代谢活动、免疫功能提供所必需的能量,也能给缺乏能量的病态细胞提供活化能。而艾灸施于穴位,其近红外辐射具有较高的穿透能力,可通过经络系统,更好地将能量送至病灶而起作用,说明了穴位具有辐射共振吸收功能。

灸疗的治疗作用还可以通过调节人体免疫功能实现,而且这种作用呈双向调节的特征,即低者可以升高,高者可以使之降低,因为艾灸施于穴位,首先刺激了穴位本身,激发了经气,调动了经脉的功能,使之更好地发挥行气血和阴阳的整体作用,而且激活皮肤中某些神经末梢酶类参与机体的免疫调节,因而对疾病的治疗具有明显的调节作用。

第三节　艾灸的方法

一、施灸的材料

施灸材料主要是艾叶制成的艾绒。中医学认为,艾属温性,其味芳香,善通十二经脉,具有理气血、逐寒湿、温经、止血、安胎的作用。虽然在灸治过程中艾叶进行了燃烧,但药性犹存,其药性可通过体表穴位进入体内,渗透诸经,起到治疗作用;又可通过呼吸进入机体,起到扶正祛邪、通经活络、醒脑安神的作用;对位于体表的外邪还可直接杀灭,从而起到治疗皮部病变和预防疾病的作用。在中脘施灸,可以温运脾阳,补中益气。常灸足三里,不但能使人体消化功能旺盛,而且可增加人体对营养物质的吸收,收到防病治病、抗衰防老的效果。

艾草是一种多年生草本植物,分布于亚洲及欧洲地区。"灸"就是拿艾草点燃之后去熏、烫穴道,穴道受热固然有刺激,但并不是任何纸或草点燃了都能作为"灸"使用。艾草的气味肯定也同时发挥了一定的作用。

艾绒是由艾叶加工而成。选用野生向阳处 5 月份长成的艾叶,风干后在室内放置 1 年后使用,此称为陈年熟艾。将其去掉杂质粗梗,碾轧碎后过筛,去掉尖屑,取白纤丝再行碾轧成绒。也可取当年新艾叶充分晒干后,多碾轧几次,至其揉烂如棉即成艾绒。

制绒在整个工序中最为重要,古人多为手工制绒,现代均为机械制绒,这在治疗的效果上有着很大的差异。古人手工制绒首先将上好的艾叶与草木灰兑水搅拌成胶泥状,然后将艾叶泥制成饼状,晒干封存,使用时取出一饼双手反复搓揉,筛去灰梗再反复搓揉即成棉絮状的艾绒,手工制绒有生气,所以过去都用此法。

本草中讲用艾者当用陈艾。陈艾是指艾叶制作方法与储存的时间,每年收存的生艾,再加以长时间的避光储存,使生艾叶慢慢老化,散去艾叶中过多的挥发油,已达煨去燥气之功,如此加工之艾叶称为陈艾。陈放时间应大于 1 年以上,3 年为佳,更长久则不宜,这种艾叶加工艾绒在外观上有两大特点:一是容易加工艾绒;二是加工的艾绒柔软。

二、艾炷、艾条、药条的制作

1. 艾炷　将适量艾绒置于平底磁盘内,用示、中、拇指捏成圆柱状或圆锥形即为艾炷。艾绒捏压越实越好,根据需要,艾炷可制成拇指大、蚕豆大、麦粒大 3 种,称为大、中、小艾炷。

2. 艾条　取艾绒 24 克,平铺在 26 厘米长,20 厘米宽,质地柔软疏松的桑皮纸上,将其卷成直径约 1.5 厘米的圆柱形,越紧越好,用胶水封口,即成艾条。也有在艾绒中掺入其他药物粉末的这种艾条又称"药条"。药条的处方一般为肉桂、干姜、丁香、木香、独活、细辛、白芷、雄黄、苍术、没药、乳香、川椒各等份,研为细末,每支药条在艾绒中掺药 6 克。目前一般所用的艾条多从药店买得,此种艾条多由纯艾叶干燥后制成。从治病效果来看,药条灸作用中透带药力,效果更好,主治范围更广。因此,对于慢性病患者及顽固性疾病患者建议采用自制的药条进行治疗。艾条应存放在干燥通风之处,以避免虫蚀及潮湿。艾灸如未使用完可在彻底灭火后收好继续使用。

3. 间隔物　在间隔灸时,需要选用不同的间隔物,如鲜姜片、蒜片、蒜泥、药饼等。在施灸前均应事先备齐。鲜姜、蒜洗净后切成 2～3 毫米厚的薄片,并在姜片、蒜片中间用毫针或细针刺成筛孔状,以利灸治时导热通气。蒜泥、葱泥、蚯蚓泥等均应将其洗净后捣烂成泥。药饼则应选出相应药物捣碎碾轧成粉末后,用黄酒、姜汁或蜂蜜等调和后塑成薄饼状,也需在中间刺出筛孔后应用。

三、施灸的顺序

临床上一般是上部→下部→背部→腹部→头部→四肢→阳经→阴经。施灸壮数先少后多,施灸艾炷先小后大。按这种顺序进行,取其从阳引阴而无亢盛之弊。

如不按顺序施灸,先灸下部,后灸头部,患者可能会出现头面烘热、口干咽燥等不适感。当然临床施灸,应结合患者病情,因病制宜,灵活应用。如脱肛施灸,就可先灸长强穴以收肠,再灸百会以举陷。

四、艾灸的次序

首先要根据体质情况及所需的养生要求选好穴位,将点燃的艾条或艾炷对准穴位,使局部感至有温和的热力,以感觉温热舒适,并能耐受为度。施灸时一般是先灸上部,后灸下部、腹部;先灸头身,后灸四肢。如不讲灸法次序,先灸下部、后灸头部,患者常出现面热、咽干、燥等。施灸时要注意安全,防止燃烧的艾绒燃火或脱落,烧损皮肤或衣物。

五、艾灸的时间

艾灸时间可在 3～5 分钟,最长到 10～15 分钟为宜。通常,健身灸时间可略短,病后康复施灸的时间可略长;春、夏二季,施灸时间宜短,秋冬宜长;四肢、胸部施灸时间宜短,腹、背部位宜长,老人、妇女、儿童施灸时间宜短,青壮年则时间可略长。

六、施灸的基本方法

1. 施灸的体位　施灸时的体位正确与否,是准确取穴,预防晕灸,便于术者操作,提高疗效的保证。临床常用的灸疗体位有以下几种。

(1)坐位:正坐,两足蹬地,上肢屈肘趴伏在桌上,暴露背部以便施灸。适用于项、背部穴位施灸。

(2)俯卧位:俯卧,脐下可放一小枕头,以便背部肌肉舒展、平坦。适用于项、背、腰骶、下肢后侧及上肢部分穴位施灸。

(3)仰卧位:仰卧,上肢平放,下肢放直,或微屈,以便对胸、腹、上肢及下肢前面穴位及头面部穴位施灸。

(4)侧卧位:非灸侧在下,侧卧,上肢放在胸前,下肢伸直,以便对侧头部、下肢外侧或内侧、部分上肢穴位施灸。

施灸应选合适的体位,以达到方便术者施灸操作,有利于准确选穴和安放艾炷施灸;患者感觉自然舒适,并能坚持施灸的全过程,或根据施灸操作要求,适当变换体位。常用体位有仰卧位、俯卧位、侧卧位、仰靠坐位、侧伏坐位、屈肘拱手位、屈肘俯掌位、屈肘仰掌位、俯伏坐位、正坐位、站立位。总之要求体位自然,腧穴暴露,艾炷放稳,方便操作。

2. 施灸的方法　中医思想体系与治疗方法的最大特点就是以辨证作为理法方药的施治基础。灸法是中医治疗学的主要手段之一,因此辨证对于艾灸临床自然具有密切关系。应用补泻之法有助于提高灸疗的效果,而要准确使用灸疗补泻。补法多用直接灸或隔物灸治疗慢性病。如:慢性腹泻、慢性结肠炎、胃下垂等气虚证、气脱证、气不摄血证、血虚证、精髓之虚证、心阳暴脱证、中气下陷证、中医虚寒证、脾肾阳虚证、肾不纳气证、肾阳之虚证、冲任虚损证等。在泻法中,直接灸多见于治疗疔疮痈疽,犬蛇咬伤之类,而艾条温和灸可用于治疗外感风寒发热、风湿病、外伤瘀血等;扁桃体炎、腮腺炎、淋巴腺炎等急性炎症多采用灯火灸。神经性皮炎、带状宽大疱疹、鸡眼等多采用局部灸治。在临床中只有根据患者病情合理选择适当的施灸方法,才能更好地发挥其补泻作用。

灸法补泻是根据病种、病型、辨证的不同,选用不同的补或泻的灸治方法。对邪气偏盛的急性病要用泻法,而对正气虚弱的慢性病要用补法。

(1)艾炷灸补泻:点燃艾炷后,不吹艾火,由它慢慢地徐燃自灭,火力微而温和,时间较长,壮数较多,灸治完毕后再用手按施灸穴位,使其真气聚而不散为补法;点燃艾炷后,以口速吹艾火,促其快燃,火力较猛,快燃快灭,当患者感觉局部灼烫时,迅速更换艾炷再灸,灸治时间较短,壮数较少,施灸完毕后不按其穴,使邪气外散为泻法。

(2)艾条灸补泻:艾条温和灸或回旋灸,每穴每次 5 分钟以内,实灸 5 次以内者为补法;艾条雀啄灸,每穴每次 10 分钟以上,实灸 7 次以上者为泻法。

(3)非艾灸法补泻:烟草灸补泻同艾条灸补泻法。线香灸、灯火灸、火柴灸,以灼灸点较多、速度较快者为泻法;以灼灸点较少、速度较慢者为补法。电吹风的快速吹灸为泻法;电热毯的慢速温灸为补法。

(4)灸材补泻:随症情的虚实选用不同的灸材进行施灸,如疔疮痈毒用蒜泥灸、葱白灸;气滞者用胡椒灸、小茴香灸;血瘀者用辣椒灸;阳虚寒盛者用食盐灸;风寒内侵者用生姜灸;慢性虚损疾病用白芥子灸、斑蝥灸、毛茛灸。

此外,根据选用不同部位、经络、穴位、时间,亦可进行补泻,如用雀啄灸或蒜泥敷灸涌泉穴,滋阴泻火,以治鼻出血、咯血;用温和灸或蓖麻仁敷灸百会穴,补气固脱,以治胃下垂、脱肛、阴挺等脏器下垂。选用不同的施灸方法也可以进行补泻,如急性病采用着肤灸、雀啄灸以泻实;慢性病采用温和灸、回旋灸及温针灸以补虚。隔物灸和敷灸中所用的药物,按药物的性能、功效和主治进行补泻,如甘遂灸可以逐水泻水,附子灸可以温阳补虚。

3. 施灸的壮数 每燃烧 1 个艾炷为之 1 壮,每灸 1 次少则 3～5 壮,多则可灸数十壮、数百壮。至于施灸的时间长短原则是:灸时久,必须长期施行方能见功,这是指慢性病而言。一般前 3 天,每天灸 1 次,以后间隔 1 日灸 1 次,或间隔两日灸 1 次,可连续灸治 1 个月、2 个月、3 个月,甚至半年或 1 年以上。如果用于健身灸,则可以每月灸 3～5 次,终身使用,效果更好。如果是急性病、偶发病,有时只灸一二次就结束了,以需要而定,不必限制时间和次数;如果是慢性病、顽固性疾病,间日或间隔三、五、七日灸1次均可。要根据具体情况全面考虑,这样和用药的分量一样,无太过不及之弊。凡青壮年、初病体实者,所用艾炷宜大,壮数宜多;凡小儿、妇女、老人及久病体弱者,所用艾炷宜小,壮数宜少。在肌肉丰厚的腹背、臀腹、臂等处宜大炷多灸;在肌肉浅薄的头面、颈项、四肢末端宜小炷少灸。直接着肤灸,一般以麦粒大小艾炷为宜,每穴灸5～7壮,小儿3～5壮,每次灸3～5穴。但急救时,可不计壮数,直到阳回脉起为止。此外,还须结合病情,对沉寒痼冷、元气将脱等证宜大炷多灸,以温散寒凝,振奋阳气;对外感风寒则宜小炷,不宜重灸,即可达到温经通络,驱散外邪,否则火邪内郁产生不良效果。

4. 直接灸　直接灸是将大小适宜的艾炷,直接放在皮肤上施灸。若施灸时需将皮肤烧伤化脓,愈后留有瘢痕者,称为瘢痕灸;若不使皮肤烧伤化脓,不留瘢痕者,称为无瘢痕灸。

(1)瘢痕灸:又名化脓灸,施灸时多选用小艾炷,可在施灸穴位的皮肤上涂少许液状石蜡或蒜汁或其他油剂,使艾炷易于固定,同时选择平整而舒适的体位,即将艾炷直接放在穴位上粘固,用火点燃艾炷尖端使之均匀向下燃烧施灸,需待艾炷燃至底部,除去艾灰,更换新炷再灸。每次换新炷时,需重新涂油质1次,一般灸7～9壮。在施灸过程中,当燃艾烧近皮肤,患者感到灼热痛时,术者可轻轻拍打施灸部位四周,以减轻疼痛。待灸至预定壮数后,可在施灸部位敷贴灸疮膏(淡膏药)或一般膏药,用消毒纱布盖好,然后用胶布固定,以防感染。通常灸后局部起一小水疱,3～5天后在灸处开始化脓,1周左右形成灸疮。化脓期每天换药1次,经5～6周后灸疮结痂脱落,局部留有瘢痕。此法施灸前须征得患者同意,方可使用此法施灸。此法多用于背部及四肢穴位,禁用于面部。灸后一旦继发感染,应予治疗。

(2)无瘢痕灸:又名非化脓灸,施灸时多选用中、小艾炷。操作时,先在选好穴位的皮肤上涂些凡士林或液状石蜡、甘油,使艾炷易于黏附固定,然后选用中或小艾炷直接放在穴位上粘固,再从上端点燃施灸。当艾炷燃烧至患者有灼热感时,即将艾炷压灭或用钳子取下,再更换新艾炷施灸,一般灸3～7壮,以局部皮肤出现红晕、无烧伤、患者自觉舒适为度。灸治完毕后,可用油剂涂抹,以保护皮肤。此法适用于哮喘、眩晕、慢性泄泻等一般性虚寒病轻证和疣癣、湿疹、痣、疣及皮肤溃疡不愈。因不起疱,不溃烂化脓,不遗留瘢痕,易为患者接受,但疗效不如瘢痕灸。

5. 间接灸　间接灸是用药物将艾炷与施灸腧穴部位的皮肤隔开,进行施灸的方法。如生姜间隔灸、隔盐灸等。

(1)隔姜灸:隔姜灸是用鲜姜切成直径为2～3厘米、厚为0.2～0.3厘米的薄片,中间以针刺数孔,然后将姜片置于应灸的腧穴部位或患处,再将艾炷放在姜片上点燃施灸。当艾炷燃尽,再易炷施灸。灸完所规定的壮数,以使皮肤红润而不起疱为度。常用于因寒而致的呕吐、腹痛、腹泻及风寒痹痛等。

(2)隔蒜灸:就是用蒜片做隔物灸。大蒜辛温,能祛寒湿,破冷气,健脾开胃,消谷化食,消肿化结,止痛。临床上以独头紫皮大蒜为良。施灸时,取独头大蒜剥去蒜衣,切成厚0.2～0.3厘米薄片一片,用针穿刺数孔或捣成蒜泥,制成蒜饼,中间用针扎数孔,放在施灸穴位皮肤上或肿块上(如未溃破脓的脓头处),上置艾炷,点燃施灸4～5壮,换去蒜片,每穴1次须灸5～7壮。因蒜汁对皮肤有刺激性,灸后容易起疱,如不使起疱,可将蒜片向上提起或缓慢移动。若灸后起水疱,以无菌操作刺破,涂以甲紫溶液,可适当敷贴保护,也可以用百多邦软膏涂匀局部,以防感染。灸中蒜片(饼)烧焦,应更换新片(饼)。若灸疮痛之症,可置疮头上灸之;若疮大有十余头者,以蒜泥摊患处,铺艾绒灸之;若痛灸至不痛,不痛灸至痛;若疮色白而不红,不化脓,不问日期,最宜多灸。此法有发散拔毒、消肿止痛之功。目前多用于肺结核、瘰疬、腹中积块、未溃疮疡、皮肤红肿、瘙痒、蛇蝎毒虫所伤等。若在蒜片下涂以麝香少许,如法施灸,对类风湿病的康复有良效。有人主张用来治疗癌肿、流注等。

另有一种名为铺灸或长蛇灸,属隔蒜灸范围。其方法为取大蒜500克,去皮捣成泥状。令患者俯卧,在脊柱正中,从大椎至腰俞穴,铺蒜泥一层,厚约0.3厘米,宽约2厘米,周围用棉皮纸封固,勿令泄气,用中艾炷置大椎至腰俞之间的每一脊椎凹陷处点燃施灸,不计壮数,直到患者自觉口鼻中有蒜味时为止,移去蒜泥。因大蒜和灸火对皮肤有刺激,灸后脊部正中多起水疱,需休息一段时间,民间常用此法治疗虚劳、顽痹等证。

(3)隔盐灸:隔盐灸也是临床上常用的隔物灸之一。用纯净的食盐填敷于脐部,或于盐上再置一薄姜片,上置大艾炷施灸。多用于治疗伤寒阴证或吐泻并作,中风脱证等。

(4)隔附子饼灸:将附子研成粉末,用酒调和做成直径约3厘米、厚约0.8厘米的附子饼,中间以针刺数孔,放在应灸腧穴或患处,上面再放艾炷施灸,直到灸完所规定壮数为止。多用治疗命门火衰而致的阳痿、早泄或疮疡久溃不敛等症。

(5)隔胡椒饼灸:就是用胡椒饼作隔物灸。胡椒辛温,有温中散寒之功。施灸时,取白胡椒末加适量白面粉,用水调和,制成5分硬币大圆饼,厚约0.3cm,中间按成凹陷的圆药饼,再取丁香、肉桂、麝香各等份,共研细末,用药末填平凹陷,放在施灸穴位皮肤上,然后上置艾炷点燃灸之。每次用艾炷5～7壮,以觉局部温热舒适为度。此法用于治疗风寒湿痹及局部麻木不仁、胃寒呕吐、腹痛、湿疹、顽癣等有效。

(6)隔豆豉饼灸:就是用豆豉饼作隔物灸。施灸时,取豆豉(或加花椒、生姜、青黛、葱白各等份)适量捣烂,用黄酒调和,制成直径2cm,厚约0.3cm的圆药饼,中间用针扎数孔,放在施灸穴位皮肤上,上置艾炷点燃施灸3～5壮。灸中如豉饼被烧焦,可更换新饼再灸。因豆豉有发汗解表(加味又能散寒消肿)的作用,故可用于疮疡初起(将豉饼置疮面上,如疮已溃破,则置疮口周围施灸)灸至皮肤湿润汗出,邪毒外泄,至愈为止。此法适用于治疗痈疽发背、顽疮恶疮、肿硬不溃或溃后不收口、疮面黑暗等。

(7)隔巴豆饼灸:就是用巴豆饼作隔物灸。巴豆,辛热有毒,有温肠通便、化滞破癥、逐水消肿、攻痰除癖、解毒医疮之功,善攻寒积。施灸时,取不去油的巴豆10粒(或加黄连末适量,或加其他药物)研细末加面粉少量,混匀,用水调和,制成药饼放脐上,上置艾炷点燃施灸。也可与隔蒜灸合用。可灸至觉温热舒适感为度。灸毕以温湿纱布擦净施灸外皮肤,避免因药物刺激起疱。此法适用于食积、泄泻、腹痛、胸痛、小便不通、水肿及肥胖等。

(8)隔鸡子灸:就是用鸡蛋作隔物施灸。施灸时取煮熟鸡蛋1枚,对半切开,取一半去蛋黄,覆盖于患处,于蛋壳上置中艾炷点燃施灸,至患者感觉局部热痒为度。此法适用于发背、痈疽初起诸证。

(9)蒸脐灸:又名封脐灸、熏脐灸、炼脐灸。根据不同疾病而选用配方,研末填平脐窝(脐窝突出者,可用湿面条围脐如井口,然后再填药末),上置艾炷施灸。本法有温阳祛邪、健身防病的作用。可治疗多种疾病,所用配方因病而异。

(10)其他隔物灸:如隔黄土灸、隔蛴螬灸、隔麦面硫黄蒜灸、隔面灸、隔甘遂灸、隔蟾酥灸、隔麻黄灸、隔木香灸、隔川椒灸、隔陈皮灸、隔葶苈灸、隔厚朴灸、隔蓖麻仁灸、隔香附灸、隔白附子灸、隔徐长卿灸、隔苍术灸、隔商陆灸、隔矾灸、隔桃叶灸、隔皂角灸、隔藕节灸、隔芒硝灸、隔赤小豆灸、隔黄豆灸、隔莱菔根灸、隔山药灸、隔生铁粉灸、隔牛奶灸、隔蜂房灸、隔王不留行灸、隔芹菜根灸、隔铜钱灸、隔蚯蚓灸、隔韭菜灸、隔桃树皮灸、隔菝葜根灸、隔蚯蚓泥灸、隔土瓜根灸、隔槟榔灸等,根据疾病与病情不同,选择相应的中草药作间隔物灸。

6. 艾条灸　艾条灸是取纯净细软的艾绒24克,平铺在26厘米长、20厘米宽的细草纸上,将其卷成直径约1.5厘米圆柱形的艾卷,要求卷紧,外裹以质地柔软疏松而又坚韧的桑皮纸,用胶水封口而成。也有每条艾绒中掺入肉桂、干姜、丁香、独活、细辛、白芷、雄黄的细末各6克,则成为药条。施灸的方法有:

(1)温和灸:施灸时将艾条的一端点燃,对准应灸的腧穴部位或患处,距皮肤2～3厘米,进行熏烤。熏烤使患者局部有温热感而无灼痛为宜,一般每处灸5～7分钟,至皮肤红晕为度。对于昏厥、局部知觉迟钝的患者,医者可将中、示二指分开,置于施灸部位的两侧,这样可以通过医者手指的感觉来测知患者局部的受热程度,以便随时调节施灸的距离和防止烫伤。

(2)雀啄灸:将艾条的一端点燃,对准施灸部位,类似麻雀啄食一样,一起一落,忽近忽远的方式进行施灸。每次起落艾条与皮肤的距离为2～3厘米,时间一般为5～20分钟。以局部皮肤呈红润为度。此法具有温阳起陷和兴奋作用。可适用于急性病、昏厥急救及小儿疾病。此法为艾条灸之泻法,为临床所常用。

(3)回旋灸:又称熨热灸。将艾条一端点燃,如上法用三指夹住艾条,点燃端朝下,悬于距施灸部位皮肤一寸左右,平行往复(类似熨衣服)进行回旋,时间为20～30分钟,使皮肤有温热感而不觉灼痛。可适用于面积较大的风寒湿痹、软组织劳损、神经性麻痹和广泛性皮肤病等。此法为艾条灸之泻法,为临床所常用。

7. 温针灸 是针刺与艾灸结合应用的一种方法,适用于既需要留针而又适宜用艾灸的病症。操作时,将针刺入腧穴得气后,并给予适当补泻手法而留针;继将纯净细软的艾绒捏在针尾上,或用艾条一段长约 2 厘米,插在针柄上,点燃施灸。待艾绒或艾条烧完后,除去灰烬,取出针。

8. 温灸器灸 是用金属特制的一种圆筒灸具,故又称温筒灸。其筒底有尖有平,筒内套有小筒,小筒四周有孔。施灸时,将艾绒或加掺药物,装入温灸器的小筒,点燃后,将温灸器之盖扣好,即可置于腧穴或应灸部位,进行熨灸,直到所灸部位的皮肤红润为度。有调和气血,温中散寒的作用。

据统计,灸疗的方法有 90 种之多,在较常用的 20 余种灸法中,主要有使用艾灸为主的火热灸法和利用药物发疱的天灸等非火热灸法。

9. 艾灸后的处理 施灸后,局部皮肤出现微红灼热,属于正常现象,无须处理。如因施灸过量,时间过长,局部出现小水疱,只要注意不擦破,可任其自然吸收;如水疱较大,可用消毒的毫针刺破水疱,放出水液,或用注射针抽出水液,再涂以甲紫,并以纱布包敷;如用化脓灸者,在灸疮化脓期间,要注意适当休息,加强营养,保持局部清洁,并可用敷料保护灸疮,以防感染,待其自然愈合;如护理不当,灸疮脓液呈黄绿色,或有渗血现象者,可用消炎药膏涂敷。此外,灸后要慎避风寒,切忌生冷醇厚味,以进食素淡为宜。

七、艾灸的适宜人群

不同的灸法适用于不同的人群,瘢痕灸能改善体质,增强机体的抵抗力,从而起到养生作用,适用于体质虚弱者、慢性胃肠病等人群的养生;无瘢痕灸性质温和,常用于虚证、寒证、阴证为主的疾病,如哮喘、眩晕、月经不调等病证。

凡临床各科的急性和慢性疾病、常见病、多发病、疑难危重病,不论阴阳、表里;寒热、虚实各种证候都有灸法的适应证。例如,内科的感冒、头痛、偏头痛、三叉神经痛、痢疾、疟疾、肺结核、慢性支气管炎、支气管哮喘、冠心病、肺心病、神经衰弱、低血压、慢性胃炎、胃及十二指肠溃疡、胃黏膜脱垂、胃下垂、呃逆、呕吐、肝炎、肝硬化、卒中后遗症、面瘫、关节炎、糖尿病、便秘、肠炎、结肠炎、胃肠炎、腹痛、腹胀、坐骨神经痛、贫血、癫痫等;妇科的月经不调、痛经、闭经、崩漏、带下病、盆腔炎、外阴瘙痒症、不孕症、妊娠病、产后病、脏躁等;儿科的上呼吸道感染、百日咳、小儿腹泻、小儿厌食、小儿夜啼、小儿呕吐、小儿佝偻病、小儿麻痹后遗症、流行性腮腺炎等;男科的阳痿、遗精、不育症、精液异常症、睾丸炎等;外科的疖肿、疔疽、乳腺炎、阑尾炎、脉管炎、臁疮、瘰疬、静脉炎、指头炎等;骨伤科的落枕、扭挫伤、软组织损伤、骨结核、破伤风、损伤性关节炎等;皮肤科的湿疹、疣、带状疱疹、荨麻疹、神经性皮炎、牛皮癣、硬皮病、疥疮、压疮、皮肤瘙痒症、冻疮等;五官科的睑腺炎、迎风流泪、结膜炎、青光眼、近视、鼻炎、鼻出血、鼻渊、内耳眩晕症、中耳炎、咽喉炎、腭扁桃体炎、口腔溃疡、牙痛等及肥胖症、消瘦、颜面皱纹、黄褐斑、雀斑、酒渣鼻、脱发等。本法既可单独使用,也可与其他疗法或药物配合治疗。若单独使用,尤以寒证、阴证、阳虚证及慢性疾病等病为主。若配合其他疗法治疗,则可疗之疾更多。

八、艾灸的不良反应

(1)艾灸的不良反应主要表现在错误地判断了身体的体质,错误地选择了施灸的穴位,从而造成身体的不适,经过正确的方法指导是可以调节过来的。

(2)艾灸具有效果明显、简便易行、经济实用的优点,几乎没有什么毒性和副作用,只要操作方法得当,穴位掌握准确,对人体一般不会产生不良反应。艾灸为身体补充阳气,尤其适用于阳虚体质。

(3)艾灸有补泻的作用,对于阴虚火旺热证体质的人,要先从泻法开始,滋阴的同时再调理阴阳的平衡。也就是施灸的穴位和方法有所不同。

(4)如果操作不当,也可能会产生不适,就会被理解是所谓的艾灸的副作用,建议到专业的地方进行指导。比如专业的艾灸养生治病馆。

(5)艾灸是一种物理和药理结合的中医疗法。是绿色自然疗法,起源于中国古代,是艾草制成的艾绒燃烧来治病养生的方法。

(6)但由于体质和症状不同,开始施灸可能引起发热、疲倦、口干、全身不适等反应,一般不需顾忌,继续施灸即能消失。

九、艾灸的禁忌证

大凡实热证、阴虚发热者,一般不适宜灸治,如阴虚痨瘵、咯血吐血、心悸怔忡、高热神昏、中风闭证、肝阳头痛、多梦遗精等一切阴虚阳亢、邪热内炽的病证,均当禁灸。此外,不论外感或阴虚内热病证,凡脉象数疾者,或极度衰竭者亦不宜灸治。不适宜灸治的疾病还有:伤寒、赤痢、麻疹、鼠疫、天花、白喉、脑脊髓膜炎、猩红热、丹毒、恶性肿瘤、急性阑尾炎、心脏瓣膜炎、大叶性肺炎、急性腹膜炎、传染性皮肤病;肺结核之末期、高血压病、高度贫血病。病者过饥、过饱、酒醉、劳累、情绪不好、阴虚内热等,要慎用。

十、禁灸的穴位

灸法是借火治病,灸之不当,则火邪内攻,灼耗阴血,引起不良后果,不可不慎。凡血管表浅部位、头面五官部位及关节筋腱部位不宜施化脓灸;重要器官附近、肌肉浅薄处、乳头、睾丸、眼部附近、阴部、妇女月经期和妊娠期的腹部及腰骶部均不宜施灸。如遇急重病证,必须施灸者,有些部位可改用艾条灸、间接灸等变通灸法。

至于禁灸穴位,可参考古法禁灸之穴,如哑门、风门、天柱、承光、临泣、头维、攒竹、睛明、素髎、禾髎、迎香、颧髎、下关、人迎、天髎、天府、周荣、渊腋、乳中、鸠尾、腹哀、肩贞、阳池、中冲、少商、鱼际、经渠、阳关、脊中、隐白、漏谷、条口、犊鼻、阴市、伏兔、髀关、申脉、委中、殷门、心俞、承泣、承扶、瘛脉、耳门、石门、脑户、丝竹空、地五会、白环俞等穴,凡酒醉之后、身心极度衰疲时,则尤须绝对禁忌。

对颜面、关节附近、五官和有大血管的部位,不宜采用瘢痕灸;对孕妇的腹部和腰骶部也不宜施灸。这些就是施灸的禁忌。

十一、艾灸的注意事项

(1)要专心致志,耐心坚持:施灸时要注意思想集中,不要在施灸时分散注意力,以免艾条移动,不在穴位上,徒伤皮肉,浪费时间。对于养生保健灸,则要长期坚持,偶尔灸是不能收到预期效果的。

(2)要注意体位、穴位的准确性:体位一方面要适合艾灸的需要,同时要注意体位舒适、自然,要根据处方找准部位、穴位,以保证艾灸的效果。

(3)防火:现代人的衣着不少是化纤、羽绒等质地的,很容易燃着。因此,施灸时一定要注意防止落火,尤其是用艾炷灸时更要小心,以防艾炷翻滚脱落。用艾条灸后,可将艾条点燃的一头塞入直径比艾条略大的瓶内,以利于熄灭。

(4)要注意保暖和防暑:因施灸时要暴露部分体表部位,在冬季要保暖,在夏天高温时要防中暑,同时还要注意室内温度的调节和开换气扇,及时换取新鲜空气。

(5)要防止感染:化脓灸或因施灸不当,局部烫伤可能起疱,产生灸疮,一定不要把疮搞破,如果已经破溃感染,要及时使用消炎药。

(6)要掌握施灸的程序:如果灸的穴位多且分散,应按先背部后胸腹,先头身后四肢的顺序进行。

(7)注意施灸的时间:有些病证必须注意施灸时间,如失眠证要在临睡前施灸。不要饭前空腹时和在饭后立即施灸。

(8)要循序渐进:初次使用灸法,要注意掌握好刺激量,先少量、小剂量,如用小艾炷,或灸的时间短一些,壮数少一些。以后再加大剂量。不要一开始就大剂量进行。

(9)防止晕灸:晕灸虽不多见,但是一旦晕灸则会出现头晕、眼花、恶心、面色苍白、心慌、汗出等,甚至发生晕倒。出现晕灸后,要立即停灸,并躺下静卧,再加灸足三里,温和灸10分钟左右。

(10)注意施灸温度的调节:对于皮肤感觉迟钝者或小儿,用示指和中指置于施灸部位两侧,以感知施灸部位的温度,做到既不致烫伤皮肤,又能收到好的效果。

(11)穴位艾灸顺序:古人对于艾灸的顺序,有着明确的论述,就阴阳而言,如《千金要方》说:"凡灸当先阳后阴,先上后下。"《明堂灸经》也指出:"先灸上,后灸下；先灸少，后灸多。"这是说艾灸的一般顺序是：先灸背部，再灸胸腹部；先灸上部再灸下部，先灸头部再灸四肢；就壮数而言，先灸少而后灸多，即由小逐渐增强；就大小而言，先灸艾炷小者而后灸大者，每壮递增。

(12)在临床上艾灸时，需结合病情，灵活应用，不能拘执不变。同时艾灸某两个穴位的问题上，一般没有什么限制。

(13)艾灸后半小时内不要用冷水洗手或洗澡。

(14)艾灸后要喝较平常多量的温开水(绝对不可喝冷水或冰水)，有助排泄器官排出体内毒素。

(15)饭后一小时内不宜艾灸；脉搏每分钟超过 90 次以上不要艾灸；酒醉禁灸；身体发炎部位禁灸。

(16)手术后在体内埋钢钉或者其他东西的人，不要随便在做过手术的位置艾灸。

(17)灸治应用广泛，虽可益阳亦能伤阴，临床上凡属阴虚阳亢、邪实内闭及热毒炽盛等病证，应慎用灸法。

(18)施灸时，对颜面五官、乳头、有大血管分布的部位不宜选用直接灸法，以免烫伤形成瘢痕。关节活动部位亦不适宜用化脓灸，以免化脓溃破，不易愈合，甚至影响功能活动。

(19)一般空腹、过饱不宜艾灸；极度疲劳和对灸疗恐惧者治疗时艾炷不宜过大，刺激量过强，以防"晕灸"。

(20)孕妇禁灸。

第四节　艾灸养生

一、艾灸能祛病延年

保健灸，就是无病而先施灸的方法，古代又称之为"逆灸"。运用保健灸，能增强身体的抗病能力和抗衰老能力，从而达到祛病延年的目的。保健灸主要有以下几种。

1. 足三里穴　常灸足三里(外膝眼下 3 寸)能增强体力、解除疲劳、防衰抗老、祛病延年。对感冒、高血压、冠心病、肺心病、脑出血、低血压、动脉硬化等都有预防作用。所以古人把足三里灸叫作"长寿灸"。灸治方法：点燃艾条，距足三里穴 3 厘米处熏灸，局部有温热舒适感时固定艾条不动，每次灸 10～15 分钟，以灸至局部稍红为度，隔日灸 1 次，每月可灸 10 次。

2. 关元穴　常灸关元穴(脐下 3 寸)能防病保健、强壮体质，对全身衰弱、少气乏力、精神萎靡、下腹部虚寒有防治作用。灸治时点燃艾条，距关元穴 3 厘米处熏灸,局部有温热舒适感时固定艾条不动,每次灸 10～20 分钟,以灸至局部稍红为度,每周灸 1～2 次。秋冬季节可连续施灸,灸十余次后停 10～20 天,然后再灸;夏秋季可适当减少施灸次数。

3. 神阙穴 又名脐中,灸此穴有温补元阳、健运脾胃、复苏固脱之效。常灸神阙穴可起到强壮体质、延年益寿的作用。对消化不良、腹泻、下痢、虚喘等有防治作用。灸治时点燃艾条,距神阙穴 3 厘米处熏灸,局部有舒适感时固定不动,每次灸 10～20 分钟,以灸至局部稍红为度,每日 1 次,10 次为 1 个疗程,间隔 10～20 日再灸。

4. 风门穴 位于第 2 胸椎棘突下旁开 1.5 寸。灸风门穴有预防感冒和脑出血的功能。对肩背酸痛、颈部痉挛、头痛都有防治作用。如有感冒先兆,可用艾条在双风门穴上各温和灸 10～20 分钟,使脊背感到暖和,就能预防和减轻感冒。如感冒迁延不愈,用艾条灸风门,每日 1 次,每次 10～20 分钟,连灸 3～7 日,可痊愈。对曾有过中风病史者,每次灸 10 分钟,每天灸 2～4 次,可预防中风复发。

5. 三阴交穴 位于内踝高点直上 3 寸,胫骨后缘。艾灸三阴交对消化不良、腹泻、小便不利、月经不调、痛经、带下、心悸、失眠、湿疹、高血压、冠心病等有防治作用。可采用温和灸法:患者可自己操作,左手持艾条灸左侧三阴交,右手持另一艾条灸右侧三阴交穴,每次每穴灸 10～20 分钟,每日 1 次。

6. 身柱 位于第 3 胸椎棘突下,儿童做身柱穴保健灸,能促进发育,增强食欲,不易感冒。无论儿童或成人,常灸身柱穴具有良好的保健作用。方法是取艾绒适量卷成香烟大小,用温和灸法灸 5～10 分钟即可,隔日 1 次,每个月最多 10 次。

二、艾灸能强身健体

在身体某些特定穴位上施灸,能够达到和气血、通经络、保健、益寿延年的目的,又称为保健灸。灸疗用于防病保健有着悠久的历史,《扁鹊心书·须识扶阳》说:"人于无病时,常灸关元、气海、命门、中脘,虽未得长生,亦可保百余年寿矣。"

1. 取穴 气海、关元穴、足三里穴、脾俞、肾俞穴、三阴交。

2. 灸法 用艾条温和灸,每穴 10～15 分钟,每周 2 次,连续灸 1～3 个月或是隔附子灸法。

三、艾灸能温补脾肾

1. 关元穴 位于脐下 3 寸,为养生保健强壮要穴,长期施灸可使人元气充足,具有调理气血、补肾固精等功效,能调治诸虚百损及泌尿生殖系统各种病证。艾条灸 10～15 分钟,艾罐灸 20～30 分钟。

2. 中脘穴 位于腹部正中线,脐上 4 寸处,相当于五指的宽度,对胃部疾病的全部症状均有比较好的效果。艾条灸 10～15 分钟,艾罐灸 20～30 分钟。

3. 足三里穴　位于犊鼻穴下 3 寸,距胫骨前缘一横指。简便取穴,正坐屈膝,用手从膝盖正中往下摸取胫骨粗隆,在胫骨粗隆外下缘直下 1 寸。常灸足三里穴具有补益脾胃、扶正培元、调和气血、驱邪防病之功效。艾条灸 10～15 分钟,艾罐灸 20～30 分钟。

四、艾灸养肺

艾灸对整个身体的调理起到一定的作用,对于全身美容比较好的穴位主要位于:肺俞和肾俞,肺俞的作用是把肺的湿热水气外输到膀胱经。中医讲"肺主毛皮",说明肺和皮肤、毛发的关系是很密切的。如果肺被外邪占据,气血的滋养不够,皮毛也要随之受到影响,所以美容首选养肺。

1. 取穴　肺俞、肾俞。

2. 功效　排肾和肺的水湿,滋养毛发,有助于调节体形。

3. 灸法　温和灸,每次 15 分钟左右,长期坚持。

五、白领的艾灸养生方法

1. 取穴　关元、中脘、大椎、足三里、涌泉。

2. 功效　针对缺少运动人群,起保健养生作用,帮助调理五脏六腑,预防室内空调受寒引起的颈椎病。

3. 灸法　温和灸,每次每穴 10～15 分钟,每周 1～2 次,长期坚持。大椎穴可以隔姜灸,每次 3～5 壮,30 分钟左右。

第五节　艾灸治病的常用方法

一、艾灸治流行性感冒

方法 1

取穴:大椎、风池、肺俞、神阙。

治法:将艾条的一端点燃,对准施灸部位,距 0.5～1 寸进行熏烤。以施灸部位有温热舒适感觉为度。每穴每次 15～20 分钟,每日灸 1～2 次。术者应掌握好距离,以免造成病人烫伤。

方法 2

取穴:大椎。

治法:将艾条的一端点燃,对准施灸部位,距 0.5～1 寸进行熏烤。以施灸部位有温热舒适感觉为度。每次灸 20 分钟,每日灸 2～3 次。适用于流行性感冒发热较重者。

二、艾灸治感冒

方法 1

取穴：大椎、神阙、足三里、合谷。

治法：取生姜 1 块，切成厚约 0.3 厘米的生姜片，用针于中间穿刺数孔，放在施灸穴位上，上置艾炷点燃施灸。每穴每次灸 3～5 壮，每日 2 次，2～3 日为 1 个疗程或病愈为止。小儿或老年病人皮肤感觉不敏感者慎用。适用于风寒型感冒，症见恶寒、鼻塞、流清涕、遍体酸痛较明显者。

方法 2

取穴：神阙。

治法：取白芥子、半夏各 3 克，公丁香 0.5 克，麻黄 5 克，细辛 2 克，麝香少许。将上药研细为末，密贮备用。施灸时将神阙穴常规消毒后，取药粉适量填满脐窝，将鲜姜 1 片，厚约 0.3 厘米，生姜片可用针扎数孔，盖在药末上，上置大艾炷施灸。每日灸 1 次，每次灸 3～5 壮，10 次为 1 个疗程，疗程间隔 5～7 日。本法适于风寒感冒咳嗽者。

三、艾灸治慢性支气管炎

方法 1

取穴：肺俞、大椎。风寒加风池、尺泽、合谷；风热加鱼际、曲池、少商；风燥加阴陵泉、照海、孔最。

治法：①艾条灸：点燃艾条，火头距离穴位处皮肤 2～3 厘米进行熏烤，使皮肤有较强的刺激感，火力要壮而短促，以达消散邪气之效，每穴灸约 5 分钟，若皮肤产生小疱，任其自然吸收，但不要产生大的瘢痕，刺激以能忍受为度。②艾炷灸：在穴位涂上大蒜汁，以粘住艾炷，选用标准大中艾炷施灸，可吹火使艾炷燃烧加快，当穴下产生强烈刺激感时即去除艾炷。一般灸 3～10 壮，适用于慢性顽固性病证。③艾炷隔姜灸：穴位上放 2 毫米厚的生姜片，中穿数孔，生姜片上放艾炷施灸，每次选 3～5 穴，每穴灸 3～10 壮，隔日 1 次，7～10 日为 1 个疗程。适用于风邪袭肺型慢性支气管炎，症见风寒束肺者咳嗽，鼻塞，流涕，头痛，身困，恶寒发热，咯痰稀薄色白，舌苔薄白，脉浮紧；风热犯肺者头痛鼻塞，咳嗽流涕，身热，口渴，咽痛，咯痰黏稠不畅色黄，舌苔薄黄，脉浮数；风燥伤肺者干咳无痰，或痰少粘连成丝，或痰中带血丝，唇鼻干燥，口渴，舌红干而少津，脉浮数。

方法 2

取穴：肺俞、脾俞、丰隆、中府、阴陵泉。

治法：参见方法 1 治法。健脾艾炷或艾条灸疗穴位时间可略长，任其自然燃烧，使其对皮肤有均匀缓慢的刺激，以补虚散寒，温经祛病，祛痰止咳。适用于痰湿蕴肺型慢性支气管炎,症见连声咳嗽,反复发作,咳声重浊,痰多白黏稠或多吐白沫痰,夜重日轻,胸闷脘痞,食少体倦,面容虚肿,舌苔白腻,脉濡滑。

方法3

取穴:肺俞、大椎、尺泽、太渊、鱼际。宜选用手太阴肺经、足太阴脾经穴及背俞穴进行治疗。

治法:参见方法1治法。适用于痰热郁肺型慢性支气管炎,症见咳嗽痰多,质黏或稠黄,气粗,胸胁胀满,咳时引痛,口干舌燥,喜饮后红苔薄黄腻,脉滑数。

方法4

取穴:肺俞、膏肓俞、肾俞、脾俞、大椎、足三里。

治法:①艾条温和灸:艾条火头距离穴位3厘米左右进行熏烤,使火力温和缓慢透入穴下深层,皮肤可有温热舒适而无灼痛感。每次选4～5穴,每穴灸10～15分钟,至皮肤稍起红晕即可。每日灸1次,5～7次为1个疗程。②艾炷无瘢痕直接灸:将施灸穴位涂敷少许凡士林油以粘住艾炷,用中小艾炷,放小艾炷点燃,皮肤感到灼痛时即去除艾炷,更换新艾炷续灸,连灸3～7壮,穴下皮肤充血红晕为度。③艾炷隔姜灸:参见方法1治法之③。适用于肾虚喘促型慢性支气管炎,症见动则喘加剧,气短,或咳而气怯,多为阵咳,痰多喉鸣,食少,怯寒肢冷,小便不利,足背浮肿,苔白润或灰腻,舌胖大,脉沉细而滑。

四、艾灸治支气管哮喘

方法1

取穴:肺俞、定喘、天突、尺泽、丰隆。风寒犯肺加风门、列缺;痰热壅肺加鱼际、合谷。

治法:①艾条灸:点燃艾条,火头距离穴位处皮肤2～3厘米进行熏烤,使皮肤有较强的刺激感,火力要壮而短促,以达消散邪气之效,每穴灸约5分钟,若皮肤产生小疱,任其自然吸收,但不要产生大的瘢痕,刺激以能忍受力度。②艾炷灸:在穴位涂上大蒜汁,以粘住艾炷,选用标准大中艾炷施灸,可吹火使艾炷燃烧加快,当穴下产生强烈刺激感时即去除艾炷,一般灸3～10壮。适用于慢性顽固性病证。③艾炷隔附子饼灸:穴位上放厚4毫米的附子饼片,中穿数孔,放艾炷施灸,使患者有温热感,每穴灸3～10壮,10次为1个疗程。适用于支气管哮喘发作期:寒哮为突然发作,呼吸急促,胸闷气喘如塞,张口抬肩,喉中哮鸣有声,若咯痰清稀或泡沫状,色白,形寒无汗,苔白滑或腻,脉浮紧;热哮为喘逆息粗,痰黄质稠,咯吐不爽,喉中痰鸣如吼,发热有汗,口渴,喜冷饮,胸高气粗,苔黄腻,脉浮数。

方法2

取穴:定喘、膏肓俞、肺俞、关元、太渊。肺气亏虚加脾俞、足三里;脾气亏虚加肾俞、太溪;咳嗽频繁加天突。

治法:灸疗穴位时间可略长,使其对皮肤有均匀缓慢的刺激,以补虚散寒,温经祛病。适用于支气管哮喘缓解期:肺气亏虚者哮喘反复发作,正气虚弱,可见面色苍白无华,自汗怕风,食少脘痞,疲乏无力,易于感冒,大便清薄,舌淡苔腻,脉细弱无力。脾气亏虚者动则息促,耳鸣腰酸,畏寒肢冷,自汗,食少腹胀便溏,舌淡体胖,脉沉细无力。

方法 3

取穴:天突、列缺、中脘、足三里。

治法:先在施灸穴位上涂以少量凡士林,以增加黏附作用,再放上中号艾炷点燃,当病人稍觉热烫时即去掉另换 1 壮。每次每穴灸 10～20 分钟,每日灸 1 次,5～7 日为 1 个疗程。艾炷宜选用中号者,灸治期间应防受风寒,以免病情复发,本病有较高的复发率,治愈后或症状得到控制后应巩固治疗 3～5 次。适用于支气管哮喘(冷哮者)。

方法 4

取穴:肾俞、关元、俞府、丰隆。

治法:先在施灸穴位上涂以少量凡士林,以增加黏附作用,再放上中号艾炷点燃,当病人稍觉热烫时即去掉另换 1 壮。每日灸 1 次,每次每穴灸 15～20 分钟,10 日为 1 个疗程,一般 3 个疗程症状即缓解。症状缓解后应巩固治疗 3～5 次,如遇哮喘持续状态较严重者,应配合其他有效治疗。适用于支气管哮喘中的虚喘者,症见气息短促,气怯声低,动则喘甚等。

五、艾灸治肺炎

取穴:大椎、肺俞、身柱、膻中。风热犯肺加曲池、鱼际;痰多者加尺泽、合谷、丰隆;邪侵营血者加内关、十宣点刺出血;正虚欲脱,神阙穴隔盐灸,人中、内关强刺激可回阳降逆。

治法:①艾条灸:点燃艾条,火头距离穴位处皮肤 2～3 厘米进行熏烤,使皮肤有较强的刺激感,火力要壮而短促,以达消散邪气之效,每穴灸约 5 分钟,若皮肤产生小疱,任其自然吸收,但不要产生大的瘢痕,刺激以能忍受力度。②艾炷灸:在穴位涂上大蒜汁,以粘住艾炷,选用标准大中艾炷施灸,可吹火使艾炷燃烧加快,当穴下产生强烈刺激感时即去除艾炷。一般灸 3～10 壮,适用于慢性顽固性病证。③艾炷隔姜灸:穴位上放 2 毫米厚的生姜片,中穿数孔,生姜片上放艾炷施灸,每次选 3～5 穴,每穴灸 3～10 壮,隔日 1 次,7～10 日为 1 个疗程。

六、艾灸治肺气肿

方法 1

取穴:膻中、天突、风门、肺俞、丰隆、太渊、阴陵泉。

治法:艾灸穴位要有较强的刺激感,每穴灸的时间要短,火力要足,可用艾炷或艾条灸;健脾艾炷或艾条灸疗穴位时间可略长,任其自然燃烧,使其对皮肤有均匀缓慢的刺激,以补虚散寒,温经祛病。适用于痰浊壅肺型肺气肿,症见咳嗽痰多,色白黏腻或呈泡沫状,喘促气急,倚息不得卧,胸院痞闷,纳呆腹胀,怕风易汗,心悸,浮肿,或恶寒发热,头痛身酸楚,舌苔薄白,脉弦滑或浮。

方法2

取穴:中府、膻中、内关、鱼际、内庭、尺泽、丰隆。

治法:①艾条灸:点燃艾条,火头距离穴位处皮肤2～3厘米进行熏烤,使皮肤有较强的刺激感,火力要壮而短促,以达消散邪气之效,每穴灸约5分钟,若皮肤产生小疱,任其自然吸收,但不要产生大的瘢痕,刺激以能忍受为度。②艾炷灸:在穴位涂上大蒜汁,以粘住艾炷,选用标准大中艾炷施灸,可吹火使艾炷燃烧加快,当穴下产生强烈刺激感时即去除艾炷。一般灸3～10壮,适用于慢性顽固性病证。③艾炷隔蒜灸:在穴位上放3毫米厚的蒜片,中穿数孔,蒜片上放艾炷施灸,每次每穴灸3～10壮,感到皮肤灼痛时即更换艾炷。适用于痰热郁肺型肺气肿,症见咳定喘息气粗,不能平卧,烦躁胸满,痰黄或黏白稠难于咯出,或身热面红,口渴烦闷,大便干燥,小便发黄,舌苔黄或黄腻,脉弦滑或滑数。

方法3

取穴:十二井穴、人中、太冲、劳宫、丰隆。

治法:①艾条灸、②艾炷灸:参见方法2治法之①、②。③艾炷隔姜灸:穴位上放2毫米厚的生姜片,中穿数孔,生姜片上放艾炷施灸,每次选3～5穴,每穴灸3～10壮,隔日1次,7～10日为1个疗程。或用三棱针点刺出血。适用于痰蒙心窍型肺气肿,症见神志恍惚或嗜睡,胡言乱语,咳喘痰鸣,胸满气促,或胸中窒闷,表情淡漠,或头痛烦躁不安,时而唇舌暗紫,脉细滑或弦滑。

方法4

取穴:肺俞、膏肓俞、肾俞、膻中、气海、足三里、太渊。若咯痰不爽,咽喉干燥,头晕耳鸣,加三阴交、太溪;自汗者加阴郄。

治法:①艾条温和灸:艾条火头距离穴位3厘米左右进行熏烤,使火力温和缓慢透入穴下深层,皮肤可有温热舒适而无灼痛感。每次选4～5穴,每穴灸10～15分钟,至皮肤稍起红晕即可。每日灸1次,5～7次为1个疗程。②艾炷无瘢痕直接灸:将施灸穴位涂敷少许凡士林油以粘住艾炷,用中小艾炷,放小艾炷点燃,皮肤感到灼痛时即去除艾炷,更换新艾炷续灸,连灸3～7壮,穴下皮肤充血红晕为度。③艾炷隔姜灸:参见方法3治法之③。适用于肺肾气虚型肺气肿,症见咳喘声低,呼多吸少,胸闷自汗,甚至张口抬肩,不能平卧,咳吐不利,形寒汗出,舌质胖淡或紫暗,苔白滑或白润,脉沉细或沉弦滑。

方法5

取穴:肾俞、脾俞、心俞、关元、气海、阴陵泉、内关、太溪。

治法:参见方法 4。适用于阳虚水泛型肺气肿,症见头面、下肢水肿,喘咳痰多,胸闷气促,汗出心悸,不能平卧,畏寒肢凉,小便短少,甚则一身俱肿。舌质淡胖,脉细滑。

七、艾灸治肺结核

方法 1

取穴:肺俞、膏肓俞、百劳、大椎、三阴交、尺泽、太溪。盗汗加阴郄、复溜;潮热加鱼际、劳宫;咯血加孔最、中府;音哑加照海。

治法:①艾条温和灸:艾条火头距离穴位 3 厘米左右进行熏烤,使火力温和缓慢透入穴下深层,皮肤可有温热舒适而无灼痛感。每次选 4～5 穴,每穴灸 10～15 分钟,至皮肤稍起红晕即可。每日灸 1 次,5～7 次为 1 个疗程。②艾炷无瘢痕直接灸:将施灸穴位涂敷少许凡士林油以粘住艾炷,用中小艾炷,放小艾炷点燃,皮肤感到灼痛时即去除艾炷,更换新艾炷续灸,连灸 3～7 壮,穴下皮肤充血红晕为度。③艾炷隔蒜灸:在穴位上放 3 毫米厚的蒜片,中穿数孔,蒜片上放艾炷施灸,每次每穴灸 3～10 壮,感到皮肤灼痛时即更换艾炷。适用于肺阴亏虚型肺结核,症见咳嗽,咯血或痰中带血,长期低热,或有不规则高热,盗汗,颧红,胸中隐痛,形体消瘦,咽喉干燥,心烦失眠,舌红少津,脉细数。

方法 2

取穴:肺俞、膏肓俞、脾俞、肾俞、百劳、关元、大椎、身柱、风门、足三里。

治法:参见方法 1。适用于阴阳两虚型肺结核,症见久咳,短气,形寒自汗,声音嘶哑,食少纳差,便溏,或伴有心悸,下肢水肿,舌淡少津,苔光薄,脉虚无力。

方法 3

取穴:肺俞、膏肓、大椎、阴郄、足三里、涌泉。

治法:将用纯艾绒制成灸条的一端点燃,对准施灸部位,距 0.5～1 寸进行熏烤,使局部有温热感而无灼痛,每次选 3 个穴,每穴每次灸 15～20 分钟,隔日灸 1 次,10 次为 1 个疗程,疗程间隔 7～10 日。应用本法时可配合抗结核药物及其他疗法。

方法 4

取穴:肺俞、足三里、三阴交、中脘、神门、百会、中府、列缺、合谷、复溜。

治法:将点燃的艾卷接近施灸部位平行往复回旋熏灸(距皮肤约 3 厘米)。穴位可根据病情每次选用 4～6 个,开始每日治疗 1 次,1 周后改为隔日治疗 1 次,每次每穴灸 5～10 分钟。一般灸至皮肤潮红为度,10～14 次为 1 个疗程。在施灸的同时,可配合针刺及其他疗法。

八、艾灸治胃痛

方法 1

取穴:足三里、中脘、胃俞、脾俞。

治法:取艾炷如麦粒大,当艾炷燃烧 1/3~1/2 时,即去掉另换 1 炷。每穴每次灸 5~7 壮,以局部皮肤出现红晕为止。隔日 1 次,10 次为 1 个疗程。本法适于胃痛喜按喜暖者,若胃酸过多可配巨阙、阳陵泉、膈关等穴。

方法 2

取穴:中脘、天枢、气海、内关、足三里、神阙。

治法:取艾炷如麦粒大,当艾炷燃烧 1/3~1/2 时,即去掉另换 1 炷。上述穴位每次选 3 穴,每穴每次灸 5~20 壮,以局部皮肤出现红晕为止,隔日灸 1 次。

方法 3

取穴:膏肓(双)、厥阴俞(双)、中脘、肾俞(双)、气海、足三里(左)、膻中。

治法:上述穴位分两天施灸,每次 5 穴(自上而下,先背后腹,按序施灸),施灸前用大蒜捣汁涂敷施灸部位,以增加黏附和刺激作用,然后放置艾炷施灸。每壮艾炷必须燃尽,除去灰烬后,方可继续加炷施灸,每穴每次灸 3 壮,艾炷如黄豆或半个枣核大,灸至穴上能见到小疱为度。灸完后贴清水膏或纱布敷盖以保护灸后疮面,并促使发灸疮,待灸疮愈合后再行复灸(施灸时用手缓缓拍击按摩周围皮肤,以减轻灼痛)。灸后第二天,灸处发疮,第四天各穴灸疮脓水甚足,每日用薄荷、赤皮葱各 3 克(疼痛加黄连 1.5 克),煎汤洗涤灸疮,每日 2 次,1 个月后各灸疮先后结痂。适用于慢性胃炎引起的胃部隐隐作痛,得暖则缓。

方法 4

取穴:中脘、梁门、足三里。

治法:将用纯艾绒制成灸条的一端点燃,对准施灸部位,距 0.5~1 寸进行熏烤,使局部有温热感而无灼痛。每日施灸 1 次,每穴 3~5 壮,10 次为 1 个疗程。适用于实证胃脘痛,症见胃脘灼痛,烦躁不安,口燥咽干,大便干结。

九、艾灸治胃下垂

方法 1

取穴:梁门、中脘、关元、气海、足三里。

治法:先在施灸穴位上涂以少量凡士林,以增加黏附作用,再放上艾炷如麦粒大点燃,当病人稍觉热烫时即去掉另换 1 壮。每日施灸 2 次,每穴 5~10 壮,10 日为 1 个疗程。灸后可用右手托胃底部,用力缓缓向上推移,反复数次。各证型均可用本法。

方法 2

取穴:百会、足三里、关元、脾俞、胃俞、中脘。

治法:先在施灸穴位上涂以少量凡士林,以增加黏附作用,再放上艾炷如麦粒大点燃,当病人稍觉热烫时即去掉另换 1 壮。每次选用 3～5 个穴位,每穴每次施灸 3～5 壮,每日灸治 1 次,10 次为 1 个疗程。疗程间隔 5～7 天。根据临床症状可配灸肝俞、肾俞、气海等穴。

方法 3

取穴:百会、足三里、关元、脾俞、中脘。可选配气海、天枢、三阴交、上脘。

治法:施灸前用大蒜捣汁涂敷施灸部位,以增加黏附和刺激作用,然后放置艾炷施灸。每壮艾炷必须燃尽,除去灰烬后,方可继续加炷施灸,艾炷如黄豆或半个枣核大,灸至穴上能见到小疱为度。灸完后贴清水膏或纱布敷盖以保护灸后疮面,并促使发灸疮,待灸疮愈合后再行复灸。每次选用 2～3 个穴位,每穴每次施灸 3～5 壮,7～14 天施灸 1 次。

方法 4

取穴:内关、气海、关元、脾俞、足三里、气海、胃俞、中脘。脘腹胀加天枢;胃痛加梁门。

治法:①艾条温和灸:艾条火头距离穴位 3 厘米左右进行熏烤,使火力温和缓慢透入穴下深层,皮肤可有温热舒适而无灼痛感。每次选 4～5 穴,每穴灸 10～15分钟,至皮肤稍起红晕即可。每日灸 1 次,5～7 次为 1 个疗程。②艾炷无瘢痕直接灸:将施灸穴位涂敷少许凡士林油以粘住艾炷,用中小艾炷,放小艾炷点燃,皮肤感到灼痛时即去除艾炷,更换新艾炷续灸,连灸 3～7 壮,穴下皮肤充血红晕为度。③艾炷隔姜灸:穴位上放 2 毫米厚的生姜片,中穿数孔,生姜片上放艾炷施灸,每次选 3～5 穴,每穴灸 3～10 壮,隔日 1 次,7～10 日为 1 个疗程。

十、艾灸治消化性溃疡

方法 1

取穴:脾俞、胃俞、中脘、足三里、内关、章门、阳陵泉、太冲。

治法:①艾条灸:点燃艾条,火头距离穴位处皮肤 2～3 厘米进行熏烤,使皮肤有较强的刺激感,火力要壮而短促,以达消散邪气之效,每穴灸约 5 分钟,若皮肤产生小疱,任其自然吸收,但不要产生犬的瘢痕,刺激以能忍受为度。②艾炷灸:在穴位涂上大蒜汁,以粘住艾炷,选用标准大中艾炷施灸,可吹火使艾炷燃烧加快,当穴下产生强烈刺激感时即去除艾炷,一般 3～10 壮。适用于慢性顽固性病证。③艾炷隔姜灸:穴位上放 2 毫米厚的生姜片,中穿数孔,生姜片上放艾炷施灸,每次选 3～5 穴,每穴灸 3～10 壮,隔日 1 次,7～10 日为 1 个疗程。适用于肝胃气滞型消化性溃疡,症见胃脘胀闷而痛,或攻窜两肋,嗳气吞酸,两胁胀满,口苦,舌淡红,苔薄白,脉弦。

方法 2

取穴:脾俞、胃俞、中脘、足三里、内关、章门、太冲、行间、内庭。

治法:参见方法1治法。适用于胃热瘀盛型消化性溃疡,症见胃脘灼痛,痛势急迫,烦躁,泛酸嘈杂,口干口苦,大便干结,舌红苔黄,脉弦或数。

方法3

取穴:脾俞、胃俞、中脘、足三里、内关、章门、关元、气海。

治法:①艾条温和灸:艾条火头距离穴位3厘米左右进行熏烤,使火力温和缓慢透入穴下深层,皮肤可有温热舒适而无灼痛感。每次选4~5穴,每穴灸10~15分钟,至皮肤稍起红晕即可。每日灸1次,5~7次为1个疗程。②艾炷无瘢痕直接灸:将施灸穴位涂敷少许凡士林油以粘住艾炷,用中小艾炷,放小艾炷点燃,皮肤感到灼痛时即去除艾炷,更换新艾炷续灸,连灸3~7壮,穴下皮肤充血红晕为度。③艾炷隔姜灸:参见方法1治法之③。适用于脾胃虚寒型消化性溃疡,症见胃痛绵绵,空腹为甚,喜温喜按,得食则缓,泛吐清水,神疲乏力,大便溏薄,手足不温,舌淡,苔白,脉虚弱或迟缓。

方法4

取穴:脾俞、胃俞、中脘、足三里、内关、章门、膈俞、血海、三阴交。

治法:①艾条灸、②艾炷灸:参见方法1治法之①、②。③艾炷隔蒜灸。在穴位上放上3毫米厚的蒜片,中穿数孔,蒜片上放艾炷施灸,每次每穴灸3~10壮,感到皮肤灼痛时即更换艾炷。适用于瘀阻胃络型消化性溃疡,症见胃痛较剧,痛有定处,痛如针刺刀割,或有吐血黑粪,舌质紫暗,或有瘀斑,脉涩。

十一、艾灸治胃炎

方法1

取穴:胃俞、中脘、足三里、梁丘、内庭、下脘、内关。

治法:①艾条灸:点燃艾条,火头距离穴位处皮肤2~3厘米进行熏烤,使皮肤有较强的刺激感,火力要壮而短促,以达消散邪气之效,每穴灸约5分钟,若皮肤产生小疱,任其自然吸收,但不要产生大的瘢痕,刺激以能忍受力度。②艾炷灸:在穴位涂上大蒜汁,以粘住艾炷,选用标准大中艾炷施灸,可吹火使艾炷燃烧加快,当穴下产生强烈刺激感时即去除艾炷,一般灸3~10壮。适用于慢性顽固性病证。③艾炷隔姜灸:穴位上放2毫米厚的生姜片。中穿数孔,生姜片上放艾炷施灸,每次选3~5穴,每穴灸3~10壮,隔日1次,7~10日为1个疗程。适用于食滞胃肠型胃炎,症见胃脘胀饱不适,恶心呕吐,嗳腐吞酸,积食不化,或便秘,舌苔厚腻,脉弦滑有力。

方法2

取穴:胃俞、中脘、足三里、梁丘、内庭、章门、太冲、期门。

治法:参见方法1之治法。适用于肝胃气滞型胃炎,症见胃脘胀痛及两胁,心烦易怒,吞酸嗳气,情志不畅时加重,舌苔薄白,脉弦细。

方法 3

取穴：胃俞、中脘、足三里、梁丘、脾俞、气海、大枢。

治法：①艾条温和灸：艾条火头距离穴位 3 厘米左右进行熏烤，使火力温和缓慢透入穴下深层，皮肤可有温热舒适而无灼痛感。每次选 4～5 穴，每穴灸 10～15 分钟，至皮肤稍起红晕即可。每日灸 1 次，5～7 次为 1 个疗程。②艾炷无瘢痕直接灸：在施灸穴位涂敷少许凡士林油以粘住艾炷，用中小艾炷，放小艾炷点燃施灸，皮肤感到灼痛时即去除艾炷，更换新艾炷续灸，连灸 3～7 壮，穴下皮肤充血红晕为度。③艾炷隔姜灸：参见方法 1 治法之③。适用于脾胃亏虚型胃炎，症见胃脘隐痛，神疲乏力，纳少便溏，舌淡，脉虚弱。

方法 4

取穴：胃俞、中脘、足三里、梁丘、脾俞、公孙、关元。

治法：①艾条温和灸，②艾炷无瘢痕直接灸：参见方法 3 治法之①、②。③艾炷隔姜灸：参见方法 1 治法之③。适用于脾胃虚寒型胃炎，症见胃脘隐痛，喜暖喜按，得温痛减，倦怠纳少，神疲乏力，舌淡苔白，脉沉缓。

方法 5

取穴：胃俞、中脘、足三里、梁丘、太溪、廉泉、三阴交。

治法：①艾条温和灸，②艾炷无瘢痕直接灸：参见方法 3 治法之①、②。③艾炷隔姜灸：参见方法 1 治法之③。适用于瘀阻胃络型胃炎，症见胃脘刺痛，痛有定处，拒按，烦渴思饮，口干舌燥，食少，大便干结，舌红苔少，脉涩。

十二、艾灸治呃逆

方法 1

取穴：膈俞、内关、巨阙、行间、内庭。

治法：取艾炷如麦粒大，放穴位上点燃施灸，当艾炷燃烧 1/3～1/2 时，即去掉另换 1 炷。每日灸 1～2 次，每次每穴灸 5 壮。适用于因郁怒犯胃或过食辛热引起呃逆不止者。

方法 2

取穴：膈俞、内关、关元、气海、足三里。

治法：取艾炷如麦粒大，放穴位上点燃施灸，当艾炷燃烧 1/3～1/2 时，即去掉另换 1 炷。每日灸 1～2 次，每次每穴灸 5 壮。适用于久病正气亏虚，或过食生冷引起呃逆不止之病。

方法 3

取穴：中脘、膈俞、内关、神阙。

治法：取新鲜生姜 1 块，切成厚约 0.3 厘米的生姜片，大小视施灸部位及所用艾炷大小而定，用针于中间穿刺数孔，放在施灸的穴位上，上置艾炷点燃施灸。如病人在施灸过程中觉局部有热痛感,可将生姜片连同艾炷向上略略提起,稍停放下再灸,或随即更换艾炷再灸,以至局部皮肤潮红湿润为度。每次灸5～10壮,每日1次。适用于过食生冷或寒邪犯胃引起呃逆不止者。

方法4

取穴:主穴有两组,第一组为膈俞、内关;第二组为天突、内关。配穴为实证如过食辛热或郁怒犯胃者加灸内庭、行间、巨阙;虚证如久病体弱加足三里、气海、关元。

治法:实证采用明灯爆灸法,即取粗灯心草1根,蘸以桐油或食用油,在乙醇灯上点燃,迅速在穴位上烧灸。每穴灸1壮,每日施灸1次,必要时可施灸多次。虚证采阴灯灼法,即取灯心草1根蘸油点燃火片刻,吹灭灯火,将灯心火之余烬点灼于穴位上,一点即起为1壮,每日施灸1次或施灸2～3次。上述两组取穴,施灸时可任取一组施治即可,效果相同。施灸期间注意饮食节制,忌暴饮暴食,勿食生冷、辛辣油腻之物。适用于呃逆。

十三、艾灸治细菌性痢疾

方法1

取穴:天枢、上巨虚、足三里、曲池、隐白。

治法:①艾条灸:点燃艾条,火头距离穴位处皮肤2～3厘米进行熏烤,使皮肤有较强的刺激感,火力要壮而短促,以达消散邪气之效,每穴灸约5分钟,若皮肤产生小疱,任其自然吸收,但不要产生大的瘢痕,刺激以能忍受为度。②艾炷灸:在穴位涂上大蒜汁,以粘住艾炷,选用标准大中艾炷施灸,可吹火使艾炷燃烧加快,当穴下产生强烈刺激感时即去除艾炷。一般灸3～10壮。适用于慢性顽固性病证。③艾炷隔姜灸:穴位上放2毫米厚的生姜片,中穿数孔,生姜片上放艾炷施灸,每次选3～5穴,每穴灸3～10壮,隔日1次,7～10日为1个疗程。适用于湿热蕴结型细菌性痢疾,症见腹痛坠胀,下痢频频,痢下赤白脓血,腥臭稠黏,里急后重,肛门灼热,舌苔黄腻,脉滑数。

方法2

取穴:天枢、上巨虚、足三里、阴陵泉、气海。

治法:参见方法1之治法。适用于久痢体虚型细菌性痢疾,症见痢下赤白,白多赤少,腹痛,里急后重,形寒身重,午后低热,心烦,口干舌燥,舌淡红,苔白腻,脉濡缓。

方法3

取穴:天枢、上巨虚、足三里、大椎、十宣。

治法:艾灸穴位要有较强的刺激感,每穴灸的时间要短,火力要足,可用艾炷或艾条灸,十宣用三棱针放血。适用于疫毒壅盛型细菌性痢疾,症见突起高热,头痛烦躁,痢下鲜紫脓血,腹痛剧烈,里急后重,或口渴,恶心呕吐,甚则神智昏迷,舌红绛,苔黄燥,脉滑数或疾。

方法 4

取穴:天枢、上巨虚、足三里、脾俞、肾俞。

治法:①艾条灸、②艾炷灸:参见方法 1 治法之①、②。③艾炷隔蒜灸。在穴位上放 3 毫米厚的蒜片,中穿数孔,蒜片上放艾炷施灸,每次每穴灸 3～10 壮,感到皮肤灼痛时即更换艾炷。适用于休息痢,症见下痢时发时止,日久不愈,饮食减少,倦怠怯冷,面黄肌瘦,大便夹有脓血,偶有恶寒发热,里急后重,但较急性痢疾症状缓和,舌淡,苔腻,脉濡或虚。

十四、艾灸治腹泻

方法 1

取穴:脾俞、胃俞、大肠俞、足三里、中脘、天枢、三阴交。

治法:①艾条温和灸:艾条火头距离穴位 3 厘米左右进行熏烤,使火力温和缓慢透入穴下深层,皮肤可有温热舒适而无灼痛感。每次选 4～5 穴,每穴灸 10～15 分钟,至皮肤稍起红晕即可。每日灸 1 次,5～7 次为 1 个疗程。②艾炷无瘢痕直接灸:在施灸穴位涂敷少许凡士林油以粘住艾炷,用中小艾炷,放小艾炷点燃,皮肤感到灼痛时即去除艾炷,更换新艾炷续灸,连灸 3～7 壮,穴下皮肤充血红晕为度。③艾炷隔姜灸:穴位上放 2 毫米厚的生姜片,中穿数孔,生姜片上放艾炷施灸,每次选 3～5 穴,每穴灸 3～10 壮,隔日 1 次,7～10 日为 1 个疗程。适用于脾气亏虚型腹泻,症见大便溏泄,夹杂不消化食物,神疲乏力,少进油腻则便次增多,舌淡苔白,脉细弱。

方法 2

取穴:脾俞、肾俞、中脘、天枢、关元、足三里。

治法:参见方法 1 之治法。适用于肾阳亏虚型腹泻,症见晨起脐腹作痛,肠鸣即泻,夹杂不消化食物,形寒肢冷,喜暖,舌淡苔白,脉沉迟。

方法 3

取穴:脾俞、肝俞、中脘、天枢、足三里、阳陵泉、太冲。

治法:①艾条温和灸:用艾条火头在穴位上方直接熏烤,皮肤产生灼痛感时即换其他穴位施灸,可每日灸治 1～2 次,10 日左右为 1 个疗程。②艾炷隔姜灸:穴位上放 2 毫米厚的生姜片,中穿数孔,生姜片上放艾炷施灸,每次选 3～5 穴,每穴灸 3～10 壮,隔日 1 次,7～10 日为 1 个疗程。适用于肝气郁滞型腹泻,每因情志不畅,或情绪紧张时发生腹痛泄泻,常伴脘胁胀满,泻后痛减,舌质红,苔薄白,脉弦。

方法 4

取穴:神阙、长强。

治法:将灯心草蘸油后在纸上轻轻一搓,使其均匀含油而不滴,点燃灯心之后,以灵捷而快速的动作,对准所选灸穴位直接点触于穴位上爆灸。一触即离去,爆神阙周围6壮,长强穴1壮,以听有"叭"之声音为准,3日1次。适用于久泻不止。

十五、艾灸治腹胀

方法1

取穴:天枢(双)、上巨虚(双)。

治法:取葱白120克,食盐30克,共捣如泥膏,制成饼状,厚0.8厘米左右。将药饼置穴位上,上放艾炷点燃施灸,至局部皮肤微红充血,以能忍耐为度。每日1~2次,灸治次数根据病情,轻者少灸,重者多灸。适用于术后腹胀。

方法2

取穴:神阙。

治法:取生五灵脂24克,生青盐15克,乳香、没药各3克,夜明砂、干葱头(微炒)各6克,地鼠粪(微炒)、木通各9克,麝香少许。上药共研细末,施灸时取面粉适量,用水调和做成圆圈置于脐上,再将药末6克,放入脐内。另用槐树皮剪成一个圆币形,将脐上的药末盖好(封好用面粉做成的圈),上置艾炷,1岁1壮,灸治次数可根据腹胀轻重而定。适用于慢性胃炎所致的腹胀。

方法3

取穴:胃俞、脾俞、中脘、天枢、足三里。

治法:取硫黄6克,乳香、没药、松香、桂枝、杜仲、枳壳、皂角、细辛、川芎、白芷、独活、穿山甲、雄黄、丁香、全蝎、麝香各3克,陈艾绒90克。将前16味药物碾为细末,加麝香和上等陈艾绒和匀后用桑皮纸裹之,做成条状,长约20厘米,以麻油浸透备用。施灸时将神针点燃后隔棉纸或布按穴位上,并徐徐按压穴位附近以减轻灼痛,当艾燃烧将尽,病人灼痛难忍时,急压灭火。每日施灸1次,每次每穴5~10壮,10次为1个疗程。

十六、艾灸治便秘

方法1

取穴:太冲、大敦、大都、支沟、天枢。

治法:①艾条灸:点燃艾条,火头距离穴位处皮肤2~3厘米进行熏烤,使皮肤有较强的刺激感,火力要壮而短促,以达消散邪气之效,每穴灸约5分钟,若皮肤产生小疱,任其自然吸收,但不要产生大的瘢痕,刺激以能忍受为度。②艾炷灸:在穴位涂上大蒜汁,以粘住艾炷,选用标准大中艾炷施灸,可吹火使艾炷燃烧加快,当穴下产生强烈刺激感时即去除艾炷,一般灸3~10壮。适用于慢性顽固性病证。③艾炷隔姜灸:穴位上放2毫米厚的生姜片,中穿数孔,生姜片上放艾炷施灸,每次选 3～5 穴,每穴灸 3～10 壮,隔日 1 次,7～10 日为 1 个疗程。适用于肠道气秘型便秘,症见大便多日不通,干结或不干,嗳气频作,精神抑郁,小腹胀痛,舌苔薄腻,脉弦。多因情志不和,久坐少动等所致。

方法 2

取穴:脾俞、气海、太白、三阴交、足三里。

治法:①艾条温和灸:艾条火头距离穴位 3 厘米左右进行熏烤,使火力温和缓慢透入穴下深层,皮肤可有温热舒适而无灼痛感。每次选 4～5 穴,每穴灸 10～15 分钟,至皮肤稍起红晕即可。每日灸 1 次,5～7 次为 1 个疗程。②艾炷无瘢痕直接灸:在施灸穴位涂敷少许凡士林油以粘住艾炷,用中小艾炷,放小艾炷点燃,皮肤感到灼痛时即去除艾炷,更换新艾炷续灸,连灸 3～7 壮,穴下皮肤充血红晕为度。③艾炷隔姜灸:参见方法 1 治法之③。适用于脾弱气虚型便秘,症见大便干结如栗,临厕努挣无力,挣则汗出气短,便后倦怠,疲乏懒言,腹部胀痛,妇人经期乳胀,舌淡嫩,苔白,脉弱。

方法 3

取穴:肾俞、大钟、关元、承山、太溪。

治法:参见方法 2 治法。适用于脾肾阳虚型便秘,症见大便艰涩难以排出,临厕努挣,腹中冷痛,手足不温,小便清长,腰膝酸软,舌淡苔白,脉沉迟。

方法 4

取穴:大肠俞、天枢、支沟、上巨虚。

治法:参见方法 2 治法。适用于阴虚肠燥型便秘,症见大便干结,如同羊粪,排便困难,往往数周 1 次,咽喉干燥少津,面色无泽,心慌头晕,舌质淡或红少津,脉细或细数无力。

十七、艾灸治肾炎

方法 1

取穴:肾俞、脾俞、气海、大椎、命门、关元、志室、足三里、三阴交。

治法:①艾条温和灸:艾条火头距离穴位 3 厘米左右进行熏烤,使火力温和缓慢透入穴下深层,皮肤可有温热舒适而无灼痛感。每次选 4～5 穴,每穴灸 10～15 分钟,至皮肤稍起红晕即可。每日灸 1 次,5～7 次为 1 个疗程。②艾炷无瘢痕直接灸:在施灸穴位涂敷少许凡士林油以粘住艾炷,用中小艾炷,放小艾炷点燃,皮肤感到灼痛时即去除艾炷,更换新艾炷续灸,连灸 3～7 壮,穴下皮肤充血红晕为度。③艾炷隔姜灸:穴位上放 2 毫米厚的生姜片,中穿数孔,生姜片上放艾炷施灸,每次选 3～5 穴,每穴灸 3～10 壮,隔日 1 次,7～10 日为 1 个疗程。适用于脾肾阳虚型慢性肾炎,症见水肿明显,面色苍白无华,形寒肢冷,腰背酸痛,或夜尿多,月经失调,性功能减退,舌淡或有齿痕,脉沉弱。

方法 2

取穴:膈俞、肾俞、三阴交、复溜、阴陵泉、京门、太溪。头晕目眩甚者加太冲、足三里;失眠加风池、足三里;咽痛加合谷、天容。

治法:参见方法1治法。适用于肝肾阴虚型慢性肾炎,症见头晕目眩,面色憔悴,耳鸣齿摇,咽喉肿痛,盗汗烦热,健忘失眠,或伴双下肢肿,舌红,少苔,脉细数。

方法 3

取穴:三焦俞、膀胱俞、中极、水分、阳陵泉、曲池、合谷。发热加大椎、身柱、列缺。

治法:①艾条灸:点燃艾条,火头距离穴位处皮肤2～3厘米进行熏烤,使皮肤有较强的刺激感,火力要壮而短促,以达消散邪气之效,每穴灸5分钟左右,若皮肤产生小疱,任其自然吸收,但不要产生大的瘢痕,刺激以能忍受为度。②艾炷灸:在穴位涂上大蒜汁,以粘住艾炷,选用标准大中艾炷施灸,可吹火使艾炷燃烧加快,当穴下产生强烈刺激感时即去除艾炷。一般灸3～10壮,适用于慢性顽固性病证。③艾炷隔附子饼灸:穴位上放厚4毫米的附子饼片,中穿数孔,放艾炷施灸,使患者有温热感,每穴灸3～10壮,10次为1个疗程。适用于肺肾气虚型慢性肾炎,症见头面或全身水肿,烦渴饮水,小便不利,腰膝酸软,或外有头痛发热等表证,易感冒,舌淡胖,苔白,脉弦或浮数。

十八、艾灸治小便不利

方法 1

取穴:膀胱俞、阴陵泉、三焦俞、行间、太溪。施灸时,可根据症状加减配穴。如发热者加合谷、外关;尿有结石者加委阳;血淋者加血海、三阴交;气淋者加太冲;膏淋者加气海。

治法:取艾炷如麦粒大,当艾炷燃烧1/3～1/2时,去掉另换1炷。每日施灸1～2次,每次灸3～5壮或每穴每次5～10分钟。

方法 2

取穴:神阙、关元、中极、命门、三焦俞、三阴交。

治法:取新鲜生姜1块,切成厚约0.3厘米的生姜片,大小视施灸部位及所用艾炷大小而定,用针于中间穿刺数孔,放在施灸的穴位上,上置艾炷点燃施灸。如病人在施灸过程中觉局部有热痛感,可将生姜片连同艾炷向上略略提起,稍停放下再灸,或随即更换艾炷再灸,以至局部皮肤潮红湿润为度。每次选用2～4个穴位,每穴每次施灸5～10壮,每日灸治1～2次,3次为1个疗程。施灸过程中,应注意时刻更换生姜片。

方法 3

取穴:命门、关元。

治法:将艾条燃着的一端,与施灸部位并不固定在一定的距离,而是像鸟雀啄食一样一上一下地移动。每日灸治 2 次,每穴每次灸治 5～10 分钟,3 次为 1 个疗程。此法一般 2 天内即可恢复正常排尿。

方法 4

取穴:关元、中极、命门、三焦俞、三阴交。

治法:在所选穴位上先施针刺,针刺得气后,将毫针留在适当深度。取约 2 厘米长艾卷一节,套在针柄上,从下端点燃,直至艾条烧完为止,待针柄冷却后出针。每次选用 2～4 个穴位,每穴每次施灸 10～20 分钟,3 次为 1 个疗程。施灸前应先行针刺手法,待得气后再施灸。

十九、艾灸治慢性肾衰竭

方法 1

取穴:肾俞、脾俞、大椎、章门、气海、足三里、太溪。肢体肿甚加三焦俞、水道、三阴交;呕吐泛恶加内关、中脘;畏寒肢冷加膏肓俞、命门;舌紫面黯加血海、膈俞。

治法:根据病证表现掌握灸疗的时间和火力,虚者采用补法,实者采用泻法。

方法 2

取穴:中极、关元、神阙。

治法:取附子 50 克,小茴香、当归、丹参、牡丹皮、山茱萸、茯苓、枸杞子、泽泻各 20 克,没药、乳香各 10 克。将药物研细粉,取 30 克放入纱布袋内,布袋做成偏圆形、体积以盖住这 3 个穴位及小腹为好,然后将热水袋放在药袋上,每日 2 次,每次约 40 分钟。药袋可连续使用 5 日,5 日后重换。

二十、艾灸治泌尿系统感染

方法 1

取穴:膀胱俞、秩边、中极、三阴交、合谷。热甚者加大椎、曲池。

治法:①艾条灸:点燃艾条,火头距离穴位处皮肤 2～3 厘米进行熏烤,使皮肤有较强的刺激感,火力要壮而短促,以达消散邪气之效,每穴灸约 5 分钟,若皮肤产生小疱,任其自然吸收,但不要产生大的瘢痕,刺激以能忍受为度。②艾炷灸:在穴位涂上大蒜汁,以粘住艾炷,选用标准大中艾炷施灸,可吹火使艾炷燃烧加快,当穴下产生强烈刺激感时即去除艾炷,一般灸 3～10 壮。适用于慢性顽固性病证。③艾炷隔姜灸:穴位上放 2 毫米厚的生姜片,中穿数孔,生姜片上放艾炷施灸,每次选 3～5 穴,每穴 3～10 壮,隔日 1 次,7～10 日为 1 个疗程。适用于湿热下注型泌尿系统感染,症见小便频急,尿道亦涩热痛,少腹胀痛,尿黄浑或有黏液,口苦,恶心呕吐,大便干结,舌红,苔黄腻,脉滑数。

方法 2

取穴:肾俞、膀胱俞、秩边、气海、关元、中极、足三里、太溪。

治法:根据病证表现掌握灸疗的时间和火力,虚者采用补法,实者采用泻法。适用于脾肾两虚型泌尿系统感染,症见小便频数,淋漓不尽,排尿无力,时发时止,少腹坠胀,遇劳则发,精神疲乏,面色苍白无华,舌淡,苔白,脉弱无力。

二十一、艾灸治泌尿系结石

方法1

取穴:肾与输尿管上段结石取肾俞、三焦俞、气海、天枢、京门。输尿管中、下段结石与膀胱结石取肾俞、膀胱俞、次髎、中极、水道、阴陵泉、三阴交、委阳、太冲。

治法:①艾条灸:点燃艾条,火头距离穴位处皮肤2～3厘米进行熏烤,使皮肤有较强的刺激感,火力要壮而短促,以达消散邪气之效,每穴灸约5分钟,若皮肤产生小疱,任其自然吸收,但不要产生大的瘢痕,刺激以能忍受为度。②艾炷灸:在穴位涂上大蒜汁,以粘住艾炷,选用标准大中艾炷施灸,可吹火使艾炷燃烧加快,当穴下产生强烈刺激感时即去除艾炷。一般灸3～10壮,适用于慢性顽固性病证。③艾炷隔姜灸:穴位上放2毫米厚的生姜片,中穿数孔,生姜片上放艾炷施灸,每次选3～5穴,每穴灸3～10壮,隔日1次,7～10日为1个疗程。适用于湿热下注型泌尿系结石,症见腹痛如绞,小便频数,淋漓带血或排尿时中断,茎中剧痛或夹沙石,色黄,伴口苦,发热,或恶心呕吐,舌红,苔黄腻,脉弦滑。

方法2

取穴:肾与输尿管上段结石取肾俞、三焦俞、气海、天枢、京门。输尿管中、下段结石与膀胱结石取肾俞、膀胱俞、次髎、中极、水道、血海、膈俞、气海、足三里。

治法:参见方法1治法。适用于气滞血瘀型泌尿系结石,症见反复突发性腰腹隐痛、钝痛,如掣如绞,小便突然中断,疼痛剧烈,甚则血尿,痛有定处,向会阴和大腿放散,舌质夹青,脉弦紧;腹部急痛,取人中用重雀啄手法。

方法3

取穴:肾与输尿管上段结石取穴同方法1。输尿管中、下段结石与膀胱结石取肾俞、膀胱俞、次髎、中极、水道、脾俞、关元、命门、足三里。

治法:①艾条温和灸:艾条火头距离穴位3厘米左右进行熏烤,使火力温和缓慢透入穴下深层,皮肤可有温热舒适而无灼痛感。每次选4～5穴,每穴灸10～15分钟,至皮肤稍起红晕即可。每日灸1次,5～7次为1个疗程。②艾炷无瘢痕直接灸:在施灸穴位涂敷少许凡士林油以粘住艾炷,用中小艾炷,放小艾炷点燃施灸,皮肤感到灼痛时即去除艾炷,更换新艾炷续灸,连灸3～7壮,穴下皮肤充血红晕为度。③艾炷隔姜灸:参见方法1治法之③。适用于脾肾虚弱型泌尿系结石,症见时有腰腹隐痛不适,神疲乏力,四肢不温,尿频或小便不利,面色苍白无华,舌淡,苔白,脉沉细。

二十二、艾灸治高血压病

方法 1

取穴：足三里、绝骨。

治法：按艾炷瘢痕灸法常规施术。施灸前用大蒜捣汁涂敷施灸部位，以增加黏附和刺激作用，然后放置艾炷施灸。每壮艾炷必须燃尽，除去灰烬后，方可继续加炷施灸，每穴连续灸5～7壮，艾炷如黄豆或半个枣核大，灸至穴上能见到小疱为度。灸完后贴清水膏或纱布敷盖以保护灸后疮面，并促使发灸疮，待灸疮愈合后再行复灸。一般灸3～5次，血压即可平稳下来。

方法 2

取穴：足三里、绝骨、涌泉、神阙、内关、百会。

治法：取新鲜生姜1块，切成厚约0.3厘米的生姜片，大小视施灸部位及所用艾炷大小而定；用针于生姜片中间穿刺数孔，放在施灸的穴位上，上置艾炷点燃施灸。如患者在施灸过程中觉局部有热痛感，可将生姜片连同艾炷向上略略提起，稍停放下再灸，或随即更换艾炷再灸，以至局部皮肤潮红湿润为度。每次选用2～4个穴位，每穴每次灸治5～7壮，艾炷如黄豆或枣核大，隔日灸1次，5～7次为1个疗程，疗程间隔3～5日。

方法 3

取穴：足三里、悬钟、内关、百会。

治法：先在施灸穴位上涂以少量凡士林，以增加黏附作用，再放上艾炷如麦粒大点燃，当患者稍觉热烫时即去掉另换1壮。每穴每次着肤灸3～5壮，3次为1个疗程。一般每次灸至以有水疱为度，盖以胶布，促成灸疮，若未发疱，隔日再灸；已发，待疮愈后再灸。

方法 4

取穴：足三里、涌泉、内关。

治法：在所选穴位上先施针刺，针刺得气后，将毫针留在适当深度；再取约2厘米长艾卷1节，套在针柄上，从下端点燃，直至艾条烧完为止，待针柄冷却后出针。每穴每次灸治10～20分钟，隔日灸1次，10次为1个疗程，疗程间隔5～7日。

二十三、艾灸治冠心病

方法 1

取穴：心俞、巨阙、膻中、膈俞、阴郄。如胸痛势重而急，唇舌青紫，少冲、中冲点刺出血进行救急。

治法：①艾条灸：点燃艾条，火头距离穴位处皮肤2～3厘米进行熏烤，使皮肤有较强的刺激感，火力要壮而短促，以达消散邪气之效，每穴灸约5分钟，若皮肤产生小疱,任其自然吸收,但不要产生大的瘢痕,刺激以能忍受为度。②艾炷灸:在穴位涂上大蒜汁,以粘住艾炷,选用标准大中艾炷施灸,可吹火使艾炷燃烧加快,当穴下产生强烈刺激感时即去除艾炷。一般灸 3～10 壮,适用于慢性顽固性病证。③艾炷隔姜灸:穴位上放 2 毫米厚的生姜片,中穿数孔,生姜片上放艾炷施灸。每次选 3～5 穴,每穴灸 3～10 壮,隔日 1 次,7～10 日为 1 个疗程。适用于心血瘀阻型冠心病,症见胸部刺痛,如刺如绞,固定不移,入夜更甚,或伴心悸不宁,舌质紫暗,或有瘀斑,舌下脉络青紫,脉沉涩或结代。

方法 2

取穴:心俞、巨阙、膻中、气海、关元。

治法:①艾条温和灸:用艾条火头在穴位上方直接熏烤,皮肤产生灼痛感时即换其他穴位施灸,可每日灸治 1～2 次,10 日左右为 1 个疗程。②艾炷隔姜灸:参见方法 1 治法之③。适用于寒凝心脉型冠心病,症见胸痛如缩窄,遇寒而发,形寒肢冷,心悸气短,重则喘息不得卧,舌淡苔薄白,脉弦紧或沉细。

方法 3

取穴:心俞、巨阙、膻中、丰隆、足三里、太渊。胸闷呕吐加内关。

治法:艾灸穴位要有较强的刺激感,每穴灸的时间要短,火力要足,可用艾炷或艾条灸,足三里穴用补法。适用于痰浊内阻型冠心病,症见胸闷如物压,窒而痛,多形体肥胖,气短喘促痰多,舌苔白腻,脉滑。

方法 4

取穴:心俞、巨阙、膻中、三阴交、太溪。

治法:①艾条温和灸:艾条火头距离穴位 3 厘米左右进行熏烤,使火力温和缓慢透入穴下深层,皮肤可有温热舒适而无灼痛感。每次选 4～5 穴,每穴灸 10～15 分钟,至皮肤稍起红晕即可。每日灸 1 次,5～7 次为 1 个疗程。②艾炷无瘢痕直接灸:在施灸穴位涂敷少许凡士林油以粘住艾炷,用中小艾炷,放小艾炷点燃施灸,皮肤感到灼痛时即去除艾炷,更换新艾炷续灸,连灸 3～7 壮,穴下皮肤充血红晕为度。③艾炷隔姜灸:参见方法 1 治法之③。适用于心气虚弱型冠心病,症见心胸隐痛,反复发作,心悸盗汗,或自汗,胸闷气短,心烦不寐,头晕,舌红,脉细数或细涩。

二十四、艾灸治心悸

方法 1

取穴:心俞、内关、神门、巨阙。

治法:将用纯艾绒制成灸条的一端点燃,对准施灸部位,距 0.5～1 寸进行熏烤,使局部有温热感而无灼痛。每日 1～2 次,每次灸 10～15 分钟,10 次为 1 个疗程。施灸时,一般灸至皮肤有温热舒适感,皮肤稍红晕即可。适用于心悸。

方法 2

取穴:心俞、内关、神门。

治法:取硫黄 6 克,乳香、没药、松香、桂枝、杜仲、枳壳、皂角、细辛、川芎、白芷、独活、穿山甲、雄黄、丁香、全蝎各 3 克,麝香 3 克,陈艾绒 90 克。将前 16 味药物碾为细末,加麝香和上等陈艾绒和匀后用桑皮纸裹之,做成条状,长约 20 厘米,以麻油浸透备用。施灸时将神针点燃放于穴位上,徐徐按压穴位附近以减轻灼痛,当艾燃烧将尽,病人灼痛难忍时,急压灭火。适用于心悸。

二十五、艾灸治心律失常

方法 1

取穴:心俞、厥阴俞、关元、内关、郄门、足三里。

治法:①艾条温和灸:艾条火头距离穴位 3 厘米左右进行熏烤,使火力温和缓慢透入穴下深层,皮肤可有温热舒适而无灼痛感。每次选 4～5 穴,每穴灸 10～15 分钟,至皮肤稍起红晕即可。每日灸 1 次,5～7 次为 1 个疗程。②艾炷无瘢痕直接灸:在施灸穴位涂敷少许凡士林油以粘住艾炷,用中小艾炷,放小艾炷点燃施灸,皮肤感到灼痛时即去除艾炷,更换新艾炷续灸,连灸 3～7 壮,穴下皮肤充血红晕为度。③艾炷隔姜灸:穴位上放 2 毫米厚的生姜片,中穿数孔,生姜片上放艾炷施灸,每次选 3～5 穴,每穴灸 3～10 壮,隔日 1 次,7～10 日为 1 个疗程。适用于心气不足型心律失常,症见气短自汗,神疲乏力,胸闷心悸,舌质胖色淡,或舌边有齿痕,脉弦。

方法 2

取穴:心俞、脾俞、膈俞、内关、神门。

治法:参见方法 1 治法。适用于心血亏虚型心律失常,症见心悸不宁,失眠健忘,面色苍白无华,头晕乏力,舌淡苔白,舌质胖嫩,脉软无力或结代。

方法 3

取穴:心俞、气海、足三里、三阴交、太溪、内关。

治法:参见方法 1 治法。适用于气阴两虚型心律失常,症见心悸胸闷气短,虚烦不寐,口干舌燥,自汗或盗汗,舌红少苔或舌淡,脉细迟或结代。

方法 4

取穴:心俞、膈俞、膻中、血海、内关、郄门。

治法:①艾条灸:点燃艾条,火头距离穴位处皮肤 2～3 厘米进行熏烤,使皮肤有较强的刺激感,火力要壮而短促,以达消散邪气之效,每穴灸约 5 分钟。若皮肤产生小疱,任其自然吸收,但不要产生大的瘢痕,刺激以能忍受为度。②艾炷灸:在穴位涂上大蒜汁,以粘住艾炷,选用标准大中艾炷施灸,可吹火使艾炷较快燃烧,当穴下产生强烈刺激感时即去除艾炷,一般灸 3～10 壮。适用于慢性顽固性病证。

③艾炷隔蒜灸:在穴位上放 3 毫米厚的蒜片,中穿数孔,蒜片上放艾炷施灸,每次每穴灸 3～10 壮,感到皮肤灼痛时即更换艾炷。适用于心脉痹阻型心律失常,症见心悸,胸痛呈阵发性,爪甲唇舌紫暗,或舌有瘀点,脉细涩或结代。

二十六、艾灸治心血管神经官能症

方法 1

取穴:心俞、神门、内关、太溪、阴陵泉、三阴交。

治法:①艾条温和灸:艾条火头距离穴位 3 厘米左右进行熏烤,使火力温和缓慢透入穴下深层,皮肤可有温热舒适而无灼痛感。每次选 4～5 穴,每穴灸 10～15 分钟,至皮肤稍起红晕即可。每日灸 1 次,5～7 次为 1 个疗程。②艾炷无瘢痕直接灸:在施灸穴位涂敷少许凡士林油以粘住艾炷,用中小艾炷,放小艾炷点燃施灸,皮肤感到灼痛时即去除艾炷,更换新艾炷续灸,连灸 3～7 壮,穴下皮肤充血红晕为度。③艾炷隔姜灸:穴位上放 2 毫米厚的生姜片,中穿数孔,生姜片上放艾炷施灸,每次选 3～5 穴,每穴灸 3～10 壮,隔日 1 次,7～10 日为 1 个疗程。适用于心阴不足型心血管神经官能症,症见耳鸣目眩,虚烦不眠,多梦,易激动,盗汗,口渴,大便干燥,舌红少苔,脉细数。

方法 2

取穴:心俞、神门、内关、胆俞、阳陵泉。

治法:参见方法 1 治法。适用于心胆气虚型心血管神经官能症,症见胆小心虚,易惊易怒,怕闻声响,坐卧不宁,心悸,多梦易醒,食少纳呆,舌质正常,脉细或弦细。

方法 3

取穴:心俞、神门、内关、气海、膻中、足三里。

治法:参见方法 1 治法。适用于心气不足型心血管神经官能症,症见胸闷气短,神疲乏力,自汗,心悸怔忡,常长叹气,舌淡胖,或边有齿痕;脉虚无力。

方法 4

取穴:心俞、神门、内关、三阴交、阴陵泉、丰隆。

治法:①艾条灸:点燃艾条,火头距离穴位处皮肤 2～3 厘米进行熏烤,使皮肤有较强的刺激感,火力要壮而短促,以达消散邪气之效,每穴灸约 5 分钟,若皮肤产生小疱,任其自然吸收,但不要产生大的瘢痕,刺激以能忍受力度。②艾炷灸:在穴位涂上大蒜汁,以粘住艾炷,选用标准大中艾炷施灸,可吹火使艾炷燃烧加快,当穴下产生强烈刺激感时即去除艾炷,一般灸 3～10 壮。适用于慢性顽固性病证。③艾炷隔姜灸:参见方法 1 治法之③。适用于水气上犯型心血管神经官能症,症见心悸气短,眩晕恶心,胸腹胀满,小便清长,舌苔白滑,脉弦滑。

方法 5

取穴:心俞、神门、内关、脾俞、足三里、血海。

治法:参见方法1治法。适用于心脾两虚型心血管神经官能症,症见体虚心悸,面白无华,失眠健忘,耳鸣头晕,食少纳差,倦怠乏力,舌淡,脉细弱。

二十七、艾灸治脑动脉硬化

取穴:肝俞、肾俞、足三里、太溪、太冲、合谷。失眠健忘加神门、内关、三阴交;痴呆加关元、阴谷、四神聪;肢体麻木加曲池、足三里、外关、阳陵泉、丰隆、悬钟、八邪、八风。

治法:①艾条温和灸:艾条火头距离穴位3厘米左右进行熏烤,使火力温和缓慢透入穴下深层,皮肤可有温热舒适而无灼痛感。每次选4～5穴,每穴灸10～15分钟,至皮肤稍起红晕即可。每日灸1次,5～7次为1个疗程。②艾炷无瘢痕直接灸:在施灸穴位涂敷少许凡士林油以粘住艾炷,用中小艾炷,放小艾炷点燃施灸,皮肤感到灼痛时即去除艾炷,更换新艾炷续灸,连灸3～7壮,穴下皮肤充血红晕为度。③艾炷隔姜灸:穴位上放2毫米厚的生姜片,中穿数孔,生姜片上放艾炷,每次选3～5穴,每穴灸3～10壮,隔日1次,7～10日为1个疗程。适用于脑动脉硬化。

二十八、艾灸治高脂血症

取穴:足三里、丰隆、内关、中脘、脾俞、三阴交。

治法:①艾条温和灸:用艾条火头在穴位上方直接熏烤,皮肤产生灼痛感时即换其他穴位施灸,可每日灸治1～2次,10日左右为1个疗程。②艾炷隔姜灸:穴位上放2毫米厚的生姜片,中穿数孔,生姜片上放艾炷施灸,每次选3～5穴,每穴灸3～10壮,隔日1次,7～10日为1个疗程。适用于高脂血症。

二十九、艾灸治坐骨神经痛

方法1

取穴:环跳、肾俞、大肠俞、承山、腰椎(3～5)、上髎、次髎、秩边、委中、昆仑、风市、阳陵泉、殷门。

治法:①艾条回旋灸:点燃艾条,在穴位上往复回旋熏烤,火头距离皮肤2～3厘米,每穴可灸15～30分钟,每次选4～5穴,隔日1次。适用于风湿、麻痹、皮肤病。②艾炷灸:在穴位涂上大蒜汁,以粘住艾炷,选用标准大中艾炷施灸,可吹火使艾炷燃烧加快,当穴下产生强烈刺激感时即去除艾炷。一般灸3～10壮,适用于慢性顽固性病证。③艾炷隔蒜灸:在穴位上放3毫米厚的蒜片,中穿数孔,蒜片上放艾炷灸,每次每穴灸3～10壮,感到皮肤灼痛时即更换艾炷。

方法2

取穴:夹脊、秩边、环跳、委中、腰阳关、阳陵泉、承山、悬钟。腰痛加肾俞、关元;臀痛加次髎;大腿后侧痛加承扶、殷门;膝痛加足三里;踝痛加昆仑。

治法:取艾炷如黄豆或半个枣核大,当艾炷燃烧 1/3～1/2 时,即去掉另换 1 炷。每日施灸 1～2 次,每穴 3～5 壮,连用至愈。

方法 3

取穴:阿是穴、八髎、风市、昆仑、足三里。

治法:将用纯艾绒制成灸条的一端点燃,对准施灸部位,距 0.5～1 寸进行熏烤,使局部有温热感而无灼痛。每穴每次施灸 10～20 分钟,每日灸治 1～2 次,或隔日灸治 1 次。7～10 次为 1 个疗程,疗程间隔 3～5 日。

方法 4

取穴:肾俞、八髎、腰阳关、秩边、环跳、殷门、委中、风市、承山、足三里、阳陵泉、绝骨、足临泣、阿是穴。

治法:取新鲜生姜 1 块,切成厚约 0.3 厘米的生姜片,大小视施灸部位及所用艾炷大小而定,用针于中间穿刺数孔,放在施灸的穴位上,上置艾炷点燃施灸。如病人在施灸过程中觉局部有热痛感,可将生姜片连同艾炷向上略略提起,稍停放下再灸,或随即更换艾炷再灸,以至局部皮肤潮红湿润为度。上述穴位均选患侧,每次选用 3～5 个穴位,轮换应用。每日灸治 1 次,重症病人也可每日灸 2～3 次,7 次为 1 个疗程,疗程间隔 3～5 日。施术时选用艾炷如枣核大或蚕豆大,生姜片以 0.3 厘米厚为佳。适用于坐骨神经痛。

三十、艾灸治三叉神经痛

方法 1

取穴:额部痛取阳白、太阳、后溪;上颌痛取颧髎、上关、合谷;下颌痛取颊车、翳风、内庭。风寒加风池、列缺;风热加大椎、曲池。

治法:①艾条回旋灸:点燃艾条,在穴位上往复回旋熏烤,火头距离皮肤 2～3 厘米,每穴可灸 15～30 分钟,每次选 4～5 穴,隔日 1 次。适用于风湿、麻痹、皮肤病。②艾炷灸:在穴位涂上大蒜汁,以粘住艾炷,选用标准大中艾炷施灸,可吹火使艾炷燃烧加快,当穴下产生强烈刺激感时即去除艾炷,一般灸 3～10 壮。适用于慢性顽固性病证。③艾炷隔蒜灸:在穴位上放 3 毫米厚的蒜片,中穿数孔,蒜片上放艾炷施灸,每次每穴灸 3～10 壮,感到皮肤灼痛时即更换艾炷。

方法 2

取穴:下关、合谷、颊车、翳风、阳白、颧髎。

治法:取药艾条 1 根,将一端点燃,靠近穴位熏烤,有温热舒适感(无灼痛感),固定不动。一般每穴灸 10～15 分钟,每日施灸 2 次。施灸时艾条应与穴位皮肤保持一定距离,以免烫伤皮肤。

方法 3

取穴:太阳、攒竹、阳白、耳门、夹承浆、颊车、翳风。外感风邪,可加灸合谷、外关。

治法:按灯火隔艾叶灸法施术。先将艾叶数片浸烧酒中湿透,取1片置于所选穴位之上;然后取灯心草1根,约10厘米长,蘸植物油并使之浸渍寸许,点燃灯心之后,以灵捷而快速的动作,对准艾叶中心点爆灸之,一触即为1壮。每2日施灸1次,每穴爆1壮,10次为1个疗程。适用于感受风寒诱发三叉神经痛者。

方法4

取穴:太阳、攒竹、阳门、颊车、太溪、风池。

治法:取灯心草1～2根,长约10厘米。把灯心蘸植物油点燃约半分钟即吹灭灯火,停约半分钟,等灯心温度稍降,利用灯火余烬点于治疗穴上灼灸之,一触即起为1壮。每日施灸1次,每穴灼灸1～2壮,10日为1个疗程。适用于三叉神经痛伴有烦热口渴等症。

三十一、艾灸治面神经炎

方法1

取穴:阳白、地仓、颊车、风池、合谷、足三里。

治法:①艾条回旋灸:点燃艾条,在穴位上往复回旋熏烤,火头距离皮肤2～3厘米,每穴可灸15～30分钟,每次选4～5穴,隔日1次。适用于风湿、麻痹、皮肤病。②艾炷灸:在穴位涂上大蒜汁,以粘住艾炷,选用标准大中艾炷施灸,可吹火使艾炷燃烧加快,当穴下产生强烈刺激感时即去除艾炷,一般灸3～10壮。适用于慢性顽固性病证。③艾炷隔蒜灸:在穴位上放3毫米厚的蒜片,中穿数孔,蒜片上放艾炷施灸,每次每穴灸3～10壮,感到皮肤灼痛时即更换艾炷。

方法2

取穴:风池、颊车、地仓、颧髎、四白、阳白、合谷、阿是穴。可选配下关、听会、足三里、太冲、外关。

治法:取新鲜生姜1块,切成厚约0.3厘米的生姜片,大小视施灸部位及所用艾炷大小而定,用针于中间穿刺数孔,放在施灸的穴位上,上置艾炷点燃施灸。如病人在施灸过程中觉局部有热痛感,可将生姜片连同艾炷向上略略提起,稍停放下再灸,或随即更换艾炷再灸,以至局部皮肤潮红湿润为度。每次选用3～5个穴位,每穴每次施灸3～7壮,艾炷如枣核或蚕豆大,隔日灸1次,5～7次为1个疗程。

方法3

取穴:翳风、颊车、地仓、合谷、阳白。感受风寒者加太阳、风池;面色苍白,伴有气虚乏力者加足三里、内庭。

治法:将用纯艾绒制成灸条的一端点燃,对准施灸部位,距0.5～1寸进行熏烤,使局部有温热感而无灼痛。每日施灸1～2次,每穴3～5壮。

方法4

取穴:风池、颊车、地仓、阳白、下关、翳风、合谷、足三里。

治法:每次选 4 个腧穴毫针行刺,得气后留针。取 4 块 4 厘米×4 厘米见方的硬纸板,中心扎一小孔,将 4 块纸板分套在 4 根针上。再取 4 节约 2 厘米长的艾条段,分别套在 4 根针柄上,距纸板 2～5 厘米处,点燃(无焰)穴端上段。每次每穴灸1 壮,隔日 1 次,10 次为 1 个疗程。施灸时,一般以施灸部位皮肤红晕为佳。

三十二、艾灸治类风湿关节炎

方法 1

取穴:大宗、肩髎、曲池、阳溪、阳谷、阳池、八邪、秩边、膝眼、膝阳关、阳陵泉、足三里、昆仑、解溪、八风、颈夹脊(1～7)、上关、脾俞、肾俞、至阳、筋缩。

治法:①艾条回旋灸:点燃艾条,在穴位上往复回旋熏烤,火头距离皮肤 2～3厘米,每穴可灸 15～30 分钟,每次选 4～5 穴,隔日 1 次。适用于风湿、麻痹、皮肤病。②艾炷灸:在穴位涂上大蒜汁,以粘住艾炷,选用标准大中艾炷施灸,可吹火使艾炷燃烧加快,当穴下产生强烈刺激感时即去除艾炷,一般灸 3～10 壮,适用于慢性顽固性病证。③艾炷隔蒜灸:在穴位上放 3 毫米厚的蒜片,中穿数孔,蒜片上放艾炷施灸,每次每穴灸 3～10 壮,感到皮肤灼痛时即更换艾炷。肿胀关节局部皮肤针刺出血,手指关节肿胀,伸展不利时用三棱针在四缝穴刺出黏液。适用于寒湿型类风湿关节炎,症见关节疼痛较剧,遇寒加重,得热痛减,昼轻夜重,舌苔白,脉弦紧。

方法 2

取穴:大宗、肩髎、曲池、阳溪、阳谷、阳池、八邪、秩边、膝眼、膝阳关、阳陵泉、足三里、昆仑、解溪、八风、颈夹脊(1～7)、上关、大椎、身柱。

治法:参见方法 1 治法。适用于湿热型类风湿关节炎,症见关节重着酸痛,痛处固定,肢体麻木,阴雨加重,关节肿大,舌红,脉滑数。

方法 3

取穴:肩部有肩髎、肩髃、秉风、阿是穴;肘部有曲池、天井、尺泽、阿是穴;髋部有环跳、居髎、阿是穴;膝部有犊鼻、阳陵泉、膝阳关、阿是穴;踝部有申脉、照海、解溪、阿是穴;股部有秩边、承扶、阿是穴;背脊部有身柱、腰阳关、阿是穴。

治法:将用纯艾绒制成灸条的一端点燃,对准施灸部位,距 0.5～1 寸进行熏烤,使局部有温热感而无灼痛;或将艾条燃着的一端,与施灸部位并不固定在一定的距离,而是像鸟雀啄食一样一上一下地移动。每次选穴 4～6 个,每穴灸 10～20分钟,每日灸 1～2 次,10 日为 1 个疗程,每疗程间隔 3 日。

方法 4

取穴:肩部有肩髎、肩髃、秉风、阿是穴;肘部有曲池、天井、尺泽、阿是穴;髋部有环跳、居髎、阿是穴;膝部有犊鼻、阳陵泉、膝阳关、阿是穴;踝部有申脉、照海、解溪、阿是穴;股部有秩边、承扶、阿是穴;背脊部有身柱、腰阳关、阿是穴。

治法:取新鲜生姜一块,切成厚约 0.3 厘米的生姜片,大小视施灸部位及所用艾炷大小而定,用针于中间穿刺数孔,放在施灸的穴位上,上置艾炷点燃施灸。如病人在施灸过程中觉局部有热痛感,可将生姜片连同艾炷向上略略提起,稍停放下再灸,或随即更换艾炷再灸,以至局部皮肤潮红湿润为度。每次每穴灸 5～7 壮,艾炷如枣核大,每日 1 次,10 次为 1 个疗程,每 1 个疗程间隔 3～5 日。

三十三、艾灸治风湿性关节炎

方法 1

取穴:阿是穴。

治法:取斑蝥 38 克,白芥子 20 克,生川乌 15 克,干姜 15 克,花椒 12 克,晒研细末,贮藏备用。用时取 6 厘米×6 厘米医用胶布,将药末呈圆形摊于胶布上,直径约 3 厘米,厚约 0.8 毫米,贴于疼痛最明显的关节部。每次贴 3～4 张(不宜多贴),每个关节须贴 2～3 次,才能巩固疗效。一般贴药后 4～8 小时,局部即感灼热,待过 30 分钟左右从膏药上方轻轻揭开,若皮肤上有芝麻大的小水疱 5～8 个,方可将膏药撕去,待水疱融合成大水疱后,用针刺孔放水 1～3 次,即逐渐结痂而愈。

方法 2

取穴:解溪、丘墟、太溪、昆仑、阳交、交信、内膝眼、外膝眼、梁丘、血海、鹤顶、足三里、阴陵泉、阳陵泉、阳溪、阳池、腕骨、大陵、外关、曲池、天井、小海、合谷、肩髎、肩髃、肩贞、中渚、风门、风池。

治法:①艾条回旋灸:点燃艾条,在穴位上往复回旋熏烤,火头距离皮肤 2～3 厘米,每穴可灸 15～30 分钟,每次选 4～5 穴,隔日 1 次。适用于风湿、麻痹、皮肤病。②艾炷灸:在穴位涂上大蒜汁,以粘住艾炷,选用标准大中艾炷施灸,可吹火使艾炷燃烧加快,当穴下产生强烈刺激感时即去除艾炷。一般灸 3～10 壮,适用于慢性顽固性病证。③艾炷隔蒜灸:在穴位上放 3 毫米厚的蒜片,中穿数孔,蒜片上放艾炷施灸,每次每穴灸 3～10 壮,感到皮肤灼痛时即更换艾炷。适用于风痹,症见关节游走性疼痛,怕风,发热,苔薄白,脉浮。

方法 3

取穴:解溪、丘墟、太溪、昆仑、阳交、交信、内膝眼、外膝眼、梁丘、血海、鹤顶、足三里、阴陵泉、阳陵泉、阳溪、阳池、腕骨、大陵、外关、曲池、天井、小海、合谷、肩髎、肩髃、肩贞、中渚、大椎、曲池。

治法:参见方法 2。适用于热痹,症见关节红肿热痛,遇热痛甚,得冷则舒,痛不可触,或兼有身热口渴,烦闷,大便干燥,小便短赤,苔黄,脉滑数。

方法 4

取穴:解溪、丘墟、太溪、昆仑、阳交、交信、内膝眼、外膝眼、梁丘、血海、鹤顶、足三里、阴陵泉、阳陵泉、阳溪、阳池、腕骨、大陵、外关、曲池、天井、小海、合谷、肩髎、肩髃、肩贞、中渚、脾俞、关元。

治法:参见方法2治法。适用于寒湿痹,症见关节疼痛剧烈,得热痛减,遇寒痛甚,痛有定处,肌肤麻木,苔白腻,脉弦紧或儒缓。

三十四、艾灸治多发性神经炎

方法1

取穴:脾俞、气海、足三里、解溪。

治法:每穴灸3~5壮,每日1次,15次为1个疗程。脊髓和延髓空洞症,在肝俞、脾俞、肾俞、命门、足三里,每次选1~2穴,各灸5~7壮,每日1次,每月连续灸10次。适用于脾胃虚弱、瘀阻脉络型多发性神经炎。

方法2

取穴:肝俞、肾俞、阳陵泉、足三里、绝骨。

治法:每穴灸10~15分钟,每日1次,10~20次为1个疗程。重症肌无力,在百会、气海、关元、足三里穴各灸10~20分钟,每日1次,15次为1个疗程。侧索硬化症,在百会、天窗穴各灸5~10分钟,每日1次,15次为1个疗程。适用于肝肾亏损、瘀阻脉络型多发性神经炎。

三十五、艾灸治股外侧皮神经炎

取穴:阿是穴。

治法:令患者患侧朝上侧卧,医者以艾卷在病变范围内做回旋灸,距皮肤0.5~1寸,灸至皮肤稍现红晕时,用小鱼际由轻而重,有节奏地旋转揉动患处,待皮肤表层艾灸之热力消失后,再照上法反复施灸和揉动数遍,以局部皮肤明显发红,患者自觉热力已透达肌肉深层而且轻松舒适为度。开始可每日1次,随着症状改善可改为每隔2~3日1次,10次为1个疗程。适用于股外侧皮神经炎。

三十六、艾灸治偏头痛

方法1

取穴:率谷、颔厌、悬颅、阿是穴、合谷、足临泣、四神聪、翳风、风池。

治法:①艾条灸:点燃艾条,火头距离穴位处皮肤2~3厘米进行熏烤,使皮肤有较强的刺激感,火力要壮而短促,以达消散邪气之效,每穴灸约5分钟,若皮肤产生小疱,任其自然吸收,但不要产生大的瘢痕,刺激以能忍受为度。②艾炷灸:在穴位涂上大蒜汁,以粘住艾炷,选用标准大中艾炷施灸,可吹火使艾炷燃烧加快,当穴下产生强烈刺激感时即去除艾炷,一般灸3~10壮。适用于慢性顽固性病证。③艾炷隔姜灸:穴位上放2毫米厚的生姜片,中穿数孔,生姜片上放艾炷施灸,每次选 3～5 穴,每穴灸 3～10 壮,隔日 1 次,7～10 日为 1 个疗程。适用于肝阳上亢型偏头痛,症见胁肋胀满,头胀痛,面红目赤,眩晕,心烦易怒,舌红少苔,脉弦数或细数。

方法 2

取穴:率谷、颔厌、悬颅、阿是穴、合谷、足临泣、中脘、足三里、内关。

治法:参见方法 1 治法。适用于寒痰阻滞型偏头痛,症见恶心呕逆,头痛昏重,胸脘满闷,四肢不温,苔白腻,脉弦滑。

方法 3

取穴:率谷、颔厌、悬颅、阿是穴、合谷、足临泣、血海、地机。

治法:参见方法 1 治法之①、②。艾炷隔蒜灸。在穴位上放 3 毫米厚的蒜片,中穿数孔,蒜片上放艾炷施灸,每次每穴灸 3～10 壮,感到皮肤灼痛时即更换艾炷。适用于气滞血瘀型偏头痛,症见疼痛如刺,痛有定处,舌紫暗,脉弦或沉弦。多有外伤史。

三十七、艾灸治贫血

取穴:足三里、血海、膏肓俞、膈俞、悬钟。

治法:①艾条温和灸:艾条火头距离穴位 3 厘米左右进行熏烤,使火力温和缓慢透入穴下深层,皮肤可有温热舒适而无灼痛感。每次选 4～5 穴,每穴灸 10～15 分钟,至皮肤稍起红晕即可。每日灸 1 次,5～7 次为 1 个疗程。②艾炷无瘢痕直接灸:在施灸穴位涂敷少许凡士林油以粘住艾炷,用中小艾炷,放小艾炷点燃施灸,皮肤感到灼痛时即去除艾炷,更换新艾炷续灸,连灸 3～7 壮,穴下皮肤充血红晕为度。③艾炷隔姜灸:穴位上放 2 毫米厚的生姜片,中穿数孔,生姜片上放艾炷施灸,每次选 3～5 穴,每穴灸 3～10 壮,隔日 1 次,7～10 日为 1 个疗程。适用于贫血。

三十八、艾灸治糖尿病

方法 1

取穴:胰俞(第 8 胸椎棘突下旁开 1.5 寸)、肺俞、脾俞、肾俞、命门、关元、中脘、足三里、三阴交、复溜、太溪。

治法:艾炷灸:每次选 3～5 穴,各灸 3 壮,隔日 1 次,10 次为 1 个疗程。艾灸治疗消渴以轻症或早期疗效较好,但因糖尿病病因未明,难以根治和速愈,故灸治疗程要长才能收效,切勿过早停治。同时还要配合中西药物、饮食疗法,才能达到更好控制病情的效果。此外,糖尿病由于肌肤焦枯,一旦损伤易发痈疽,故灸治时要小心,防止烫伤,勿出灸疮。

方法 2

取穴:①中脘、足三里。②身柱、脾俞、命门。③气海、关元。④脊中、肾俞。

⑤华盖、梁门。⑥大椎、肝俞。⑦腹哀、关元、中极。⑧肺俞、膈俞、肾俞。

治法:每次选1组穴位,艾炷隔姜施灸,各灸10～30壮,隔日1次,交替运用。

方法3

取穴:参见方法1取穴。

治法:每次选3～5穴,每穴艾条温和灸5～10分钟,每日1次,10次为1个疗程。

方法4

取穴:关元。

治法:每日温久盒灸关元10～30分钟,10次为1个疗程。适用于糖尿病。

方法5

取穴:肺俞、肾俞、胃气、关元、行间。

治法:每日每穴温针灸3壮(或5～10分钟),隔日1次,10次为1个疗程。

三十九、艾灸治帕金森病

方法1

取穴:风池、合谷、阳陵泉、三阴交、太冲、复溜。

治法:①艾条温和灸:艾条火头距离穴位3厘米左右进行熏烤,使火力温和缓慢透入穴下深层,皮肤可有温热舒适而无灼痛感。每次选4～5穴,每穴灸10～15分钟,至皮肤稍起红晕即可。每日灸1次,5～7次为1个疗程。②艾炷无瘢痕直接灸:在施灸穴位涂敷少许凡士林油以粘住艾炷,用中小艾炷,放小艾炷点燃施灸,皮肤感到灼痛时即去除艾炷,更换新艾炷续灸,连灸3～7壮,穴下皮肤充血红晕为度。③艾炷隔姜灸:穴位上放2毫米厚的生姜片,中穿数孔,生姜片上放艾炷施灸,每次选3～5穴,每穴灸3～10壮,隔日1次,7～10日为1个疗程。适用于肝肾不足,血瘀风动型帕金森病,症见头晕耳鸣,失眠多梦,行路不稳,头项摇动,肢体麻木,项背拘强,腰膝酸软,急躁易怒,呆痴健忘,舌体瘦小,暗红或夹瘀,少苔或剥苔,脉细或沉细弦。

方法2

取穴:百会、风池、内关、合谷、足三里、血海、三阴交。

治法:参见方法1。适用于气血两虚,血瘀风动型帕金森病,症见肢体震颤日久,行步慌张,头晕眼花,面色无华,神疲懒言,少气自汗,舌胖而润,边有齿痕,色淡或夹瘀点,脉细或缓。

方法3

取穴:风池、曲池、合谷、阴陵泉、丰隆、太冲。如痰涎壅盛加廉泉、天突;头项强直加天柱。

治法:①艾条灸:点燃艾条,火头距离穴位处皮肤2～3厘米进行熏烤,使皮肤有较强的刺激感,火力要壮而短促,以达消散邪气之效,每穴灸约 5 分钟,若皮肤产生小疱,任其自然吸收,但不要产生大的瘢痕,刺激以能忍受力度。②艾炷灸:在穴位涂上大蒜汁,以粘住艾炷,选用标准大中艾炷施灸,可吹火使艾炷燃烧加快,当穴下产生强烈刺激感时即去除艾炷,一般灸 3～10 壮。适用于慢性顽固性病证。③艾炷隔姜灸:参见方法 1 治法之③。适用于肝瘀血虚,痰热生风型帕金森病,症见肢体震颤,筋脉强急,情志不畅,胸脘痞闷,头晕痰涎,面多油脂,口干舌燥,咯痰色黄,舌红苔黄腻,脉弦或滑。

四十、艾灸治痔疮

方法 1

取穴:长强、腰阳关、次髎。

治法:针刺上穴,得气后出针;然后用纯艾绒制成灸条的一端点燃,对准施灸部位,距 3 厘米左右进行熏烤,使局部有温热感而无灼痛,一般灸 5～10 分钟。适用于内痔。

方法 2

取穴:长强、腰阳关、次髎、外痔疮面。

治法:先在外痔疮面用艾炷隔姜灸。取新鲜生姜 1 块,切成厚约 0.3 厘米的生姜片,大小视施灸部位及所用艾炷大小而定,用针于中间穿刺数孔,放在施灸的疮面上,上置艾炷点燃施灸。如病人在施灸过程中觉局部有热痛感,可将生姜片连同艾炷向上略略提起,稍停放下再灸,或随即更换艾炷再灸。每次灸 5～10 壮,以痔疮潮红、流水为宜。余穴针刺后不留针,用纯艾绒制成灸条的一端点燃,对准施灸部位,距 3 厘米左右进行熏烤,使局部有温热感而无灼痛,灸 5～10 分钟。适用于外痔。

方法 3

取穴:痔核部。

治法:患者取侧卧位,屈膝、弯腰、暴露肛门,用液状石蜡润滑肛窍及肛门。然后插入肛窍,暴露痔核,用 1‰苯扎溴铵液常规消毒;再用棉签擦干痔核表面,用中号止血钳夹持药线的一端,点燃药线,用药线火星直接灸痔核表面致灰白色。溃疡出血、化脓感染部位者可点灸,核小者一般灸 2～3 壮,痔核大者或外翻脱出者灸 8～10 壮。适用于内痔。

四十一、艾灸治胆囊炎、胆石症

方法 1

取穴:肝俞、胆俞、日月、期门、胆囊、内关、公孙、行间。

治法:①艾条灸:点燃艾条,火头距离穴位处皮肤 2～3 厘米进行熏烤,使皮肤有较强的刺激感,火力要壮而短促,以达消散邪气之效,每穴灸约 5 分钟,若皮肤产生小疱,任其自然吸收,但不要产生大的瘢痕,刺激以能忍受为度。②艾炷灸:在穴位涂上大蒜汁,以粘住艾炷,选用标准大中艾炷施灸,可吹火使艾炷燃烧加快,当穴下产生强烈刺激感时即去除艾炷,一般灸 3～10 壮。适用于慢性顽固性病证。③艾炷隔姜灸:穴位上放 2 毫米厚的生姜片,中穿数孔,生姜片上放艾炷施灸,每次选 3～5 穴,每穴灸 3～10 壮,隔日 1 次,7～10 日为 1 个疗程。适用于气滞型胆囊炎、胆石症,症见右胁胀痛,窜痛和隐痛,牵引肩背痛,情绪波动加重,伴口苦,恶心,纳差,舌苔薄白,脉弦。

方法 2

取穴:肝俞、胆俞、日月、期门、胆囊、曲池、外关、大椎、阴陵泉。

治法:参见方法 1 治法。适用于湿热型胆囊炎、胆石症,症见胁痛多为持续性胀痛或绞痛,阵发性加剧,口苦咽干,纳差,恶心呕吐,发热恶寒,小便短赤,大便秘结,舌质红,苔黄腻,脉滑数。

方法 3

取穴:肝俞、胆俞、日月、期门、胆囊、大椎、水沟、十宣。

治法:艾灸穴位要有较强的刺激感,每穴灸的时间要短,火力要足,可用艾炷或艾条灸,三棱针点刺泻血开窍。适用于脓毒型胆囊炎、胆石症,症见右上腹持续剧痛,腹肌紧张拒按,黄疸,高热,口苦,尿黄赤,大便秘结,神情淡漠,甚则神志昏迷,胡言乱语,呼吸短浅,舌质红绛,苔黄燥或有芒刺,脉微或弦数。

方法 4

取穴:肝俞、胆俞、日月、期门、胆囊、太溪、阴陵泉、三阴交。

治法:①艾条温和灸:艾条火头距离穴位 3 厘米左右进行熏烤,使火力温和缓慢透入穴下深层,皮肤可有温热舒适而无灼痛感。每次选 4～5 穴,每穴灸 10～15 分钟,至皮肤稍起红晕即可。每日灸 1 次,5～7 次为 1 个疗程。②艾炷无瘢痕直接灸:在施灸穴位涂敷少许凡士林油以粘住艾炷,用中小艾炷,放小艾炷点燃施灸,皮肤感到灼痛时即去除艾炷,更换新艾炷续灸,连灸 3～7 壮,穴下皮肤充血红晕为度。③炷隔姜灸:参见方法 1 治法之③。适用于阴虚型胆囊炎、胆石症,症见右胁隐隐作痛,其痛绵绵不休,头晕目眩,口干咽燥,心中烦热,舌红少苔,脉细弦而数。

四十二、艾灸治颈椎病

方法 1

取穴:主穴为病变部位夹脊穴、大椎、肩髃、曲池、足三里、绝骨;配穴为身柱、肾俞、环跳、阳陵泉、肩井、天宗、阳池、中渚。

治法:每次选用 4～6 个穴位,将艾条的一端燃着,先靠近皮肤,以后慢慢提高,直到病人感到舒服时就固定在这一部位(一般距皮肤约半寸)。连续熏 5～10 分钟,至局部发红为止。每日灸治 1～2 次,10 次为 1 个疗程。疗程间隔 5 日。施灸时应注意艾条与皮肤之间保持适当的距离。

方法 2

取穴:参见方法 1 取穴。

治法:每次选 4～6 个穴位,皮肤常规消毒,毫针常规刺入,得气后施以平补平泻手法;然后留针不动,将一长约 2 厘米的艾段点燃一端后,套在针柄上,使燃端在下面。每穴每次施灸 2 壮,每日或隔日治疗 1 次,10 日为 1 个疗程,疗程间隔 3～5日。施灸过程中,艾段套在针柄上要牢固,以免脱落烫伤皮肤。

方法 3

取穴:颈夹脊穴及压痛点。

治法:把温灸盒置于所选部位的中央,点燃 4 厘米长的艾卷一段,对准穴位放在铁纱上,盖好即可。每次施灸 10～20 分钟,隔日灸 1 次,10 次为 1 个疗程,疗程间隔 3～5 日。施灸时,若温度过高,可打开盒盖,不必移开温灸盒。

方法 4

取穴:夹脊穴、阿是穴、大椎、肩井、风池、肩贞、合谷、足三里。

治法:取新鲜生姜 1 块,切成厚约 0.3 厘米的生姜片,大小视施灸部位及所用艾炷大小而定,用针于中间穿刺数孔,放在施灸的穴位上,上置艾炷点燃施灸。如病人在施灸过程中觉局部有热痛感,可将生姜片连同艾炷向上略略提起,稍停放下再灸,或随即更换艾炷再灸。以至局部皮肤潮红湿润为度。每次选取 3～6 个穴位,每次灸 3～6 壮,每日灸治 1 次,7～10 次为 1 个疗程。

四十三、艾灸治腰椎间盘突出症

方法 1

取穴:肾俞、大肠俞、压痛点、次髎、秩边、环跳、承扶、殷门、委中、阳陵泉。大腿痛明显者加风市、犊鼻;小腿痛明显者加飞扬、昆仑、承山。

治法:①艾条温和灸:用艾条火头在穴位上方直接熏烤,皮肤产生灼痛感时即换其他穴位施灸,每穴可灸治 1～2 次,10 天左右为 1 个疗程。②艾炷隔姜灸:穴位上放 2 毫米厚的生姜片,中穿数孔,生姜片上放艾炷施灸,每次选 3～5 穴,每穴灸3～10 壮,隔日 1 次,7～10 日为 1 个疗程。

方法 2

取穴:阿是穴、八髎、秩边、风市、阳陵泉、足三里、昆仑。

治法:采用纯艾绒制成灸条的一端点燃,对准施灸部位,距 3 厘米左右进行熏烤,使局部有温热感而无灼痛。每次选用 3～5 个穴位,连续熏 10～20 分钟,至局部皮肤发红为止。每日灸治 1～2 次,7～10 次为 1 个疗程,疗程间隔 3～5 日。施术时,可适当配灸肾俞、腰阳关、环跳、承山、神阙等穴。

方法 3

取穴：参见方法 2 取穴。

治法：每次选用 5～7 个穴位,把温灸盒置于所选部位的中央,点燃一长约 4 厘米的艾卷,对准穴位放在铁纱上,盖好即可。每次施灸 10～20 分钟,每日灸治 1 次,7～10 次为 1 个疗程,疗程间隔 3～5 日。施术时,可选肾俞、环跳、承扶、委中、绝骨等穴与上述穴位交替使用。

方法 4

取穴：阿是穴、八髎、秩边、足三里、阳陵泉、昆仑。

治法：取新鲜生姜 1 块,切成厚约 0.3 厘米的生姜片,大小视施灸部位及所用艾炷大小而定,用针于中间穿刺数孔,放在施灸的穴位上,上置艾炷点燃施灸。如病人在施灸过程中觉局部有热痛感,可将生姜片连同艾炷向上略略提起,稍停放下再灸,或随即更换艾炷再灸,以至局部皮肤潮红湿润为度。每次选用 3～5 个穴位,每穴施灸 5～7 壮,每日灸治 1 次,7～10 次为 1 个疗程,疗程间隔 3～5 日。施灸期间,病人下肢、腰部均宜做好保温,避免风寒湿气侵袭。

四十四、艾灸治肩周炎

方法 1

取穴：主穴为肩髃、臑俞、肩髎、臂臑；局部痛点、肩前、天宗、巨骨。配穴为曲池、合谷、四渎、阳池、条口。

治法：艾灸穴位要有较强的刺激感,每穴灸的时间要短,火力要足,可用艾炷或艾条灸,疼痛最明显处可刺络拔罐；肩周穴位可用中强刺激；在病变压痛处拔火罐,留罐 20 分钟,2～4 天 1 次,也有较好的治疗效果。

方法 2

取穴：神阙。

治法：取食盐少许研为细粉末,放置于神阙穴上,使与脐平,上置黄豆大艾炷灸之。每次施灸 5～30 壮,隔日灸 1 次,5～10 次为 1 个疗程,疗程间隔 5～7 日。施灸时使病人感到脐中发热以能忍受为度。

方法 3

取穴：肩髃、肩贞、肩髎、臂臑、肩井、曲池。

治法：将用纯艾绒制成灸条的一端点燃,对准施灸部位,距 3 厘米左右进行熏烤,使局部有温热感而无灼痛。每次选用 2～4 个穴位,每穴每次施灸 10～20 分钟,隔日灸 1 次,10 次为 1 个疗程,疗程间隔 5 日。施灸期间应加强肩关节的功能锻炼,并避免重体力劳动。

方法 4

取穴：参见方法 3 取穴。

治法:每次选用2~4个穴位,将姜洗净后切成厚1~2毫米的薄片,放置在穴位上;再将艾炷制成如枣核大,点燃上端后置于生姜片之上,待燃至下端后,换置另1艾炷,每次施灸5~10壮。隔日灸1次,5~10次为1个疗程,疗程间隔3~5日。施灸时可选天宗、尺泽、养老、足三里等穴与上穴交替使用。

四十五、艾灸治增生性膝关节炎

方法1

取穴:膝关节附近的穴位。

治法:选准穴位后,将燃着的艾条在皮肤上往复回旋熏灸,每穴每次10~15分钟,每日灸治1次,10次为1个疗程,疗程间隔5日。施灸时注意艾卷与皮肤距离保持在3~5厘米。

方法2

取穴:膝关节附近的穴位。

治法:把温灸盒放于应灸部位中央,点燃艾卷后,对准穴位置于铁纱上,盖上盒盖。每次每穴施灸10~15分钟,每日灸治1~2次,10次为1个疗程,疗程间隔5日。施灸时若温度过高,可打开盒盖,不必移开温灸盒。

方法3

取穴:膝关节附近的穴位。

治法:每次选用3~5个穴位,皮肤常规消毒,毫针常规刺入,得气后施以平补平泻手法;然后留针不动,将一长约2厘米的艾段点燃一端后,套在针柄上,使燃端在下面。每穴施灸10~15分钟,每日或隔日施治1次,10次为1个疗程,疗程间隔5日。施灸前先针刺手法,得气后留针不动,然后再施灸。

方法4

取穴:膝关节附近的穴位。

治法:取新鲜生姜1块,切成厚约0.3厘米的生姜片,大小视施灸部位及所用艾炷大小而定,用针于中间穿刺数孔,放在施灸的穴位上,上置艾炷点燃施灸。如病人在施灸过程中觉局部有热痛感,可将生姜片连同艾炷向上略略提起,稍停放下再灸,或随即更换艾炷再灸,以至局部皮肤潮红湿润为度。每次选用2~4个穴位,每穴施灸5~7壮,隔日灸1次,7~10次为1个疗程,疗程间隔3~5日。施灸时,若病人感觉灼热不可忍受时,可将生姜片向上提起,稍停后放下继续施灸,直到局部皮肤潮红和湿润为度。

四十六、艾灸治急性腰扭伤

方法1

取穴:后溪、委中、肾俞、大肠俞、手背腰痛穴。

治法:①艾条灸:点燃艾条,火头距离穴位处皮肤2～3厘米进行熏烤,使皮肤有较强的刺激感,火力要壮而短促,以达消散邪气之效,每穴灸约5分钟,若皮肤产生小疱,任其自然吸收,但不要产生大的瘢痕,刺激以能忍受为度。②艾炷灸:在穴位涂上大蒜汁,以粘住艾炷,选用标准大中艾炷施灸,可吹火使艾炷燃烧加快,当穴下产生强烈刺激感时即去除艾炷,一般灸3～10壮。适用于慢性顽固性病证。③艾炷隔蒜灸:在穴位上放3毫米厚的蒜片,中穿数孔,蒜片上放艾炷施灸,每次每穴灸3～10壮,感到皮肤灼痛时即更换艾炷。对扭伤不能转侧者,先取手背腰痛穴施以中强刺激,扭伤后疼痛剧烈者可刺人中,予强刺激。

方法2

取穴:肾俞、大肠俞、腰阳关、承山、阿是穴。

治法:施灸时将艾炷(底径0.8厘米,高1厘米)置于疼痛局部,将艾炷点燃至2/3时即换1炷。灸点多少应按患处的范围而定,每个艾炷相距4～5厘米,每点穴灸7～8壮,每日1次,3次为1个疗程。施灸后以消毒纱布覆盖,以防感染。

方法3

取穴:阿是穴。

治法:将花椒研为细末,贮瓶备用。施灸前先取花椒末适量,用米醋调如膏状,制成药饼(厚约3厘米,比患部稍大),敷于病变压痛点最明显处,上置大艾炷灸之,至觉痛为止。如艾炷尚未燃完,可用镊子取去,视情况可隔2～3分钟后仍可将尚燃着的艾炷放药饼上再灸,觉痛再去,可根据病情反复灸治。灸治时谨防皮肤起疱。

方法4

取穴:阿是穴。

治法:纯净陈艾绒100克,放入砂锅内,加水煮沸后过滤取液,将其澄清药汁再倒入紫铜锅内(约半锅),加硫黄粉适量,搅拌成糊状,再加高热,渐渐熬成油汁状,注意搅拌,务必使各处温度均衡。如普遍出现黄橙色时,立即将药锅拿开,将药汁倒入瓷盘内,任其冷却。施灸前将药块剪成绿豆大的细粒数枚备用。施灸时,取生姜薄片1块,再取硫黄料一粒放于生姜片中央,点燃施灸。如患者感觉灼热时,即可用物将其熄灭。根据病情及病变部位,每次施灸1～3壮。施灸时谨防皮肤起疱。

四十七、艾灸治慢性腰肌劳损

方法1

取穴:肾俞、大肠俞、阿是穴。

治法:每次选2～4个穴位,将艾卷的一端燃着,先靠近皮肤,以后慢慢提高,直到患者感到舒适时即固定在这一部位,连续熏灸10～15分钟,至局部发红为度。

每日灸治1~2次,10次为1个疗程。适用于慢性腰肌劳损。

方法2

取穴:肾俞、大肠俞、秩边。

治法:将艾卷的一端燃着,先靠近皮肤,以后慢慢提高,直到病人感到舒适时即固定在这一部位。艾卷距皮肤的距离一般保持在3厘米左右。每穴艾灸5~10分钟,穴位皮肤潮红为度,每日1次,7次为1个疗程,疗程间隔2~3日。适用于慢性腰肌劳损。

方法3

取穴:肾俞、大肠俞、腰阳关、阿是穴。

治法:取新鲜生姜1块,切成厚约0.3厘米的生姜片,大小视施灸部位及所用艾炷大小而定,用针于中间穿刺数孔,放在施灸的穴位上,上置艾炷点燃施灸。如病人在施灸过程中觉局部有热痛感,可将生姜片连同艾炷向上略略提起,稍停放下再灸,或随即更换艾炷再灸。以至局部皮肤潮红湿润为度。每次选用2~4个穴位,每穴施灸4~6壮,每日灸治1~2次,10次为1个疗程。施灸时,若病人感觉灼热不可忍受时,可将生姜片向上提起,稍停后放下继续施灸,直到局部皮肤潮红湿润为度。适用于慢性腰肌劳损。

方法4

取穴:压痛点、肾俞、大肠俞、腰阳关、承山。

治法:施灸前先行针刺手法,得气后留针不动,然后再以艾卷点燃后施灸。每次选用2~4个穴位,每穴施灸1~2壮,隔日灸1次,10次为1个疗程。适用于慢性腰肌劳损。

方法5

取穴:命门、肾俞、阿是穴。

治法:取当归、白芍、红花、川断、狗脊、公丁香、桑白皮、升麻、川芎、木香各10克,乳香、没药各6克,全蝎3克。上药研末,用时以75%乙醇调制成厚约3厘米的药饼,并用细针在药饼上戳数孔,置于穴位上,再置艾炷点燃隔药饼施灸,每穴5~7壮,每日1次,10次为1个疗程。适用于瘀滞型腰肌劳损,症见腰痛如针刺,痛有定处,痛处拒按,夜晚加重。上药加入附子5克,杜仲叶10克,适用于肾虚型,症见腰部酸痛,绵绵不止,喜按喜揉,腰膝无力,劳累时加重,卧则减轻;上药加入细辛5克,威灵仙10克,适用于腰部冷痛重着的风寒湿型腰痛。

四十八、艾灸治踝关节扭伤

方法1

取穴:压痛点、丘墟、商丘、悬钟、三阴交、阳陵泉。

治法:①艾条灸:点燃艾条,火头距离穴位处皮肤2~3厘米进行熏烤,使皮肤有较强的刺激感,火力要壮而短促,以达消散邪气之效,每穴灸约5分钟,若皮肤起小疱,任其自然吸收,但不要产生大的瘢痕,刺激以能忍受为度。②艾炷灸:在穴位涂上大蒜汁,以粘住艾炷,选用标准大中艾炷施灸,可吹火使艾炷燃烧加快,当穴下产生强烈刺激感时即去除艾炷,一般灸3～10壮。适用于慢性顽固性病证。③艾炷隔蒜灸:在穴位上放3毫米厚的蒜片,中穿数孔,蒜片上放艾炷施灸,每次每穴灸3～10壮,感到皮肤灼痛时即更换艾炷。适用于踝关节扭伤。

方法2

取穴:解溪、丘墟、昆仑、阿是穴。

治法:取新鲜生姜1块,切成厚约0.3厘米的生姜片,大小视施灸部位及所用艾炷大小而定,用针于中间穿刺数孔,放在施灸的穴位上,上置艾炷点燃施灸。如病人在施灸过程中觉局部有热痛感,可将生姜片连同艾炷向上略略提起,稍停放下再灸,或随即更换艾炷再灸,以至局部皮肤潮红湿润为度。每次选用2～4个穴位,每穴施灸4～6壮;艾炷如黄豆大,以灸至局部潮红为度。每日灸治1～2次,3次为1个疗程。适用于踝关节扭伤。

方法3

取穴:解溪、商丘、丘墟、昆仑、阿是穴。

治法:将花椒研为细末,贮瓶备用。施灸前先取花椒末适量,用米醋调如糊膏状,制成药饼(厚约3厘米,比患处稍大),敷于病变压痛点最明显处,上置大艾炷灸之,至觉痛为止。如艾炷尚未燃完,可用镊子取去,视情况可隔2～3分钟后,仍可将燃着的艾炷放饼上再灸,觉痛再去,可根据病情反复灸治。灸治时谨防皮肤起疱。适用于踝关节扭伤。

方法4

取穴:参见方法3。

治法:施灸前先将针刺入腧穴得气后,再捻转1～2分钟,待酸胀感直透患部;然后用点燃的艾卷施灸。每次选用2～4个穴位,每穴施灸10～15分钟,或2～3壮,隔日灸1次,3次为1个疗程。适用于踝关节扭伤。

方法5

取穴:中封、丘墟、阿是穴。

治法:取乳香、没药、儿茶、自然铜、血竭、黄柏、红花各等份。上述药物研末调成膏,取适量药膏置于小铝纸片(可用香烟盒内的铝纸)上,贴在穴位上点燃灸之。每次灸治15～20分钟,每日2次,10次为1个疗程。适用于踝关节扭伤。

四十九、艾灸治落枕

方法1

取穴:阿是穴、风池、天柱、大椎、肩中俞、大杼。

治法:将用纯艾绒制成灸条的一端点燃,对准施灸部位,距 3 厘米左右进行熏烤,使局部有温热感而无灼痛。每次取 3～4 个穴位,每穴每次施灸 15～30 分钟,每日 1～2 次,3 次为 1 个疗程。

方法 2

取穴:阿是穴、大椎、肩髃、曲池、足三里、阳陵泉。

治法:施灸前先行针刺补泻手法,得气后留针,再以艾卷点燃后施灸。每次选用 2～4 个穴位,每次施灸 2 壮,隔日灸 1 次。

方法 3

选穴:参见方法 1 取穴。可配肩外俞、肩井、肩髃、曲池、后溪、绝骨等穴与上述穴位交替应用。

治法:把温灸盒放于应灸部位中央,点燃艾卷后,对准穴位置于铁纱上,盖上盒盖。每次选用 2～3 个穴位,施灸 10～20 分钟,每日灸治 1 次,3 次为 1 个疗程。

方法 4

取穴:局部压痛点、风池、天柱、大椎、肩中俞、大杼。

治法:将点燃的艾卷接近施灸部位平行往复回旋熏灸(距皮肤约 3 厘米)。每次选用 2～4 个穴位,每次施灸 10～20 分钟,每日灸治 1～2 次,3 次为 1 个疗程。施灸时若病人感到局部灼热难忍时,可将艾卷稍提高,继续施灸。

五十、艾灸治网球肘

取穴:肱骨内上髁炎取局部痛点、小海、少海、天井;肱骨外上髁炎取局部痛点、曲池、肘骨、足三里、合谷。

治法:①艾条灸:点燃艾条,火头距离穴位处皮肤 2～3 厘米进行熏烤,使皮肤有较强的刺激感,火力要壮而短促,以达消散邪气之效,每穴灸约 5 分钟,若皮肤产生小疱,任其自然吸收,但不要产生大的瘢痕,刺激以能忍受为度。②艾炷灸:在穴位涂上大蒜汁,以粘住艾炷,选用标准大中艾炷施灸,可吹火使艾炷燃烧加快,当穴下产生强烈刺激感时即去除艾炷,一般灸 3～10 壮。适用于慢性顽固性病证。③艾炷隔姜灸:穴位上放 2 毫米厚的生姜片,中穿数孔,生姜片上放艾炷施灸,每次选 3～5 穴,每穴灸 3～10 壮,隔日 1 次,7～10 日为 1 个疗程。压痛点可采用艾炷灸法。

五十一、艾灸治血栓闭塞性脉管炎

方法 1

取穴:大椎、大陵、命门、太溪。

治法:取新鲜生姜 1 块,切成厚约 0.3 厘米的生姜片,大小视施灸部位及所用艾炷大小而定,用针于中间穿刺数孔,放在施灸的穴位上,上置艾炷点燃施灸。如病人在施灸过程中觉局部有热痛感,可将生姜片连同艾炷向上略略提起,稍停放下再灸,或随即更换艾炷再灸,以至局部皮肤潮红湿润为度。每穴每次灸5~7壮,每日灸治1~2次,10次为1个疗程。

方法 2

取穴:阿是穴、血海、三阴交、委中、承筋、太溪、申脉。

治法:取干生姜片15克煎汁300毫升,与面粉调成稀糊状,涂布在4~6层的十净白棉布(禁用化纤布)上,制成硬衬,晒干后剪成10厘米的方块备用。灸时先将该衬垫放在穴位上,再将药物艾条点燃的一端按在衬垫上,5秒钟左右,待局部感到灼热即提起艾条,称为1壮,每穴每次灸5~7壮,每日灸治1~2次,10次为1个疗程,疗程间隔5日。适用于血栓闭塞性脉管炎早期。

方法 3

取穴:第一组为气海、中脘、膻中、阳池、足三里、冲阳、太溪、肺俞、心俞、肝俞、脾俞、肾俞;第二组为魄户、神堂、膈俞、膈关、筑宾;第三组为环跳、阳陵泉、委中、承山、昆仑。

治法:取艾炷如黄豆或半个枣核大,当艾炷燃烧1/3~1/2时,即去掉另换1炷。第一组每穴灸3壮;第二组每穴灸2壮;第三组针刺,得气后不留针。3组并施,隔日1次,10次为1个疗程。适用于血栓闭塞性脉管炎早期。

方法 4

取穴:阿是穴、血海、三阴交、委中、复溜、昆仑、曲池、外关等。

治法:取纯净陈艾绒100克,放入砂锅内,加水煮沸后,过滤。将其澄清药汁再倒入紫铜锅内(约半锅),加硫黄粉适量,搅拌成糊状;再加高热,渐渐熬成油汁状,注意搅拌,务必使各处温度均衡;如普遍出现黄橙色时,立即将药锅拿开(否则硫黄要燃烧而失效),将药汁倒入瓷盘内,任其冷却。施灸前将药块剪成绿豆大的细粒数枚备用。施灸时,取生姜薄片1块,放于需灸治穴位上,再取硫黄灸料1粒放于生姜片中央,点燃灸之。如患者感觉灼热时,即可用物将其熄灭。根据部位及病情,每次施灸1~3壮;此法多选用局部压痛点施灸;尚可配合其他疗法同时施治。

五十二、艾灸治直肠脱垂

方法 1

取穴:百会、长强、气海。

治法:取艾炷如麦粒大小,当艾炷燃烧1/3~1/2时,即去掉另换1炷,以局部充血红润不起疱为度。每日施灸2~3次,每穴5~10壮,12~25日为1个疗程。适用于久病体虚而脱肛者。

方法 2

取穴:第一组为百会、胃俞、长强、承山;第二组为神阙、气海、横骨、足三里。

治法:取新鲜生姜1块,切成厚约0.3厘米的生姜片,大小视施灸部位及所用艾炷大小而定,用针于中间穿刺数孔,放在施灸的穴位上,上置艾炷点燃施灸。如患者在施灸过程中觉局部有热痛感,可将生姜片连同艾炷向上略略提起,稍停放下再灸,或随即更换艾炷再灸,以至局部皮肤潮红湿润为度,两组穴交替使用。每日灸治1次,每次施灸5～7壮,艾炷如黄豆或枣核大,3次为1个疗程。适用于直肠脱垂早期。

方法3

取穴:神阙。

治法:令病人取仰卧位,取精白细盐适量,纳入脐窝,使与脐平,上置艾炷灸之。每次施灸5～10壮,艾炷如黄豆大,隔日灸1次,5～7次为1个疗程。也可上置艾卷灸之。灸治谨防烫伤。

方法4

取穴:百会。

治法:取灯心草1～3根,蘸植物油点燃明火,然后把拇指指腹压在灯心火上,旋即把拇指指腹的温热迅速移压在患部或治疗穴位上熨灼之。每日施灸1～2次,每次用指温压3～5次,7日为1个疗程。此法为指温熨灸法,无灼伤穴位皮肤。适用于婴儿或害怕火灸的小儿,灸后可用黄芪、党参各10～15克煎汤服之。

五十三、艾灸治月经不调

方法1

取穴:归来、血海、三阴交、行间、太溪。

治法:取艾炷如麦粒大小,当艾炷燃烧1/3～1/2时,即去掉另换一炷,以局部充血红润不起疱为度。每日每穴施灸2次,每穴灸5～10壮,10天为1个疗程。此法可在每次月经净后2～3日开始施术,一般坚持灸治3～4个疗程即可痊愈。适用于月经不调之经行先期。

方法2

取穴:归来、血海、三阴交、足三里、公孙。

治法:取艾炷如麦粒大小,当艾炷燃烧1/3～1/2时,即去掉另换一炷,以局部充血红润不起疱为度。每日每穴施灸1～2次,每穴灸5～10壮,2个月为1个疗程。此法可在每次月经干净后10日左右开始施术,灸治下次月经来潮,一般连续灸治2个疗程,即可痊愈。适用于月经不调之经行后期。

方法3

取穴:归来、血海、命门、关元、太冲、三阴交。

治法:将用纯艾绒制成灸条的一端点燃,对准施灸部位,距3厘米左右进行熏烤,使局部有温热感而无灼痛。每日每穴施灸1～2次,每穴灸10～20分钟,3个月为 1 个疗程。本病需坚持灸治 1 个疗程后方可显效,切忌半途而废。适用于月经不调之经行先后不定期。

方法 4

取穴:神阙。

治法:取乳香、没药、血竭、沉香、丁香各 15 克,青盐、五灵脂、雄鼠粪各 18 克,麝香 1 克。上述药物除麝香外,其余各药烘干,研为细末,过筛。施术时,洗净脐部,常规消毒,用麝香 0.2 克,研为细末,纳入神阙穴。再取药末 15 克,撒于麝香上面,盖以槐树薄皮(中国槐),在薄皮钻小孔数个,四周用面条围住,用事先制好的艾炷,点燃灸之。共灸 5～6 壮。以腹内温热舒适为度。灸毕,药末用胶布固定。次日再灸 1 次。连灸 3～4 日。10～12 日为 1 个疗程,一般连续灸治 2 个疗程后即可见效。适用于月经不调或前或后,或脐腹疼痛等。

五十四、艾灸治闭经

方法 1

取穴:关元、肝俞、脾俞、肾俞、足三里、三阴交。

治法:①艾条温和灸:艾条火头距离穴位 3 厘米左右进行熏烤,使火力温和缓慢透入穴下深层,皮肤可有温热舒适而无灼痛感。每次选 4～5 穴,每穴灸 10～15 分钟,至皮肤稍起红晕即可。每日灸 1 次,5～7 次为 1 个疗程。②艾炷无瘢痕直接灸:在施灸穴位涂敷少许凡士林油以粘住艾炷,用中小艾炷,放小艾炷点燃施灸,皮肤感到灼痛时即去除艾炷,更换新艾炷续灸,连灸 3～7 壮,穴下皮肤充血红晕为度。③艾炷隔附子饼灸:穴位上放厚 4 毫米的附子饼片,中穿数孔,放艾炷施灸,使患者有温热感,每穴灸 3～10 壮,10 次为 1 个疗程。适用于气血亏虚型闭经,症见经期后延,经量逐渐减少以至闭经,伴神疲,头眩心悸,素体虚弱,面色无华,舌淡苔薄,脉细无力。

方法 2

取穴:中极、血海、三阴交、行间、归来、次髎、合谷。苔白痰多者,加中脘、丰隆。

治法:在穴位上放 3 毫米厚的蒜片,中穿数孔,蒜片上放艾炷施灸,每次每穴灸 3～10 壮,感到皮肤灼痛时即更换艾炷。适用于血瘀内热闭经,症见月经闭阻,小腹胀痛,精神抑郁,伴五心烦热,胸肋胀满后暗红或有紫斑,脉沉弦而涩。

方法 3

取穴:关元、肾俞、三阴交、足三里、曲骨。

治法:先用毫针刺入穴位,手法以平补平泻为宜。得气后,取约 2 厘米长艾卷 1 节,套在针柄上,艾卷距皮肤 3～5 厘米,从艾卷下端点燃。待艾卷燃尽,再留针 10 分钟左右,随后将针拔出,每日 1 次,10 次为 1 个疗程,疗程间隔 5～7 日。适用于气滞血瘀型闭经,症见月经数月不行,烦躁易怒,胸胁胀满,少腹胀痛等。

方法 4

取穴：神阙。

治法：取麝香、龙骨、虎骨（狗骨代）、蛇骨、木香、雄黄、朱乳香、没药、丁香、胡椒、青盐、夜明砂、五灵脂、小茴香、黑附子、青盐、两头尖各等份。上述药物除麝香外，其余药物共研为细末，瓷罐贮藏，切勿泄气（麝香临用时另研）。施术时先将麝香放入脐心，再用面粉做一圆圈套在脐周，然后装满适量药粉，外盖槐树皮或生姜片（针穿孔数个），上置艾炷点燃施灸，每岁 1 壮，按年龄计算，随时更换槐树皮或生姜片，以防烧伤皮肤，隔日 1 次，3 次为 1 个疗程。灸毕，药末用胶布固定即可。本方药物药性偏温，对有热性疾病者忌用。适用于虚寒型闭经，症见少腹冷痛，纳少便溏，腰膝酸痛等。

五十五、艾灸治痛经

方法 1

取穴：中极、血海、地机、次髎、合谷。疼痛剧烈而致虚脱者，先取内关、足三里以回阳救逆；肝气不舒加太冲；寒湿甚加水道、大赫。

治法：在穴位上放 3 毫米厚的蒜片，中穿数孔；蒜片上放艾炷施灸，每次每穴灸 3～10 壮，感到皮肤灼痛时即更换艾炷。适用于气血瘀滞型痛经，症见经前或经期小腹疼痛。经行不畅，经色紫暗，夹有血块，伴胸胁乳房胀痛，舌紫暗，脉弦或弦滑；或小腹冷痛，拒按，得热痛减，经少色暗，苔白腻，脉沉紧。

方法 2

取穴：关元、脾俞、肾俞、足三里、三阴交。命门火衰者下元虚冷，四肢不温，加命门以补真阳。

治法：①艾条雀啄灸：艾条火头像麻雀啄食一样，在穴位皮肤上上下移动，使局部产生温热感觉，直至皮肤出现红晕为止。②艾炷无瘢痕直接灸：选择合适的体位，在施灸穴位涂敷少许凡士林油以粘住艾炷，用中小艾炷，放小艾炷点燃施灸，皮肤感到灼痛时即去除艾炷，更换新艾炷续灸，连灸 3～7 壮，穴下皮肤充血红晕为度。③艾炷隔姜灸：穴位上放 2 毫米厚的生姜片，中穿数孔，生姜片上放艾炷施灸，每次选 3～5 穴，每穴灸 3～10 壮，隔日 1 次，7～10 日为 1 个疗程。适用于肝肾亏损型痛经，症见经期或经后小腹绵绵作痛，按之痛减，经色淡，量少，伴头晕目眩，精神不振，面色无华，食少便溏，腰膝酸软，舌淡，脉细弱。

方法 3

取穴：神阙。

治法：取白芷 6 克，五灵脂 6 克，青盐 6 克。以上 3 味共研细末，每次取药末 3 克，填敷于脐中，上盖生姜片，用艾炷灸之。以自觉脐腹内有温暖感为度，隔日 1 次。适用于胞宫寒凝瘀滞所致的经期腹痛，拒按，喜温，肢冷。

方法 4

取穴：神阙。

治法：取白芷 8 克，五灵脂 15 克，炒蒲黄 10 克，盐 5 克。以上 4 味共研细末，于月经前 5～7 日，取药末 3 克，纳入脐内，上置生姜片，用艾炷灸 2～3 壮，以脐内有热感为度；然后，药末用胶布固定，月经过后停止。适用于寒凝瘀阻所致的痛经。

五十六、艾灸治功能失调性子宫出血

方法 1

取穴：关元、太冲、然谷、血海、水泉。血热甚者，发热恶寒，加大椎、曲池。

治法：在穴位上放 3 毫米厚的蒜片，中穿数孔，蒜片上放艾炷施灸，每次每穴灸 3～10 壮，感到皮肤灼痛时即更换艾炷。适用于血热内扰型功能失调性子宫出血，症见经血量多，色深红或紫红，质稠，伴烦躁易怒，面赤头晕，口干喜饮，尿黄便结，舌红苔黄，脉数。

方法 2

取穴：关元、太冲、地机、交信。腹痛拒按者，加合谷、中极、四满。

治法：在穴位上放 3 毫米厚的蒜片，中穿数孔，蒜片上放艾炷施灸，每次每穴灸 3～10 壮，感到皮肤灼痛时即更换艾炷。适用于瘀滞胞宫型功能失调性子宫出血，症见经血漏下淋漓，或骤然血崩，量少色暗有瘀块，伴小腹刺痛，痛有定处，舌紫暗，脉涩。

方法 3

取穴：关元、隐白、脾俞、足三里、三阴交。

治法：①艾条温和灸：艾条火头距离穴位 3 厘米左右进行熏烤，使火力温和缓慢透入穴下深层，皮肤可有温热舒适而无灼痛感。每次选 4～5 穴，每穴灸 10～15 分钟，至皮肤稍起红晕即可。每日灸 1 次，5～7 次为 1 个疗程。②艾炷无瘢痕直接灸：在施灸穴位涂敷少许凡士林油以粘住艾炷，用中小艾炷，放小艾炷点燃施灸，皮肤感到灼痛时即去除艾炷，更换新艾炷续灸，连灸 3～7 壮，穴下皮肤充血红晕为度。③艾炷隔附子饼灸：穴位上放厚 4 毫米的附子饼片，中穿数孔，放艾炷施灸，使患者有温热感，每穴灸 3～10 壮，10 次为 1 个疗程。适用于气血不通型功能失调性子宫出血，症见经血量多，骤然下血，或淋漓不断，色淡质稀红。伴神疲气短，面色光白无华，舌淡白，脉沉弱。

方法 4

取穴：肾俞、关元、三阴交、太溪、阴谷、内关、次髎。

治法：参见方法 3 治法。适用于肾阴亏虚型功能失调性子宫出血，症见经乱，血时少时多，色鲜红，质稍黏稠，伴头晕耳鸣。心悸失眠，五心烦热，舌红苔少，脉细无力。

五十七、艾灸治带下

方法 1

取穴：隐白、大都。

治法：用艾卷点燃靠近穴位施灸，艾卷距皮肤距离 3 厘米左右为佳。灸至皮肤红晕温热为度，每穴施灸 10 分钟左右，隔日 1 次，10 次为 1 个疗程。适用于带下色白稀薄者。

方法 2

取穴：气海、三阴交、隐白。

治法：将艾条燃着的一端，与施灸部位并不固定在一定的距离，而是像鸟雀啄食一样一上一下地移动，每穴每次灸 10~20 分钟。气海穴用回旋灸法，灸 30~60 分钟，以灸至皮肤呈紫红色为度。每日灸治 1 次。谨防灼伤皮肤，以免感染。

方法 3

取穴：带脉、三阴交、归来、足三里、气海。

治法：取灯心草 1~2 根，长约 10 厘米。把灯心蘸植物油点燃约半分钟即吹灭灯火，停约半分钟，等灯心温度稍降，利用灯火余烬点于治疗穴上灼灸之，一触即起为 1 壮。每日施灸 1 次，每穴 1 壮，7 日为 1 个疗程。适用于带下量多稀薄。

方法 4

取穴：带脉、三阴交、归来、足三里、气海。

治法：取灯心草 1 根，约 10 厘米长，蘸植物油并使之浸渍寸许。点燃灯心之后，以灵捷而快速的动作，对准所选灸穴位直接点触于穴位上爆灸。一触即离去，并听到爆响"叭"之声，即告成功。此称为 1 壮。本法灸后局部皮肤稍微灼伤，偶然可引起小水疱，3~4 天水疱自然吸收而消失。每日施灸 1 次，每穴灸 1 壮，7 日为 1 个疗程。施灸后局部微烧灼损伤，涂以甲紫药水，以防止感染。适用于带下黏稠。

五十八、艾灸治妊娠呕吐

方法 1

取穴：足三里、中脘、阴陵泉、丰隆、公孙。呕吐甚加内关。

治法：每穴灸疗的时间可灵活掌握，穴位下要有一定的刺激感，以达到祛病除邪之效。适用于痰湿阻滞型妊娠呕吐，症见妊娠早期恶心呕吐，吐出清水痰涎，口淡而腻，不思饮食，舌淡，苔白腻，脉滑无力。

方法 2

取穴：内关、太冲、中脘、膻中、足三里。呕吐苦水加阳陵泉；胁肋胀痛加日月。

治法：艾灸穴位要有较强的刺激感，每穴灸的时间要短，火力要足，可用艾炷或艾条灸。适用于肝胃不和型妊娠呕吐，症见妊娠初期呕吐酸水或苦水，胸脘痞闷，两胁胀痛,嗳气叹息,头昏脑涨,抑郁,舌淡红,苔薄黄,脉弦滑。

方法 3

取穴:内关、内庭、中脘、太冲。

治法:参见方法 2 治法。适用于胃热气逆型妊娠呕吐,症见呕吐酸水,或嗳腐吞酸,口舌干燥,失眠多梦,大便干燥,心腹烦热,舌红苔黄,脉滑数。

方法 4

取穴:中脘、天突、巨阙、内关(双)、神门(双)、足三里(双)。

治法:先将苍术 30 克研细末,再将陈艾叶 250 克揉搓成细绒,两者混匀,制成长 20～25 厘米,直径约 1.2 厘米的艾卷备用。施灸时取艾卷燃灸上述穴位,每日灸治 1 次,以施灸穴位的皮肤呈潮红,病人感到局部温热舒适为度。一般用此灸治 3～7 次均可痊愈。

五十九、艾灸治急性乳腺炎

方法 1

取穴:膺窗、乳根、下巨虚、内庭、温溜、丰隆。头痛发热者,加风池、大椎、合谷;毒盛化脓者,加肩贞、天宗。

治法:艾炷或艾条灸穴位火力可较大,使穴下皮肤有较强的刺激感,以祛病除邪,清瘀消解。适用于热毒壅盛型急性乳腺炎,症见乳房肿胀,排乳不畅,皮肤鲜红灼热疼痛,口渴便秘,肿块变软,有应指感,舌红苔黄腻,脉洪数。

方法 2

取穴:期门、肩井、内关、行间、天池。乳汁壅胀者,加膻中、少泽。

治法:在穴位上放 3 毫米厚的蒜片,中穿数孔,蒜片上放艾炷施灸,每次每穴灸 3～10 壮,感到皮肤灼痛时即更换艾炷。适用于气滞热壅型急性乳腺炎,症见乳汁郁结成块,胀痛,伴恶寒发热,呕逆纳呆,胁痛胸闷,苔薄,脉弦。

方法 3

取穴:膻中、天宗。

治法:令患者仰卧位,在膻中穴做隔蒜灸。取生大蒜 1 瓣,最好是独头蒜,将蒜切成 0.8～1 毫米的薄片,放在穴位上,然后取艾炷少许置其上,按常规灸疗 5～7 壮,至局部潮红即可;再行坐位,医者在患者背后,取患侧天宗穴,以左手固定肩部,右手拇指指尖做分筋样的推压拨动,手法稍重,使局部酸痛,连续左右来回推动 6～7 下为 1 次,反复拨动 3～5 次。此时大多见患侧乳头有乳汁流出,随即疼痛减轻。每日 2 次,3 日为 1 个疗程。适用于急性乳腺炎早期未化脓者。

方法 4

取穴:阿是穴、乳根、膻中、肩井。

治法:取新鲜生姜 1 块,切成厚约 0.3 厘米的生姜片,大小视施灸部位及所用艾炷大小而定,用针于中间穿刺数孔,放在施灸的穴位上,上置艾炷点燃施灸。如患者在施灸过程中觉局部有热痛感,可将生姜片连同艾炷向上略略提起,稍停放下再灸,或随即更换艾炷再灸,以至局部皮肤潮红湿润为度。每次每穴施灸 5～7 壮,艾炷如黄豆大,每日灸 1～2 次,3 次为 1 个疗程。施灸时生姜片焦枯时换 1 次,以局部能耐受为度。适用于急性乳腺炎。

六十、艾灸治乳腺增生

取穴:膻中、膺窗、乳根、天池、肩井、肝俞、肾俞、足三里。

治法:健脾疏肝,调理冲任,化痰通络。取阳明经、太阴经穴为主。可用艾炷自然燃烧直接灸疗,或隔药物灸,灸的壮数和时间长短可根据病情、患者体质灵活掌握。适用于乳腺增生。

六十一、艾灸治不孕症

方法 1

取穴:肾俞、气海、关元、命门、阴交、曲骨、太溪、照海。

治法:①艾条雀啄灸:艾条火头像麻雀啄食一样,在穴位皮肤上上下移动,使局部产生温热感觉,直至皮肤出现红晕为止。②艾炷无瘢痕直接灸:选择合适的体位,将施灸穴位涂敷少许凡士林油以粘住艾炷,用中小艾炷,放小艾炷点燃施灸,皮肤感到灼痛时即去除艾炷,更换新艾炷续灸,连灸 3～7 壮,穴下皮肤充血红晕为度。③艾炷隔姜灸:穴位上放 2 毫米厚的生姜片,中穿数孔,生姜片上放艾炷施灸,每次选 3～5 穴,每穴灸 3～10 壮,隔日 1 次,7～10 日为 1 个疗程。适用于肾阳亏虚型不孕症,症见婚后不孕,月经后期或闭经,经量少色淡,腰脊酸软,形寒肢冷,小腹冷坠,头晕耳鸣,舌淡苔白,脉沉迟。

方法 2

取穴:关元、气户、子宫、太冲、肝俞、中极、足三里、三阴交。血虚身热加血海;头晕心悸加百会、神门。

治法:参见方法 1 治法。适用于肝郁血虚不孕症,症见婚后不孕,经行先后不定期,经血紫红有块,量少,面色萎黄,胸胁乳房胀痛,情志不畅,舌淡苔薄白,脉细弦。

方法 3

取穴:中极、丰隆、气海、血海。

治法:①艾条温和灸:用艾条火头在穴位上方直接熏烤,皮肤产生灼痛感时即换其他穴位施灸,可每日灸治 1～2 次,10 日左右为一疗程。②艾炷隔姜灸:参见方法 1 治法之③。适用于瘀滞胞宫不孕症,症见经期错后,经行涩滞不畅,小腹隐痛,经血夹有紫块。舌质暗或有紫斑,苔薄黄,脉滑或涩。

方法 4

取穴:神阙。

治法:取五灵脂 6 克,白芷 6 克,麝香 0.3 克,食盐 6 克。以上 4 味共研细末,将药末填敷脐孔,再用黄豆大小的艾炷 21 壮连续灸至腹部温暖为度,5 天后再灸 1 次。适用于瘀阻胞络、虚寒凝滞之不孕症,症见月经后期、量少色黑多块、小腹刺痛、畏冷喜热、舌质紫黯或舌胃有紫色、脉象沉涩等。

方法 5

取穴:神阙。

治法:取熟附片 15 克,川椒 15 克,食盐 30 克,生姜片 5 片。以上前 2 味分别研细末,将食盐细末填敷于脐部,取黄豆大小的艾炷置于食盐上灸之,连续灸 7 壮;然后去除食盐填敷川椒和附子末,并将生姜片覆盖其上,再用艾炷连续灸 14 壮。每日 1 次,连续 7 日为 1 个疗程。适用于妇女下元虚冷、月经不调、子宫虚寒所致的不孕症,症见婚久不孕、月经后期、量少色淡或经闭、面色晦暗、腰腿酸软、性欲淡漠、小便清长、大便不实、舌苔淡白、脉沉迟而弱等。

六十二、艾灸治盆腔炎

方法 1

取穴:带脉、中极、阴陵泉、行间、三阴交。发热选加曲池、大椎、合谷、复溜、大肠俞。

治法:在穴位上放 3 毫米厚的蒜片,中穿数孔,蒜片上放艾炷灸,每次每穴灸 3～10 壮,感到皮肤灼痛时即更换艾炷。适用于下焦湿热型盆腔炎,症见急性或慢性盆腔炎急性发作,发热恶寒或低热起伏,下腹胀痛,腰骶酸痛,带下量多,色黄秽臭,伴心烦,口渴,尿黄便结,苔黄腻,脉滑数。

方法 2

取穴:带脉、气海、中极、膈俞、蠡沟、血海、肾俞。

治法:在穴位上放 3 毫米厚的蒜片,中穿数孔,蒜片上放艾炷施灸,每次每穴灸 3～10 壮,感到皮肤灼痛时即更换艾炷。适用于气滞血瘀型盆腔炎,症见小腹坠胀隐痛,腰骶酸楚,带下量多、色白,大便秘结,舌淡红或有瘀点,苔白或腻,脉弦细或迟儒。

六十三、艾灸治更年期综合征

方法 1

取穴:太溪、太冲、心俞、肝俞、肾俞、三阴交。

治法:①艾条雀啄灸:艾条火头像麻雀啄食一样,在穴位皮肤上上下移动,使局部产生温热感觉,直至皮肤出现红晕为止。②艾炷无瘢痕直接灸:选择合适的体位,在施灸穴位涂敷少许凡士林油以粘住艾炷,用中小艾炷,放小艾炷点燃施灸,皮肤感到灼痛时即去除艾炷,更换新艾炷续灸,连灸 3～7 壮,穴下皮肤充血红晕为度。③艾炷隔姜灸:穴位上放 2 毫米厚的生姜片,中穿数孔,生姜片上放艾炷施灸,每次选 3～5 穴,每穴灸 3～10 壮,隔日 1 次,7～10 日为 1 个疗程。适用于肝肾阴虚型更年期综合征,症见经行先期,量多色红或淋漓不绝,面色潮红,五心烦热,烦躁易怒,焦虑紧张,心悸失眠,多梦,腰膝酸软,口干便结,舌红苔薄,脉弦细而数。

方法 2

取穴:肾俞、脾俞、关元、气海、足三里、三阴交、阴陵泉。

治法:参见方法 1 治法。适用于脾肾阳虚型更年期综合征,症见月经后移或闭阻,行则量多,色淡质稀,面色晦暗,畏寒肢冷,面肢水肿,食少腹胀,腰酸尿频,舌淡苔白腻,脉沉弱。

六十四、艾灸治阳痿

方法 1

取穴:关元、肾俞、脾俞、心俞、内关、足三里。

治法:①艾条温和灸:艾条火头距离穴位 3 厘米左右进行熏烤,使火力温和缓慢透入穴下深层,皮肤可有温热舒适而无灼痛感。每次选 4～5 穴,每穴灸 10～15 分钟,至皮肤稍起红晕即可。每日灸 1 次,5～7 次为 1 个疗程。②艾炷无瘢痕直接灸:在施灸穴位涂敷少许凡士林油以粘住艾炷,用中小艾炷,放小艾炷点燃施灸,皮肤感到灼痛时即去除艾炷,更换新艾炷续灸,连灸 3～7 壮,穴下皮肤充血红晕为度。③艾炷隔姜灸:穴位上放 2 毫米厚的生姜片,中穿数孔,生姜片上放艾炷施灸,每次选 3～5 穴,每穴灸 3～10 壮,隔日 1 次,7～10 日为 1 个疗程。宜选用足太阴脾经、足厥阴肝经、任脉经穴及背部腧穴进行治疗。适用于心脾劳损型阳痿,症见阳事不举,心烦神疲,失眠多梦,食欲不振,面色萎黄,舌淡苔薄,脉细弱。

方法 2

取穴:关元、中极、命门、肾俞、三阴交。

治法:参见方法 1 治法。适用于命门虚衰型阳痿,症见阳事不举,精薄清冷,面色眼圈黯黑,头晕目眩,耳鸣健忘,腰膝酸软,畏寒肢冷,舌胖或有齿痕,脉沉细。

方法 3

取穴:中极、肾俞、足三里、阴陵泉、膀胱俞。

治法:宜选用足太阴脾经穴、背部腧穴进行治疗。可根据病证表现掌握灸疗的时间和火力,虚者采用补法,实者采用泻法。适用于湿热下注型阳痿,症见阴茎痿软,阴囊潮湿或臊臭痒痛,下肢酸重,小便黄赤,苔黄腻,脉濡数。

方法 4

取穴:关元、神阙、中极、肾俞、腰阳关、命门。

治法:取新鲜生姜1块,切成厚约0.3厘米的生姜片,大小视施灸部位及所用艾炷大小而定,用针于中间穿刺数孔,放在施灸的穴位上,上置艾炷点燃施灸。如病人在施灸过程中觉局部有热痛感,可将生姜片连同艾炷向上略略提起,稍停放下再灸,或随即更换艾炷再灸,以至局部皮肤潮红湿润为度。每次选用3~5个穴位,每穴每次灸3~5壮,每日2次,7~10次为1个疗程或痊愈为止。

六十五、艾灸治遗精

方法1

取穴:中极、曲骨、膏肓、肾俞。

治法:取艾炷如黄豆或半个枣核大,当艾炷燃烧1/3~1/2时,即去掉另换1炷。每日1次,每次每穴施灸3~5壮,艾炷如黄豆或半个枣核大,10天为1个疗程;若灸后局部潮红或起疱,不需做特殊处理。适用于湿热内蕴之遗精。

方法2

取穴:关元、志室、归来、肾俞、内关。

治法:将用纯艾绒制成灸条的一端点燃,对准施灸部位,距0.5~1寸进行熏烤,使局部有温热感而无灼痛。每次交替取穴3~5个,每日灸1~2次,每次每穴灸5~10分钟,10次为1个疗程。注意艾卷距皮肤的距离,谨防灼伤皮肤。适用于肾虚之遗精。

方法3

取穴:心俞、肾俞、命门、关元。

治法:先将灸盒无底的一面罩住要灸部位,然后点燃1寸左右长的艾卷(根数依所灸部位确定),一般为五六根,对着罩在盒下的经络和穴位横放于盒中网上,盖上盒盖。每日1次,每次10分钟,10日为1个疗程。温度过高可移动盒盖,灸完取灸盒,防止燃着的艾灰掉在皮肤上,引起烫伤。皮肤破溃者慎用,实热证禁用。适用于虚证遗精。

方法4

取穴:髎(上髎、次髎、中髎、下髎)、志室、肾俞、关元。

治法:取灯心草1~2根,长约10厘米。把灯心蘸植物油点燃约半分钟即吹灭灯火,停约半分钟,等灯心温度稍降,利用灯火余烬点于治疗穴上灼灸之,一触即起为1壮。每日施灸1次,每穴1~2壮,10日为1个疗程。适用于遗精。

六十六、艾灸治不育症

方法1

取穴:肾俞(双)。

治法:将艾绒捏成锥状,大小如黄豆,置于穴位上。每次灸7壮,每日灸2次。

10 天为 1 个疗程,一般连续灸 3 个月,即能收效。灸治期间宜节制房事。

方法 2

取穴:神阙。

治法:取精制白细盐适量纳入脐窝,使与脐平。艾炷如黄豆大或半个枣核大,每次灸 15 壮,每日 1 次。10 次为 1 个疗程,疗程间隔 7 日。适用于精子缺乏症。治疗期间宜节制房事。

方法 3

取穴:第一组为关元、气海、三阴交;第二组为命门、肾俞、太极。

治法:取新鲜生姜 1 块,切成厚约 0.3 厘米的生姜片,大小视施灸部位及所用艾炷大小而定,用针于中间穿刺数孔,放在施灸的穴位上,上置艾炷点燃施灸。如病人在施灸过程中觉局部有热痛感,可将生姜片连同艾炷向上略略提起,稍停放下再灸,或随即更换艾炷再灸,以至局部皮肤潮红湿润为度。1 组隔姜灸关元、气海,针三阴交;灸治 5 天后换 2 组隔姜灸命门、肾俞,针太溪。以上每穴均用大艾炷灸 5 壮,每日 1 次,10 次为 1 个疗程,休息 5 日,再行下 1 个疗程。本法治疗宜长期坚持,一般 8～10 个疗程即可痊愈。适用于精子缺乏症。

六十七、艾灸治前列腺炎

方法 1

取穴:三焦俞、委阳、中极、阴陵泉、三阴交、气海。

治法:①艾条灸:点燃艾条,火头距离穴位处皮肤 2～3 厘米进行熏烤,使皮肤有较强的刺激感,火力要壮而短促,以达消散邪气之效,每穴灸约 5 分钟,若皮肤产生小疱,任其自然吸收,但不要产生大的瘢痕,刺激以能忍受为度。②艾炷隔姜灸:穴位上放 2 毫米厚的生姜片,中穿数孔,生姜片上放艾炷施灸,每次选 3～5 穴,每穴灸 3～10 壮,隔日 1 次,7～10 日为 1 个疗程。适用于湿热下注型前列腺炎,症见小便频数,灼热涩痛,下阴胀痛,有白浊流出或血尿,发热口苦,舌红,苔黄腻,脉弦数。

方法 2

取穴:气海、关元、太溪、肾俞、脾俞。

治法:①艾条温和灸:艾条火头距离穴位 3 厘米左右进行熏烤,使火力温和缓慢透入穴下深层,皮肤可有温热舒适而无灼痛感。每次选 4～5 穴,每穴灸 10～15 分钟,至皮肤稍起红晕即可。每日灸 1 次,5～7 次为 1 个疗程。②艾炷无瘢痕直接灸:将施灸穴位涂敷少许凡士林油以粘住艾炷,用中小艾炷,放小艾炷点燃施灸,皮肤感到灼痛时即去除艾炷,更换新艾炷续灸,再灸 3～7 壮,穴下皮肤充血红晕为度。③艾炷隔姜灸:参见方法 1 治法之②。适用于脾肾虚弱型前列腺炎,症见会阴有坠胀不适感,尿频,有白色分泌物,头晕失眠,腰膝酸软,气短乏力,舌淡,脉弱。

第五章
拔罐养生治病

第一节　拔罐的由来

拔罐法是以罐为工具，利用燃火、抽气等方法排出罐内空气，造成负压，使之吸附于腧穴或应拔部位的体表，使局部皮肤充血、瘀血，以达到防治疾病目的的方法。在民间广为流传这样一句话："扎针拔罐，病好一半。"拔火罐是我国中医传统养生方法之一。

拔罐法古称"角法"。这是一种以杯罐作工具，借热力排去其中的空气产生负压，使吸着于皮肤，造成瘀血现象的一种疗法。古代医家在治疗疮疡脓肿时用它来吸血排脓，后来逐步扩大到肺痨、风湿等内科疾病。

火罐疗法，是中医遗产之一，在我国民间使用很久了。据考证，大约在公元前三世纪，就已经出现了拔罐治疗疾病的方法，在长沙马王堆出土的《五十二病方》中就已有了对于角法的记述。晋代医学家葛洪著的《肘后备急方》里，就有角法的记载。所谓角法，是用挖空的兽角来吸拔脓疮的外治方法。唐代王焘著的《外台秘要》，也曾介绍使用竹筒火罐来治病，如文内说："……取三指大青竹筒，长寸半，一头留节，无节头削令薄似剑，煮此筒子数沸，及热出筒，笼墨点处按之，良久，以刀弹破所角处，又煮筒子重角之，当出黄白赤水，次有脓出，亦有虫出者，数数如此角之，令恶物出尽，乃即除，当目明身轻也。"从以上介绍的角法和青竹筒制火罐的情况看来，我国晋、唐时代早已流行火罐了。同时，王焘还绘制了彩色经络穴位图《明堂孔穴图》，第一次将拔罐疗法同经穴联系在一起。清代赵学敏写的《本草纲目拾遗》、吴尚先的《理瀹骈文》以及《医宗金鉴外科心法要诀》，对于我国火罐的产地、使用方法和适应证等，介绍得就更为清楚了。《本草纲目拾遗》中专列了"火气罐"一节，对火罐的形状，火罐的应用范围，火罐的出处，火罐的大小，火罐的适应证，火罐的使用方法等，都有了比较明确的记载。

拔罐疗法是我国古代劳动人民在长期的劳动实践和同疾病的斗争中，经过不断总结，逐渐积累起来的经验，是传统中医学中的一颗明珠。具有历史悠久、方法独特、简便安全、容易操作、适应广泛、疗效稳定、设备简单、对周围环境无特殊要求的特点,是一种从临床实践中总结和完善出来的,行之有效的、很有前途的一种单纯物理疗法。

第二节　拔罐的基本原理

一、中医对拔罐疗法的认识

中医学认为,拔罐可以开泄腠理、扶正祛邪。疾病是由致病因素引起机体阴阳的偏盛偏衰,人体气机升降失常,脏腑气血功能紊乱所致。当人体受到风、寒、暑、湿、燥、火、毒、外伤的侵袭或内伤情志后,即可导致脏腑功能失调,产生病理产物,如瘀血、气郁、痰涎、宿食、水浊、邪火等,这些病理产物又是致病因子,通过经络和腧穴走窜机体,逆乱气机,滞留脏腑;瘀阻经脉,最终导致种种病症。拔罐产生的真空负压有一种较强的吸拔之力,其吸拔力作用在经络穴位上,可将毛孔吸开并使皮肤充血,使体内的病理产物从皮肤毛孔中吸出体外,从而使经络气血得以疏通,使脏腑功能得以调整,达到防治疾病的目的。

拔罐可以疏通经络,调整气血。经络有"行气血,营阴阳,濡筋骨,利关节"的生理功能,如经络不通则经气不畅,经血滞行,可出现皮、肉、筋、脉及关节失养而萎缩、不利,或血脉不荣、六腑不运等。通过拔罐对皮肤、毛孔、经络、穴位的吸拔作用,可以引导营卫之气始行输布,鼓动经脉气血,濡养脏腑组织器官,温煦皮毛,同时使虚衰的脏腑功能得以振奋,畅通经络,调整机体的阴阳平衡,使气血得以调整,从而达到健身祛病疗疾的目的。

二、现代医学对拔罐疗法的认识

现代医学认为,拔罐治疗时罐内形成的负压作用,使局部毛细血管充血甚至破裂,红细胞破裂,表皮瘀血,出现自家溶血现象,随即产生一种组胺和类组胺的物质,随体液周流全身,刺激各个器官,增强其功能活动,能提高机体的抵抗力。拔罐负压的刺激,能使局部血管扩张,促进局部血液循环,改善充血状态,加强新陈代谢,改变局部组织营养状态,增强血管壁通透性及白细胞吞噬活动,增强机体体能及人体免疫能力。拔罐内压对局部部位的吸拔,能加速血液及淋巴液循环,促进胃肠蠕动,改善消化功能,促进加快肌肉和脏器对代谢产物的消除排泄。

第三节　拔罐的方法

一、罐的种类

拔罐养生的主要用具是罐具,常用的罐具有下面几种。

1. 竹筒罐　取坚实成熟的竹筒,一头开口,一头留节作底。罐口直径分 3、4、5 厘米 3 种,长短 8～10 厘米。口径大的,用于面积较大的腰背及臀部。口径小的,用于四肢关节部位。竹筒罐搁置时间较长又不常用时,会由于干燥,出现漏气的现象。在使用前,用温水浸泡几分钟,可使竹筒罐质地紧密,不漏空气。南方产竹,多用竹筒罐。

2. 牛角罐　牛角罐是截下牛角,取其中角质,将中间制成空筒,截断面为罐口,其罐口打磨光滑即可用,此为最早的罐具。其特点为吸附力强,易操作,但由于不透明,不易观察,故不宜作刺络拔罐用。

3. 陶罐　陶罐是以陶土为材料制成不同规格的罐体,再涂上黑釉或黄釉,经窑里烧制而成。有大、中、小和特小者几种,陶瓷罐,里外光滑,吸拔力大,消毒也方便,但易打碎。

4. 玻璃罐　由耐热硬质玻璃烧制而成。形似笆斗,肚大口小,罐口边缘略凸向外。玻璃罐分为不同的型号,可用于不同部位的吸拔。具有清晰透明、便于观察、罐口光滑、吸拔力好等特点,被人们广泛地使用。

5. 抽气罐　使用青霉素、链霉素药瓶或类似的小药瓶。将瓶底切去磨平,瓶口的橡皮塞保留完整,便于抽气时应用。也有用透明塑料瓶制成,上置活塞,便于抽气。

6. 橡胶罐　橡胶罐是以橡胶为原料制作成罐具的,有各种不同形态和规格,其优点是不易破碎,携带方便,操作简单,容易推广,患者自己便可操作治疗。缺点是负压吸引力不够强,无温热感觉,只能固定部位治疗,不能施行其他手法,不能高温消毒。

7. 电罐　电罐是随着现代科学技术而发展出现的,一种集温热磁疗电针等综合治疗方法为一体的新型罐具,其特点是使用安全,不易烫伤,可调控温度和负压。缺点是成本较高,携带不便,不能施行其他手法。

8. 金属罐　是指用铜或铁、铝等金属材料制成的罐具,用于火力排气法。虽然具有消毒便利、不会破损等优点。由于价格高,传热快,容易烫伤皮肤,无法观察拔罐部位皮肤的变化,已被淘汰。

9. 代用罐　代用罐是在日常生活中,随手可用的一些代用品,如茶杯、酒杯、罐头瓶、花瓶、碗等。这些代用品罐口平整,平滑宽厚,耐热,取材方便,极为实用。

拔罐养生常用的罐具是玻璃罐。

二、吸拔与起罐

拔罐养生主要是使用玻璃罐,利用燃烧时火焰的热力,排去罐内的空气,使罐内形成负压,将罐吸附在皮肤上。将罐吸拔在皮肤上的常用方法有下列几种。

1. 火罐法　利用燃烧时的火焰的热力,排去空气,使罐内形成负压,将罐吸着在皮肤上。有下列几种方法。

(1)投火法:将薄纸卷成纸卷,或裁成薄纸条,燃着到1/3时,投入罐里,将火罐迅速扣在选定的身体部位上。投火时,不论使用纸卷和纸条,都必须高出罐口3~5厘米,等到燃烧3厘米左右后,纸卷和纸条都能斜立于罐的一边,火焰不会烧着皮肤。初学投火法,可在吸拔的部位放一层湿纸或涂点水,可起到吸收热力并保护皮肤的作用。

(2)闪火法:用7~8号粗铁丝,一头缠绕石棉绳或线绳,做成乙醇棒。使用前,将乙醇棒蘸取95%乙醇,用蜡烛燃着,将带有火焰的乙醇棒一头往罐底一闪,迅速撤出,马上将罐扣在选定的身体部位上。

(3)滴酒法:向罐的内壁中部,滴1~2滴95%乙醇,将罐子转动一周,使乙醇均匀地附着于罐的内壁上(不要沾罐口),然后用火柴将乙醇燃着,将罐口朝下,迅速将罐扣在选定的身体部位上。

(4)贴棉法:取边长约0.5厘米的方形脱脂棉一块,蘸少量95%乙醇,置于罐壁中段,并紧贴罐壁,用火柴燃着,马上将罐扣在选定的身体部位上。

(5)架火法:将直径2~3厘米的不易燃烧及传热的块状物,放在选定的身体部位上,上置小块乙醇棉球,将棉球点着,马上将罐子扣上,立即吸住,可产生较强的吸力。

闪火法具有安全可靠、避免烫伤的优点,故拔罐养生常用此法将玻璃罐吸拔在皮肤上。

2. 水罐法　水吸法是利用沸水排出罐内空气,形成负压,使罐吸附在皮肤上的方法。此法一般选用竹罐。即选用5~10枚完好无损的竹罐,放在锅内,加水煮沸,然后用镊子将罐口朝下夹出,迅速用凉毛巾紧扣罐口,立即将罐扣在应拔部位,即能吸附在皮肤上。可根据病情需要在锅中放入适量祛风活血药物,如羌活、独活、当归、红花、麻黄、艾叶、川椒、木瓜、川乌、草乌等,即称药罐法。

3. 抽气法　此法先将抽气罐的瓶底紧扣在腧穴上,用注射器或抽气筒通过橡皮塞抽出罐内空气,使其产生负压,即能吸住。或用抽气筒套在塑料杯罐活塞上,将空气抽出,即能吸着。

4. 起罐　起罐时,将另一手示指、中指、环指置于罐口受力较轻的肌肉处,轻轻按压,使罐口漏出空隙,透入空气,吸力消失,罐自然脱落。

三、拔罐的方法

在火罐共性的基础上,不同的拔罐法各有其特殊的作用。如走罐法具有与按摩疗法、养生刮痧疗法相似的效应,可以改善皮肤的呼吸和营养,有利于汗腺和皮脂腺的分泌,对关节、肌腱可增强弹性和活动性,促进周围血液循环;药罐法是在罐内负压和温热作用下,使局部毛孔、汗腺开放,毛细血管扩张,血液循环加快,药物可更多地被直接吸收,发挥药物和拔罐双重效应;刺络拔罐法可以调节刺络的出血量,有较好的逐瘀化滞、解闭通结功效;针罐法则因选用的针法不同,可产生多种效应。

四、罐法

1. **单罐法** 即单罐独用,一般用于治疗病变范围比较局限的疾病。可按病变的或压痛的范围大小,选用适当口径的火罐。如胃病在中脘穴拔罐;冈上肌肌腱炎在肩髃穴拔罐等。

2. **留罐法** 又称坐罐法,指罐吸拔在应拔部位后留置一段时间的拔罐法。一般留置5～15分钟。罐大吸拔力强的应适当减少留罐时间,夏季及肌肤薄处,留罐时间也不宜过长,以免损伤皮肤。它可用于拔罐治疗的大部分病证,是最常用的拔罐法。

3. **多罐法** 即多罐并用,一般用于病变范围比较广泛、病变处肌肉较丰满的疾病,或敏感反应点较多者。可按病变部位的解剖形态等情况,酌量吸拔数个乃至十数个。如某一肌束劳损时可按肌束的位置成行排列吸拔多个火罐,称为"排罐法"。治疗某些内脏或器官的瘀血时,可按脏器的解剖部位的范围在相应的体表部位纵横并列吸拔几个罐子。

4. **闪罐法** 闪罐法指罐吸拔在应拔部位后随即取下,反复操作至皮肤潮红时为止的拔罐方法,若连续吸拔20次左右,又称连续闪罐法。此法的兴奋作用较为明显,多用于局部皮肤麻木或功能减退的虚证病例。

5. **走罐法** 又称推罐法、行罐法或旋罐法,一般用于面积较大、肌肉丰富的部位,如腰背、大腿等部,须选口径较大的罐子,罐口要求平滑,最好用玻璃罐。操作前先在罐口或吸拔部位涂上一层薄薄的润滑油脂,将罐吸上后,以手握住罐底,稍倾斜,即后半边着力,前半边略提起,慢慢向前推动,这样在皮肤表面上下或左右来回推拉移动数次,至皮肤潮红为止。

6. **针罐法** 针罐法是针刺与拔罐相结合的一种综合拔罐法。先在一定的部位施行针刺,待达到一定的刺激量后,将针留在原处,再以针刺处为中心,拔上火罐。如果与药罐结合,称为"针药罐",多用于风湿病。其具体操作也可分为二类:①留针拔罐法。选定穴位,针刺至得气,运用一定手法,留针于穴区,再在其上拔罐。②不留针拔罐法。系指针刺后立即去针,或虽留针,但须至取针后,再在该部位拔罐的一种方法。

7. **血罐法** 又称为刺络拔罐或刺血拔罐。刺的时候不宜过深,出血量控制在20毫升左右。

8. **刺络拔罐法** 用三棱针、陶瓷片、粗毫针、小眉刀、皮肤针、滚刺筒等,先按病变部位的大小和出血要求,按刺络法刺破小血管,然后拔以火罐,可以加强刺络法的效果。适用于各种急慢性软组织损伤、神经性皮炎、皮肤瘙痒、丹毒、失眠、胃肠神经官能症等。

9. 平衡罐法　也就是在需要拔罐治疗的穴位或患处先用手指代替针点按穴位(点穴)或点揉患部后再进行拔罐治疗的方法。

10. 发疱罐法　通过延长时间和增大吸拔力量等使罐内产生水疱(皮下充水)而达到治疗目的。

11. 灸罐法　是将拔罐与艾灸疗法相结合的方法。

12. 按摩罐法　是将按摩手法有机地根据病情、病位而结合起来。

13. 摇罐法　该法是对所留之罐均匀而有节奏地摇动,使罐体与皮肤产生松紧变化,患者进一步放松,产生不同程度舒适感。

14. 转罐法　该法是在摇罐的基础上,增大摇扭旋转力量,手法较剧烈,牵拉程度更大,以促进血液循环,局部肌肉放松。增强治疗效果。

15. 提罐法　是从坐罐发展而来的。将坐罐罐体向上轻缓提拉,力量强度逐渐加大。

16. 药罐　将药物治疗和拔罐疗法结合以提高疗效。多用于四肢关节风寒湿痹等证,可分为煮药罐法和贮药罐法两种。①煮药罐:将配制成的药物装入布袋内,扎紧袋口,放入清水煮至适当浓度,再把竹罐投入药汁内煮 15 分钟,使用时,按水罐法吸拔在需要的部位上,多用于风湿痛等病。常用药物处方:麻黄、蕲艾、羌活、独活、防风、秦艽、木瓜、川椒、生乌头、曼陀罗花、刘寄奴、乳香、没药各 6 克。②贮药罐:在抽气罐内事先盛贮一定的药液(约为罐子的 2/3～1/2)。常用的为辣椒水、两面针酊、生姜汁、风湿酒等。然后按抽气罐操作法,抽去空气,使吸在皮肤上。也有在玻璃罐内盛贮 1/3～1/2 的药液,然后用火罐法吸拔在皮肤上。常用于风湿痛、哮喘、咳嗽、感冒、溃疡病、慢性胃炎、消化不良、银屑病等。

17. 其他罐法　将拔罐与现代科技结合产生协同或增效作用。如磁疗罐、神灯罐法等。

五、配穴原则

1. 就近取穴　即在病痛处拔罐。这是由于病痛之所以出现,是因为局部经络功能之失调,如经气不通所致。在病痛处拔罐,就可以调整经络功能,使经气通畅,通则不痛,从而达到治疗疾病的目的。

2. 循经取穴　就是在远端病痛处拔罐。远端部位的选择是以经络循环为依据,刺激经过病变部位经络的远端或疼痛所属内脏的经络的远端,以调整经气,治疗疾病。如牙痛拔合谷,胃腹疼痛拔足三里,颈椎疼痛拔曲池等。

3. 对症选穴位　又叫作经验选穴、随症选穴。它是指某些全身性疾病或中枢神经系统疾病等,可以针对具体症状选用一些常用有效的腧穴来治疗。现在常用的对症选穴有：高热选用大椎、曲池、合谷；昏厥选用素髎、涌泉；阴虚发热选用内关、大陵、阴郄、三阴交；脱肛选用内关、足三里、气海、关元；盗汗选用阴郄、复溜、合谷；不寐、多梦选用风池、心俞、神门、内关、三阴交；抽搐选用合谷、印堂；身体虚弱选用气海、大椎、关元、命门、膏肓、足三里；疟疾选用大椎、间使、内关、合谷；皮肤瘙痒选用膈俞、曲池、合谷、血海、三阴交；痰多选用中脘、丰隆；水肿选用阴陵泉；小儿疳积选用足三里；贫血选膈俞、脾俞、悬钟等。内关对心脏有双向调节作用，如心跳过缓、过急可以选择此穴。

4. 重点在脊椎 ①颈椎部是指颈椎到胸椎的部位，主要治疗头部、颈部、肩部、上肢及手部的病变和功能异常。如头晕，头痛，颈椎病，落枕，肩周炎，手臂肘腕疼痛等。②胸椎上部是指第1～6胸椎的部位，主要治疗心，肺，气管，胸廓的病变。如心悸，胸闷，气短，咳喘，胸痛等病症。③胸椎下部是指第7胸～12胸椎的部位，主要治疗肝、胆、脾、肠等器官的痛症。如肝区胀痛，胆囊炎，消化不良，急慢性胃炎，肠炎，腹痛，便秘等病症。④腰椎部是指腰椎以下的腰椎部，主要治疗肾、膀胱、生殖系统、腰部、臀部、下肢各部位的病变，如肾炎、膀胱炎、痛经、带下、阳痿、腰椎增生、椎间盘突出、坐骨神经痛、下肢麻痹、瘫痪、疼痛等病症。

5. 拔罐疗法必选腧穴

(1)全身疾病：大椎、身柱。

(2)下半身疾病：命门。

(3)呼吸系统：风门、肺俞、脾俞、中府。

(4)循环系统：心俞、肾俞、肝俞、脾俞、神道。

(5)消化系统：膈俞、肝俞、脾俞、胃俞、中脘、上脘、三焦俞、大肠俞、天枢、关元、胆俞、阿是穴。

(6)泌尿系统：肝俞、脾俞、肾俞、膀胱俞、中极、关元。

(7)内分泌系统：肺俞、心俞、肝俞、脾俞、肾俞、中脘、关元。

(8)神经系统：心俞、厥阴俞、肝俞、脾俞、肾俞。

(9)脑血管：心俞、厥阴俞、肝俞、脾俞。

(10)运动系统：肩髃、肩贞、肩中俞、肩外俞、环跳、阿是穴。

(11)五官及皮肤系统：风门、肺俞、肝俞、阿是穴。

六、常用的体位

1. 坐位　多用于颈部、肩部、上肢和背部区域的拔罐。

2. 俯卧位　多用于颈后、腰背、肩上、臀部和下肢内、外侧区域的拔罐。

3. 仰卧位　多用于胸部、腹部和上肢内侧等区域的拔罐。

4. 侧卧位　多用于胸肋部、髋部、下肢外侧等区域的拔罐。

七、拔罐养生的常用方法

1. 芳香运罐　运罐是拔罐养生特有的技法。操作时,在皮肤和罐口上涂抹芳香按摩精油后,再将罐吸拔于适当部位,以手控制罐的底部或罐的中部,结合传统按摩手法,带动罐体在皮肤上进行推、一手轻按罐体,向一侧倾斜,使用拿、按、揉等手法。这种方法继承了传统走罐的优点,增加了手法的舒适度,同时也使芳香按摩精油得到更好地吸收。另外,走罐与按摩手法的结合使作用力更深透,效果更为显著。芳香运罐法是芳香疗法、拔罐疗法及传统按摩手法的完美结合。芳香运罐的方法有如下几种。

(1)抖罐法:将罐吸拔在皮肤后,单手握持罐体,以腕关节的左右摆动带动罐在体表运动。操作时,抖罐的幅度小而频率快,移动宜慢。

(2)揉罐法:将罐吸拔在皮肤后,双手重叠,掌心置于罐底部,或以一手示指、中指固定罐口,另一手掌心置于罐底,以腕关节的摆动,带动罐的移动。操作时,应利用罐的吸力带动皮下组织运动,揉动宜快,移动宜慢。揉罐法适用于肌肉丰厚部位。

(3)颤罐法:将罐吸拔在皮肤后,以一手示指、中指夹住罐口,另一手掌心置于罐底部,双手配合,颤动罐体。本法适用于经络或穴位上。

(4)推罐法:推罐法一般用于面积较大、肌肉丰厚的部位,如腰背、大腿等部,须选口径较大的罐子。根据操作方法的不同,可分为按罐推罐法和提罐推罐法。按罐推罐法:将罐吸拔在皮肤后,以双手握住罐体,微微向下按压,然后带动整个罐体慢慢向前向后移动。提罐推罐法:将罐吸拔在皮肤后,以双手握住罐体,微微向上提起,然后带动整个罐体慢慢向前向后移动。

2. 芳香定罐　也称为留罐。芳香运罐后,将罐停留在一定部位或穴位上一段时间后再将罐取下来称为芳香定罐。也可在皮肤上涂抹精油后,直接将罐吸拔在皮肤上,并停留一段时间后再取罐。一般留置5～15分钟。罐大且吸拔力强的应适当减少留罐时间;夏季及肌肤薄处,留罐时间不宜过长,以免损伤皮肤。芳香定罐包括单罐定罐和多罐定罐两种方法。

(1)单罐定罐:用于不适范围或压痛点较小。可根据不适或压痛部位范围的大小,选用适当口径的罐。如胃脘部不适时,在中脘穴定罐;肩颈不适时,在大椎穴定罐等。

(2)多罐定罐:也称为"排罐法",用于范围比较广泛的不适症。可用于调整脏腑不适,如在背部两侧背腧穴的位置上成行排列,酌量吸拔几个乃至十几罐。也可按不适部位的解剖形态等情况酌量多吸拔几个罐,如某一肌束劳损时可按肌束的位置成行排列,吸拔多个罐。

3. 芳香闪罐　在皮肤上涂抹芳香按摩精油后,将罐吸拔上后,立即起下,反复吸拔多次,至皮肤潮红为止。多用于局部皮肤麻木或功能减退的虚证病例。

八、适宜人群

适用于亚健康状态、机体功能失调的慢性软组织损伤,慢性躯体及内脏疾病的各类人群。如风湿痹痛等关节炎、各种神经麻痹,以及一些急慢性疼痛,如腹痛、腰背痛、痛经、头痛等均可应用,还可用于感冒、咳嗽、消化不良、胃脘痛、眩晕等脏腑功能紊乱方面的病证。此外,如丹毒、红丝疔、毒蛇咬伤、疮疡初起未溃等外科疾病亦可用拔罐法。

九、拔罐禁忌

(1)表皮破损处(刺络拔罐时,三棱针点刺出血或皮肤针叩击出血除外)、疮疡、痛疽等部位慎拔罐。

(2)癌变的局部、烧伤、烫伤等开放性外伤禁拔罐。

(3)有出血倾向的患者(如血小板减少性紫癜、白血病、血友病、血管脆性试验阳性等),以及血栓静脉炎患者等禁拔罐。

(4)月经期妇女慎拔。孕妇的腹部、腰骶、乳房处不可拔罐,其他部位刺激不宜强烈。

(5)精神失常、精神病发作期、狂躁不安及破伤风、狂犬病、癫痫等痉挛抽搐不能配合者、高热抽搐者禁拔罐。

(6)身体极度虚弱,皮肤失去弹性者、皮肤过敏者慎拔罐。

(7)患有活动性结核病、梅毒、淋病、艾滋病、法定传染病的患者禁拔罐。

(8)患有严重心、脑、肺、肾、肝疾患者、高血压患者禁拔。头部、心脏处慎拔罐。

(9)其他严重疾病经不起拔罐者或诊断不明的较严重疾病。

(10)过于瘦弱、过饥、过饱、情绪激动的人慎拔罐。

(11)恶性肿瘤患者禁拔罐。

(12)外伤、骨折、静脉曲张、大血管体表投影处、心尖搏动处及瘢痕处不宜拔罐。

十、注意事项

(1)拔罐室要宽敞明亮,空气流通,室温适宜。操作时应注意保暖,避免受术者受寒感冒。

(2)受术者要选择舒适的体位,充分暴露受术部位,并做好消毒、清洁工作,防止交叉感染。

(3)操作前要检查罐口是否平滑、整洁、无裂痕,以免划伤受术者皮肤。

(4)拔罐时应选肌肉丰厚的部位,局部皮肉如有皱纹、松弛、瘢痕凹凸不平及体位移动等,火罐易脱落。

(5)根据不同部位,选用大小合适的罐。应用投火法拔罐时,火焰须旺,动作要快,使罐口向上倾斜,避免火源掉下烫伤皮肤;应用闪火法时,棉花棒蘸乙醇不要太多,以防乙醇滴下烧伤皮肤;用贴棉法时,须防止燃着棉花脱下;用架火法时,扣罩要准确,不要把燃着的火架撞翻;用煮水罐时,应甩去罐中的热水,以免烫伤患者的皮肤。

(6)拔罐多少也由罐的大小、所拔部位面积决定,一般不宜太近,否则因皮肤被罐具牵拉产生疼痛,同时因罐互相牵扯,也不易拔牢。

(7)受术者在过饥、过饱及过度紧张疲劳或刚剧烈运动后不宜进行拔罐养生。

(8)操作时,要经常询问受术者的感受。受术者若感觉拔罐部位发热、发紧、发酸、凉气外渗、温暖舒适或进入睡眠状态,为正常现象;若感觉紧、痛或灼热,应及时取下罐具或者重新吸拔。

(9)罐具吸拔在皮肤上时,若受术者没有感觉,说明吸拔力不足,应重新吸拔。

(10)若定罐数目较多,罐具之间的间距不宜超过3厘米,以免罐具牵拉皮肤产生疼痛或罐具互相挤压而脱落。

(11)局部瘀血严重者,不宜再在原处拔罐。

(12)拔罐前应仔细检查罐的情况,以免因罐口不光滑、裂口、缺口而损伤皮肤;避免因罐开裂,拔罐时漏气,吸附不住。

(13)拔罐后,受术者应休息20分钟,适量饮用温开水、美容养生茶或姜汤,保持心情愉快,不能急躁易怒,心情抑郁,并忌食生冷油腻食物。

(14)各拔罐法的注意点:用火罐时,棉花蘸乙醇不要太多,以防酒精滴下烫伤皮肤;在应用刺血拔罐时,出血量须适当,每次总量(成人)不超过10毫升;应用针罐时,须防止肌肉收缩,发生弯针,并避免将针撞压入肌肉深处,造成损伤,尤其在胸背部要慎用;走罐时不宜在有皮肤瘦薄和有骨突处推拉,以免损伤皮肤或使火罐漏气脱落,当罐具吸拔住后,立即进行推拉或旋转移动,不能先试是否拔住,因证实拔住后再推拉就难以移动,用力拉会造成皮肤损伤,推拉旋转速度宜缓慢,否则易疼痛。

(15)拔罐后针孔如有出血,可用干棉球拭去。一般局部呈现红晕或发绀(瘀血),为正常现象,会自行消退。如局部瘀血严重者,不宜在原位再拔。如留罐时间过长,皮肤会起水疱,小的不需处理,防止擦破引起感染;大的可以用针刺破,流出疱内液体,涂以甲紫药水,覆盖消毒敷料,防止感染。

(16)用火罐时切忌灼伤或烫伤皮肤。拔罐用闪火法时,火源不应停留在受术者身体上方位置,应偏离受术者,在其身体一侧,避免因操作不当燃烧的乙醇棉球落到受术者身上;另外,将燃烧的乙醇棉球伸入罐内燃烧罐内空气时,动作应迅速,切勿让罐口或罐烧热,烫伤受术者皮肤。拔罐过程中,受术者应选择适当的体位,不能移动以免火罐脱落。严禁因烫伤或留罐时间太长而导致皮肤起水疱,但如果出现水疱情况,小水疱敷以消毒纱布防止擦破;水疱较大则用消毒针将水放出,涂以甲紫药水,或用消毒纱布包敷,以防感染。

(17)一次拔罐的时间一般为 10～15 分钟,个别可长达 30 分钟。急性病可 1 日拔 1 次,慢性病可隔日 1 次。连续治疗 10～15 次为 1 个疗程。起罐时,注意起罐方法不可蛮拔。

第四节 拔罐养生

一、肩、背、腰部拔罐养生

1. 涂油 受术者俯卧位,操作者站于体侧,将按摩精油均匀涂抹在其肩、背、腰、臀部,并可配合相应的背部精油按摩 5～8 分钟,以放松肩、背、腰部肌肉。

2. 推罐 将罐定于肩井穴,操作者单手或双手握罐体部,从肩井穴自上向下,沿足太阳膀胱经第一侧线推至腰骶部,然后再将罐原路返回至肩井穴。反复操作 3～5 遍,同侧做完再做对侧。对于体质虚弱、肌肉瘦削的受术者可采用提罐推罐法;对体质壮实、肌肉丰满的受术者可采用按罐推罐法或提罐推罐法。

3. 揉罐 将罐自肩胛骨下缘沿足太阳膀胱经第一侧线,自上向下揉至第 3 腰椎水平处。操作时,以腕关节的摆动带动罐体操作,罐口着力于竖脊肌与腰大肌的肌肉丰隆处,在运动中采用圆周运动,并随时与体表皮肤保持平行,避免罐口触碰脊柱。先做同侧,再做对侧。每侧反复操作 3～5 遍。

4. 抖罐 将罐自背部肩胛骨下缘沿足太阳膀胱经第一侧线循行区域,自上向下至第 3 腰椎水平处进行抖罐。操作时以单手持罐,以腕关节的摆动抖动罐体,并带动肌肉。摆动时要频率快、舒适性强。先做同侧,再做对侧。每侧反复操作 3～5 遍。

5. 定罐 将罐吸拔在背部足太阳膀胱经诸穴上并定罐 5～8 分钟。

二、下肢后侧的拔罐养生

1. 涂油 操作者将芳香按摩精油均匀地涂抹在下肢背侧,并配合下肢背侧精油按摩 2～3 分钟,以放松下肢背面肌肉。

2. 推罐 以单手或双手握罐体部,将玻璃罐沿下肢背面足太阳膀胱经承扶穴至承山穴进行推罐。操作时,可采用提罐推罐法,往返推罐。推运至腘窝处应减轻力度,整体操作要轻柔流畅。反复操作 3～5 遍。

3. 揉罐 将罐自臀横纹高度沿足太阳膀胱经,自上向下揉至小腿跟腱处。操作时,以腕关节的摆动带动罐体操作,罐口应着力于肌肉丰隆处,在运动中采用圆周运动,并随时与体表皮肤保持平行,避免在腘窝处用力过大和长时间操作。反复操作 3~5 遍。

4. 抖罐　将罐自臀横纹高度沿足太阳膀胱经,自上向下抖罐至小腿跟腱处。操作时以单手持罐,以腕关节的摆动抖动罐体,带动皮下组织。摆动时频率要快、舒适性强。反复操作 3~5 遍。

5. 定罐　将罐吸拔在承扶穴、委中穴、承山穴上,定罐 5~8 分钟。

6. 足底部运罐　将芳香按摩精油均匀地涂抹在足底部。采用小口径的玻璃罐,定罐于涌泉穴。一手掌扶受术者足背,另一手持罐从涌泉穴至足部膀胱全息穴区进行推罐,往返运行,罐的力度可稍大,最后在涌泉穴定罐 1~3 分钟。

三、下肢前侧的拔罐养生

1. 涂油　操作者将芳香按摩精油均匀地涂抹在下肢前侧,并配合下肢前侧精油按摩 2~3 分钟,以放松下肢前侧肌肉。

2. 大腿前侧推罐　以双手握罐体部,将罐沿大腿前侧肌肉丰隆处推罐。推罐时宜采用提罐推罐法,往返推罐。操作时,要轻柔流畅。反复操作 3~5 遍。

3. 小腿前外侧推罐　以双手握罐体部,将罐沿小腿前外侧足阳明胃经循行线处进行往返推罐。操作时宜采用提罐推罐法,罐口应避开髌骨和胫骨前缘,推运时应轻柔流畅。反复操作 3~5 遍。

4. 定罐　将罐在足三里穴、三阴交穴处定罐 3~5 分钟。

四、腹部的拔罐养生

1. 涂油　受术者仰卧位,操作者将芳香按摩精油均匀地涂抹在腹部,并配合腹部精油按摩 3~5 分钟。

2. 推罐　双手持罐,将玻璃罐由肋弓下缘至耻骨联合上缘处,分别沿任脉、足阳明胃经、足太阴脾经循行路线从上向下进行推罐。操作时,宜采用提罐推罐法操作,推运应轻柔流畅,下腹部的力度要轻于上腹部。反复操作 2~3 遍。

3. 揉罐　将罐吸拔于肚脐右侧 2~3 寸处,以腕关节的摆动带动罐体沿升结肠、横结肠、降结肠、乙状结肠体表投影处,顺时针方向揉动。操作时,罐口要避开脐中,下腹部力度要轻于上腹部。反复操作 2~3 遍。

4. 颤罐　以一手掌心置于罐底部,另一手示指、中指置于罐口,以前臂的颤动带动罐体在中脘穴、气海穴、关元穴进行震颤。操作时每穴可震颤 1~3 分钟,力度要轻柔,脐下穴位力度要轻于脐上穴位。

5. 定罐　定罐于腹部中脘穴、气海穴、天枢穴等。操作时,腹部罐力要轻,时间要短,不超过 3 分钟。

五、祛斑增白的拔罐方法

方法 1

(1)取穴:华佗夹脊(大椎至命门共 11 穴)、膈俞、肺俞。

(2)施术:采用刺罐。梅花针叩刺至皮肤潮红,在华佗夹脊(大椎至命门处)用走罐 1～2 次,在膈俞、肺俞留罐 15 分钟左右。每日或隔日 1 次,10 次为 1 疗程,疗程间隔 5～7 日。

方法 2

(1)取穴:太阳、颧髎、合谷、足三里、阳陵泉。肝郁气滞加太冲、肝俞;肝肾阴虚加三阴交、肾俞。

(2)施术:采用单罐或指压穴位后拔罐,留罐 10～20 分钟,隔日 1 次,10 次为 1 个疗程,疗程间隔 3～5 日。

方法 3

(1)取穴:大椎和肺俞之间区域。

(2)施术:采用刺罐。用梅花针叩刺出血为度,然后拔罐,隔日 1 次,10 次为 1 疗程,疗程间隔 3～5 日。

六、生发乌发的拔罐方法

方法 1

(1)取穴:风池、三阴交、肝俞、膈俞、肾俞、足三里。

(2)施术:患者坐位,取口径为 1.5 厘米玻璃罐,用闪火法在双侧足三里穴、双侧三阴交穴、双侧风池穴、双侧膈俞穴、双侧肝俞穴、双侧肾俞穴拔罐 20 分钟,隔日 1 次,30 日为 1 个疗程,休息 1 周后,可进行第 2 个疗程。

方法 2

(1)取穴:膈俞、肝俞、脾俞。血虚风燥加风门、心俞、足三里;气滞血瘀加委中、血海、地机;肝肾不足加肾俞、三阴交、关元。

(2)施术:可用针罐或刺罐、灸罐。委中穴可放血,留罐 10～20 分钟,可配合梅花针局部叩刺。每日或隔日 1 次,10 次为 1 个疗程,疗程间隔 3～5 日。

方法 3

(1)取穴:斑秃区局部。

(2)施术:采用单罐。将面粉调水,做成饺子皮状,贴于斑秃区周围,然后将火罐拔于面饼上,让皮肤微微发紫为度。每日或隔日 1 次,10 次为 1 个疗程,疗程间隔 7 日。

七、祛病强身的拔罐方法

方法 1

(1)取穴：内关、心俞、膻中。

(2)施术：常法拔罐，留罐 10～15 分钟，使穴区皮肤出现红色罐斑为度，每周拔罐治疗 1 次，4～8 次为 1 个疗程。可预防心血管病。

方法 2

(1)取穴：天突、肺俞和风门穴。

(2)施术：天突穴皮肤不平，应选用口径较小的罐；肺俞和风门穴距离较近，可选用口径较大的罐将两穴同时拔于 1 个罐内。每周治疗 1 次，4～8 次为 1 疗程，一般在感冒流行季节或寒冷季节拔罐。可预防呼吸病。

方法 3

(1)取穴：太阳、印堂、肩井、大椎、中脘、梁门、三阴交、关元、气海、肺俞、风门、脾俞、胃俞、腰阳关、命门、腰背部督脉和足太阳膀胱经等穴。

(2)施术：①留罐：先仰卧位，选择大小适中的火罐或真空罐吸拔于太阳、中脘、梁门、三阴交、关元、气海穴；再俯卧位，吸拔于肩井、大椎、肺俞、风门、脾俞、胃俞穴，留罐 10～15 分钟。每日治疗 1 次，10 次为 1 个疗程。②走罐：俯卧位，在腰背部涂上适量的按摩乳或油膏，选择大小适宜的玻璃罐或竹罐，用闪火法将罐吸拔于背部，然后沿腰背部脊柱正中及两侧经穴循行，做上下来回走罐数次，直至局部皮肤潮红；再将火罐吸拔于腰阳关、命门穴，留罐 10 分钟。可预防空调综合征。

八、消除疲劳的拔罐方法

方法 1

(1)取穴：前额、颞侧痛者，取额中、太阳穴；头顶部、枕部痛者，取颈项中上段两侧压痛点、大椎、百会穴。常规配穴取合谷、外关、曲池、阳陵泉、天宗等，每次取 1～2 个穴位即可。

(2)施术：采用留罐法，留罐 10～15 分钟，每 1～2 日施术 1 次。适用于因疲劳而头痛时。

方法 2

(1)取穴：神门、合谷、足三里、三阴交、心俞穴等。

(2)施术：先用闪火法拔罐，然后选其中 2～3 个穴位，留罐 10～15 分钟，每日施术 1 次，睡前 1 小时施术效果更佳。适用于因疲劳而失眠时。

方法 3

(1)取穴：脊背两侧和疼痛的关节局部。

(2)施术：先用闪火法拔罐，脊背两侧可使用走罐法，然后局部留罐 10 分钟。

适用于因疲劳而出现关节及肌肉疼痛时。

方法4

(1)取穴:肩部疼痛多取肩髎、肩髃;肘臂疼痛多取曲池、合谷;腕部取外关;髀部疼痛取环跳;脊背疼痛多取水沟、身柱、腰阳关;筋部疼痛取秩边;膝部疼痛取犊鼻;踝部疼痛取申脉、照海。

(2)施术:常法拔罐,每日1次,10次为1个疗程。适用于因疲劳而关节疼痛时。

方法5

(1)取穴:①脊柱两侧、大椎、曲池、委中、身柱、太阳穴。②合谷、头维、内关、肺俞。

(2)施术:①组穴位采用走罐或刺血拔罐;②组穴位合谷、头维、内关、肺俞可交替选用2穴,配合闪罐法,每日1~2次。适用于因疲劳而出现低热时。

九、增强活力的拔罐方法

(1)取穴:劳宫、涌泉、三阴交、足三里。

(2)施术:劳宫穴位于手掌心,是手厥阴心包经的荥穴,回阳九针穴之一,具有振奋阳气,清心泻火,宽胸利气,增加活力的功能,配合涌泉、三阴交、足三里,效果更加明显,经常在此拔罐可使人解除疲劳,保持旺盛的精力,以面对现代社会快节奏,竞争激烈,环境污染日趋严重的生活。

十、祛除浊气的拔罐方法

(1)取穴:涌泉穴、足三里。

(2)施术:涌泉穴位于足心,是足少阴肾经的井穴。肾为"先天之本",主藏精,包括先天之精及后天之精,又主生长、发育、生殖,是人体的生命之源,肾气充则生长发育正常,精力旺盛,反之则生长发育迟缓,精力不足。肾为主水之脏,肾的生理功能异常则水液代谢出现障碍,人体就会出现湿毒侵袭的现象,湿邪重着黏腻,易趋于下,不易排出,常阻塞经络气血,引发其他各种疾病。涌泉穴经常拔罐可以及时祛除体内的湿毒浊气,疏通肾经,使经络气血通畅,肾功能正常,肾气旺盛。配伍足三里更可使人体精力充沛,进而延缓衰老,体质康健。

十一、培补元气的拔罐方法

(1)取穴:关元、气海、命门、肾俞。

(2)施术:关元与气海穴皆为任脉之要穴,气海者元气之海也,关元为任脉与足三阴经交会穴,二穴自古以来就是保健强身的要穴。命门,顾名思义为"生命之门户也",为真气出入之所,肾俞为肾之要穴,经常拔这四个穴位,可以培补元气,益肾固精,达到强身健体,延年益寿的目的。

十二、调补精血的拔罐方法

(1)取穴:三阴交、气海、肾俞、心俞。

(2)施术:三阴交是足太阴脾、足少阴肾、足厥阴肝三条阴经的交会穴。肾为先天之本,主藏精,"精血同源"。脾为后天之本,气血生化之源,二者相互滋生,精血才能充盈。肝主藏血,可以调节人体流动血量,全身血脉都归心所主,气又为血之帅,故常拔三阴交可调补肝、脾、肾三经的气血,配以肾俞、心俞、气海可使先天之精旺盛,后天气血充足,从而达到健康长寿之目的。

第五节　拔罐治病的常用方法

一、拔罐治感冒

方法 1

取穴:大椎、风门、肺俞、身柱、合谷、支沟。

治法:采用单罐,拔罐后留罐 10～15 分钟,每日 1 次。可在拔罐处涂姜汁、薄荷油;可在大椎、肺俞穴用针罐法。头痛重加印堂、太阳;咽痛加尺泽、孔最。

方法 2

取穴:大椎、风门、肺俞。如头痛重可加太阳、印堂;咽痛重加天突、少商。

治法:患者取俯伏坐位或俯卧位,选择大小适宜的火罐,用闪火法、贴棉法或架火法等方法,将罐拔于穴位上,根据所拔罐的负压大小及患者的皮肤情况,留罐10～15 分钟。如头痛重可加太阳、印堂刺血拔罐;如咽痛重可加天突刺血拔罐或少商刺血。每日或隔日治疗 1 次。一般感冒初起拔罐治疗 1 次,症状即可明显减轻或完全消除。

方法 3

取穴:后颈项中段至骶尾部脊柱正中线,后颈项中段两侧至两侧肩外,第 1 胸椎至骶尾部脊柱两侧的膀胱经第一、二侧线处。

治法:采用走罐法,可涂姜汁等,分段刺激至局部潮红并有少数丹痧为度。如体瘦或对疼痛刺激敏感及小儿,可用多罐,留罐 10～15 分钟。可用挑罐,每日 1次,症状缓解后隔日 1 次,发热重者可在双耳尖放血数滴。

二、拔罐治急性支气管炎

方法 1

取穴:风寒型选脊柱两侧、肘窝、大鱼际、小鱼际;风热型选胸背、后颈、风池、合谷、大椎。头痛加太阳;咳嗽加气管两侧。

治法:采用刺罐法,用梅花针根据病情轻重采用轻、中或重刺,然后闪罐至皮肤深红或有出血点,每日 1~2 次,直至症状消失。

方法 2

取穴:风池、天柱、大椎、身柱、肺俞、太阳、天枢、曲池、支沟、外关、足三里等。

治法:刮痧后拔罐。用刮痧板刮拭后,闪罐至局部潮红湿润,每日 2~3 次,直至症状消失。

方法 3

取穴:大椎到至阳穴、定喘到膈俞(双)、肩中俞到天宗穴(双)。

治法:患者取俯卧位,暴露颈背部。观察皮肤无损后,用罐口非常平滑的玻璃火罐,首先在治疗部位和罐口涂一层凡士林,用镊子夹住乙醇棉球,点燃棉球后,伸入罐内旋转一圈即退出,再速将罐扣在需拔穴位上。用左手扶住皮肤,手握罐稍倾斜即后半边着力,前半边略提起,在患者背部沿以上穴位范围做上下缓慢推移,来回 4~6 次,推移面积 25 厘米×20 厘米。如为风寒咳嗽,皮肤表现紫红色;风热咳嗽皮肤表现潮红色;发热者除推移外并固定于大椎穴 3~5 分钟。此时,患者即感咽喉舒适清爽。治疗隔日 1 次,3 次为 1 个疗程。肌肤弹性差,或体温在 38.5℃以上者,不用此法。

三、拔罐治慢性支气管炎

方法 1

取穴:膀胱经的大杼至膈俞;督脉的大椎至至阳;肺经的孔最至尺泽;胃经的足三里至丰隆;任脉的天突至膻中。

治法:先令患者俯卧位,充分暴露背部,将背部涂适量的润滑油,用闪火法将罐拔于背部,沿着膀胱经和督脉所选的穴位进行来回走罐,至皮肤出现紫红色瘀血为止,起罐后将背部的油迹擦净;然后令患者仰卧位,用同样的方法在肺经、胃经和任脉的经穴来回走罐,至皮肤出现紫红色瘀血为止。一般每周走罐 1 次,每次可选 2~3 条经脉走罐,急性支气管炎一般治疗 1 次即可明显好转或痊愈;慢性支气管炎也有明显的疗效。

方法 2

取穴:定喘、肺俞、孔最、天突、丰隆、云门。

治法:半夏、橘红、茯苓、陈皮、桔梗、前胡、厚朴、白果、紫苏子、甘草各 30 克,将上药用纱布包好,放入锅内,加水 3000 毫升,熬 30 分钟左右至药性煎出;然后将竹罐放入药中,煮 5~10 分钟,用镊子夹出竹罐,甩去药液,迅速用干毛巾捂住罐口,以便吸去罐口的药液,降低罐口的温度,保持罐内的热气,接着趁热立即将竹罐扣于以上穴位,手持竹罐稍加按压约 1 分钟,待竹罐吸牢于皮肤即可。留罐 10~20

分钟,至皮肤出现瘀血现象为止。每日治疗 1 次,10 次为 1 疗程。

方法 3

取穴:肺俞、膻中、合谷。痰湿阻肺加脾俞、丰隆、关元;肝火灼肺加肝俞、支沟、大椎;肺肾阴虚加肾俞、膏肓;脾肾阳虚加肾俞、脾俞、气海、足三里。

治法:痰湿阻肺针后拔罐,肝火灼肺和肺肾阴虚拔水罐,脾肾阳虚隔附子饼灸后拔罐,均留罐 5～10 分钟,每日或隔日 1 次,10 次为 1 疗程,疗程间隔 3～5 日。

四、拔罐治支气管哮喘

方法 1

取穴:太阳、丰隆、肺俞、鱼际、孔最。

治法:取太阳、丰隆、肺俞、鱼际、孔最穴进行常规消毒,用消毒的三棱针在穴位及穴位附近明显的静脉上点刺,每穴点刺 2～3 下,然后用玻璃火罐闪火法将罐拔于穴位上,留罐 10 分钟左右,拔出血量 1～3 毫升,每周治疗 1 次。一般 3～5 次即可缓解。

方法 2

取穴:背部脊柱两侧的背俞穴,包括大椎、定喘穴。

治法:患者取俯伏坐位,充分暴露背部,将背部涂适量的润滑油,选择适当大小的火罐,用闪火法将罐拔于背部,负压不宜太大,然后在背部两侧膀胱经上反复上下推动火罐,至皮肤出现紫红色瘀斑为止,最后把罐停留在大椎和定喘穴上,留罐 10 分钟起罐。每周治疗 1～2 次,10 次为 1 疗程。

方法 3

取穴:定喘、风门、肺俞、大椎。寒饮犯肺加命门、中脘;痰热遏肺加合谷、孔最;脾肺气虚加脾俞、气海;肺肾阴虚加膏肓、三阴交、足三里。

治法:可采用单罐、针后拔罐或梅花针叩刺后拔罐;穴位处可涂姜汁或蒜汁,留罐 10～20 分钟。每日或隔日 1 次,10 次为 1 疗程,疗程间隔 3～5 日。

五、拔罐治肺炎

方法 1

取穴:大椎、肺俞、太阳、丰隆、尺泽、孔最、曲池、合谷、中府、天突、足三里。

治法:根据病情,每次选择 3～5 个穴位。先将所选穴位进行常规消毒,用毫针针刺穴位,大椎、太阳、丰隆、孔最、曲池、合谷用泻法,其余穴位用平补平泻法,取得针感后,选择适当大小的火罐,用闪火法将火罐拔于针上,留罐 10～15 分钟,每日治疗 1 次,5 次为 1 疗程。

方法 2

取穴:风门、肺俞、膏肓、肺部湿啰音处。邪客肺卫加大椎、孔最;痰热蕴肺加尺泽、曲池、阴陵泉；肺灼阴伤加肾俞、膈俞、鱼际、心俞。

治法：采用刺罐法，三棱针点刺或梅花针叩刺后，拔罐10～20分钟。每日或隔日1次，5次为1疗程，疗程间隔3～5日。

方法3

取穴：①大椎、肺俞、定喘、风门；②太阳、丰隆、尺泽、孔最；③曲池、合谷、天突、中府。

治法：根据病情，每次拔罐可选择1组穴位，每日1次，重症患者可每日拔罐两次。先令患者平卧，将所选穴位进行常规消毒，用三棱针在每个穴位上点刺2～3下或用梅花针叩刺2～3下，然后立即在穴位上拔罐，一般留罐5～10分钟，使罐内拔出适量的血液，每个穴位拔出1～5毫升毒血，然后起罐，擦干净皮肤上的血迹。

六、拔罐治肺结核

取穴：中府、肺俞、结核点、足三里、三阴交。

治法：选用大小适宜的火罐，点燃95％乙醇棉球，速投罐中，待火旺时将罐扣在穴位上，留罐15分钟，每日1次，15次为1个疗程。适用于肺结核。

七、拔罐治胃痛

方法1

取穴：上脘、中脘、梁门、幽门、脾俞、胃俞、肝俞。

治法：患者取适当体位。选用大型或中型火罐，用乙醇棉球点燃后投入罐内，不等烧完即迅速将罐倒扣在穴位上吸拔，留罐10～15分钟。适用于胃痛喜暖喜按者。胃痛症候有时可与肝胆疾患及胰腺炎相似，须注意鉴别；若患溃疡病出血、穿孔等重症，应及时采取措施或外科治疗。

方法2

取穴：中脘、天枢、关元。

治法：每穴施行闪罐20～30下，然后留罐约10分钟，每日1次，症状缓解后改隔1～2日施术1次。

方法3

取穴：膈俞、肝俞、胆俞、胃俞、中脘、髂后上棘下数厘米的压痛点。

治法：每次取其中2～3个穴位，采用刺罐法或皮肤针罐法、挑罐法等，然后在其他穴位上施行单纯罐法或涂风油精等药罐法，留罐10～15分钟，每日1次，症状明显缓解后，改2日施术1次。

八、拔罐治胃下垂

方法1

取穴：中脘、天枢、百会。

治法:采用药罐法,将升麻、白芥子、鹿麻仁、甘遂各等分,研末水或姜汁调和成饼,贴于穴位,除百会用艾条温和灸 5 分钟外,余穴用隔药灸后拔罐或药饼上置酒精棉球,用架火法拔罐,留罐 10～20 分钟。隔日 1 次,10～15 次为 1 个疗程,疗程间隔 7～10 日。

方法 2

取穴:①胃俞、筋缩、中脘;②大椎、肝俞、脾俞、气海。

治法:两组穴位轮流交替使用,采用刺罐法,用三棱针点刺或梅花针叩刺后拔罐 20 分钟左右。隔日 1 次,10 次为 1 疗程,疗程间隔 3～5 日。

方法 3

取穴:中脘、胃俞、足三里。中气下陷加气海、关元、脾俞;胃肠停饮加幽门、阴陵泉、大肠俞;肝胃不和加梁门、肝俞、膻中。

治法:采用针罐法,均可用艾条温和灸百会穴。采用针刺得气起针后,再拔罐 10～20 分钟,隔 1 日或隔 2 日治疗 1 次,10 次为 1 疗程,疗程间隔 7 日。

九、拔罐治消化性溃疡

方法 1

取穴:中脘、胃俞、足三里、内关。脾胃虚寒加脾俞、大椎;肝胃不和加肝俞、期门;胃阴不足加脾俞、心俞、三阴交;瘀血内阻加膈俞、地机;胃中蕴热加下脘、大肠俞。

治法:将穴位分成 2 组,可采用针后拔罐,或留针拔罐,吸拔 10～15 分钟,隔日 1 次,10 次为 1 个疗程,疗程间隔 3～5 日。

方法 2

取穴:①大椎、肝俞、脾俞;②身柱、胃俞、中脘。

治法:两组穴交替使用,每次用 1 组。在选定的穴位上,用三棱针点刺 3 下,然后将大小适宜的火罐,用镊子夹住乙醇棉球,点燃棉球后,伸入罐内旋转一圈即退出,再速将罐扣在点刺的穴位上,使之出血,留罐 10～15 分钟,而后将罐起下,擦净血迹,每日或隔日 1 次。

方法 3

取穴:阿是穴。

治法:在脊柱第 7 胸椎(平齐于肩胛骨下角)向下,旁开 1.5 寸处逐点按压,有明显压痛点之后,以此点为中心,闪罐 5～10 下后留罐 5 分钟,或将罐内装入 1/2～1/3 生姜汁,用投火法或抽气罐留罐 5～15 分钟。每周 2 次,10 次为 1 疗程,疗程间隔 7 日。

十、拔罐治胃炎

方法 1

取穴:中脘、足三里、内关。寒湿犯胃加命门、膀胱俞、阴陵泉;食滞伤胃加梁门、下脘、天枢;肝气犯胃加阳陵泉、肝俞、胃俞;肝胃湿热加合谷、飞扬、大肠俞。

治法:采用单罐法,每穴闪罐 5～10 下,最后留罐 5 分钟,1～2 小时重复 1 次,第二日开始每日治疗 1 次,直至症状消失。

方法 2

取穴:①大椎、上脘、脾俞;②身柱、中脘、胃俞。

治法:两组穴轮流交替使用,可采用单罐法或刺罐法,每穴闪罐 5～10 下,或用梅花针轻或中度叩刺后拔罐。每日或隔日 1 次,直至症状消失。

方法 3

取穴:背部俞穴为肝俞、胆俞、脾俞、胃俞、三焦俞、肾俞;上腹部为自剑突下至神阙、天枢;四肢穴为内关、足三里、三阴交、上巨虚。

治法:将青霉素空瓶做成的小抽气罐,置于穴位上,紧贴皮肤,用 10 毫升或 20 毫升的注射器将瓶中空气抽出,注入 4～5 毫升清水,瓶子即紧拔于皮肤上。先拔背部俞穴,自下向上拔;次拔上腹部穴,自剑突下每隔两横指拔 1 罐拔至神阙穴,再拔天枢穴;最后拔四肢穴,留罐 10～15 分钟。将瓶取下后用纱布或毛巾将局部擦干,7 次为 1 个疗程,每次用一组穴。

十一、拔罐治呃逆

方法 1

取穴:膈俞、膈关、中脘、巨阙、内关、足三里。

治法:分 2 组交替轮流使用。胃寒加梁门、上脘,用灸罐;胃火加合谷、冲阳,用刺罐,梅花针重叩后拔罐。肝气犯胃加支沟、肝俞,可用单罐、闪罐或刺罐;脾胃阳虚加气海、关元、脾俞、肾俞,用灸罐、水(药液)罐或药罐;胃阴亏耗加三阴交、复溜,可用针罐。均留罐 10～20 分钟,每日 1 次或数次,症状缓解后可隔日 1 次,直至症状消失。

方法 2

取穴:①膈俞、胃俞、肝俞;②中脘、气海、天突;③足三里、三阴交、内关。食积重者可加巨阙、内庭穴;如气滞重者可加膻中、太冲穴;如胃寒重者可加灸上脘穴;如病重体虚者可加灸关元穴。

治法:以上 3 组穴位,每次可任选 1 组。先对所选穴位进行常规消毒,用毫针针刺,采用平补平泻手法,取得针感后,用闪火法在针上拔罐,留罐 10～20 分钟,以皮肤出现红色瘀血现象为度。每日治疗 1 次,5 次为 1 个疗程。

方法 3

取穴:膈俞、胃俞、足三里、内关、天突、中脘。

治法:患者选择适当的体位,根据不同的穴位选择不同口径的火罐,用闪火法将罐拔于穴位,留罐 10～15 分钟,待皮肤出现红色瘀血现象起罐。隔日治疗 1 次,

5 次为 1 疗程。

十二、拔罐治腹泻

方法 1

取穴：①天枢、中脘、气海、神阙；②足三里、上巨虚、三阴交、合谷；③脾俞、胃俞、肾俞、大肠俞。

治法：以上 3 组穴位，每次任选 1 组，按腧穴的不同部位，选择不同的体位和不同口径的火罐。将所选穴位进行常规消毒，用闪火法将罐拔于所选穴位，留罐 10～15 分钟。每日治疗 1 次，3 次为 1 疗程。适用于慢性腹泻，一般治疗 3 个疗程即可减轻或痊愈。

方法 2

取穴：腹部以神阙为标志，左右旁开两横指处，脐下每隔两横指一处，取 2～3 处；背部以命门为标志，左右旁开两横指，由此向下每侧取 4～5 处；四肢则为内关、足三里、三阴交。

治法：将青霉素瓶制成的小抽气罐置于穴位处，紧贴皮肤，用 10 毫升或 20 毫升注射器将罐中空气抽出，注入 4～5 毫升清水，小罐即紧拔于皮肤上，留罐 10～15 分钟。取罐后用纱布或毛巾将局部揩干，7 次为 1 个疗程。每次依病情选取若干治疗部位，再次时更换部位。体弱患者，罐内负压不宜太大，一般抽出 20 毫升刻度处即可。

方法 3

取穴：天枢、关元、足三里、上巨虚、大肠俞、脾俞、肾俞。

治法：根据患者病情，每次选择 2～5 个穴位。患者选择仰卧体位，将天枢、关元、足三里、上巨虚穴进行常规消毒，用毫针刺之，采用平补平泻手法，产生针感后，根据不同的穴位，选择不同口径的火罐，用闪火法将火罐拔于针上，留罐 10～15 分钟；起罐拔针后再令患者俯卧体位，用同样的方法针刺大肠俞、脾俞、肾俞，产生针感后在针上拔火罐 10～15 分钟，至皮肤出现红色瘀血现象为止。每日治疗 1 次，7 次为 1 疗程。如患者脾胃虚弱或肾阳虚衰较重，针刺关元、足三里、脾俞、肾俞时，可采用补法烧山火或加灸法。

十三、拔罐治腹胀

方法 1

取穴：中脘、天枢（双）、关元。

治法：将蘸有 95％乙醇的铁丝棉棒点燃，往 2 号玻璃罐里一闪，立即闪扣在穴位上，又马上起罐。如此连闪连扣，每穴闪扣 20 下，留罐 3 分钟，依次将 4 个 2 号玻璃罐分别扣拔在上述 4 个穴位上，即中脘、关元各 1 罐、天枢 2 罐，4 穴共扣闪 80

下,留罐 3 分钟后,一同起罐。适用于术后腹胀。

方法 2

取穴:中脘、天枢(双)、关元。

治法:取 2 号玻璃火罐 4 个,用镊子夹住乙醇棉球,点燃棉球后,伸入罐内旋转一圈即退出,再速将罐扣在需拔穴位上,每个穴位连续闪拔 30 下。先拔中脘穴,再拔天枢穴(双),最后拔关元穴,4 穴共闪拔 120 下,稍待半分钟后,依前法再续做一遍。适用于胃镜后胀气,如胃镜检查中因操作欠熟练,或病情复杂,窥视时间过长,或年老体弱者,术中注入的气体常不易排出,致术后出现腹部胀痛等。

方法 3

取穴:主穴为肾俞、大肠俞、神阙、天枢、中脘、关元。配穴为足三里。

治法:选用大小适宜的玻璃罐具,用镊子夹住酒精棉球,点燃棉球后,伸入罐内旋转一圈即退出,再速将罐扣在需拔穴位上。先在背部俞穴处拔 2～4 罐,然后再在腹部诸穴拔 4～5 罐,其中关元穴先针刺后拔罐,留罐时间均为 10～15 分钟。应注意腹胀的性质。如果伴有恶心、呕吐、无矢气、腹部有压痛,可考虑是否发生术后肠梗阻。适用于术后腹胀。

十四、拔罐治腹痛

方法 1

取穴:胃经的足三里至丰隆穴,脾经的阴陵泉至地机,膀胱经的膈俞至大肠俞。

治法:患者取仰卧位,充分暴露双下肢膝关节以下,将下肢外侧涂适量的润滑油,选择小号火罐,用闪火法将罐拔于足三里穴,然后沿着胃经足三里至丰隆穴上下推动火罐,至皮肤出现瘀血现象为止;用同样的方法,在阴陵泉和地机穴之间走罐,至皮肤出现瘀血现象为止;再令患者俯卧位,在背部两侧的膈俞穴至大肠俞穴进行走罐,至背部两侧出现瘀血现象为止。每次可选择 1～2 条经脉进行走罐,每周治疗 2～3 次。

方法 2

取穴:中脘、天枢、气海、足三里、脾俞、胃俞。

治法:选择适当大小的火罐,用闪火法将罐吸拔于以上穴位,留罐约 20 分钟,至皮肤出现瘀血现象为度。每周治疗 1 次,8 次为 1 疗程。如肝郁较重者加刺太冲、肝俞,用泻法;胃中积热较重者加刺内庭、合谷,用泻法;脾胃虚弱较重者可加刺关元、三阴交,用补法。

方法 3

取穴:足三里、天枢、神阙。

治法:吴茱萸、小茴香、陈皮、党参、防风、乳香、没药、穿山甲各 20 克,用纱布将药物包好,放入大号煎药锅内,加水 3000 毫升,煎 30 分钟后,药性煎出,将竹罐放入药液中,煮 5 分钟,然后用镊子夹出竹罐,甩净药液,立即用干毛巾捂住罐口,擦净罐口的药液,保持罐内的热气,然后趁热立即将罐扣于所选穴位,手持竹罐稍加按压 1 分钟,竹罐即可吸附于穴位,留罐 10~15 分钟,至皮肤出现瘀血现象为止,起罐后擦净皮肤上的药液,每日或隔日治疗 1 次。适用于虚寒性腹痛。

十五、拔罐治便秘

方法 1

取穴:曲池至偏历、足三里至丰隆。

治法:患者取仰卧位,充分暴露四肢肘、膝关节以下部位,选择小口径火罐,用走罐法分别在两侧手阳明大肠经的曲池和偏历穴之间、足阳明胃经的足三里和丰隆穴之间走罐,至皮肤出现紫红色瘀血现象为度。每周治疗 1 次,8 次为 1 个疗程。

方法 2

取穴:支沟、天枢、足三里、气海、腹结、中脘、三阴交。实证加合谷、承山;虚证加肾俞、复溜。

治法:采用单罐或针罐法,出针后拔罐,均留罐 10~20 分钟。每日 1 次,5 次为 1 个疗程,疗程间隔 3~5 日。

方法 3

取穴:支沟、天枢、中脘、大肠俞、足三里、上巨虚。

治法:将以上穴位进行常规消毒,用三棱针点刺穴位至出血,每穴点刺 3~5 次,然后用闪火法立即将罐拔于所点刺的穴位,留罐 10 分钟后起罐,每罐出血量应在 10 滴左右,隔日治疗 1 次,6 次为 1 个疗程。适用于实证便秘。

十六、拔罐治小便不利

方法 1

取穴:中极、肾俞、膀胱俞、委阳、阴谷、三阴交、阴陵泉。实证加水道、三焦俞、胞肓、阳陵泉;虚证加脾俞、次髎、复溜、命门。

治法:将穴位分成 2 组,两组穴位交替轮用。可用单罐法,每穴闪 5~8 下后留罐,罐后可加艾条温和灸 5~10 分钟;亦可刺络拔罐,均留罐 5~20 分钟。每日 1 次或数次,直至症状消失。

方法 2

取穴:合谷、外关。

治法:先将穴位常规消毒,用三棱针点刺,然后选用大小适宜的玻璃火罐,用镊子夹住乙醇棉球,点燃棉球后,伸入罐内旋转 1 圈即退出,再速将罐扣在需拔穴位上,留罐 15 分钟,每日 1 次。淋证并发严重感染,肾功能受损,或查知结石体积较大者,针罐难以奏效,应及时去医院诊治。

方法 3

取穴:中极、水道、阴陵泉、三阴交、头维。

治法:将以上穴位进行常规消毒,用毫针刺之,采用平补平泻的手法,取得针感后,根据所选穴位不同,选择大小适宜的火罐,用闪火法将罐吸拔于针上,留罐 15 分钟左右,待皮肤出现红色瘀血后,起罐拔针;头维加电脉冲刺激 20 分钟。每日治疗 1 次,3 次为 1 个疗程。

十七、拔罐治尿失禁

方法 1

取穴:①三焦俞、肾俞、膀胱俞;②中极、水道、阴陵泉、三阴交。

治法:将所选穴位进行常规消毒,第一组穴每穴用三棱针点刺 3～5 下,然后选择适当大小的火罐,用闪火法将罐立即吸拔于所点刺的穴位,留罐 10 分钟左右,每穴拔出数滴血液,起罐后擦净皮肤上的血迹;第二组穴位用毫针刺之,采用强刺激泻法,中极、水道使针感下传至会阴部,取得针感后,加电脉冲刺激 20 分钟。每日治疗 1 次,10 次为 1 个疗程。

方法 2

取穴:中极、水道、阴陵泉、三阴交、头维、百会。

治法:将以上穴位进行常规消毒,用毫针刺之,采用平补平泻的手法,取得针感后,根据所选穴位不同,选择大小适宜的火罐,用闪火法将罐吸拔于针上,留罐 15 分钟左右,待皮肤出现红色瘀血后起罐拔针,头维、百会加电脉冲中等度刺激 20 分钟。每日治疗 1 次,10 次为 1 个疗程。适用于由于肾气虚弱,膀胱气化功能失职,开阖不利所致之尿失禁。

方法 3

取穴:背部膀胱经的大杼至膀胱俞、关元、归来、阴陵泉、三阴交。

治法:患者俯卧位,充分暴露背部,在背部膀胱经线上涂适量的润滑油,选择适当大小的火罐,用闪火法将罐吸拔于膀胱经上,沿着膀胱经线轻轻地来回推拉火罐,至皮肤出现红色瘀血为止;然后令患者仰卧位,用毫针针刺关元、归来、阴陵泉、三阴交,采用平补平泻的手法,取得针感后,在针上拔罐,留罐 10～15 分钟,每日治疗 1 次,10 次为 1 个疗程。

十八、拔罐治泌尿系结石

方法 1

取穴:神阙、小肠俞、膀胱俞。

治法:采用纳药罐,将生葱白、生白盐捣融如膏,取如枣大 1 块。放在胶布上,贴于穴位,将罐吸拔于穴位上,留罐 10～20 分钟,每日 1 次,至症状消失。

方法 2

取穴:关元、阳陵泉、足三里、三阴交、交信、腹结、大横。肾或输尿管中上段结石加肾俞、大肠俞、天枢、阴陵泉、三阴交;输尿管下段或膀胱结石加小肠俞、次髎、关元俞、膀胱俞、中极、水道、三阴交、阴陵泉。

治法:用单罐或梅花针轻叩后拔罐,留罐 3~5 分钟,每日可数次,症状缓解后可每日或隔日 1 次,10~15 次为 1 个疗程,疗程间隔 3~5 日。

方法 3

取穴:膀胱俞、天枢、归来、足三里。气结不舒加中极、阳陵泉、腹结;湿热下注加阴陵泉、委中、中极;肾虚失荣加肾俞、气海、次髎、交信。

治法:采用针罐法,针刺得气后,每 10 分钟捻针 1 次,留 30 分钟后,起针拔罐,留罐 10~20 分钟,其间可用提摇震颤罐法,每日 1~2 次或隔日 1 次,10~15 次为 1 个疗程,疗程间隔 7 日。

十九、拔罐治高血压病

方法 1

取穴:足太阳膀胱经的大杼至膀胱俞。

治法:患者取俯卧位或俯伏坐位,充分暴露背部,在背部涂适量的润滑油,选择适当大小的火罐,用闪火法将罐吸拔于背部(负压不宜过大),沿着膀胱经背部第一侧线的大杼至膀胱俞来回推动火罐,至皮肤出现红色瘀血现象为度,起罐后擦净皮肤上的油迹。每周治疗 1~2 次,6 次为 1 个疗程。

方法 2

取穴:肩髃、曲池、合谷、承扶、委中、承筋、承山、昆仑、涌泉、申脉、足三里等。

治法:根据具体症状,选择拔罐部位,除头部外,均可用中号或大号的火罐,点燃 95% 乙醇棉球,速投罐中,待火旺时将罐扣在穴位上,一般拔 10 个穴位左右,留罐时间为 10~15 分钟。

方法 3

取穴:太阳、曲池、委中。

治法:将太阳、曲池、委中穴进行常规消毒,用三棱针在每个穴位上点刺 3~5 下,最好选择穴位附近的经脉瘀阻(静脉充盈)处进行点刺,选择大小适宜的火罐,用闪火法将罐立即拔于所点刺的穴位上,留罐 10~15 分钟,待皮肤出现红色瘀血或拔出血量达 3~5 毫升为止,起罐后用消毒棉球擦净皮肤上的血迹。每周治疗 1次,5 次为 1 个疗程。适用于高血压病实证。

二十、拔罐治冠心病

方法 1

取穴:①心俞、厥阴俞、灵台、至阳;②巨阙、内关、郄门、少海。

治法:患者取适当的体位,每次选 1 组穴位。先将所选穴位进行常规消毒,然后用毫针针刺,采用捻转补法或平补平泻的手法,取得针感后,立即用闪火法将准备好的大小适宜的火罐吸拔于针上,留罐 10～15 分钟,待皮肤出现红色瘀血为止。每周治疗 2 次,8 次为 1 个疗程。适用于冠心病虚证。

方法 2

取穴:①心俞、厥阴俞、肝俞、神道;②膻中、足三里、中脘、内关。

治法:采用药罐法,两组穴位每日交替使用。先用闪罐使所选取的穴位皮肤温热潮红,然后将芳香开窍,温经通络,祛瘀活血,理气化痰中药粉末 0.5 克置于穴位上,固定后,用艾条温和灸 10 分钟,隔日 1 次,直至症状消失。

方法 3

取穴:足太阳膀胱经的大杼至膈俞,任脉的天突至巨阙,手厥阴心包经的曲泽至内关,督脉的大椎至筋缩。

治法:以上 4 条经脉,每次选择 1 条。先在所选经脉上涂抹适量的润滑油,选择适当大小的火罐,用闪火法将罐吸拔于所选经脉,然后沿着所选经脉来回推动火罐,至皮肤出现红色瘀血为止。隔日治疗 1 次,8 次为 1 个疗程。

二十一、拔罐治心悸

方法 1

取穴:心俞、内关、人迎。

治法:采用刺罐法,心俞、内关采用三棱针点刺后留罐 20 分钟;人迎穴采用拇指点按法,并轻揉 1～3 分钟。每日 1～2 次,直至症状消失。

方法 2

取穴:心俞、内关。气血不足加脾俞、血海;惊扰心神加魄门、阳纲;阴虚火旺加肾俞、肝俞;痰火扰心加厥阴俞、丰隆;阳虚水停加三阴交、大肠俞;心血瘀阻加巨阙、膈俞。

治法:采用针罐法,除膻中穴采用闪罐 5～10 下之外,余穴均可针上加罐或针后拔罐,留罐 5～10 分钟。每日 1 次,直至症状消失。

二十二、拔罐治脑卒中

方法 1

取穴:内关、三阴交。气虚血滞加中脘、脾俞、足三里;肝阳上亢加合谷、委阳、飞扬;风痰阻络加中脘、足三里、丰隆、血海;肾虚精亏加肾俞、肝俞、血海。

治法:采用单罐或留针拔罐、罐后加灸等,均留罐 20 分钟左右,隔日 1 次,10 次为 1 个疗程。

方法 2

取穴:大椎、心俞、丰隆、涌泉、太冲(双侧)。

治法:将以上穴位进行常规消毒,每穴用三棱针点刺 3～5 下,然后立即用大小合适的火罐拔于所点刺的部位,留罐 10～15 分钟,拔出血量 3～5 毫升。每日或隔日治疗 1 次,5 次为 1 个疗程。适用于脑卒中急性期。如患者属闭证昏迷,可配合十宣穴放血;如患者牙关紧闭较重可配合下关、颊车、合谷刺血拔罐;如患者舌强不语较重,可配合针刺哑门、廉泉;如患者属脱证昏迷,可配合灸关元、气海、神阙。

方法 3

取穴:足太阳膀胱经的大杼至膀胱俞(双侧)、手阳明大肠经的肩髃至手三里(患侧)、足阳明胃经的髀关至丰隆(患侧)。

治法:患者取俯卧位,充分暴露背部,在背部膀胱经线上涂适量的润滑油,选择适当大小的火罐,用闪火法将罐吸拔于背部(负压不宜过大);然后沿着膀胱经线,从大杼穴至膀胱俞穴轻轻地来回推拉火罐,至皮肤出现红色瘀血现象为止,起罐后轻轻擦净皮肤上的油迹。如患者上肢不遂,可用同样的方法,在手阳明大肠经线上走罐;如患者下肢不遂,可在足阳明胃经线上走罐,至皮肤出现瘀血现象为止。每周治疗 1～2 次,8 次为 1 个疗程。适用于脑卒中的急性期和后遗症期。

二十三、拔罐治坐骨神经痛

方法 1

取穴:肾俞、关元俞、环跳。寒湿留着加命门、大肠俞、腰阳关、阴陵泉;瘀血阻滞加血海、委中、膈俞。

治法:上穴分两组,采用针罐法,针刺得气并起针后,用闪火法拔罐,留罐 10 分钟。每日 1 次,10 次为 1 个疗程,疗程间隔 3～5 日。

方法 2

取穴:夹脊穴、阿是穴、环跳、承扶、委中、阳陵泉、悬钟。

治法:先将所选穴位进行常规消毒,用梅花针叩刺或用三棱针点刺出血,然后立即拔火罐 10～15 分钟,至皮肤出现红色瘀血或拔出 1～5 毫升的血液为止。每次选择 4～6 个穴位,每周治疗 1～2 次,6 次为 1 个疗程。

方法 3

取穴:肾俞、大肠俞、腰俞、气海俞、环跳、殷门、委中、阳陵泉、承山、悬钟、阿是穴。

治法:按疼痛放散部位,每次选取上述穴位 4～6 个,将所选穴位进行常规消毒,用毫针刺之,采用平补平泻的手法,使腰臀部的穴位针感下传,但不宜反复强刺激,以免损伤神经,取得针感后,留针 15 分钟或加电脉冲弱刺激,起针后在穴位上拔罐 15 分钟左右,至皮肤出现红色瘀血现象为止。每周治疗 2～3 次,6 次为 1 个疗程。

二十四、拔罐治三叉神经痛

方法 1

取穴：主穴为太阳。配穴为阳白、鱼腰、四白、下关。若感受风寒配风池、合谷；肝胃火盛配内庭、阳陵泉；阴虚火旺配照海、三阴交、太冲、太溪。

治法：以消毒三棱针点刺主穴，进针 0.2～0.3 厘米，起针后选用大小适宜的火罐，点燃 95％ 乙醇棉球，速投罐中，待火旺时将罐扣在点刺的穴位上，使出血 2～3 毫升；配穴用毫针施针刺法。2 日治疗 1 次，3 次为 1 个疗程，疗程间隔 3～5 日。

方法 2

取穴：大椎、新设、合谷及患侧的太阳、下关、颊车、四白、巨髎。

治法：采用针罐法，针刺得气后，留 20 分钟起针，每次选 3 个有压痛点的穴，用三棱针点刺出血，拔火罐 10 分钟，每穴出血 1 毫升左右，每日或隔日 1 次，10 次为 1 个疗程，疗程间隔 3～5 日。

方法 3

取穴：气户、风池、颊车、阳白。风寒外侵加合谷、大椎；风邪化热加曲池；肝郁化火加大杼、肝俞；阴虚火旺加肾俞、飞扬。

治法：先用手指在穴位上重按使其有酸胀感觉，然后将面团做成面积较火罐口径略大的厚约 2 毫米的薄片，贴于穴位上，将火罐吸拔于穴位面饼薄片上，隔 10～15 分钟起罐，如无水疱则隔日再用此法，出现水疱须待退后再用此法。每次选 2 穴，一般 6 次以后改每周 1 次，12 次为 1 个疗程，疗程间隔 1 周。

二十五、拔罐治面神经炎

方法 1

取穴：阳白、太阳、四白、牵正(耳垂前 0.5～1 寸)。

治法：用皮肤针叩刺穴位，使轻微出血，然后选用小火罐，点燃 95％ 乙醇棉球，速投罐中，待火旺时将罐扣在点刺的穴位上，吸拔 5～10 分钟，隔日 1 次。治疗期间避免风吹受寒，面部可做按摩和热敷。适用于面神经炎的初期，或面部有板滞感觉等。

方法 2

取穴：阳白、太阳、颊车、下关、大椎、风门、阿是穴。

治法：将面粉加水或松节油和泥成饼，把略大于罐口的薄面饼置于治疗部位，吸拔火罐并留罐 15～20 分钟，起罐后，面部用温热毛巾轻轻擦干。每次选穴 5～6 个，每日 1 次，15～20 次为 1 疗程，疗程间隔 7 日。

方法 3

取穴：主穴为阳白、鱼腰、地仓、颊车、颧髎、四白、太阳、承浆、迎香、人中、百会、四神聪。配穴为合谷、曲池、足三里、大椎。

治法：主穴以透穴刺为主，如阳白透鱼腰、地仓透颊车、颧髎透四白、太阳透颊车、地仓透承浆、迎香透人中、百会透四神聪。手法主要采用快速注射式直刺、斜刺、横刺（平刺）等。斜刺宜浅，以提插捻转，平补平泻法，均取患侧穴位。配穴可取健侧或患侧交替使用。大椎穴（主要适用于中枢性面神经麻痹）点刺放血，加拔火罐 10 分钟，面部留针 20 分钟，起针后加拔火罐 10 分钟。一般不休针，直到痊愈或基本痊愈或好转。治疗过程中配服用牵正汤，配方为全蝎、僵蚕、桂枝、川芎、当归、白芷、羌活、防风各 9 克，细辛 3 克，白附子、甘草各 6 克，蜈蚣 2 条，葱白 3 节为引，于服药前生吃，以引鼻流涕、流眼泪、面部出汗。每日晚饭后煎服 1 剂，服后避风。适用于面神经炎。

二十六、拔罐治类风湿关节炎

方法 1

取穴：上肢取合谷、曲池、外关、风池、肩髃、内关、后溪；下肢取环跳、阳陵泉、阴陵泉、足三里、三阴交、绝骨、太冲等；腰部取华佗夹脊穴、肾俞、腰眼等；头部取百会、四神聪、角孙、风池、头维等。

治法：选用质量坚固竹罐；然后将伸筋草、透骨草、鸡血藤、钩藤、羌活、独活、艾叶各 20 克，防风、威灵仙、木瓜、牛膝、当归、川芎、没药、乳香、穿山甲、红花、川椒、附子、甘草、麻黄各 15 克，忍冬藤 40 克，装入布袋煮 15 分钟，取出药袋，放入竹罐再煮 3～5 分钟；再根据患病部位选取穴位。拔罐时医者左手持镊子将煮沸的竹罐夹出，右手示指和拇指捏住竹罐的根底部，迅速将罐内的水甩出，并立即扣在选定的穴位上，留罐 15 分钟后起罐。隔日 1 次，1 个月为 1 个疗程。

方法 2

取穴：病变局部和邻近取穴，多用以痛为腧（压痛点）的取穴原则。若肩关节取肩髃、肩髎、肩井、天宗或局部压痛点；肘关节取曲池、天井、手三里或压痛点；腰、髋关节取腰阳关、关元俞、小肠俞、膀胱俞、秩边、环跳或局部压痛点；膝关节取梁丘、血海、膝阳关、曲泉、鹤顶、内膝眼、外膝眼、足三里或局部压痛点；踝关节取绝骨、解溪、丘墟、太溪、昆仑或局部压痛点。

治法：根据病变的部位取穴或压痛点。先行针刺，留针 5～10 分钟后，再行针 1 次，然后按针刺穴位或痛点，选择大小适宜玻璃罐，用镊子夹住乙醇棉球，点燃棉球后，伸入罐内旋转一圈即退出，再速将罐扣在针上，一般留罐 10～15 分钟。每日或间日 1 次，12 次为 1 个疗程。如果施罐穴位或部位瘀血过重，患病部位可每日针刺，但施罐则间日 1 次，防止患部皮肤损伤，疗程间休息 5～7 日。

方法 3

取穴：治疗行痹、痛痹、着痹时，以大椎、气海为一组；肩髃、曲池、外关为二组；

环跳、阳陵泉为三组;身柱、腰阳关为四组。上肢受累选第一、二组穴,下肢关节受累选一、三组穴,脊柱关节受累选一、四组穴。

治法:采用单罐或针罐法,留针拔罐 20 分钟。每周 3 次,10 次为 1 个疗程,疗程间隔 7 天。

二十七、拔罐治风湿性关节炎

方法 1

取穴:局部压痛点、鹤顶、膝眼、阳陵皋、悬钟、丘墟、昆仑。

治法:采用针罐和刺罐法,除局部用梅花针叩刺后拔罐 20 分钟外,其余穴均在针刺后留针拔罐 15 分钟,起罐后再留针 10 分钟,隔日 1 次,5 次为 1 个疗程,疗程间隔 5 日。

方法 2

取穴:肘部选曲池、合谷、天井、外关、尺泽;腕部取阳池、外关、阳溪、腕骨;背部取身柱、腰阳关;膝部取膝眼、梁丘、阳陵泉,踝部取申脉、照海、昆仑、丘墟。其中热邪偏盛加大椎、曲池,多用刺络拔罐法;湿热蕴蒸加足三里、三阴交、大肠俞,多用针罐或挑罐、刺罐;寒湿偏盛加关元、肾俞,多用灸罐、水煮药罐、药罐、刺罐;气阴两虚加膈俞、气海、足三里。

治法:多采用综合罐法。每日或隔日 1 次,10 次为 1 个疗程,疗程间隔 3～5 日。

二十八、拔罐治多发性神经炎

方法 1

取穴:肩髃、曲池、合谷、环跳、阳陵泉、足三里、三阴交。

治法:采用留针拔罐法,针刺得气后,每 5 分钟行针 1 次,15 分钟后将罐吸拔于穴位,留置 10 分钟。隔日治疗 1 次,10 次为 1 个疗程,疗程间隔 3～5 日。

方法 2

取穴:尺泽、外关、身柱、脾俞为第一组;委中、足三里、命门为第二组。

治法:采用刺罐和提摇震颤罐在尺泽、外关、委中穴上点刺 3 下之后拔罐,可留罐 10 分钟,两组穴交替使用,第一疗程每日 1 次,第二疗程以后则隔日 1 次,10 次为 1 个疗程,疗程间隔 5～7 日。

方法 3

取穴:大椎、肩贞、肺俞为第一组;身柱、脾俞、膈俞为第二组;命门、承扶、殷门为第三组;阳关、环跳、伏兔为第四组。

治法:采用刺罐或针罐,或涂药闪罐法,每次 1 组,留罐 15 分钟。每日或隔日 1 次,10 次为 1 个疗程。

二十九、拔罐治股外侧皮神经炎

方法1

取穴：风市、病变局部。

治法：将风市穴及病变局部进行常规消毒，用梅花针自上而下来回反复叩刺，至皮肤潮红或见轻微散在的出血点为度，然后选择适当大小的火罐3～5个，用闪火法将罐吸拔于叩刺的部位，留罐10～15分钟，起罐后用消毒棉球擦净皮肤上的血迹。每周治疗3次，9次为1个疗程。

方法2

取穴：风市、中渎、髀关、伏兔、阿是穴（病变局部）。

治法：先用梅花针叩打上列穴位出血，然后选用大小适宜的火罐，点燃95%乙醇棉球，速投罐中，待火旺时将罐扣拔在穴位处，负压要大，使皮肤拔成紫褐色为度。每周治疗3次，10次为1个疗程。

方法3

取穴：阿是穴。

治法：确定好病变区面积大小后，用75%乙醇消毒，选用梅花针均匀弹刺，以皮肤轻微出血为宜，每次10分钟左右。弹刺后在患区皮肤涂以液状石蜡，然后用一小号玻璃火罐，点燃95%乙醇棉球，速投罐中，待火旺时将罐扣拔在患处，并在患区上下左右来回慢慢地推动，待皮肤潮红即止。起罐后用麻纸将皮肤擦干，隔日治疗1次。

三十、拔罐治头痛

方法1

取穴：太阳、印堂、阳白、大椎、风池。

治法：患者取坐位，选择适当大小的火罐，用闪火法将罐吸拔于所选穴位，留罐10～15分钟，以皮肤出现红色瘀血现象为度，3～5日治疗1次。适用于外感引起的头痛。

方法2

取穴：①太阳、阳白、印堂、风池；②曲泽、委中、大椎、肝俞。

治法：以上两组穴位，每次选择1组。将所选穴位进行常规消毒，每穴用三棱针点刺3～5下，尽量选择穴位附近的脉络瘀阻处进行点刺，然后选择适当大小的火罐，立即用闪火法将罐吸拔于所点刺的穴位，留罐10分钟左右，拔出血量应在1～5毫升，起罐后擦净皮肤上的血迹。隔日治疗1次，8次为1个疗程。适用于外感头痛及各种原因引起的实证型内伤头痛。如后头痛为主者可加昆仑、后溪；如前头痛为主者可加印堂、合谷、内庭；如偏头痛为主者可加率谷、外关、足临泣；如头顶痛为主者可加百会、至阴、后溪;如肝阳上亢为主者可加行间用泻法;如肝肾阴虚为主者可加肝俞、肾俞用补法;如痰浊上扰为主者可加脾俞、足三里用补法,丰隆用泻法。

方法 3

取穴:足太阳膀胱经的大杼至膀胱俞、督脉的大椎至命门。

治法:患者取俯卧位或俯伏坐位,充分暴露背部,将背部涂适量的润滑油,用闪火法将罐吸拔于背部膀胱经线上,负压不宜太大,然后轻轻地沿着膀胱经的大杼至膀胱俞和督脉的大椎至命门来回推拉火罐,至皮肤出现红色瘀血为止,起罐后擦净皮肤上油迹。每周治疗1~2次,6次为1个疗程。如为后头痛可配合手、足太阳经走罐;如为前头痛可配合手、足阳明经走罐;如为偏头痛可配合同侧手、足少阳经走罐;如为头顶痛可配合手、足厥阴经走罐。

三十一、拔罐治失眠

方法 1

取穴:大椎、背俞。

治法:采用走罐和留罐结合方法。大椎留罐5分钟,心肾阴虚则将罐从肺俞向下走至肾俞2~3次后,留拔肾俞10分钟;肝阳上亢则将罐从肝俞向上走至肺俞2~3次后,留拔肝俞10分钟;心脾两虚则将罐从肺俞向下慢推至脾俞,留拔在心俞15分钟;肾阳虚损则将罐从肺俞向下走至肾俞2~3次后,留拔肾俞10分钟,起罐后灸肾俞和命门5~10分钟;气郁痰结则将罐从肺俞向下走至脾俞,在心俞、胆俞处做提摇或震颤,然后留拔在脾俞10分钟。

方法 2

取穴:①神门、三阴交、安眠、足三里、关元;②脾俞、心俞、肾俞、肝俞。

治法:以上两组穴位,每次选择1组。先将所选穴位进行常规消毒,用毫针进行针刺,背俞穴不宜进针太深,以免伤及肺造成气胸。采用提插捻转补法,取得针感后,选择大小适宜的火罐,用闪火法将罐吸拔于针上,留罐10分钟左右,见皮肤出现红色瘀血现象起罐拔针。每周治疗2次,6次为1个疗程。适用于虚证失眠。

方法 3

取穴:①大椎、神道、内关、气海;②足三里、三阴交、太冲;③太阳、印堂、风池。

治法:以上穴位每次选择1组。先将所选穴位进行常规消毒,每穴用三棱针点刺1~3下,尽量点刺穴位附近瘀阻的络脉处。选择适当大小的玻璃火罐,采用闪火法立即将罐吸拔于所点刺的穴位,留罐10分钟左右,每罐拔出瘀血数滴,起罐后用消毒棉球擦净皮肤上的血迹。每日治疗1次,10次为1个疗程。适用于失眠,尤其适用于治疗肝郁气滞、气血瘀阻、痰热内扰所致之失眠。

三十二、拔罐治贫血

方法 1

取穴：华佗夹脊（胸段），以大椎、心俞、膏肓、关元、足三里、血海为一组，以肝俞、脾俞、肾俞、膈俞、曲池、腰俞为一组。

治法：两组穴交替轮用。华佗夹脊采用走罐至皮肤发红，余穴采用灸罐，每穴灸 5 壮，然后闪罐并留罐 3～5 分钟，隔日 1 次，10 次为 1 个疗程，疗程间隔 7 日。

方法 2

取穴：①足三里、风门、膏肓。②大椎、肾俞、复溜。合谷、命门、曲池。③膈俞、悬钟。④肝俞。⑤脾俞、阴陵泉、血海。

治法：5 组穴位轮流交替使用，采用针罐，针刺 20 分钟起针后留罐 15 分钟左右，每日 1 次，10 次为 1 个疗程，疗程间隔 7 日。

三十三、拔罐治糖尿病

方法 1

取穴：阳池（双）、华佗夹脊。

治法：采用梅花针叩刺后拔罐法，先以梅花针叩刺阳池，随即拔留罐 15～20 分钟；再在华佗夹脊从上至下轻叩 3～5 遍（以不见血为度）；然后在应拔部位和罐口涂以液状石蜡，走罐至皮肤潮红为度。每日或隔日 1 次，10 次为 1 个疗程。

方法 2

取穴：脾俞、胰俞（第 8 胸椎棘突下旁开 1.5 寸）、膈俞、足三里。上消配肺俞、大椎；中消配胃俞、曲池；下消配肾俞、关元、复溜。

治法：采用单纯拔罐法或梅花针叩刺后拔罐法、针刺后拔罐法，均留罐 10～15 分钟。隔日 1 次，10 次为 1 个疗程。

方法 3

取穴：肺俞、脾俞、三焦俞、肾俞、足三里、三阴交、太溪穴。

治法：采用单纯火罐法吸拔上述穴位，留罐 10 分钟，每日 1 次，或采用背部俞穴走罐，先在肺俞至肾俞段涂抹润滑剂，然后走罐至皮肤潮红或皮肤出现痧点为止，隔日 1 次。

三十四、拔罐治肥胖症

方法 1

取穴：脾俞、胃俞、足三里、心俞。脾胃俱盛加曲池、三阴交；脾胃俱虚加肾俞、气海、中脘。真元不足加命门、三阴交、关元。

治法：采用药罐法，将利水化痰，活血理脾中药（白芥子、甘遂、茯苓、细辛、丹参、干姜、白术各等分)研细末,水调做饼贴敷于穴位,架火法拔罐 5 分钟,去罐,药饼首次留 2 小时。如皮肤无明显过敏、起疹、瘙痒,可逐渐增加时长,但最长不超过 6 小时,双侧穴位交替使用,隔日 1 次,10 次为 1 个疗程,疗程间隔 3～5 日。可在脂肪堆积明显处,用月球车滚压揉 40～50 次,留罐吸拔 20 分钟。

方法 2

取穴:关元、脾俞、胃俞。脾胃俱旺加胃俞、足三里;脾胃俱虚加三阴交、脾俞;真元不足加命门、太溪。

治法:采用单罐或针后罐法,留罐 20 分钟左右。隔日 1 次,10 次为 1 个疗程,疗程间隔 3～5 日。

方法 3

取穴:脊柱两侧、上下腹部、小腿前外侧部、中脘、三阴交、内关、大椎。

治法:采用刺罐法,用梅花针叩打上述部位或穴位,然后用走罐或闪罐,双侧穴位部位交替使用,每日 1 次,至局部轻度渗血,10 次为 1 个疗程,疗程间隔 3～5 日。

三十五、拔罐治中暑

方法 1

取穴:脊背两侧、颈部、肋间隙、肩、臂、肘窝及腘窝。

治法:采用刮痧后闪罐法,用刮痧板或平整光滑陶瓷汤匙,蘸食用油或清水,刮至皮肤泛红,再闪罐至皮肤有丹痧点,可在十宣放血。

方法 2

取穴:大椎、委中。伤暑加内关、曲池、合谷;暑风加曲泽、风门、阴交、三阴交。

治法:采用刺罐法,用三棱针点刺出血,拔罐 3～5 分钟,可加刺入中、百会,也可用梅花针重叩脊柱两侧后走罐至皮肤潮红微有渗血。

三十六、拔罐治高热

方法 1

取穴:脊柱两侧、大椎、曲池、委中、身柱、太阳。

治法:采用走罐法,分段走罐至皮肤红紫,每日 2 次,热退即止;也可采用刺罐法,其中脊柱两侧梅花针叩打后有较多血液浸出,留罐 5～10 分钟,余穴亦可用此法;在委中、曲池用三棱针放血 1～3 毫升,留罐 5～10 分钟,每日 2 次,热退即止;可配合人中、十二井穴放血泄热。

方法 2

取穴:大椎、曲池、阳交。邪毒在表加合谷、鱼际、外关;热邪入里加曲泽、委中、支沟。

治法:采用刺罐法,三棱针点刺后拔罐,留罐 15～30 分钟,委中放血 1～3 毫升,也可在井穴放血。

三十七、拔罐治百日咳

方法 1

取穴:身柱。

治法:将白及打成细末,以冷开水调成糊状,涂于穴位上;然后选用大小适宜的火罐,点燃 95% 乙醇棉球,速投罐中,待火旺时将罐扣在穴位上,留罐数分钟,起罐后以出现颗粒状瘀血者为佳。每日 1 次,7 次为 1 个疗程。

方法 2

取穴:身柱。

治法:局部常规消毒后,用三棱针挑刺穴位局部出血,并用口径较小的火罐,点燃 95% 乙醇棉球,速投罐中,待火旺时将罐扣在刺络穴位上,留罐 5～10 分钟,间日治疗 1 次。对婴幼儿病人针刺宜浅、宜轻;治疗期间,必须注意患儿保暖;饮食宜清淡、易消化之品,忌食生冷、油腻、辛辣食物。

方法 3

取穴:身柱、商阳、少商。

治法:穴位经常规消毒后,用三棱针点刺(婴幼儿用 5 分毫针代替),以见血为度。身柱穴点刺,然后选用大小适宜的火罐,点燃 95% 乙醇棉球,速投罐中,待火旺时将罐扣在点刺穴位上,留罐 1 分钟;起罐后以 75% 乙醇棉球轻按其针孔,每日 1 次。身柱穴每日点刺、拔罐;少商、商阳左右轮流选用,5 日为 1 个疗程。治疗时消毒必须严格;治疗期间,饮食以清淡易消化为宜。

三十八、拔罐治流行性腮腺炎

方法 1

取穴:中渚、外关、颊车、合谷。温毒在表加大椎、身柱;热毒蕴结加大椎、曲池;并发睾丸炎加肝俞、血海、曲泉。

治法:用针罐或刺罐或水罐,留罐 10～15 分钟,每日 1 次。如发热恶寒,头痛重者,可加曲池、大椎、太阳、合谷等穴。亦可采用留针罐或针后罐的方法。

方法 2

取穴:阿是穴、身柱。

治法:常规消毒肿胀的颊部及身柱穴,用 28 号毫针快速刺入穴位约 1 寸深,捻转泻法半分钟,不留针,再用小号三棱针点刺身柱穴 1～3 下,然后在以上穴位拔火罐约 10 分钟,至皮肤出现红色瘀血现象或拔出瘀血 1～2 毫升。每日治疗 1 次,3 次为 1 个疗程。

方法 3

取穴:翳风、颊车、大椎、外关、合谷、阿是穴。

治法:将以上穴位进行常规消毒,每穴用三棱针点刺2～3下,然后立即拔火罐于所点刺的部位,留罐10分钟左右,拔出毒血2～3毫升,起罐后擦净皮肤上的血迹;阿是穴是指耳下腮腺疼痛最明显处。每日治疗1～2次,4次为1个疗程。如果治疗及时,一般患儿1次即可明显好转或痊愈。

三十九、拔罐治小儿惊风

方法1

取穴:太阳、涌泉、人中、十宣。

治法:将太阳、涌泉穴常规消毒,每穴用三棱针点刺2～3下,用小号火罐立即吸拔于所点刺的穴位,留罐5～10分钟,拔出恶血1～5毫升,起罐后擦净皮肤上的血迹;然后将人中、十宣穴常规消毒,用三棱针点刺,挤出恶血数滴。每日治疗1～2次,2～3日为1个疗程。

方法2

取穴:合谷、太冲、印堂、大椎、十宣、人中。

治法:先将以上穴位进行常规消毒,用三棱针迅速点刺出血,合谷、太冲、印堂、大椎立即拔火罐10分钟左右,拔出毒血1～5毫升,十宣、人中用手挤捏出毒血5～10滴。每日治疗1～2次,4次为1个疗程。适用于小儿由于高热引起的惊风。如发热重可加曲池、太阳;如痰多者可加列缺、丰隆;如口噤者可加颊车、合谷。

四十、拔罐治小儿营养不良

方法1

取穴:脾俞、胃俞、中脘、天枢、足三里。

治法:党参、茯苓、白术、扁豆、陈皮、山药、薏苡仁、砂仁、莲子心、干姜、甘草各20克,将上药用纱布包好,放入药锅内,加水3000毫升,熬30分钟左右至药性煎出;然后将竹罐放入药中,煮5～10分钟,用镊子夹出竹罐,甩去药液,迅速用干毛巾捂住罐口,以便吸去罐口的药液,降低罐口的温度,保持罐内的热气;最后趁热立即将竹罐扣于以上穴位,手持竹罐稍加按压约1分钟,待竹罐吸牢于皮肤即可,留罐10～15分钟,至皮肤出现瘀血现象为止。每日治疗1次,10次为1个疗程。

方法2

取穴:中脘、天枢、建里、气海、腰俞、足三里、内关。疝气加上巨虚;疳积加四缝;干疳加三阴交。

治法:采用针罐法,用毫针快刺浅入稍留针后,起针时即吸拔火罐,留5分钟。或用闪罐至皮肤潮红;四缝直接点刺不拔罐。每日1次,10次为1个疗程,疗程间隔3～5日。

方法3

取穴:下脘、足三里、脾俞、四缝。

治法:先将下脘、足三里、脾俞穴进行常规消毒,每穴用毫针或三棱针轻轻点刺1～3下,以微见出血为度,然后立即在所点刺的部位拔火罐,拔出血量1～2毫升,或皮肤出现红色瘀血为止。每周治疗1次,6次为1个疗程。四缝穴为奇穴,以刺出黄水为度,是治疗疳疾的经验穴。

四十一、拔罐治小儿厌食症

方法1

取穴:脾俞、胃俞、肝俞。

治法:将以上穴位进行常规消毒,每穴用三棱针点刺1～3下,选择小号火罐,用闪火法将罐吸拔于所点刺的穴位,留罐5～10分钟,至皮肤出现红色瘀血现象或拔出少量瘀血为止,起罐后擦净皮肤上的血迹。隔日治疗1次,10次为1个疗程。

方法2

取穴:足三里、神阙、中脘。

治法:选择小号负压罐或电罐,对准穴位将罐内空气挤出或抽出,罐内形成负压(负压不宜太大),留罐10分钟左右,至皮肤出现红色瘀血或潮红现象为止。每日或隔日治疗1次,10次为1个疗程。

四十二、拔罐治小儿遗尿

方法1

取穴:关元、肾俞、次髎。

治法:先在关元穴用三棱针点刺3针,拔罐吸出少量血液,再在肾俞、次髎拔罐10～20分钟。隔日1次,10次为1个疗程,疗程间隔3～5日。

方法2

取穴:①大椎、肾俞、膀胱俞;②身柱、八髎、关元。

治法:以上两组穴位,每次选用1组。先将所选穴位进行常规消毒,每穴用三棱针点刺3～5下或用梅花针叩刺2～3下,以局部微见出血为度,然后立即在点刺处拔罐,留罐5～10分钟,每次拔出血量1～3毫升。隔日治疗1次,6次为1个疗程。

方法3

取穴:关元、中极、肾俞、三阴交、足三里、复溜。

治法:将穴位分两组,采用灸罐,在姜片或蒜片上扎数孔,上置中等艾炷,点燃后灸3～5壮,然后将火罐叩之于上,留罐3～5分钟。隔日1次,10次为1个疗程,疗程间隔 5～7 天。适用于小儿遗尿。

四十三、拔罐治脊髓灰质炎

方法 1

取穴：上肢瘫痪选督脉(颈部至第 4 胸椎段)、手阳明经、手太阳经及曲池、合谷、外关；下肢瘫痪选督脉、膀胱经(腰骶部)、足阳明经、足太阴经、足厥阴经、足少阳经的循行路线；腹肌瘫痪加腹部足阳明经、足太阴经、足少阳经循行部位。

治法：采用刺罐，即梅花针轻中度叩刺后闪罐或走罐或留罐 5 分钟。每日或隔日 1 次，10 次为 1 个疗程，疗程间隔 7 日。亦可以采用点穴按摩后再拔罐的方法。

方法 2

取穴：曲池、足三里、三阴交、绝骨。气虚血滞加气海、血海、地机；肝肾亏损加腰阳关、复溜；上肢麻痹取颈胸夹脊、臑俞、肩髃、肩髎、手三里；下肢麻痹取腰夹脊、环跳、殷门、伏兔、飞扬、阳陵泉；腹肌麻痹取胸腰夹脊、梁门、天枢、带脉。

治法：可采用单罐、走罐法，快速针刺不留针拔罐，留罐 15 分钟左右，年龄小的患者，可闪罐后留罐 3～5 分钟。隔日治疗 1 次，10 次为 1 个疗程，疗程间隔 7 日。

四十四、拔罐治脑性瘫痪

方法 1

取穴：足太阳膀胱经背部循行线、瘫痪肌群。

治法：采用走罐法，背部涂润滑油或姜汁，分段走至皮肤潮红，并可伍用提拉震摇罐法，其余部位可用闪罐，最后留罐 3～5 分钟。隔日 1 次，10 次为 1 个疗程，疗程间隔 7 天。可以配合按摩、理疗方法。

方法 2

取穴：筋缩、中枢、脊中、髀关、足三里、阳陵泉、悬钟、曲池。肝风内动加肝俞、肾俞、复溜、三阴交；气滞痰郁加脾俞、丰隆、气海；营卫不和加大椎、阳关、灵台。

治法：采用针罐或刺罐法，可快速针刺不留针拔罐 3～5 分钟，或用梅花针轻叩后拔罐 3～5 分钟。每日或隔日 1 次，10 次为 1 个疗程，疗程间隔 7 日。

四十五、拔罐治痔疮

方法 1

取穴：长强穴上端臀纵纹尽头中央。

治法：患者俯卧，于施穴处常规消毒，用三棱针快速进针，挑破脉络后拔火罐 10～15 分钟。每日 1 次，5 次为 1 个疗程，一般 3～5 次见效。本法对内痔和混合痔疗效最好，对外痔合并肛裂疗效欠佳。

方法 2

取穴：大椎、十七椎。湿热瘀滞加脊中、委中、八髎；气虚下陷加足三里、命门、脾俞。

治法：采用灸罐法，中艾炷每穴灸 10 壮，然后拔罐，留罐 10 分钟，委中穴可放血 3～5 滴，另灸肛门局部 20 分钟。每日 1 次，10 次为 1 个疗程，疗程间隔 3 天。

方法 3

取穴：大肠俞。

治法：患者俯卧位，将大肠俞穴进行消毒，用三棱针在两侧大肠俞迅速进针，深度约为 5 毫米，进针后将针体左右摇摆拨动 3～5 次，使局部有强烈的酸麻胀痛感时起针，然后迅速用闪火法将大号拔火罐扣于针眼处，留罐 10～20 分钟，拔出瘀血 5～10 毫升，起罐后擦拭干净皮肤上的血迹。每周治疗 2 次，6 次为 1 个疗程。

四十六、拔罐治丹毒

方法 1

取穴：曲池、委中、大椎、冲阳。风热上攻加风门、合谷；肝胆湿热加阳陵泉、蠡沟；湿热下注加阴陵泉、大肠俞。

治法：采用针罐或刺罐法，针后拔罐 10～15 分钟，委中穴放血 2～5 毫血后留罐 5 分钟。隔日 1 次，5 次为 1 个疗程，疗程间隔 3 日。

方法 2

取穴：地机、血海、三阴交、丰隆、太冲、病变局部。

治法：取患侧穴位，先用毫针针刺，留针 20 分钟，期间运针 1 次。针后在红肿部位用三棱针散刺出血，然后选用大小适宜的玻璃火罐，用镊子夹住乙醇棉球，点燃棉球后，伸入罐内旋转一圈即退出，再速将罐扣在需拔穴位上。急性发作期，每日 1 次，一般 3～5 次即能控制炎症和缓解临床症状；急性期过后，可单用针刺治疗，每周针 2 次，1 个月后改为每周针 1 次，3 个月后改为每 2 周针 1 次，以巩固疗效。适用于丹毒急性发作者。

方法 3

取穴：血海、丰隆、三阴交、太冲、委中、病变局部。

治法：将血海、丰隆、三阴交、太冲穴进行常规消毒，用毫针刺之，采用捻转提插泻法，取得针感后，加电脉冲中等度刺激，留针 20 分钟。起针后将委中及病变局部进行消毒，用三棱针散刺出血，然后在散刺部位拔火罐数个，至毒血全部拔出为止，起罐后擦净皮肤上的血迹，将病变局部进行消毒。每日治疗 1～2 次，8 次为 1 个疗程。适用于小腿丹毒。

四十七、拔罐治胆囊炎

方法 1

取穴：腹部压痛点、胆俞、日月（右）、章门（右）。

治法：每穴闪罐 5 下左右，然后吸拔 10 分钟，同时可针右侧胆囊穴或右侧太冲穴，留针 20 分钟，用强刺激手法间歇行针。每日或隔日 1 次，10 次为 1 个疗程，疗程间隔 3～5 日。

方法 2

取穴：膈俞、肝俞、胆俞、脾俞、胃俞、三焦俞、右肩胛区压痛点、胆囊区压痛点、足三里。

治法：背部穴位每次选 2～3 对，所有压痛点每次均取，下肢穴位交替选用，敷蒜后拔罐。背部穴可先走罐至皮肤发红后再用敷蒜罐，留罐 15 分钟左右，每日或隔日治疗 1 次，每周还可取背部 1～2 穴施行走罐后挑痧，在痧点再留罐方法（挑痧处不敷蒜），均留罐 5～15 分钟。每日或隔日治疗 1 次，10 次为 1 个疗程，疗程间隔 5～7 日。

方法 3

取穴：神道、肝俞、日月、背部压痛点为第一组；灵台、胆俞、中脘、腹部压痛点为第二组。

治法：两组交替轮用。采用刺罐法，先在穴位上按揉 10 分钟，然后用三棱针或梅花针点叩刺后拔罐，留罐 20 分钟。每日或隔日 1 次，10 次为 1 疗程，疗程间隔 5～7 日。

四十八、拔罐治虫蛇咬伤

方法 1

取穴：虫蛇咬伤局部、大椎、委中、太阳。

治法：将咬伤局部常规消毒，用三棱针点刺数下至点状出血，立即在所点刺的部位拔火罐，留罐 20～30 分钟至皮肤不再出血为度，尽量多拔出一些毒血；然后将大椎、委中、太阳穴进行消毒，每穴用三棱针刺 3～5 下，用闪火法在所点刺的穴位拔火罐，留罐 10～20 分钟，每罐拔出血量 1～3 毫升，起罐后擦净皮肤上的血迹。每日治疗 1～2 次，3 次为 1 个疗程。

方法 2

取穴：毒蛇咬伤最明显、肿胀、瘀血部位。

治法：常规无菌消毒后，在毒蛇咬伤最明显、肿胀、瘀血部位，用三棱针快速点刺出血；然后选用大小适宜的玻璃火罐，用镊子夹住乙醇棉球，点燃棉球后，伸入罐内旋转一圈即退出，再速将罐扣在其处，留罐 30 分钟，每日 2 次，3 日为 1 个疗程。伴有并发症及全身症状严重者，均酌情给予输液、蛇药、抗感染治疗，点刺部位以出血渗液为宜。若有血性大水疱，立即刺破排出毒液。治疗同时要注意抬高患肢，避免走动，以防毒素吸收。

方法 3

取穴：虫蛇咬伤局部。

治法:将患处进行常规消毒,迅速用三棱针点刺局部数下呈点状出血,然后立即用拔火罐吸拔于咬伤局部,留罐20～30分钟,尽量拔出较多的毒血和毒液,一般起罐后,患者立即感觉症状减轻。每日治疗2次,3日为1个疗程。适用于虫蛇咬伤早期无全身症状或全身症状较轻者。病程越短,疗效越好。

四十九、拔罐治颈椎病

方法1

取穴:大椎、大杼、肩中俞、肩外俞、外关、养老、气滞血瘀加肺俞、膈俞;肝肾阴亏加肝俞、肾俞;风寒外袭加风门、合谷。

治法:采用刺罐法,用梅花针叩至皮肤潮红,并有少量出血点,然后拔罐10分钟,拔出瘀血为度。隔3日1次,10次为1个疗程,疗程间隔7日。

方法2

取穴:主穴为下风池(风池下5分)、大杼、风门。配穴为天宗、肩井、肩髃、曲池。

治法:将加工成不同口径的竹管放在煮沸的药水(艾叶、防风、杜仲、麻黄、木瓜、川椒、穿山甲、土鳖虫、羌活、苍术、独活、苏木、红花、桃仁、透骨草、千年健、海桐皮各10克,乳香、没药各5克,布包水煎)锅内,2～3分钟后取出,并把管内药水甩净,迅速地扣在患者穴位上,可牢固吸住皮肤,7～8分钟取下,局部皮肤出现瘀血或充血。据病情每日或隔日治疗1次,10次为1个疗程。

方法3

取穴:大椎、风池、大杼、风门、阿是穴。

治法:皮肤常规消毒后,用三棱针迅速点刺所选穴位1～3下,以见到出血为度,然后选择适当大小的火罐,用闪火法立即将罐拔于所点刺的穴位,留罐10～15分钟,拔出血量1～2毫升,起罐后擦净皮肤上的血迹,头部做旋转运动。每次可选2～3个穴,每周治疗3次,一般10次为1个疗程。

五十、拔罐治腰椎间盘突出症

方法1

取穴:2～5胸椎夹脊、腰骶部位、疼痛部位周围、压痛点。

治法:局部皮肤常规消毒后,用梅花针重叩局部皮肤,尤以在夹脊穴处做重点叩打,使皮肤发红并微出血;然后选用大小适宜的玻璃火罐,用镊子夹住乙醇棉球,点燃棉球后,伸入罐内旋转一圈即退出,再速将罐扣在需拔穴位上,如能拔出少量瘀血则疗效更佳。本病患者在急性期宜卧硬板床休息,如病情好转时宜结合适当的活动,但必须防止过度屈伸及弯腰负重,以免复发。同时患者下肢、腰部均宜做好保温,避免风寒湿气不良刺激。

方法 2

取穴：环跳、昆仑、阳陵泉、委中、第 4 和第 5 腰椎夹脊穴、关元俞、大肠俞。

治法：针刺夹脊穴，环跳穴可深刺，使针感传至足部，以除深邪远痹。其他穴位针刺以有针感为度，留针 20 分钟，每 10 分钟行针 1 次。用长针处可起针后再拔火罐；用短针处可针刺 20 分钟后直接在针上拔罐。选用大小适宜的玻璃火罐，用镊子夹住乙醇棉球，点燃棉球后，伸入罐内旋转一圈即退出，再速将罐扣在针上，留罐 15～20 分钟，每日 1 次，2 周为 1 个疗程。拔罐时间根据负压大小而定，预防时间过长起疱。

方法 3

取穴：肾俞、腰夹脊、腰阳关、十七椎。

治法：选用大小适宜的玻璃火罐，用镊子夹住乙醇棉球，点燃棉球后，伸入罐内旋转一圈即退出，再速将罐扣在需拔穴位上，留罐 15 分钟，每日 1 次。若筋骨劳作者，加膈俞、三阴交；风寒侵袭者，加风府。

五十一、拔罐治退行性脊柱炎

方法 1

取穴：病变局部。

治法：防风、防己、川椒、秦艽、穿山甲、乳香、没药、独活、桑寄生、青风滕、海风滕、透骨草各 30 克，用纱布包好，放入锅内，加水 3000 毫升，文火煎 30 分钟至药性煎出；将竹罐放入药中，煮 5～10 分钟，用镊子夹出竹罐，甩去药液，迅速用干毛巾捂住罐口，以便吸去罐口的药液，降低罐口的温度，保持罐内的热气，然后趁热立即将竹罐扣于疼痛部位，手持竹罐稍加按压 1 分钟，待竹罐吸牢于皮肤即可，留罐 10～20 分钟，至皮肤出现瘀血现象为止。每日治疗 1 次，10 次为 1 个疗程。

方法 2

取穴：华佗夹脊穴、患椎部。

治法：患处做常规消毒后，用梅花针叩刺患部 50～100 次，至渗出血珠为止；然后选用大小适宜的玻璃火罐，用镊子夹住乙醇棉球，点燃棉球后，伸入罐内旋转一圈即退出，再速将罐扣患处，留罐 15 分钟，最后嘱患者热敷患处。每日或隔日治疗 1 次，10 日为 1 个疗程。疗程间休息 5 日，一般以 3 个疗程为限。

方法 3

取穴：阿是穴。

治法：患者取俯卧位，在背部疼痛最明显处寻找压痛点及阳性点（皮下按之有结节或索条状物），用三棱针在压痛点处点刺，或用小针刀迅速刺入阳性点，顺着肌肉的走行拨离阳性结节及索条状物 1～3 下，然后用闪火法拔火罐，拔出血量 1～3 毫升，起罐后擦净皮肤上的血迹，每个阳性点注射维生素 B_1 注射液 2 毫升。每次选择 3～5 个穴位,每周治疗 2～3 次,10 次为 1 个疗程。

五十二、拔罐治肩周炎

方法 1

取穴:压痛点及肩周部。

治法:根据治疗部位选用口径 2～4.5 厘米、长 10～12 厘米,厚度 0.3 厘米之竹管,放入开水锅内煮 3～5 分钟,夹出后甩净擦干,迅速扣在所需治疗部位上,每一治疗部位每次拔竹罐 5～8 个,每日 1 次,每次 10～15 分钟,15 次为 1 个疗程,疗程间休息 5～7 日。适用于肩周炎。

方法 2

取穴:病变局部、条口。

治法:将肩关节涂适量的润滑油,选择适当大小的火罐,用闪火法将罐吸拔于肩关节处,然后在肩关节疼痛的范围内轻轻来回推拉火罐,至皮肤出现红色瘀血现象为止,重点在压痛点处走罐。如上肢疼痛者,走罐可至上肢疼痛部位;如背部疼痛者,走罐可至背部疼痛部位;最后用三棱针在条口穴点刺出血后,拔火罐 10 分钟,拔出数滴血液或使皮肤出现红色瘀血为止。每周治疗 1 次,8 次为 1 个疗程。一般病人治疗之后立即感觉疼痛减轻,如为肩周炎急性期,一般 1 次即可治愈。

方法 3

取穴:肩贞、肩井、肩髃、肩前、臑俞、阿是穴。

治法:采用刺罐法,每次选 2～3 个穴。先拔罐 5～15 分钟,起罐后在每个罐斑处用三棱针点刺 3～9 针出血,再行拔罐,每罐出血 10 毫升左右时起罐。每 3 日治疗 1 次,3 次为 1 个疗程,疗程间隔 5～7 日。

五十三、拔罐治增生性膝关节炎

方法 1

取穴:双侧膝眼、阿是穴。

治法:独活、羌活、桑寄生、秦艽、防风、细辛、当归、芍药、川芎、杜仲、牛膝、黄芪各 30 克,将上药用纱布包好,放入锅内,加水 3000 毫升,熬 30 分钟左右至药性煎出;然后将竹罐放入药中,煮 5～10 分钟,用镊子夹出竹罐,甩去药液,迅速用干毛巾捂住罐口,以便吸去罐口的药液,降低罐口的温度,保持罐内的热气,然后趁热立即将竹罐扣于双侧膝眼穴及关节疼痛部位,手持竹罐稍加按压 1 分钟,待竹罐吸牢于皮肤即可,留罐 10～20 分钟,至皮肤出现瘀血现象为止。每日治疗 1 次,10 次为 1 个疗程。

方法 2

取穴:内膝眼、外膝眼、阿是穴。

治法:将以上穴位进行严格消毒,用梅花针重叩内、外膝眼穴及关节疼痛局部,至皮肤可见点滴出血,然后加拔火罐,拔出血量1～5毫升,起罐后擦净皮肤上的血迹,再次将局部消毒,以免感染。每周治疗2～3次,8次为1个疗程。

方法3

取穴:内膝眼、外膝眼、鹤顶、阳陵泉、阴陵泉、阿是穴。

治法:将以上穴位进行消毒,根据病人的体型用2～3寸的毫针刺之,采用强刺激泻法,取得针感后,加电脉冲中等度刺激20分钟,起针后选择适当大小的火罐,用闪火法拔火罐10～15分钟,至皮肤出现红色瘀血现象为止。每周治疗2～3次,6次为1个疗程。

五十四、拔罐治急性腰扭伤

方法1

取穴:养老、阿是穴(压痛点)。

治法:病人健侧上肢掌心向胸,常规消毒养老穴后,针尖对准穴位,快速进针至皮下,当刺到一定深度(1～1.5寸)后,进行上提下插,左右捻转,得气后即可出针。针后患者一般感腰部轻松,活动改善。再令其俯卧,而后选用大小适宜的火罐,点燃95%乙醇棉球,速投罐中,待火旺时将罐扣在患处,于痛部拔罐2～3个,留罐约半小时。起罐后,术者用手掌掌面,轻轻按摩约数分钟,使腰肌放松,循环改善,疼痛缓解。

方法2

取穴:阿是穴(压痛点)。

治法:在扭伤部位寻找最明显的压痛点,用1.5寸毫针直刺1寸,得气后用大号火罐,用镊子夹住乙醇棉球,点燃棉球后,伸入罐内旋转一圈即退出,再速将罐扣在针上(即扣针罐),留罐20分钟。起罐后即出针,轻微按压针眼几次即可。

方法3

取穴:腰阳关、气海俞、委中、后溪、中渚、人中。

治法:先针后溪、中渚,令患者活动腰部,人中、委中点刺出血,腰阳关、气海俞梅花针叩刺后拔罐20分钟。每日1次,5次为1个疗程,疗程间隔3～5日。

五十五、拔罐治慢性腰肌劳损

方法1

取穴:肾俞、三阴交、阿是穴。寒湿加膀胱俞、命门;瘀血停滞加膈俞、委中、次髎;肾虚加气海、足三里。

治法:采用单罐或闪罐法,或留罐10～20分钟,或至皮肤潮红为止,亦可起罐后用艾条温和灸10分钟左右。隔日1次,5次为1个疗程,疗程间隔5～7日。

方法 2

取穴:肾俞、委中、夹脊、阿是穴。如寒湿重者加风府、腰阳关;如劳损重者加膈俞、次髎;如肾虚重者加命门、志室。

治法:将以上穴位进行常规消毒,用毫针刺之,采用平补平泻的手法,取得针感后留针 20 分钟或加电脉冲刺激 20 分钟,起针后在以上穴位拔火罐 10~15 分钟,至皮肤出现红色瘀血现象为止。每周治疗 2 次,8 次为 1 个疗程。

方法 3

取穴:足太阳膀胱经的胃俞至膀胱俞、督脉的悬枢至腰俞、腰眼、阿是穴。

治法:先将腰部涂适量的润滑油,用闪火法将罐吸拔于腰部,沿着膀胱经和督脉的经穴轻轻地来回推拉火罐,至皮肤出现红色瘀血为止,继在两侧腰眼拔罐 15 分钟,可行摇罐或转罐手法 30 次,起罐后擦净皮肤上的油迹;然后在腰部选 2~3 个阳性点,严格消毒后,每穴用三棱针点刺 3~5 下,或用小针刀迅速刺入皮肤,沿着肌肉的走行拨离 2~3 下,拔出小针刀后,在局部阳性点注射维生素 B_{12} 注射液 2 毫升;最后用创可贴敷盖针孔。每周治疗 1~2 次,6 次为 1 个疗程。

五十六、拔罐治落枕

方法 1

取穴:压痛点、新设、肩髃、悬钟、大椎。

治法:采用刺罐法,三棱针点刺后拔罐,留罐 10 分钟左右,起罐后再用艾条温和灸 5~10 分钟。每日或隔日 1 次,直至症状消失。

方法 2

取穴:悬钟、患部压痛点。

治法:患者取侧卧位,患侧向上,先针刺患侧悬钟,小针尖向上斜刺,用泻法,针感最好向上传导;然后选用大小适宜的火罐,点燃 95% 乙醇棉球,速投罐中,待火旺时,将罐扣拔在患部或压痛点上,拔火罐 1~3 个,负压要适当,以局部皮肤瘀血呈紫红色为宜,每次治疗 20 分钟。在留针过程中,每隔 5 分钟捻针 1 次,以加强刺激。出针时摇大针孔,边摇边出,不按其孔,每日 1 次。

方法 3

取穴:阿是穴、肩井、大椎、风池。

治法:患者取坐位,充分暴露颈肩部,用玻璃火罐、负压罐或电罐吸拔于以上穴位,留罐 10~15 分钟,至皮肤出现红色瘀血为止。隔日治疗 1 次,3 次为 1 疗程。

五十七、拔罐治软组织扭挫伤

方法 1

取穴:扭挫伤局部、阿是穴。

治法：先将所选择的穴位进行常规消毒，用毫针刺之，采用快速进针，大幅度捻转，强刺激泻法为主，或采用透天凉手法，取得针感后，留针20分钟，间歇行针1～2次，或加电脉冲中等度刺激20分钟。起针后在局部拔火罐5～10分钟，至皮肤出现瘀血现象为度。每日1次，6次为1个疗程。

方法2

取穴：扭挫伤局部、邻近穴位。颈部扭伤取风池、肩井、大椎、肩中俞；肩部扭伤取肩井、肩髃、天宗、秉风；肘部扭伤取曲池、少海、尺泽、手三里；腕部扭伤取阳溪、外关、阳池、合谷；腰部扭伤取肾俞、大肠俞、腰阳关、腰眼；膝部扭伤取阳陵泉、阴陵泉、足三里、膝眼；踝部扭伤取丘墟、昆仑、三阴交、绝骨。

治法：先将扭挫伤局部肿胀疼痛处及所选择的邻近穴位进行常规消毒，用梅花针叩刺数下，至皮肤可见散在的出血点为止；然后在局部拔火罐，留罐5～10分钟，至皮肤出现瘀血现象或拔出皮下瘀血数滴为止，起罐后擦净皮肤上的血迹。每日治疗1次，6次为1个疗程。

方法3

取穴：参见方法2治法。

治法：先将扭挫伤的局部及所选择的邻近穴位进行常规消毒，用三棱针点刺数下，至皮肤可见散在的出血点为止；然后在局部拔火罐，留罐5～10分钟，至皮肤出现瘀血现象或拔出皮下瘀血数滴，起罐后擦净皮肤上的血迹。每日治疗1次，6次为1个疗程。

五十八、拔罐治急性阑尾炎

方法1

取穴：主穴分为2组。①府舍、腹结、阑尾穴；②大横、阿是穴、阑尾穴。配穴为恶心呕吐加上脘；反跳痛明显加天枢；体弱加关元。

治法：每次取1组主穴，阑尾穴取双侧，余取右侧；据症加配穴。腹部穴除关元外，均用三棱针快速点刺5～10下后，立即拔罐，关元穴仅拔罐不点刺，均留罐15分钟。阑尾穴仅针刺，进针得气后留针30分钟，中间行捻转泻法1次，两组主穴可交替轮用。每日1次，7次为1个疗程，疗程间歇3日。

方法2

取穴：主穴为神阙、膈俞。配穴为天枢、中脘、关元、阑尾穴。

治法：令患者先取仰卧位，针刺配穴，每次选2～3穴，得气后用强刺激泻法，留针1小时左右。留针期间，每隔10～15分钟捻转提插1次。起针后，嘱病人转成坐位，用皮肤针弹刺主穴，至局部潮红并轻度出血，之后在神阙穴吸拔大火罐，膈俞穴左右分别吸拔中罐，留罐15～20分钟，以局部皮肤呈深红色为宜。上述方法，根据症情，每日治疗1～2次。不计疗程。

五十九、拔罐治血栓闭塞性脉管炎

方法 1

取穴：委中、膀胱俞、患肢局部静脉血管较明显处的有关穴位。

治法：采用刺罐法，膀胱俞三棱针点刺 3～5 点后拔罐，其余穴位点刺出血，待出血自然停止后再拔罐，均留罐 5～10 分钟，隔日治疗 1 次，10 次为 1 个疗程，疗程间隔 3～5 日。

方法 2

取穴：第一组为承山、三阴交、绝骨、足背部；第二组为殷门、委中、承山；第三组为阴廉、伏兔；第四组为尺泽、内关、外关、劳宫、手背部。

治法：根据患病部位的不同，而取相应穴位。胫后动脉、足背动脉无搏动者取第一组穴；腘动脉无搏动者取第二组穴；股动脉无搏动者取第三组穴；尺、桡动脉无搏动者取第四组穴。把需治疗的穴位常规消毒后，用消过毒的粗短毫针、三棱针或小斜口刀进行散刺，或以皮肤针做较重叩刺。根据患者体质强弱或病情，适当掌握刺激的轻重。轻刺法以皮肤红晕；中刺法以皮肤表面尘粒样出血；重刺法以皮肤表面芝麻样点状出血为度。然后选用大小适宜的玻璃火罐，用镊子夹住乙醇棉球，点燃棉球后，伸入罐内旋转一圈即退出，再速将罐扣刺部位，留罐 5～10 分钟，每周治疗 2～3 次。在治疗前须向患者说明治疗情况，以免产生恐惧心理；对体弱情绪紧张的病人，手法一般宜较轻；每次治疗出血总量以不超过 10 毫升为宜。

方法 3

取穴：肾俞、肝俞、大椎。阳虚寒积加命门、手三里或足三里；血瘀热郁加曲泽或委中、八邪或八风；阴虚湿毒加中脘、天枢、曲池或血海。

治法：采用灸罐、针罐或刺罐法，背部穴位隔附片灸 3～5 壮后，拔火罐，四肢穴位针后拔罐，曲泽或委中三棱针挑刺后拔罐，均留罐 10 分钟左右，隔日 1 次，10 次为 1 疗程，疗程间隔 3～5 日。

六十、拔罐治腱鞘囊肿

取穴：阿是穴。

治法：囊肿局部以 26 号或 28 号 1 寸毫针，直刺入 1 针，两旁各刺入 1 针的齐刺法，每一针上各加 2 厘米长之艾段，从下部点燃。燃尽起针后即以微型玻璃罐吸拔 3～5 分钟，以拔出黄色黏稠样液体为佳。拔后用消毒敷料加压固定。1 次未愈，隔 2～3 日再针。针灸治疗本病有较好效果，但应注意严格消毒，以防感染。

六十一、拔罐治直肠脱垂

方法 1

取穴：大肠俞、承山、百会、长强。湿热内蕴加阴陵泉、委中；中气下陷加足三里、脾俞；肾阳不足加命门、肾俞。

治法：采用针罐法，除百会、长强外，余穴均可针刺毕后拔罐 10～20 分钟；委中穴可放血 1～2 毫升。隔日 1 次，10 次为 1 个疗程，疗程间隔 3～5 日。

方法 2

取穴：腰骶部阳性点（结节、变色点、怒张小血管等）。

治法：先在腰骶部寻找 2～4 个阳性点，局部进行常规消毒后，用一种特制的尖端带钩的针，刺破阳性点的皮肤，挑断皮下白色纤维 3～5 根，然后立即拔罐于所挑治的阳性点，留罐 10～15 分钟，拔出瘀血数滴或皮肤出现紫红色瘀血现象为止，起罐后擦净皮肤上的血迹。每周治疗 2～3 次，10 次为 1 个疗程。

方法 3

取穴：第一组为大椎、肝俞、白环俞；第二组为身柱、脾俞、气海；第三组为中脘、气海、关元俞。

治法：以上 3 组穴，每次 1 组，每日或隔日 1 次。用三棱针点刺穴位出血后，选用大小适宜的玻璃火罐，用镊子夹住乙醇棉球，点燃棉球后，伸入罐内旋转一圈即退出。再速将罐扣拔在点刺穴位上，留罐 10～15 分钟。

六十二、拔罐治月经不调

方法 1

取穴：脾俞、肾俞、关元、足三里、血海。

治法：患者俯卧位，充分暴露腰骶部，在腰骶部的督脉及膀胱经行闪罐法，由上至下，由左至右，循序进行，待火罐底部烫手时，立即翻转火罐，用火罐的底部熨压脾俞、肾俞，待罐底部变凉时，再立即翻转火罐进行闪罐法。如此反复进行闪罐法和熨罐法数次，至皮肤出现红色瘀血为止；然后令患者仰卧位，在关元、足三里、血海穴交替进行闪罐法和熨罐法，直至皮肤出现红色瘀血现象为止。每日治疗 1 次，7～10 次为 1 疗程，经前 2～3 日开始针刺。适用于脾肾虚寒和气血虚弱引起的月经不调，也可配合灸法或温针法治疗。

方法 2

取穴：命门、腰俞、关元俞、气海俞、关元、血海。

治法：先将所选穴位进行常规消毒，每穴用三棱针点刺 3～5 下，然后立即于所点刺的穴位拔火罐，留罐 10～15 分钟，拔出血量 1～3 毫升，起罐后擦净皮肤上的血迹。隔日治疗 1 次，10 次为 1 个疗程，月经前 2～3 日开始治疗。适用于由气滞血瘀、寒湿凝滞引起的各种实证型的月经不调。

方法 3

取穴：督脉的命门至腰俞，足太阳膀胱经的肾俞至次髎、关元、归来、足三里、三阴交。

治法:患者俯卧位,充分暴露腰骶部,在腰骶部涂适量的润滑油,选择适当大小的火罐,用闪火法将罐吸拔于腰部,然后沿着膀胱经和督脉在腰骶部来回推拉火罐,至皮肤出现红色瘀血为止,起罐后擦净皮肤上的油迹;接着令患者仰卧位,将关元、归来、三阴交、足三里常规消毒,用毫针刺之,采用平补平泻的手法,关元、归来使患者产生强烈地向会阴部放散的针感;然后用闪火法在针上拔火罐,留罐10～15分钟,至皮肤出现红色瘀血后起罐拔针。隔日治疗1次,10次为1个疗程,经前2～3日开始治疗。适用于气滞血瘀、寒湿凝滞所致的月经不调。

六十三、拔罐治经前紧张综合征

方法1

取穴:肝俞、脾俞、肾俞、太阳、关元、三阴交、太冲。

治法:患者俯卧位,将肝俞、脾俞、肾俞穴进行常规消毒,每穴用三棱针点刺3～5下,选择适当大小的火罐,立即拔于所点刺的穴位,留罐10～15分钟,拔出血量3～5毫升,起罐后擦净皮肤上的血迹;然后令患者仰卧位,用同样的方法将太阳、足三里、三阴交、太冲穴进行刺血拔罐。隔日治疗1次,10次为1个疗程。经前2～3日开始治疗。

方法2

取穴:足太阳膀胱经的大杼至膀胱俞,督脉的大椎至腰俞,太阳、足三里、三阴交、太冲。

治法:在背部涂适量的润滑油,选择适当大小的火罐,用闪火法将罐吸拔于背部,然后沿着膀胱经和督脉轻轻地来回推拉火罐,至皮肤出现明显的瘀血现象为止,起罐后擦净皮肤上的油迹。如头痛为主可加太阳刺血拔罐;如恶心呕吐为主可加足三里刺血拔罐;如烦躁失眠为主可加三阴交、内关刺血拔罐;如乳房胀痛为主可加太冲刺血拔罐。隔日治疗1次,6次为1个疗程,经前2～3日开始治疗,每个月经周期治疗1个疗程。

六十四、拔罐治闭经

方法1

取穴:大椎、身柱、肝俞、脾俞、血海、三阴交。

治法:每次选用1～2穴,皮肤常规消毒后,对准穴位,用三棱针迅速地刺入半分至1分,随即迅速退出,以出血为度;然后选用大小适宜的火罐,点燃95%乙醇棉球,速投罐中,待火旺时将罐扣在穴位上,留罐10～15分钟,隔日1次。

方法2

取穴:关元、气海、归来、中极、肾俞、腰阳关。

治法:病人取俯卧位,选用大小适宜的玻璃火罐或竹制火罐(内直径4～5厘米),点燃95％乙醇棉球,速投罐中,待火旺时将罐扣置在上述穴位,留罐15～20分钟。每日或隔日治疗1次,一般1～3次可痊愈。

六十五、拔罐治痛经

方法1

取穴:肾俞、脾俞、肝俞、关元、归来、三阴交。

治法:患者俯卧位,将肾俞、脾俞、肝俞进行常规消毒,用毫针刺之,采用平补平泻的手法,取得针感后,用闪火法将罐吸拔于针上,留罐10～15分钟,至皮肤出现红色瘀血后起罐;然后令患者仰卧位,用同样的方法在关元、归来、三阴交进行针刺,关元、归来使针感下传至会阴部,然后拔罐。每日治疗1次,经前1～2日开始治疗,经后再治1～2日,7～10日为1个疗程,每个月治疗1个疗程。适用于气滞血瘀、寒湿凝滞引起的痛经。

方法2

取穴:气海俞、关元俞、肾俞、气海、关元、归来。

治法:患者俯卧位,将气海俞、关元俞、肾俞进行常规消毒,每穴用三棱针点刺3～5下,至皮肤可见出血为度,选择适当大小的火罐,用闪火法立即将罐吸拔于所点刺的穴位,留罐10～15分钟,拔出血量1～3毫升,起罐后擦净皮肤上的血迹;然后用同样的方法在气海、关元、归来进行刺血拔罐。每日治疗1次,7次为1个疗程,经前1～3日开始治疗。适用于寒湿凝滞和气滞血瘀引起的痛经。

方法3

取穴:关元、归来、肾俞、关元俞。

治法:当归、白芍、乳香、没药、桂枝、细辛、陈皮、厚朴、艾叶、小茴香、甘草各30克,将上药用纱布包好,放入药锅内,加水3000毫升,熬30分钟左右至药性煎出后,再将竹罐放入药中,煮5～10分钟,用镊子夹出竹罐,甩去药液,迅速用干毛巾捂住罐口,以便吸去罐口的药液,降低罐口的温度,保持罐内的热气,然后趁热立即将竹罐扣于以上穴位,手持竹罐稍加按压约1分钟,待竹罐吸牢于皮肤即可,留罐10～20分钟,至皮肤出现瘀血现象为止。每日治疗1次,10次为1个疗程。适用于气滞血瘀、寒湿凝滞所致的痛经。

六十六、拔罐治功能失调性子宫出血

方法1

取穴:关元、中极、脾俞、肾俞、足三里为第一组;气海、大巨、肝俞、腰阳关、血海、三阴交为第二组,两组交替轮流使用。

治法:采用单罐、针罐或刺罐,体质虚寒可用灸罐法。用单纯艾灸或姜艾灸后拔罐,留罐10～20分钟,血量多可加灸隐白穴。每日或隔日1次,10次为1个疗程,疗程间隔 5 日。

方法 2

取穴:肾俞、气海俞、腰阳关、关元俞、膀胱俞、腰俞、关元、三阴交。

治法:可采用单罐,也可轮流选其中 2～3 穴施行留针罐、刺罐、挑罐,其余穴位用单罐,体质虚寒或寒实类型宜选用艾灸,姜艾灸罐或敷姜罐。留罐 10～15 分钟,每 2～3 天治疗 1 次,月经来潮及潮后 2 天内停止治疗,两次月经间为 1 个疗程。

六十七、拔罐治带下

方法 1

取穴:腰阳关、腰眼、八髎。

治法:病人取俯卧位,穴周局部皮肤常规消毒后,用三棱针快速刺入穴位,出针以后立即拔罐。选用大小适宜的火罐,点燃 95% 乙醇棉球,速投罐中,待火旺时将罐扣在针刺穴位上,留罐 10～15 分钟,起罐后用乙醇棉球局部消毒,3～4 日治疗 1次,7 次为 1 个疗程。

方法 2

取穴:腹侧以肚脐为标准,旁开两横指各处取 1 穴;脐下每隔两横指取 1 穴;再以关元穴为标志,左右各旁开两横指取 1 穴;背侧以腰带印为准,距中线两横指,两侧各取 1 穴;依次向下,每侧再拔 4～5 穴。

治法:将青霉素瓶改制的小抽气罐,置于所选用的穴位处,紧贴皮肤;然后用10 毫升或 20 毫升注射器,将小罐中空气抽出,罐即紧拔于皮肤上,并注入 4～5 毫升清水;保持罐内皮肤潮湿,避免因负压过高造成皮肤渗血。10～15 分钟后,将罐取下,后用纱布或毛巾将局部揩干,7 次为 1 个疗程,每次更换穴位。体弱者负压不宜太大,一般注射器抽至 20 毫升刻度即可。

方法 3

取穴:主穴为十七椎下、腰眼。配穴为八髎穴周围之络脉。

治法:局部常规消毒后,用三棱针迅速刺入穴位,出针后立即拔罐。选用大小适宜的火罐,点燃 95% 乙醇棉球,速投罐中,待火旺时将罐扣在针刺穴位上,留罐5～10 分钟。起罐后用碘酒棉球消毒针孔,视病情 3～5 日治疗 1 次,出血量少者3～5 毫升,最多 10 毫升左右。病程较长者可配合中药(山药、海螵蛸各 15～30 克,生龙骨、生牡蛎、茜草、白术各 15 克,苍术 10 克,水煎服)辨证加减治疗。

六十八、拔罐治妊娠呕吐

方法 1

取穴:中脘、神阙、足三里。

治法:选择适当大小的火罐(玻璃罐、负压罐、抽气罐均可),将罐吸拔于以上穴位,留罐 10~15 分钟,至皮肤出现红色瘀血现象为度。也可于留罐时令患者进食,食后起罐。每日或隔日治疗 1 次,10 次为 1 个疗程。

方法 2

取穴:第一组为大椎、肝俞、脾俞;第二组为身柱、胃俞。

治法:以上两组穴,每次用 1 组,两组轮流使用。先在选定的穴位处局部消毒后,用三棱针点刺 3 次;然后选用大小适宜的火罐,点燃 95％乙醇棉球,速投罐中,待火旺时将罐拔扣于点刺的穴位上,使之出血,留罐 10~15 分钟,而后起罐,擦净血迹,每日或隔日治疗 1 次。

方法 3

取穴:脾俞、胃俞、足三里。

治法:将以上穴位进行常规消毒,每穴用三棱针点刺 2~3 下,然后选择适当大小的火罐,用闪火法将罐吸拔于所点刺的穴位,留罐 5~10 分钟,至皮肤出现紫红色的瘀血现象或拔出瘀血数滴为度,起罐后擦净皮肤上的血迹。每日或隔日治疗 1 次,10 次为 1 个疗程。

六十九、拔罐治产后身痛

方法 1

取穴:疼痛局部。

治法:独活、寄生、防风、川乌、吴茱萸、当归、芍药、附子、茴香、艾叶、人参、杜仲、黄芪、甘草各 30 克,将上药用纱布包好,放入锅内,加水 3000 毫升,熬 30 分钟左右至药性煎出,再将竹罐放入药中,煮 5~10 分钟,用镊子夹出竹罐,甩去药液,迅速用干毛巾捂住罐口,以便吸去罐口的药液,降低罐口的温度,保持罐内的热气,然后趁热立即将竹罐扣于疼痛部位,手持竹罐稍加按压约 1 分钟,待竹罐吸牢于皮肤即可,留罐 10~20 分钟,至皮肤出现瘀血现象为止。每日治疗 1 次,10 次为 1 个疗程。

方法 2

取穴:血海、气海、足三里、膈俞、脾俞、肾俞、疼痛局部穴位。

治法:将以上穴位进行常规消毒,用毫针刺之,采用烧山火温补法,取得针感后留针 20 分钟,或加电脉冲弱刺激 20 分钟,然后在针上拔火罐 10~15 分钟,至皮肤出现红色瘀血现象为止。如肩关节疼痛为主者,可在肩关节周围拔走罐或肩关节疼痛局部拔罐;如上肢疼痛为主者,可循大肠经穴拔走罐或疼痛局部拔罐;如下肢疼痛为主者,可循胃经穴拔走罐或下肢疼痛局部拔罐;如头痛为主者,可在太阳、印堂、风池穴拔罐。

方法 3

取穴:足太阳膀胱经的大杼至膀胱俞、督脉的大椎至腰俞、疼痛局部穴位。

治法：患者俯卧位，充分暴露背部，在背部涂适量的润滑油，选择适当大小的火罐，用闪火法将罐吸拔于背部，然后沿着膀胱经的大杼至膀胱俞和督脉的大椎至腰俞轻轻地来回推拉火罐，至皮肤出现红色瘀血为止，起罐后擦净皮肤上的油迹。兼症治法参见方法 2 治法。

七十、拔罐治产后缺乳

方法 1

取穴：乳根、膻中、少泽、肩井。虚证加脾俞、肝俞、膈俞、关元、气海、足三里；实证加期门、内关、心俞、蠡沟。

治法：采用刺罐法，先在少泽用三棱针点刺后，余穴用梅花针叩刺（虚证轻叩，实证重叩），均留罐 20～30 分钟。每日或隔日 1 次，3 次为 1 个疗程，疗程间隔 3 日。

方法 2

取穴：肝俞、期门、太冲、膻中、乳根、少泽。

治法：将肝俞、期门、太冲、膻中穴进行常规消毒，每穴用三棱针点刺 3～5 下，立即在所点刺的穴位拔火罐，留罐 10 分钟左右，拔出瘀血 1～5 毫升，起罐后擦净皮肤上的血迹；再用 3～4 寸毫针从乳根穴向上平刺，采用强刺激捻转提插泻法，取得针感后立即拔针；然后用三棱针点刺少泽穴，挤出数滴血液。每日治疗 1 次，6 次为 1 个疗程。适用于肝郁气滞、经脉不通所致的产后缺乳。

方法 3

取穴：乳根、少泽、膻中、脾俞、足三里、三阴交。

治法：乳根穴消毒后，用 3～4 寸毫针向上平刺，采用平补平泻的手法，取得针感后立即起针；再用三棱针点刺少泽穴，挤出 12 滴血液；其余穴位用毫针针刺，采用提插捻转补法，取得针感后，在针上拔火罐，至皮肤出现明显的瘀血现象为止。适用于气血虚弱、乳汁生化之源不足所致的产后缺乳。

七十一、拔罐治急性乳腺炎

方法 1

取穴：初期用肩井、内关、天池、委中；成脓期用膺窗、足三里、膻中；溃后期用肩贞、天宗、乳根、曲池。

治法：采用刺罐法，三棱针点刺后，拔罐 5～10 分钟，或采用敷蒜罐，每日 1 次，直至病愈。

方法 2

取穴：主穴为乳头、乳晕区及压痛明显处。配穴为腹中、胸乡、膺窗、库房。

治法：选用普通玻璃罐，用镊子夹住酒精棉球，点燃棉球后，伸入罐内旋转一圈即退出,再速将罐扣于患侧乳头、乳晕区及压痛明显处,留罐 10～15 分钟,视患者病情,可适当选用配穴。

方法 3

取穴:第一组为大椎、心俞、肝俞、阿是穴;第二组为身柱、膈俞、脾俞、膺窗。

治法:以上穴位,每次用 1 组,两组穴轮流使用。治疗时在选定的穴位处局部消毒后,用三棱针点刺 3 下;然后选用大小适宜的玻璃火罐,用镊子夹住乙醇棉球,点燃棉球后,仲入罐内旋转一圈即退出,再速将火罐罩在点刺的穴位上,使之出血。留罐 10～15 分钟,然后将罐起下,擦净血迹,每日或隔日治疗 1 次。

七十二、拔罐治乳腺增生

方法 1

取穴:膻中、膺窗、乳根。

治法:采用刺罐法,每穴用三棱针点刺 3～5 点,将罐吸罩于上,出血量 10 毫升左右为度。每周 1 次,3 次为 1 个疗程,疗程间隔 7 日。

方法 2

取穴:乳根、阳陵泉、膺窗、膻中。气滞血瘀加血海、膈俞;气滞痰凝加丰隆、足三里。

治法:用微波针后拔罐方法。微波针使皮肤产生温热感为度,一般是 20～25 伏,每穴治疗 15 分钟左右,然后再闪罐 5～10 下,至皮肤潮红为度。每日或隔日 1 次,15～20 次为 1 个疗程,疗程间隔 7 日。

方法 3

取穴:膻中、天宗、肩井、肝俞、外关。肝气郁滞加太冲、足临泣;痰湿凝结加丰隆、中脘;肝肾阴虚加肾俞、三阴交。

治法:采用单罐、针罐或刺罐法。针罐则针刺起针后拔罐 5～10 分钟。隔日 1 次,1 个月为 1 个疗程,月经期停止治疗。

七十三、拔罐治子宫脱垂

方法 1

取穴:天枢、肺俞、心俞、灵台、肝俞、脾俞、胃俞、第 12 胸椎至骶段脊柱中线及两旁足太阳膀胱经内侧循行线。

治法:采用单罐,12 胸椎以下采用多罐,即密排罐法,八髎穴先用三棱针点刺后再拔罐,均留罐 20 分钟。每 2～3 日治疗 1 次。10 次为 1 个疗程,疗程间隔 7 日。

方法 2

取穴:大椎、气冲、子宫、维胞、命门、关元、筋缩、中极。气虚加气海、足三里、三阴交;肾虚加肾俞、交信。

治法:将穴位分成两组交替轮流使用,采用单罐或针罐。用闪火法拔罐 20 分钟左右或针刺后拔罐 15 分钟左右,隔日 1 次,10 次为 1 个疗程,疗程间隔 3～5 日。

七十四、拔罐治盆腔炎

方法 1

取穴:第一组为气滞血瘀型取关元、三阴交、大椎、肾俞、第十七椎下、腰眼(第 4、5 腰椎左右凹陷中,约距脊背正中线 3.5 寸处);第二组为寒凝湿滞型取肾俞、第十七椎下、腰眼、关元、气海、三阴交。

治法:依症型不同而选用不同的治疗方法。气滞血瘀型,先于所选穴位严格消毒,用三棱针快速进针,刺入规定深度即出针,然后选用大小适宜的火罐,点燃 95％乙醇棉球,速投罐中,待火旺时将罐扣在穴位上,每日 1 次,每次选 2 穴,10 天为 1 个疗程;寒凝湿滞型,先选用大小适宜的火罐,点燃 95％乙醇棉球,速投罐中,待火旺时将罐扣在穴位上。再在拔罐穴位上进行严格消毒后,用三棱针快速进针,刺入规定深度即出针,每日 1 次,每次选 2 穴,14 日为 1 个疗程。

方法 2

取穴:归来、水道、肾俞、命门、气海俞、阳关、关元俞、膀胱俞、上髎、次髎等。

治法:采用纳药罐法,选用活血化瘀、祛痰通阳中药末(如炒干姜 30 克,泽兰 20 克,肉桂 15 克,白芥子 15 克,麻黄面 30 克,生半夏 20 克,生附子 20 克,红娘子 5 克,冰片 1 克,研末)水调后敷饼,小于罐口,贴于穴位,然后拔罐;下腹疼痛为主选归来、水道等;腰痛为主选命门、肾俞、气海俞、上髎、次髎等;有炎性包块选局部穴位等。留罐 15～30 分钟,每日 1 次,15 次为 1 个疗程,疗程间隔 3～5 日。

方法 3

取穴:主穴为肾俞、腰眼、腰阳关、八髎(即上、次、中、下髎之合称)、关元、曲骨、气海、归来、三阴交、足三里。配穴为月经多者,加血海;痛经者,加地机;白带多者,加阴陵泉;发热恶寒、低热者,加大椎、曲池。

治法:先在腰骶部和腹部的穴位中寻找压痛或酸胀敏感点数个,以毫针刺入,留针 20 分钟。出针后,再选用大小适宜的火罐,点燃 95％乙醇棉球,速投罐中,待火旺时将罐扣在针刺部位上,留罐 10～15 分钟;其余的四肢穴宜与腰、腹部穴位同时针刺,但可不拔罐。每 1～2 日施术 1 次,10 次为 1 个疗程。

七十五、拔罐治慢性前列腺炎

方法 1

取穴:腰骶椎两侧、腹股沟部、水道。

治法:采用刺罐法,用梅花针轻叩刺后,闪罐至皮肤潮红,微渗血,每日 1 次。

10 次为 1 疗程,疗程间隔 3～5 日。

方法 2

取穴:肾俞、膀胱俞、八髎、关元、中极、三阴交。湿热下注加天枢、水道、阴陵泉;脾虚气陷加气海、脾俞、胃俞;下元虚衰加志室、命门、气海俞;气滞血瘀加膈俞、血海、合谷。

治法:用刺罐法,以梅花针叩刺后拔罐,留罐 10～20 分钟;也可以在腰骶部穴位进行挑罐法,挑刺后留罐 5～15 分钟,并在 7 日后在此部位再行其他治疗。刺罐可隔日 1 次,10 次为 1 个疗程,疗程间隔 5～7 日。

第六章
敷贴养生治病

第一节 敷贴疗法的由来

敷贴疗法是将药物制成不同剂型,施用于体表某一部位,借药物的性能,使药性经皮肤或循经络传导而发挥作用,以达到治疗为目的的一种传统疗法。敷贴疗法是我国劳动人民几千年来在同疾病做斗争中总结出来的一套独特的、行之有效的治疗和养生方法。敷贴疗法以中医理论为指导,在人体的腧穴及病变局部等部位敷贴中药制剂,药物通过皮肤吸收后,刺激局部或相应的经络腧穴,对局部产生直接效用或激发全身经气,以达到防治疾病和养生的目的。此外,敷贴疗法还具有疏通经络,调和气血,平衡阴阳之功效。

中医外治法的起源可以追溯到原始社会。那个时候的生产力落后,病疫猖獗,毒蛇猛兽横行,先民们在与毒蛇猛兽搏斗或部落之间发生战争时常有外伤发生。因此用树叶、草茎、泥土等物涂搽伤口的外治方法也就应运而生。随着火的发现与应用,人们逐渐发现用兽皮、树皮等包裹热的石块或砂土,可以保持较长的取暖时间,并能减轻一些局部疼痛,这可以说是早期的热熨方法。在人类与疾病斗争的过程中,逐渐发展形成了众多的外治方法。随着社会生产力的不断发展,医疗经验得到了进一步的提高,加之阴阳、五行、脏腑、经络诸学说的形成和完善,逐渐确立了中医药学体系,中医外治法也随之更加多样化。

敷贴疗法是将鲜药捣烂,或将干药研成细末后以水、酒、醋、蜜、植物油、鸡蛋清、葱汁、姜汁、蒜汁、菜汁、凡士林等调匀,直接涂敷于患处或穴位。由于经络有"内属脏腑,外络肢节,沟通表里,贯串上下"的作用,不但可以治疗局部病变,并且也能达到治疗全身性疾病的目的。使用时可根据"上病下取、下病上取、中病旁取"的原则,按照经络循行走向选择穴位,然后敷药,可以收到较好的疗效。例如,鼻衄可用吴茱萸敷足心,而发热咳喘则可用四仁散敷手足心等。敷贴疗法源远流长,远古时期的先民们就已学会了用泥土、草根、树皮等外敷伤口止血,《五十二病方》记载了许多外敷方剂,用以治疗创伤、外病等。此后的《肘后备急方》《刘涓子鬼遗方》《食疗本草》《普济方》等医药书籍中均有记载,晚清吴师机的《理瀹骈文》则集敷贴疗法之大成,标志敷贴疗法临床应用达到了更为完善的水准。现在,敷贴疗法在临床上的应用极为广泛,其优点是不经消化道吸收,不发生胃肠道反应,药物直接接触病灶,或通过经络气血的传导,以达到治疗疾病的目的。

第二节　敷贴疗法的作用原理

敷贴外治也是以中医的基本理论为指导,以中医的整体观念和辨证论治为前提的,它的理论也是建立在病因病机、四诊八纲、脏腑经络等原则基础上的,它与内治法的根本区别在于它是将药物等施用于人体外表,以达到治病的目的。外治的作用机制与内治之理基本相同,都是根据疾病的在表在里、在腑在脏、虚实寒热、标本缓急的不同,而采用不同的外治方法。吴师机在《理瀹骈文》提出:"外治之理,即内治之理;外治之药,亦即内治之药,所异者法耳。"

一、中医对敷贴疗法的认识

人体是一个有机的整体,五脏六腑、四肢百骸、皮毛腠理,皆通过经脉紧密联系为一个有机整体。人的活动也不是孤立进行的,而是一系列综合性整体统一的功能活动。从病理上来看,局部的病变可以产生全身性的病理反应;全身的病理变化又可反映于局部。因此,通过反映于外的各种疾病现象,可追溯其内在病因。人体的皮毛腠理与五脏六腑相互贯通,所以将药物施用于体表,其药性就可透达皮毛腠理而达到治疗疾病的目的。敷贴外治常以局部用药来治疗全身性疾病。如风寒从皮毛侵入人体后,首先从足太阳膀胱经受邪,出现恶寒发热,无汗,头身疼痛的症状,可用布袋装荆芥作枕头,也可以用桂枝煎汤浸顶部,或用杏仁捣烂敷痛处等法,均有驱散风寒之邪,消除全身症状的作用。

十二经脉者,内属于脏腑,外终于肢节,是人体气血运行的通道。由于人体是一个有机的整体,经脉与脏腑、肢体有着表里、内外、络属相互关系。敷贴药物作用于体表,通过经络的联络而通达于脏腑,从而产生调节整体起到治疗疾病的作用。药物敷贴于穴位是通过对体表的刺激,激发经络的功能而达到治疗作用。外治部位虽不同,但经络相互贯通,故可达到调理脏腑的目的,发生远距离治疗作用。

(1)调和气血,疏经通络:气血是机体活动的物质基础,通过经络而输布周身,从而发挥其推动、温煦、防御、固摄、气化、营养等作用。《灵枢·经筋》曰:"经脉者,所以决生死,处百病,调虚实,不可不通。"经络畅通,则气血调和,脏腑才能正常发挥其作用。敷贴通过药物直接作用于腧穴和损伤局部,使腠理开启,可以使内部邪气透达体表,使瘀阻的经络通畅,从而"疏其血气,令其条达,而致和平"。所以敷贴可调和气血、疏通经络,从而达到活血止痛、清热解毒、化痰散结等多种功效。

(2)平衡阴阳,补益正气,协调脏腑:"阴平阳秘,精神乃治",阴阳平衡机体才健康,正如《灵枢·根结》所言:"调阴与阳,精气乃光,合形与气,使神内藏。"敷贴养生可平衡阴阳,及时纠正阴阳的偏盛偏衰,使脏腑功能协调而达到防病、健身、益寿、延年的目的。《素问·刺法论》提出:"正气存内,邪不可干。"《素问·评热病论》又指出:"邪之所凑,其气必虚。"这些都说明,正气旺盛,气血充盈,经络通畅,人体脏腑功能正常,卫外固密时,外邪难以入侵,内邪难于产生,疾病自然不易发生。但如果因为各种各样的原因导致正气虚弱,气血不足,经络瘀阻,人体脏腑功能失常,卫外不固,则外邪乘虚而入,或病邪内生,均可导致疾病的发生。所以,正如《灵枢·口问》所说:"故邪之所在,皆为不足。"敷贴通过药物直接作用于腧穴和损伤局部,可以引导营卫之气的输布,鼓动经脉气血的循行,濡养脏腑组织器官,温煦皮毛。同时,敷贴可以激发人体的阳气,平衡阴阳,扶助正气,改善脏腑功能,进而增强人体抵抗疾病的能力。

药物外敷局部后,可通过皮肤入血,直接发挥作用。实验证明,苦参对痢疾杆菌有很强的抑制作用,大蒜、石榴皮等都有同等功效,故用以敷贴相应的穴位或敷脐治疗腹泻有效,与口服药物作用相似。内服药须经消化酶和消化液的部分破坏,而外治则是直接吸收,可保持其有效成分,充分发挥药效。

二、现代医学对敷贴疗法的认识

现代医学研究表明,外治法作为一种整体疗法在治疗各种疾病过程中往往会出现双向调节作用,促进和调整机体的免疫功能。如有人发现局部外敷熟附片、肉桂、绿豆后,血清中 IgA、IgG、IgM 等特异性抗体含量及吞噬细胞的吞噬功能均有所提高。临床研究发现,用瓜蒂末喷鼻治疗病毒性肝炎,使机体淋巴细胞绝对数均有明显提高,从而起到退黄和改善肝功能的作用。说明外治法的整体调节作用客观存在。

敷贴药物可以通过透皮吸收,使局部或全身的血药浓度提高,从而产生治疗作用。药物透过皮肤、穴位后可直接进入经络血脉,再分布全身,进而发挥其药理作用。药物透皮吸收过程包括释放、穿透与吸收进入血循环 3 个阶段,释放系指药物从基质中脱离出来扩散到皮肤或黏膜上;穿透系指药物通过表层进入真皮、皮下组织,对局部组织起作用;吸收系指透入皮肤后或与黏膜接触后在组织内通过血管或淋巴管进行循环而达全身。皮肤吸收途径主要有 3 条:①毛囊;②完整的角质层;③汗管。药物吸收主要通过角质层细胞、细胞间隙或通过毛囊、皮脂腺。分子量小的药物,能向角质层中扩散,尽管数量有限,但其扩散速度越往里越大;分子量较大的药物则以毛孔及汗腺为途径进入体内。

不同性质、不同功效的药物,其产生的治疗效果也是不同的;药物的配伍比例不同,其治疗作用也有差别,甚至截然不同。说明药物的药理作用,是外治疗法作用机制的物质基础。

第三节　敷贴疗法的使用

一、敷贴的基本原则

1. 辨证敷贴　使用敷贴疗法进行养生或作为疾病的辅助治疗,需要根据敷贴目的或病证性质,辨证选择相应的药物、敷贴的部位或腧穴以及敷贴的时间。敷贴期间还需时刻观察敷贴者的变化,以随时对敷贴的方法、用药、腧穴及时间做相应的调整。

2. 体位及固定方法适宜　敷贴时要根据敷贴者的情况、敷贴的部位或腧穴以及敷贴药物的特性,选择适宜的体位,并保证敷贴剂的固定稳妥。

3. 取穴应少而精　每次敷贴时,取穴应尽量少而精,一般以 6～8 穴为宜。为避免皮肤损伤,同一部位敷贴时间不宜持续太长。如果确实需要长期敷贴,如用于慢病的调理,则可以选择几组腧穴,每次只需敷贴其中 1 组腧穴,几组交替敷贴。

二、敷贴使用方法

1. 讲究辨证论治　寻找出疾病的根本病因和病机,抓住疾病的本质,然后用具体的方药进行治疗,才能收到较好的疗效。辨证论治的精髓是整体调治,人本身是一个整体,人和自然又是一个整体。因此,尽管知道病的范围只是在一个局部,但还要看到,局部疾病也是全身情况的一种反映,或者局部的疾病必然会影响到全身。治疗时不仅要考虑局部调治,还要考虑全身调治。

2. 要因人因时因地制宜　人体与自然界是息息相关的整体,人体在内外因素的影响下也有一定的差异。因此,必须根据患者的性格、年龄、体质、生活习惯、地理环境和四时气候变化等情况的不同,而采取适宜的治疗方法,不能孤立地看待病证,机械地生搬外治法,否则会影响疗效。

3. 知标本、明缓急　疾病分标本,病情分缓急,在应用敷贴外治法时,必须分清标本,辨明缓急,急则治其标,缓则治其本,这样才能得心应手,使疾病获得痊愈。

敷贴疗法适用于各类人群,既可用于各类人群的养生和亚健康状态的调理,又可作为皮肤、五官、内、外、妇、儿等临床病证的辅助治疗。

三、敷贴药物的选择

敷贴药物常常选择芳香开窍、通经活络类,或者味厚力猛及刺激发疱类的药物。这些药物一方面容易透入皮肤,而且还能促进其他药物的透皮吸收,起到由外达内之效;另一方面气味俱厚之品经皮透入后对腧穴局部可起到针灸样刺激作用。

芳香开窍、通经活络类药物能行滞通络,率领群药直达病所,但又易耗伤气血,故不宜过量使用。常用的有樟脑、冰片、薄荷、丁香、麝香、细辛、花椒、乳香、没药、肉桂、皂角、穿山甲、葱、姜、蒜等。味厚力猛类药物气味俱厚,药力峻猛,甚至有毒,故此类药物用量不宜过大,敷贴时间也不宜过长,常用的有巴豆、附子、生半夏、生南星、草乌、川乌、番木鳖、苍术等。发疱类药物对皮肤有一定的刺激性,主要通过使局部皮肤起疱来达到刺激经络腧穴、调节脏腑的作用,常用的有白芥子、毛茛、甘遂、斑蝥、生姜、蒜泥、威灵仙草等。

四、敷贴疗法的优势

1. 应用范围广　敷贴外治起源于长期的医疗实践,施治部位又比较广泛,大多数的疾病都可以用外治法治疗,特别是对各种单纯性疾病或病情较轻的疾病初起阶段,外治法完全可以起到主治作用。

2. 治法简便、经济实用　敷贴外治法简便易学,取材容易,比较容易学习掌握,乐于为患者接受,且不需要太多的花费。

3. 疗效可靠　由于药物可以刺激患部或穴位,并经由皮肤直接进入血液循环,故可迅速发挥治疗作用,不仅能控制某些急性疾病的症状,而且对某些慢性疾病的疗效非凡,治病效果不可低估。

4. 副作用少　由于敷贴外治法施药于体表,不需要内服,随时可观察到局部反应,如有不适,可将药物立即除去,不会发生严重的毒性反应。

五、赋形剂的选用

药物敷贴时一般需要使用赋形剂,而且与敷贴疗法的起效密切相关。赋形剂即基质,是用来帮助药物黏附和经皮渗透吸收的一类物质,常呈液态或膏状,也可称为调合剂。常用的赋形剂有凡士林、醋、白酒或黄酒、蜂蜜、生姜汁、蒜泥、水等;而药物的浸剂也可作为赋形剂使用。

1. 凡士林　半透明状,不亲水,主要用于与药粉调和,以配制各种软膏。其单独涂抹在皮肤上就能保湿,有助于皮肤的修复;还可以阻挡空气中的微生物与皮肤的直接接触,从而降低了皮肤感染的可能性。

2. 醋　味酸苦,性温,具有散瘀止血、下气消食、行水消肿、解毒止痛及敛疮等作用。

3. 酒　味甘辛,性大热,具有行气活血、疏经通络、祛风散寒、消肿止痛的作用,并能加强药物的透皮吸收。

4. 蜂蜜　味甘,性凉,具有解毒防腐、缓急止痛、收敛生肌、抗菌消炎、滋润皮肤、保护创面、促进药物吸收等诸多功能,还可使药物保持一定的湿度,对皮肤无刺激。

5. 生姜、蒜　味辛、性温,生姜长于升腾发散而走表,有解表散寒、温中止呕、化痰解毒的功效;蒜则长于行气消积、解毒杀虫。

6. 透皮促进剂　近年来新兴的一种化学制剂,这类物质能可逆地改变皮肤角质层的屏障功能,从而增加皮肤的通透性,促进药物的吸收,但又不会损伤任何活性细胞。目前临床常用的透皮促进剂为月桂氮䓬酮(氮酮),它通过增加脂质的流动性促进渗透作用,但对细胞内的蛋白质没有影响。氮酮的有效浓度低,毒性和刺激性都小,发挥作用慢,迟滞时间较长,但对亲水性药物的促透作用大于亲脂性药物。

六、剂型的选用

临床常见的药物敷贴剂型有饼剂、膏剂、散剂、糊剂等。

1. 饼剂　药物被研为粉末后,过细筛,再加入适量的水、面粉等搅拌至均匀的糊状,然后根据敷贴部位,压制成大小不同的饼状,也可在敷贴前入笼蒸熟。具有较大黏稠性的敷贴药也可直接捣成饼状。

2. 膏剂　膏剂包括软膏剂和硬膏剂。软膏剂是指药物研碎过筛或提取药物浸膏,加入赋形剂调匀后所熬成的膏状制剂;硬膏剂是指将药物放入植物油中浸泡数日,并放锅内加热、炸枯、过滤,药油再熬至滴油成珠时,加入铅丹,均匀地涂在布或厚纸等材料的中央,可直接敷贴于皮肤上或加热后再贴。

3. 散剂　散剂是指将药物研为粉末过筛后,直接填于脐部敷贴,或将药末均匀地撒在普通膏药的中央或根据需要用水调和成团,涂在大小适宜的胶布面上直接敷贴。

4. 糊剂　糊剂是将药物研末过筛后,加入适量的液态赋形剂调为糊状。敷贴后盖上纱布并用胶布固定。

5. 锭剂或丸剂　锭剂或丸剂是指用水或面粉等赋形剂将研末过筛的药物搅拌均匀,制成锭形或丸形,晾干,使用时再加水或醋调成糊状敷贴。

6. 涂膜剂或贴膏剂　涂膜剂是指药物经适宜溶剂和方法提取或溶解,以高分子聚合物的成膜材料制成的供外用涂抹,能形成薄膜的液体制剂;贴膏剂指药物溶解或混合于天然或合成高分子材料基质中,摊涂于裱褙材料上,供敷贴于皮肤的一类外用片状制剂。

七、敷贴部位的选择

敷贴部位包括非腧穴和腧穴。非腧穴敷贴一般应用于皮肤损伤局部或病患局部,而腧穴敷贴的选穴原则与针灸疗法一致,包括局部取穴、循经远部取穴和经验取穴。

局部取穴通常用于五官科和外科病证、偏头痛的防治以及美容养生等,常选择病变局部的腧穴及其附近的腧穴或是需要养生部位的腧穴进行敷贴;循经远部取穴常用于五官科病证、妇科难产及哮喘等,如上病下贴、下病上贴;经验取穴主要是选用经验穴,如神阙和涌泉穴是最常用的敷贴腧穴之一。实际操作时,敷贴的腧穴应少而精;根据辨体、辨病和辨证而灵活选择。

八、敷贴的方法

1. 单一敷贴法　首先根据敷贴部位或腧穴选择好体位,以便药物能稳妥地敷贴于患处或腧穴上。敷贴前需先定准腧穴。接着,用温水将敷贴局部洗净,或用75%的乙醇棉球局部消毒,然后将敷贴药稳妥地固定在皮肤上,以防止其移动或脱落。目前有专供敷贴的特制敷料,也可直接使用胶布固定,或先将纱布覆盖,再用胶布固定。换药时,应选用消毒干棉球蘸温水或植物油轻轻擦去粘在皮肤上的药物,待局部干燥后再敷药。

2. 敷贴配合其他中医外治法　敷贴法常常会配合针刺、艾灸、梅花针或拔罐等外治法。如配合针刺,可先用75%的乙醇局部消毒,针刺后行针,使针感强烈,不留针,再将药物敷贴于针刺过的腧穴上,并用胶布或纱布固定;如配合灸法,局部皮肤消毒后,先放置鲜姜片,点燃艾炷灸3～5壮,直至局部皮肤潮红,再将药物敷贴于灸后的腧穴上并固定;若配合梅花针,应局部皮肤消毒,梅花针重叩至局部红晕或微有出血,再将药物敷贴于其上并固定;若与拔罐相配合,也需局部消毒后闪火罐直至局部皮肤潮红,再将药物敷贴于其上并固定。

九、敷贴时间的选择

一般的敷贴疗法,其敷贴时间根据敷贴者的需要来确定,而敷贴持续的时间由药物刺激性的大小以及敷贴者体质的强弱而定,一般以敷贴者能够耐受为度。通常刺激性小的敷贴剂,可以每隔1～3日换1次;刺激性大的敷贴剂,则根据患者的反应和发疱程度确定敷贴的时间,数分钟至数小时不等。年老、体虚者或小儿的敷贴时间可适当缩短;如果需要再次敷贴,一般需在局部皮肤基本恢复正常后再进行。敷贴期间若出现难以忍受的瘙痒、疼痛或者皮肤过敏,应该立刻停止敷贴。

三伏贴则选择夏季三伏天来进行。夏季三伏天时自然界阳气旺盛,此时冬季易患疾病一般处于缓解期,病情也比较平稳;而此时人体阳气盛于外而虚于内,皮肤腠理亦相对疏松,故通过辨证论治给予助阳之品,可达养其内虚之阳,治病求本的目的。路怀忠阐释了冬病夏治三伏贴治疗肺部疾病的具体时间及理论依据:夏至后第三个庚日为初伏,夏至后第四个庚日为中伏,立秋后第一个庚日为末伏。三伏实为"夏之阳盛之时",故选择三伏为治疗的最佳时机。而肺五行属金,三伏第一天均为庚日,庚属金,金气旺盛,宜理肺(利于调治呼吸系统疾病)。故多选择三伏的第一日为主要治疗时间。并说明选择背部腧穴为主的原因为脏腑之气血输注于背部的腧穴,故能调节所对应脏腑的功能状态。

十、敷贴的禁忌

(1)孕妇禁用麝香等芳香开窍类药物作为敷贴药,以免引起流产。同时,孕妇的某些部位应禁止敷贴,如腹部、腰骶部以及某些会促进子宫收缩的腧穴,如合谷、三阴交等。

(2)局部皮肤有较严重的创伤、感染、溃疡或皮肤病者应禁用。

(3)糖尿病、血液病、严重心肝肾功能障碍、艾滋病者禁用刺激性太强的药物。

十一、敷贴疗法的注意事项

(1)患部要常规消毒,注意外敷药物的干湿度,过湿容易外溢流失,如果药物变干,须随时更换,或加调和剂湿润后再敷上。

(2)穴位贴药时,所取穴位不宜过多,每穴用量宜小,敷贴面积不宜过大,时间不宜过久;穴位要找准,治疗时要间断用药,一般不可连续贴药 10 次以上,以免刺激过久,损伤皮肤,有毒的强刺激性药物尤其要注意;小儿皮肤较嫩,故用量更小,时间宜短。

(3)要及时处理不良反应,一些刺激性较大或辛辣性的药物对皮肤有一定的刺激作用,有时会引起局部皮肤红肿、发痒、灼辣,甚至起疱疹等不良反应,应及时发现,认真处理,可以去除药物,或改用其他药物,乃至停药。

(4)皮肤过敏者不宜使用;有可疑过敏史者,要先从小剂量开始,时间要短,以后逐渐增加药量和延长时间。用药过程中如果出现皮肤过敏、瘙痒潮红、发生小水疱,应停止用药。

(5)严格选择适应证:敷贴外治虽能治疗许多疾病,而且疗效较好,但对某些病情凶险、来势急骤、证候复杂的危重患者,不要乱用外治法治疗。

(6)敷贴药物不宜内服。

第四节　敷贴养生

一、三伏贴的使用方法

三伏贴是指选择在夏季三伏天,将药物敷贴到人体一定腧穴,以养生治病的一种外治方法。主要适用于秋冬春之际容易反复发作或者加重的慢性、顽固性肺系疾病。如支气管哮喘、慢性咳嗽、慢性支气管炎、反复呼吸道感染、慢性阻塞性肺病、过敏性鼻炎、慢性咽喉炎、慢性鼻窦炎或小儿体虚易感。

1. 施术前准备　①药物及其制备:以白芥子、甘遂、细辛、延胡索、生姜作为基本处方;药物的制备必须在常温、清洁、无菌的环境下进行。姜汁是将生姜洗净、粉碎,三层无菌纱布挤压取汁而成,其浓度通过加适量蒸馏水进行调配,可在50%~100%之间适当调整。将其他洁净药材烘干、粉碎、过细筛,备用。生药粉和生姜汁的比例一般为10克:10毫升。敷贴当日取生药粉用姜汁调成稠膏状,或者敷贴前制作好后置冰箱冷藏以备用。②敷贴腧穴:根据患者病情,辨证选择腧穴。一般以经穴为主,常用有肺俞、膏肓、定喘、大椎、膻中等。③体位:选择患者舒适、术者便于操作的体位。④局部消毒:术者用肥皂水清净双手后,用0.5%~1%碘伏或75%酒精棉球或棉签在敷贴局部消毒。

2. 常用敷贴方法　将已制备好的稠膏状药物直接贴压于腧穴上,然后用医用胶布外覆固定;或先将药物贴压于医用胶布黏面中央,再粘贴于腧穴上。

3. 敷贴的时间　一般选择在每年夏季农历三伏天时,敷贴治疗在初、中、末伏的第一天进行(如果中伏为20天,间隔10天可加贴1次)。在三伏天期间也可进行敷贴,每两次敷贴之间间隔7~10日。一般成人每次敷贴持续时间为2~6小时,小儿敷贴时间为0.5~2小时。但考虑到个体的体质和耐受能力各不相同,所以具体敷贴的持续时间,还应根据敷贴者的皮肤反应或其耐受度确定。如敷贴者自觉局部有明显的不适感,可自行取下。一般连续敷贴3年为1个疗程。1个疗程结束后,亦可以继续进行敷贴,以巩固或提高疗效。

4. 敷贴药的更换　若敷贴局部无水疱及破溃,可用消毒干棉球或棉签蘸温水、液状石蜡或植物油清洁皮肤上的药物,擦干后消毒,再进行敷贴。若敷贴部位有水疱或破溃,则需待皮肤愈合后再进行敷贴。一般小的水疱可以不进行特殊处理,让其自然吸收。大的水疱应以消毒针具将其底部挑破,液体排尽后消毒,以防感染。破溃的水疱应消毒后以无菌纱布包扎,以防感染。

三伏贴是为了扶助人体正气、增加免疫力、调动人体自身防病抗病能力,需要至少3年以上的长期使用。

二、养颜嫩肤的敷贴方法

方法1

柠檬汁1毫升,蜂蜜20克。以上2味混合调匀,将混合液涂抹在脸上,待10~15分钟后用软化的凉水洗去,每日1次。具有养颜嫩肤的功效,适用于中性皮肤美容。

方法2

燕麦片30克,牛奶50毫升,蜂蜜20克。将燕麦片与牛奶混合,放置20分钟以上,再煮沸10分钟,稍凉后加入蜂蜜,将混合液涂抹在脸上,待20分钟后用温水洗去,每日1次。具有养颜嫩肤的功效,适用于干性皮肤美容。

方法3

蛋黄1个,蜂蜜20克。以上2味混合调匀,将混合液涂抹在脸上,待10~15分钟后用软化的温水洗去,每日1次。具有养颜嫩肤的功效,适用于干性皮肤美容。

方法 4

奶粉 10 克,蜂蜜 20 克,面粉适量。以上前 2 味加入适量面粉混合调匀,将混合液涂抹在脸上,待 10~15 分钟后用温水洗去,每日 1 次。具有养颜嫩肤的功效,适用于油性皮肤美容。

方法 5

白桦树汁、蜂蜜各等量,茶汁适量。以上前 2 味混合调匀,再加入适量刚煮好的茶调匀,将混合液涂抹在脸上,待 10~15 分钟后用温水洗去,每日 1 次。具有养颜嫩肤的功效,适用于油性皮肤美容。

方法 6

栗壳内薄皮、蜂蜜各适量。将栗壳内薄皮捣碎研为末,与蜂蜜调匀成膏状即成。取膏涂抹在脸上,待 10~15 分钟后用温水洗去,每日 1 次。具有去皱纹,光颜面的功效,适用于皮肤美容。

方法 7

蜂蜜 10 克,鸡蛋清 2 个。将鸡蛋打破,取蛋清,搅动起泡,再加入蜂蜜,搅匀备用。隔日用软毛刷均匀涂于面部,次日早晨用温水洗净。具有滋润皮肤的功效,适用于消除皱纹。

方法 8

面粉少许,蜂蜜少许,鸡蛋 2 个。将鸡蛋黄打入容器内,加少许蜂蜜和面粉,若皮肤干燥,可加入数滴橄榄油,充分搅拌即成蛋黄粉。另将鸡蛋清加少许蜂蜜和面粉,搅匀即成蛋清粉,第一天用蛋黄粉敷面,第二天休息,第三天用蛋清粉敷面,第四天休息。如此交替使用,效果很好,大约 3 个月可使皱纹消除。具有滋润皮肤的功效,适用于消除皱纹。

三、祛斑增白的敷贴方法

方法 1

白芷 6 克,白僵蚕 6 克,防风 3 克,滑石 3 克,绿豆粉 240 克。以上前 4 味研为细末,再与绿豆粉一齐用温开水调成糊状,每晚睡前涂擦于患处,晨起洗去,每日 1 次,连用 35~70 日。具有润肤祛斑的功效,适用于雀斑。

方法 2

天花粉、鸡蛋清各适量。将天花粉研细末,再用鸡蛋清调匀,每日午睡前和晚上睡觉前洗脸,并用热毛巾将面部皮肤捂热,对着镜子涂上一层药膏,起床后洗去,连用 1~3 个月。具有润肤祛斑增白的功效,适用于黄褐斑。

方法 3

白术、米醋各适量。用米醋浸白术 7 天后,滤取药醋汁,每天取药醋汁擦面部斑点,日久可退斑点。具有消斑洁面的功效,适用于面部雀斑、黑斑。

方法 4

青嫩柿树叶(晒干)30 克,白凡士林 30 克。以上前 1 味研为细末,再用白凡士林调成膏状,每晚睡前涂擦于患处,晨起洗去,每日 1 次,连用 15～30 日。具有消炎祛斑的功效适用于黄褐斑。

方法 5

紫茉莉花果仁 30 克,蜂蜜适量。将紫茉莉花果仁削去壳,取净仁研为极细末,调入蜂蜜适量,令成膏状,洗脸后取蜜膏敷于患处,日用 3 次。具有润肤去斑的功效,适用于面部雀斑等。

方法 6

桃花、冬瓜子仁各等分,蜂蜜适量。将桃花阴干研为细末,冬瓜子仁研为细末,调入蜂蜜适量,令成膏状,每晚取桃花瓜子蜜膏敷面,次晨洗去。黑痣则可点之。具有去斑消痣的功效,适用于面部雀斑、黑斑、黑痣等。

方法 7

杏仁、鸡蛋清各适量。将杏仁捣碎,用鸡蛋清调匀。每晚睡觉前涂脸,早晨用白酒洗去。30 天后就可使面部黄褐斑消退,皮肤光洁。具有润肤祛斑的功效,适用于黄褐斑。

方法 8

将 1 个鸡蛋浸于适量陈醋中 72 小时,待蛋壳变软后取出鸡蛋,取蛋清备用。每晚睡前用软毛刷均匀涂于面部,次日早晨用温水洗净。具有润肤除皱的功效,适用于消除粉刺和面部黑斑等。

四、生发乌发的敷贴方法

方法 1

大蒜头 2 个,蜂蜜 30 克。将大蒜头捣烂,与蜂蜜调成糊状,擦脱发处头皮,每日 1～2 次。具有生发的功效,适用于脱发。

方法 2

鲜侧柏叶 30 克,60 度白酒 500 毫升。以上前 1 味加工粗碎,置容器中,加入白酒,密封,浸泡 7 天后去渣,每日 3 次搽患处。具有清热凉血,生发的功效,适用于脱发、脂溢性皮炎等。

方法 3

鲜骨碎补 30 克,洋金花 9 克,侧柏叶 9 克,丹参 20 克,白酒 500 毫升。以上前 4 味置容器中,加入白酒,密封,浸泡 7 天后去渣,不拘时,涂擦患处。具有补肾通络,和血生发的功效,适用于斑秃、脱发等。

方法 4

麝香 0.5 克,冰片 1.5 克,蛋黄油适量。以上前 2 味研粉,与蛋黄油调匀,用绒布蘸之,薄涂脱发处。每日用麝香冰片蛋黄油涂患处3～4次,同时每日早晚服用生发丸20克。(生发丸的制法:取女贞子50克,桑椹子25克,菟丝子15克,墨旱莲20克,生地黄25克,泽泻20克,粉牡丹皮20克,何首乌50克,党参15克,当归20克,大枣皮15克,茯神20克,骨碎补15克,山药20克,甘草20克,共研细末,炼蜜为丸,如梧桐子大小)。具有生发的功效,适用于脱发。

方法 5

核桃仁30克,香榧仁30克,白果仁30克,鲜侧柏叶300克,鲜骨碎补适量。以上前3味共捣如泥,再加入后2味一同捣至极烂,用消毒纱布包好,放在火上烘热,趁温热反复揉擦患处,每日早晚各1次。具有固发生发的功效,适用于斑秃。

方法 6

墨1锭,醋50毫升。将醋倒砚台内,用墨反复研磨使呈糊状,用毛笔蘸药汁涂搽患处,每日3次。具有生发的功效,适用于脱发。

方法 7

闹羊花15克,骨碎补15克,川椒30克,白酒150毫升。以上前3味共研粗末,置容器中,加入白酒,密封浸泡7天后去渣,涂擦患处,每日早晚各1次。具有解毒杀虫生发的功效,适用于斑秃。

方法 8

羊蹄草根、3年以上陈醋各适量。将羊蹄草根用存放3年以上的陈醋研和如泥,敷于患处。具有清热,止血,杀虫的功效,适用于白秃。

五、消除疲劳的敷贴方法

方法 1

(1)取穴:太阳穴、前额。

(2)用法:磁石20克,茯神15克,五味子10克,刺五加20克。先煎煮磁石30分钟,然后加入其余药物再煎30分钟,去渣取汁,将一块洁净的纱布浸泡于药汁中,趁热敷于太阳穴及前额,每晚1次,每次20分钟。有消除疲劳的功效。

方法 2

(1)取穴:中脘、足三里、脾俞穴。

(2)用法:苍术、白术、神曲、莱菔子、谷芽各80克,枳壳10克。将上述药物洗净,晒干,研成极细末,装瓶备用。用时每次取药粉15克,用鲜生姜汁调和成稠糊状,分别敷于上述腧穴上,以绵纸盖好,胶布固定,7日为1个疗程。有消除疲劳的功效。

第五节　敷贴治病的常用方法

一、敷贴治感冒

(1)取防风、黄芪、肉桂各等分。以上3味共研细末;将脐部用75％乙醇常规消毒,趁湿撒药粉 0.5 克于脐部,以消毒纱布覆盖,再用胶布固定,每隔 3 日用药 1 次,连用 5～7 次为 1 个疗程,可连用 2～4 个疗程。具有益气固表、祛风散邪的功效,适用于体虚易感冒者。

(2)取柴胡 10 克,当归 6 克,川芎 6 克,白芍 9 克,桂枝 5 克,葱白适量。以上前 5 味共研细末,取药末 15 克,与葱白一同捣成泥状,制成 1 个直径约 2.5 厘米的药饼;将脐部用 75％乙醇常规消毒,然后将药饼贴敷于脐部,外用消毒纱布覆盖,再用胶布固定。具有和解退热、养血活血、温经通阳的功效,适用于妇女经期感冒,症见寒热往来、胸胁满闷、恶心呕吐、发热头痛等。

(3)取红花油数滴,滴在消毒纱布上,敷于脐部;也可用红花油 1 滴搽头部太阳穴,头痛头胀可随之减轻。具有活血散瘀的功效,适用于感冒头痛。

(4)取连翘 15 克,葱白 30 克。以上 2 味共捣成膏状,用消毒纱布包好,敷于脐部,待将要出汗时喝开水 1 杯,以助汗出。具有清热解毒、发汗解表的功效,适用于风热感冒,症见发热无汗、头痛咽痛等。

(5)取白芥子 100 克,鸡蛋清适量。将白芥子研为细末过筛,取鸡蛋清 1～2 个,调药末成糊状,敷于神阙穴、涌泉穴、大椎穴,用消毒纱布覆盖,再用胶布固定,令患者覆被而卧,取微汗即愈。具有止咳祛痰,散寒消肿的功效,适用于风寒感冒。

二、敷贴治咳嗽

(1)取鱼腥草 15 克,青黛 10 克,蛤壳 10 克,葱白 15 克,冰片 0.3 克。以上前 3 味共研为细末,再加入葱白、冰片,共捣成糊状。用乙醇棉球消毒脐部,再将药糊敷脐,盖以消毒纱布,用胶布固定,每日换药 1 次,10 日为 1 个疗程。具有清热解毒、祛痰定喘的功效,适用于痰热咳嗽以及外感风热所致的咳嗽,症见吐痰稠黄,口干,舌苔黄,脉数。

(2)取车前子 3 克,杏仁 3 克,活蚯蚓适量。以上 3 味一同捣烂成泥,制成药饼。将药饼敷于脐部,再用胶布固定,每日换药 1 次。具有清热润肺,止咳平喘的功效,适用于风热咳嗽。

(3)取罂粟壳 30 克,五味子 30 克,蜂蜜适量。以上前 2 味共研为细末,装入瓶中备用;临用时取药末 30 克,调入蜂蜜,共捣成膏状,敷于脐部,用消毒纱布覆盖,再用胶布固定,2～3 天换药 1 次。具有润肺止咳的功效,适用于久咳,症见干咳无痰、咽干、喉痒、舌红苔少、脉细数。

(4)取白芥子 5 克,肉桂 5 克,细辛 3 克,半夏 3 克,麻黄 5 克,丁香 0.5 克。以上 6 味共研为细末,调成膏状,先用乙醇消毒脐部,再用膏状药填敷于脐部,然后用消毒纱布覆盖,胶布固定,每日换药 1 次,病愈为度。具有止咳祛痰平喘的功效,适用于风寒咳嗽。

(5)取冰片 3 克。将冰片研为细末,与等量凡士林调匀,涂在油纸上,贴于膻中穴,用绷带固定,并持续热敷,12小时换药1次,10日为1个疗程。具有止咳平喘的功效,适用于咳嗽。

三、敷贴治哮喘

(1)取麻黄3克,杏仁3克,甘草1克,葱白3根。以上前3味共研为细末,再加入葱白共捣为糊状,敷于脐部,用塑料布覆盖,再用胶布固定,每日换药2次。具有宣肺祛寒、止咳平喘的功效,适用于外感风寒,头痛身痛,咳嗽痰白,气喘胸闷。

(2)取麻黄15克,细辛4克,苍耳子4克,延胡索(醋炒)4克,公丁香3克,吴茱萸3克,白芥子3克,肉桂3克。以上8味共研为细末,装瓶贮存。用时取药末适量,用药棉包裹如小球,敷塞脐孔,再用胶布固定,2～3日换药1次,10天为1个疗程。具有散寒平喘、止咳化痰的功效,适用于寒喘,症见胸闷喘急,咳嗽,吐痰清稀色白,喉间痰鸣等。

(3)取补骨脂、小茴香各等量。以上2味共研极细粉末,贮瓶保存。用时取药末敷于脐孔,然后用消毒纱布覆盖,再用胶布固定,2天换药1次。10天为1个疗程。具有补肾纳气的功效,适用于虚喘,症见哮喘日久,肾不纳气,气喘,喉间有哮鸣音,动则喘甚。

(4)取白芍20克,白术20克,白矾粉10克,硫黄粉50克,甘草50克。将白芍、白术、甘草一同放入锅中,加水煎煮2次,煎液合并浓缩成膏,再加入白矾粉和硫黄粉,烘干后研为细末。取药末200毫克敷于脐部,然后用软纸片覆盖,上以药棉轻轻压紧,再胶布固定,5～7日换药1次。具有补脾益气、清热解毒,润肺止咳的功效,适用于哮喘缓解期。

(5)取白凤仙花90克,白芥子90克,白芷9克,轻粉9克,蜂蜜适量。以上前1味加水熬取浓汁;白芥子、白芷、轻粉共研细末,用蜂蜜调制成药饼,先用药汁擦背令热,再用药饼贴背心第3胸椎处,虽有热痛勿揭,贴数饼见效。具有祛风除湿,利气去痰的功效,适用于哮喘。

四、敷贴治肺炎

(1)取肉桂12克,乳香15克,没药15克,红花30克,当归30克,川芎30克,透骨草30克,赤芍30克,草乌15克,川乌15克,丁香10克,凡士林适量。以上前11味烘干,研为细末,用凡士林适量调成膏状,敷于胸部或背部阿是穴,隔日用药1次,连用5次为1个疗程。具有清热解毒、活血行气、消肿止痛的功效,适用于迁延性肺炎。

(2)取白芥子30克,面粉10克。将白芥子炒黄炒香,研为细末,加入面粉用温开水调成糊状,敷于双侧肺俞穴、阿是穴,用消毒纱布覆盖,再用胶布固定,一般敷药1～2小时,或待局部发红或有烧灼感时去药,每日用药1～2次,连用3～5日为

1 个疗程。具有利气去痰、散结止痛的功效,适用于各种肺炎。

五、敷贴治肺结核

(1)取五倍子 2～3 克,朱砂 1 克。以上 2 味共研为细末,用水调成糊状,敷于脐部,然后用塑料布覆盖,再用胶布固定,每日换药 1 次。具有收敛止汗、清心除烦的功效,适用于肺结核潮热盗汗。

(2)取五倍子、黄柏各等量。以上 2 味共研为细末,水调为糊,敷于脐部,外用胶布固定。具有清心敛汗的功效,适用于肺结核潮热盗汗。

(3)取川乌 15 克,乳香 15 克,没药 15 克,续断 15 克,雄黄 10 克,朱砂 15 克,麝香 0.5 克。以上前 6 味共研为细末。每次用药时将 1/3 量的麝香放入脐中,再取药末 15 克撒于脐上,盖以槐皮,上放艾炷点燃灸之,至患者腹中作响,大便泻下涎物为止,2 天 1 次,灸后令服米汤,吃白粥,饮少量黄酒,以助药力,至愈为止。具有解毒抗结核、化瘀止血的功效,适用于肺结核,症见骨蒸潮热、咳嗽、多痰、吐血、两颧发红,自汗或盗汗等。

(4)取生大黄 10 克,米醋适量。将生大黄烘干研末,再用醋调成膏状,将脐部用 75% 乙醇常规消毒,然后将药膏敷于脐部,外用消毒纱布覆盖,再用胶布固定,每天换药 1 次,连用 3 次为 1 个疗程。具有凉血止血的功效,适用于肺结核咯血。

(5)取五灵脂 60 克,白芥子 60 克,生甘草 30 克,食醋适量。以上 3 味共研细末,过筛后用食醋调和成糊状,蒸 5 分钟,每晚睡前趁热敷于背部,12 小时后去药,连敷 3 天。第一天沿第 1 胸椎胸骨向下涂布宽 10 厘米、长 25 厘米;第二天从尾骨向上敷;第三天则敷于脊椎中央。具有清热解毒、散瘀止痛、润肺止咳的功效,适用于肺结核。

六、敷贴治消化不良

(1)取巴豆粉 1.5 克,黄连粉 3 克,生姜汁、麻油各适量。以上前 2 味用麻油调和成饼。先滴生姜汁 1～2 滴于脐中,再将药饼贴上,用艾炷灸 10 分钟。具有清热燥湿止泻的功效,适用于消化不良、胃痛、便溏腹泻等。

(2)取吴茱萸 30 克,白胡椒 6 克,丁香 30 粒。以上 3 味共研为细末,每次取药末 1.5 克,调入适量的凡士林,敷于脐部,每日换药 1 次。具有温中和胃、健脾消胀的功效,适用于脾胃虚寒、寒凝气滞所致的消化不良。

(3)取鲜艾叶 50 克,鲜牡荆嫩叶 50 克,茶油 10 毫升,食盐少许。将鲜艾叶和鲜牡荆嫩叶捣碎,放铁锅内加茶油和食盐,用文火炒热,装入布袋中,置于脐部,外用绷带固定,冷后取下再炒热,可重复使用,连用 2～3 次。具有散寒除湿、祛风止痛的功效,适用于消化不良性腹胀。

(4)取车前子 30 克,蜗牛 20 克,大蒜 30 克。以上 3 味共捣为糊,敷于脐部。

具有消食积、除胀满的功效,适用于消化不良。

七、敷贴治胃痛

(1)取荜茇15克,延胡索15克,丁香15克,肉桂15克,黄酒适量。以上前4味共研为细末,用时每取药末20~30克,加入黄酒适量,调为糊状,涂敷脐部神阙穴及中脘穴,用消毒纱布覆盖,再用胶布固定,每日换药1次,以愈为度。具有温胃止痛的功效,适用于虚寒性胃痛,症见胃脘疼痛,畏寒喜暖,口不渴,喜热饮。

(2)取吴茱萸15克,高良姜15克,萝卜子末60克。以上前2味共捣碎,再加入萝卜子末调匀,填于脐孔中,用消毒纱布覆盖,再用胶布固定。具有温中止痛、消积宽中的功效,适用于急性胃炎。

(3)取防风、白芷、龙涎香、细辛、薄荷脑各适量。以上5味共研为细末,用时取药末适量调为糊剂,敷于脐部,用胶布固定,痛止即可除去。具有散寒止痛的功效,适用于胃痛。

(4)取大黄30克,黄芩15克,郁金30克,玄明粉30克,栀子30克,香附30克,滑石60克,甘草15克,生姜汁适量。以上前8味共研为细末备用;用时取药末5克,再加入生姜汁适量,调为糊状,敷于脐部,外用胶布固定,每日换药1次。具有散热止痛、宽中散结的功效,适用于实热胃痛,症见胃脘灼痛,嘈杂泛酸伴心烦易怒,口干口苦者。

(5)取巴豆1克,大黄2克,沉香2克,萝卜子30克。以上前3味共研为细末,再将萝卜子煮汁调和药末成糊状,敷于脐部,然后用塑料布覆盖,再用胶布固定。具有消食止痛的功效,适用于食滞胃痛,症见胃脘胀满疼痛,嗳腐吞酸,恶心呕吐,吐后痛减,大便不畅等。

八、敷贴治腹痛

(1)取胡椒25克,丁香20粒,广木香6克,广丹6克,生明矾15克,食盐5克,米醋适量。以上前6味共研为细末,再加入米醋适量,调为糊状,敷于脐部,然后用消毒纱布覆盖,再用胶布固定,覆被睡卧,汗出即愈。具有散寒止痛的功效,适用于虚寒腹痛。

(2)取吴茱萸12克,生姜12克。以上2味共捣如糊状,敷于脐部,然后用塑料布覆盖,再用胶布固定,每日换药1次,痛止为度。具有温中散寒、燥湿止痛的功效,适用于寒证腹痛。

(3)取艾叶60克,生姜6克,花椒叶6克。以上3味共捣烂,酒炒为糊状,敷于脐部,然后用塑料布覆盖,再用胶布固定,每日换药1次,痛止为度。具有温中散寒止痛的功效,适用于腹痛属寒者。

(4)取青木香9克,香附9克,萝卜9克。以上3味共捣烂,用开水调炒为糊状,趁热敷于脐部,每日换药 1 次,痛止为度。具有行气止痛的功效,适用于腹痛属热者。

(5)取赤芍 20 克,桃仁 10 克,木香 6 克,香附 6 克,红花 6 克,官桂 6 克,乌药 6 克,延胡索 12 克,生姜 3 克,凡士林适量。以上前 9 味共研细末,用凡士林调和制成药饼,加热后贴敷于腹部。具有散寒止痛的功效,适用于腹痛。

九、敷贴治腹胀

(1)取白芥子 30 克,公丁香 10 克,肉桂 10 克,白胡椒 30 克,米醋适量。以上前 4 味共研为细末,分成 3 份,每次取药末 1 份,用醋调成糊状,敷于脐周,2 小时换药 1 次。具有温中散寒止痛的功效,适用于腹胀。

(2)取竹叶、防风、吴茱萸各适量。以上 3 味共捣烂为糊状,敷于脐部,用消毒纱布覆盖,再用胶布固定。具有温中散寒止痛的功效,适用于腹胀而痛。

(3)取桔梗、神曲、莲子、青皮、山药、木香各等分。以上 6 味共研为细末,过筛,敷于脐部神阙穴,外用消毒纱布、胶布固定,每日换药 1 次,10 日为 1 个疗程。具有补脾和中、消食行滞的功效,适用于脾胃虚弱,纳呆腹胀之症。

(4)取肉桂、吴茱萸各等量。以上 2 味共研为细末,用凡士林调为膏状,将药膏涂于消毒纱布中央,直径约 2 厘米大小,稍烘加热后对准脐部贴敷,每日换药 1 次。具有温中散寒止痛的功效,适用于阑尾切除后之腹胀。

(5)取冰片 1 克,葱白 50 克,生姜 50 克。以上前 1 味研为细末,后 2 味捣烂炒热装入布袋内,将冰片置于脐孔内,再将温热的药袋敷于脐上。具有解毒消积除胀的功效,适用于小儿中毒性肠麻痹所引起的腹胀。

十、敷贴治呃逆

(1)取丁香 15 克,吴茱萸 15 克,沉香 15 克,生姜汁 15 克,蜂蜜 15 克。以上前 3 味共研细末,过筛,用鲜生姜汁、蜂蜜调成膏,取药膏适量敷于脐窝上,外用消毒纱布覆盖,再用胶布固定,每日换药 1 次。具有温胃平呃、温中止呕的功效,适用于呃逆日久,或病后呃逆不休,呃声短而频繁等。

(2)取小茴香 75 克,山栀子 70 克,吴茱萸 50 克,丁香 50 克,干姜 50 克,肉桂 30 克,生硫黄 30 克,荜茇 25 克,胡椒 5 克。以上 9 味共研为细末,过筛装瓶备用;用时每次取药末 25 克,加入等量的面粉,调成糊状,敷于患者脐上,外用消毒纱布覆盖,再用胶布固定,每次贴敷 3～6 小时,每日 1～2 次。具有温中祛寒、止呃逆的功效,适用于胃中寒冷所致的呃逆,症见呃声沉缓而长、呃声有力、得热则减,舌苔白,脉迟缓。

(3)取丁香 10 克,鲜生姜汁、蜂蜜各等分。将丁香研为细末,过筛,用鲜生姜汁、蜂蜜调成膏,分别贴敷于中脘穴、阴都穴,外用消毒纱布覆盖,再用胶布固定,每天换药 1 次。具有温补脾肾、和胃降逆的功效,适用于脾肾阳虚呃逆,症见呃声低弱,面色苍白,手足不温,腰膝酸软,舌质淡,苔白润,脉沉细迟。

（4）取龟甲 120 克,熟地黄 120 克,知母 70 克,黄柏 60 克,麻油 500 克,黄丹250 克。以上前 4 味浸入麻油内,3～4 日后倒入锅内,炸枯去渣,再熬至滴水成珠状,徐徐下黄丹收膏,倒入水中去火毒,制成膏药,取膏药适量,烘热后摊于 4 厘米×4 厘米的牛皮纸上,分别贴于气海穴、关元穴、阴都穴,每日换药 1 次,呃止停药。具有滋阴润燥止呃的功效,适用于胃阴不足之呃逆。

十一、敷贴治呕吐

（1）取胡椒 8 克,大蒜数头。以上 2 味一同捣烂作饼,敷于脐部。具有温中消食、下气止呕的功效,适用于急性腹泻、肠鸣腹痛,胃寒食积不化之恶心呕吐等。

（2）取大黄、丁香、甘草各等量。以上 3 味共研为细末,过筛,每取药末 30 克,撒布于黑膏药 3 张上,分贴于神阙穴、中脘穴、胃俞穴,每日 1 次。具有清热泻火、降逆止呕的功效,适用于热性呕吐。

（3）取炒吴茱萸 30 克,香葱 10 克,生姜 10 克。以上 3 味共捣成糊状,敷于脐部。具有温中止呕的功效,适用于胃寒呕吐。

（4）取大葱、枯矾、胡椒各适量。以上 3 味共捣为糊状,炒热,趁热敷于脐腹部,外用消毒纱布覆盖,再用胶布固定,每日换药 1 次。具有散寒止呕的功效,适用于胃寒呕吐。

（5）取藿香 15 克,大腹皮 5 克,枳实 50 克,薄荷 10 克,半夏 10 克,艾叶 20 克,葱白 15 克,生姜 10 克。以上 8 味研为细末,用菜油适量调制成饼,贴敷于中脘穴、膻中穴、神阙穴,胶布固定,每日用药 1 次,每次用药 4～6 小时。具有温化寒湿、和胃止呕的功效,适用于寒湿中阻、浊气上逆所致的恶心呕吐、胸脘满闷、舌苔白腻之症。

十二、敷贴治腹泻

（1）取樟脑 50 克,明矾 50 克,松香 50 克,朱砂 50 克。以上 4 味共研细末,收贮于瓶内,勿令泄气,3 日后即溶成膏状,敷于脐部,用胶布固定,每日用药 1 次,每次用药 6～12 小时。具有解毒止泻的功效,适用于湿毒泻痢,症见腹痛屎臭、身热口渴、苔腻脉濡之症。

（2）取枯矾 50 克,面粉 20 克,米醋适量。将枯矾研成细末,加入面粉、米醋调成糊状,敷于神阙穴、双侧涌泉穴、止泻穴,用消毒纱布覆盖,再用胶布固定,每日换药 3～5 次。具有燥湿止泻的功效,适用于久泻不愈者。

（3）取桂心 30 克,白酒适量。以上前 1 味研末,加白酒煎如膏状,药敷于头顶上和额角。凡阴虚火旺者忌用。具有散寒止痛、温经通阳的功效,适用于命门火衰,肢体脉微,阳虚衰脱,腹痛腹泻,腰膝冷痛等。

(4)取吴茱萸 30 克,丁香 6 克,胡椒 30 粒,凡士林适量。以上前 3 味共研细末,每次取药末 1～2 克,用凡士林适量调成膏状,敷于脐部,然后用消毒纱布覆盖,再用胶布固定,每日换药 1 次。具有温中祛寒止泻的功效,适用于脾胃虚寒所致的腹泻。

(5)取白胡椒 6 粒,炮干姜 1 克,炒雄黄粉 1 克,肉桂 1 克,吴茱萸 1 克。以上 5 味共研细粉,以脱脂棉薄裹如小球状,将药棉球放在患者脐孔中,以手按紧,使药棉球紧贴脐孔后壁,外用胶布固定,24 小时后去掉。具有温中散寒、燥湿止泻的功效,适用于脾胃虚寒所致的腹泻,症见大便清稀、腹痛肠鸣、喜热恶冷、揉按则舒、四肢厥冷、口不渴、脉迟沉。

十三、敷贴治痢疾

(1)取大蒜 20 克,朱砂 0.3 克。以上 2 味共捣烂,压成饼状,敷于神阙穴、涌泉穴。具有解毒止痢的功效,适用于急性肠炎、痢疾。

(2)取苦参 10 克。将苦参研为细末,用温水调为糊状,敷于脐部,然后用消毒纱布覆盖,再用胶布固定,每日 1～2 次。具有清热燥湿的功效,适用于细菌性痢疾。

(3)取胡椒 7 粒,绿豆 7 粒,巴豆 3 粒,大枣 10 枚。将巴豆去壳,大枣去核,以上 4 味混匀共捣烂成糊状,敷于脐部,然后用消毒纱布覆盖,再用胶布固定,每日换药 1 次。具有健脾散寒止痢的功效,适用于虚寒性痢疾,症见泻痢稀薄,带有白冻,腹部隐痛,食少神疲,四肢不温,腰痛怕冷,舌淡苔白,脉沉细。

(4)取绿豆 7 粒,胡椒 7 粒,大枣 1 枚,麝香 0.03 克。以上 4 味共捣烂,制成小丸放入瓶内,密封,每取 1 丸贴脐上。具有温中止痢的功效,适用于痢疾腹泻。

(5)取大蒜数枚。以上 1 味捣烂如泥,敷于脐部,然后用消毒纱布覆盖,再用胶布固定,每日换药 1 次。具有解毒治痢的功效,适用于痢疾腹泻。

十四、敷贴治急性胃肠炎

(1)取生白芷 60 克,小麦粉 15 克,食醋适量。将生白芷研碎为细末,与小麦粉共合一处和匀,以食醋调匀成糊状,敷于脐部约碗口大,用消毒纱布包扎固定,经过 1～2 小时,出汗痛止。具有散寒止痛,和中止泻的功效,适用于急性胃肠炎,症见脘腹疼痛,呕吐腹泻。

(2)取大蒜、食盐各适量。以上 2 味一同捣烂如糊状,敷于脐部,用艾炷灸 7 壮,同时用药糊擦足心,并食大蒜 1 瓣。具有解毒止泻的功效,适用于急性胃肠炎、霍乱等。

(3)取小茴香 75 克,吴茱萸 50 克,干姜 50 克,公丁香 50 克,肉桂 30 克,生硫黄 30 克,荜茇 20 克,山栀子 20 克,胡椒 5 克,白酒适量。以上前 9 味共研细末,每取药末 30 克,用白酒调成糊状,敷于脐部,然后用消毒纱布覆盖,再用胶布固定。具有温中祛寒的功效,适用于急性胃肠炎。

(4)取苍术 15 克,藿香 15 克,陈皮 15 克,半夏 15 克,青皮 15 克,桔梗 15 克,枳壳 15 克,紫苏叶 15 克,厚朴 15 克,甘草 15 克,生姜 9 克,葱白 9 克,晚蚕沙 60 克。以上 13 味打碎和匀,炒烫后装入布袋,扎紧袋口,趁热将药袋敷于神阙穴,冷则更换,每日 2～3 次,每次 30～60 分钟,5～7 日为 1 个疗程。具有祛寒燥湿,止泻的功效,适用于急性胃肠炎、休息痢等。

十五、敷贴治便秘

(1)取大黄 10 克,玄明粉 10 克,生地黄 10 克,当归 10 克,枳实 10 克,陈皮 5 克。以上 6 味共研细末,取药末少许敷于脐部,用消毒纱布覆盖,再用胶布固定。具有泻热通便、破气消积的功效,适用于便秘。

(2)取老生姜 60 克,豆豉 15 克,连须葱白 3 根。以上 3 味共杵为药饼,微火烧热,敷于脐部,用消毒纱布包扎 12 小时,如便通则痛减。具有通便消积的功效,适用于便秘腹痛。

(3)取连壳蜗牛 5～6 个,麝香 0.15 克。将蜗牛捣烂压成饼状,麝香研为细末,用温水洗净患者脐部,75%酒精常规消毒,待干后将麝香末纳入脐中,再将蜗牛饼敷盖于麝香末上,然后用塑料布覆盖,再用胶布固定,隔日用药 1 次。具有清热泻火的功效,适用于便秘。

(4)取大葱、米醋各适量。将大葱切碎,捣烂,加入米醋适量,炒热,敷于脐部神阙穴,然后用消毒纱布覆盖,再用胶布固定,每日 3 次,每次 30～60 分钟。具有温里通阳的功效,适用于便秘。

(5)取附子 10 克,苦丁香 8 克,制川乌 12 克,白芷 10 克,胡椒 6 克,大蒜适量。以上 6 味共捣烂,做成药饼,敷于脐部,每日换药 1 次,便通即停。具有温阳通便的功效,适用于冷秘,症见大便秘结,腹中冷痛,四肢欠温,小便清长,喜热畏寒,舌淡苔白,脉沉迟。

十六、敷贴治肝硬化

(1)取新鲜葱白 10 根,芒硝 10 克。以上 2 味共捣成糊,先用 75%酒精消毒脐孔,取药糊敷于脐部,然后用消毒纱布覆盖,再用胶布固定,每日换药 1 次。天冷时需将药糊加热后敷用。具有解毒消肿的功效,适用于肝硬化。

(2)取甘遂适量,连须葱白 5 根,陈醋适量。将甘遂研为细末,连须葱白洗净,共捣成糊状,先用陈醋涂敷脐部,再取药糊适量,敷于脐部,然后用消毒纱布覆盖,再用胶布固定。具有利水通阳的功效,适用于肝硬化。

（3）取商陆适量，鲜生姜2片。将商陆研为细末，每次取药末1克和生姜泥混匀，加水适量，共调为糊状，敷于脐部，然后用消毒纱布覆盖，再用胶布固定，每日换药1～2次，7日为1个疗程。少数病人可出现眩晕、恶心、昏睡等症状，系商陆的副作用所致。具有逐水利尿的功效，适用于肝硬化。

（4）取白芥子10粒，白胡椒5粒，麝香0.3克。以上前2味研为细末，与麝香混匀，水调为糊状，敷于脐部，然后用消毒纱布覆盖，再用胶布固定。具有温中散寒利水的功效，适用于肝硬化腹水、肾性腹水。

（5）取肉桂6克，芒硝60克。以上2味共研细末，敷于脐部，然后用消毒纱布覆盖，再用胶布固定。具有清热解毒、利水消肿的功效，适用于肝硬化腹水。

十七、敷贴治胆囊炎

（1）取白芥子、吴茱萸各等分。以上2味共研细末，用水调成糊状，贴敷于章门穴、京门穴，干后即换药，每日用药数次。具有散结止痛的功效，适用于胆囊炎所致的胁痛。

（2）取川芎12克，香附10克，柴胡6克，青皮6克，赤芍6克，枳壳6克，麻油适量。以上前6味共研细末，用麻油调成糊状，贴敷于疼痛处。具有疏肝理气消积的功效，适用于胆囊炎所致的胁痛。

（3）取三棱12克，莪术10克，凡士林适量。以上2味共研细末，用凡士林调成膏状，贴敷于疼痛处。具有行气止痛、消积散结的功效，适用于胆囊炎所致的胁痛。

（4）取山栀10克，大黄10克，芒硝10克，冰片1克，乳香3克，蓖麻油30克，75％酒精10克，蜂蜜适量。以上前5味共研细末，加入蓖麻油、酒精和蜂蜜，调成糊状，敷于胆囊区，每日用药1次，可保持8～12小时，至腹胁疼痛缓解而不拒按为止。如果使用较久，部分病人局部皮肤会出现皮疹，停药后可逐渐消退。具有清热利湿、活血去瘀的功效，适用于胆囊炎。

十八、敷贴治高血压病

（1）取吴茱萸20克，山药20克。以上2味共研细末，取药末5～10克敷于脐中，外用胶布固定，3日换药1次，连用1个月为1个疗程。具有降逆下气的功效，适用于阴虚阳亢所致的头晕、头痛、血压升高者。

（2）取吴茱萸50克，川芎50克。以上2味共研细末，取药末5～10克敷于脐中，外用胶布固定，3日换药1次，连用1个月为1个疗程。具有疏肝降逆止痛的功效，适用于高血压头痛。

（3）取珍珠母、槐花、吴茱萸各等分，米醋适量。以上前3味共研细末，过筛收贮；用时取药末适量，加米醋调成膏状，敷于脐部和双侧涌泉穴，外用消毒纱布覆盖，并用胶布固定，每日换药1次，连用10日为1个疗程。具有镇心定惊的功效，适用于原发性高血压,属肝阳上亢型,症见眩晕,易怒,面红,脉弦者。

(4)取桂枝 3 克,川芎 2 克,罗布麻叶 6 克,龙胆草 6 克。以上 4 味共研细末,然后用酒调成膏状,敷于脐部,用伤湿止痛膏固定,每日换药 1 次,连用 10 日为 1 个疗程。具有降压的功效,适用于高血压。

(5)取肉桂、吴茱萸、磁石各等分,蜂蜜适量。以上前 3 味共研细末,加入蜂蜜调成膏状,睡前敷于双侧足心涌泉穴。阳亢者配太冲穴;阴阳不足者配足三里。每次贴 2 穴,轮流使用,每晚临睡前换药 1 次,艾灸 20 分钟。具有温肾回阳、镇静安神、潜阳纳气的功效,适用于高血压。

十九、敷贴治冠心病

(1)取檀香、细辛各等分,白酒适量。以上前 2 味共研细末,用白酒调成糊状,敷于脐部,外用消毒纱布覆盖,再用胶布固定。具有行气止痛的功效,适用于冠心病、心绞痛。

(2)取桃仁 12 克,山栀仁 12 克,蜂蜜 30 克。以上前 2 味共研细末,然后用蜂蜜调成糊状,将药糊摊于心前区,右侧至胸骨右缘第 3～5 肋间,左侧达心尖波动处,其面积约为长 7 厘米、宽 15 厘米,外用消毒纱布覆盖,再用胶布固定。开始每 3 日换药 1 次,2 次后每 7 日换药 1 次,6 次为 1 个疗程。具有活血通络、芳香通窍的功效,适用于冠心病、心绞痛。

(3)取白檀香 12 克,制乳香 12 克,制没药 12 克,郁金 12 克,醋炒延胡索 12 克,冰片 2 克,麝香 0.1 克。以上前 6 味共研细末,加入麝香调匀,再用二甲亚砜适量调成软膏,然后置于伤湿止痛膏的中心,贴敷于双侧内关穴、膻中穴,每日换药 1 次。具有行气止痛、活血化瘀的功效,适用于气郁血瘀所引起的冠心病、心绞痛。

(4)取降香 10 克,檀香 10 克,麝香 0.1 克,三七 10 克,冰片 0.25 克,胡椒 10 克,白酒适量。以上前 6 味共研细末,临用时取药末 2 克,用白酒调成药饼,分成 5 份,置于伤湿止痛膏中间,贴敷于膻中穴和双侧内关穴、心俞穴,隔天换药 1 次,连用 5 次为 1 个疗程。具有行气止痛、祛瘀止血的功效,适用于心绞痛。

二十、敷贴治脑卒中

(1)取白花蛇舌草 20 克,鸡血藤 20 克,丝瓜络 30 克,重楼 6 克,陈醋、白酒各适量。以上前 4 味共研细末,用陈醋、白酒适量调匀,敷于脐部,外用消毒纱布覆盖,再用胶布固定,每日换药 1 次。具有清热解毒、活血通络的功效,适用于卒中热毒壅盛者。

(2)取马钱子 50 克,芫花 20 克,雄黄 2 克,川乌 3 克,胆南星 5 克,白胡椒 2 克,白附子 3 克,绿豆适量。将马钱子放入砂锅内,加入绿豆 1 把和清水适量,放火上煎熬,待绿豆熟时将马钱子捞出,剥去皮,打成碎块,然后在铁锅内放入沙土炒之,不断搅拌炒至马钱子呈黄褐色时与诸药混合,共研细末,每次取药末20克,分成2份,撒于2块胶布中间,分别贴于脐部和牵正穴。隔日换药1次,5～10日见效。具有通络牵正的功效,适用于卒中后遗症。

(3)取天南星12克,雄黄6克,黄芪12克,胡椒3克。以上4味共研细末,用水调成糊状,敷于脐部,外盖消毒纱布,再用胶布固定,每日换药1次,10次为1个疗程。具有祛风痰、通经络、止惊痫的功效,适用于卒中半身不遂、口眼㖞斜、牙关紧闭、神志不清。

(4)取青黛1克,硼砂6克,冰片1克,牛黄1克,薄荷脑2克,蜂蜜、生姜汁各适量。以上前5味共研细末,再用蜂蜜少许调成糊状,先用温开水冲调蜂蜜少许,用棉签蘸洗患者舌之上下面,再用棉签蘸生姜汁涂满患者舌之上下面,然后涂药糊于患者舌之上下面,每日涂1～2次。具有清心通窍的功效,适用于卒中不语。

(5)取皂角15克,陈醋适量。将皂角研为细末,再用适量陈醋调和成软膏状,涂敷于患部,干后即换,至愈为度。具有息风止痉的功效,适用于卒中口眼㖞斜。

二十一、敷贴治雷诺病

取黄芩500克,凡士林适量。以上前1味加水煎取浓汁,用凡士林调成膏,涂于消毒纱布上,经高压消毒后,贴敷于患处,每日换药1次。具有清热燥湿止血的功效,适用于湿热型雷诺病创口化脓者。

二十二、敷贴治泌尿系结石

(1)取田螺7个,鲜车前草3棵,淡豆豉10粒,连须葱白3根,食盐少许。以上5味共捣烂成糊状,敷于脐部,然后用消毒纱布覆盖,再用胶布固定,每日换药1次。具有清热、通淋、利尿的功效,适用于泌尿系结石。

(2)取蜗牛1个,地龙1条。以上2味共捣烂成糊状,敷于脐部,然后用消毒纱布覆盖,再用胶布固定,每日换药1次。具有清热、通淋、利尿的功效,适用于泌尿系结石。

(3)取鲜虎杖根100克,乳香15克,琥珀10克,麝香1克。以上4味共捣如膏,取药膏如枣大小,置于胶布中间,贴敷于神阙穴、膀胱俞穴、肾俞穴,每穴1张,每日换药1次。具有清热利湿的功效,适用于石淋、血淋。

(4)取生葱白3～5根,食盐少许。以上2味共捣烂成糊状,取药糊如枣大小,置于胶布中间,分别敷于神阙穴、小肠俞穴、膀胱俞穴,每穴1张,每日换药1次。具有通淋利尿的功效,适用于泌尿系结石。

二十三、敷贴治肾炎

(1)取白胡椒7粒,麝香0.6克。以上2味共研细末,填于脐中,外用胶布固定。具有祛寒止痛的功效,适用于肾盂肾炎。

(2)取蓖麻仁 70 粒,石蒜 1 个。以上 2 味一同捣烂,敷于双侧足底涌泉穴,外用纱由覆盖,再用胶布固定,约 8 小时去药,每日用药 1 次,连用 7 日为 1 个疗程。具有利水消肿的功效,适用于急、慢性肾炎水肿。

二十四、敷贴治小便不利

(1)取葱白 1 根,白胡椒 7 粒。以上 2 味共捣如泥,敷于脐部,然后用塑料布覆盖,再用胶布固定。一般敷药后 2～4 小时后见效。具有祛寒止痛、通阳利水的功效,适用于尿潴留。

(2)取甘遂 5 克,葱汁适量。将甘遂研为细末,再用葱汁调成糊状,敷于脐部,然后用消毒纱布覆盖,再用胶布固定,每日换药 1 次。具有泄水逐饮的功效,适用于外伤性截瘫所致的尿潴留。

(3)取鲜青蒿 200～300 克。以上 1 味搅细碎,注意勿让汁水流掉,敷于脐部,然后用塑料布和消毒纱布覆盖,再用胶布固定。待排尿后即可去药。具有清热利尿的功效,适用于老年性前列腺肥大所致的梗阻性尿潴留。

(4)取田螺 3 粒,朴硝 9 克,槟榔 3 克,鲜车前草 50 克,生葱白 10 克,冰片 0.5 克。以上 6 味共捣烂,敷于脐部,然后用消毒纱布包扎。具有清热利尿的功效,适用于小便不利。

(5)取党参 30 克,当归 15 克,川芎 9 克,柴胡 9 克。将 4 味共研细末,加水炼膏,用黄丹收膏,取少许药膏贴于肛门,便前取下,每日 1 次。具有补气益中、利水的功效,适用于中气下陷所致的小便不利。

二十五、敷贴治头痛

(1)取胡椒 30 克,百草霜 30 克,葱白适量。以上前 1 味研为极细末,加入百草霜混匀,装瓶收贮。用时取药末 6 克与葱白一同捣烂成泥状,敷于脐部,外用消毒纱布覆盖,再用胶布固定。并让患者吃热食物,覆被而卧,以助发汗而止痛。具有散寒止痛的功效,适用于风寒型头痛,症见头痛时作,痛连项背,恶风畏寒,遇风尤剧,口不渴,苔薄白,脉浮。

(2)取川芎 0.5 克,白芷 0.5 克,石膏 1 克。以上 3 味共研细末,填敷于脐孔中,外用伤湿止痛膏固定。具有祛风止痛的功效,适用于头痛。

(3)取白附子 3 克,川芎 3 克,研为细末。再将葱白一段捣成泥状,加入白附子和川芎调匀,摊在纸上,贴于两侧太阳穴。适用于风寒头痛。

(4)取全蝎 9 克,地龙 9 克,五倍子 12 克,生南星 15 克,生半夏 15 克,白附子 15 克,木香 9 克,共研细末,每次用药末适量,并加入 1/2 的面粉,用酒调成两个药饼,敷太阳穴。适用于三叉神经痛。

(5)取羌活 45 克,独活 45 克,赤芍 30 克,白芷 20 克,石菖蒲 18 克,葱白 5 根。以上前 5 味共研细末,葱白加水煎取浓汁,加入药末调和成膏状,贴敷于太阳穴、风池穴、风府穴上,胶布固定,每日换药 1 次。具有清热凉血、祛风止痛的功效,适用于头痛。

二十六、敷贴治眩晕

(1)取白芥子 30 克,胆南星 15 克,白矾 15 克,川芎 10 克,郁金 10 克,生姜汁适量。以上前 5 味共研细末,装瓶备用。临用时每次取药末 15 克,用生姜汁调制成厚膏状,敷于脐部,外用消毒纱布覆盖,再用胶布固定,每天换药 1 次,15 天为 1个疗程,通常 5～7 日见效,应连续用药 1～2 个月,以防复发。具有健脾和胃、燥湿祛痰的功效,适用于痰湿内蕴型眩晕。

(2)取吴茱萸 30 克,川芎 30 克,白芷 30 克。以上 3 味研成细末,装瓶备用。用时取药末适量,用脱脂棉裹如小球状,填入脐孔,外用胶布固定。具有平肝息风、滋阴潜阳的功效,适用于肝阳上亢所致的眩晕,症见头眩目晕,头痛目胀,急躁易怒,口苦,面色潮红,血压升高,舌红苔黄,脉弦等。

(3)取白芥子 3 克,黄酒适量。以上前 1 味研成细末,再用黄酒调制成药饼,敷贴于百会穴、翳风穴。有恶心呕吐者配内关穴、足三里穴,每日换药 1～2 次,直至病情缓解。具有健脾和中、除湿祛痰的功效,适用于痰湿中阻所致的耳源性眩晕,症见眩晕欲倒,胸闷不舒,恶心呕吐较剧,痰涎多,舌淡白,苔白腻,脉濡滑。

二十七、敷贴治失眠

(1)取丹参 20 克,远志 20 克,石菖蒲 20 克,硫黄 20 克。以上 4 味共研细末,用时取药末适量,用酒调成膏状,敷于脐部,然后用消毒纱布覆盖,再用胶布固定,每晚换药 1 次。具有养血宁心安神的功效,适用于失眠。

(2)取珍珠母、丹参粉、硫黄粉、冰片等量。以上 4 味混匀,每次取药末 0.25克,填于脐中,然后胶布固定,每日换药 1 次,连用 3～5 日为 1 个疗程。具有清心安神助眠的功效,适用于心火亢盛所致的失眠心悸、头晕健忘等。

(3)取朱砂 10 克,琥珀 12 克,丹参 15 克,酸枣仁 12 克,茯神 10 克,蜂蜜适量。以上前 5 味共研细末,每次取药末 2 克,用蜂蜜调成膏状,敷于脐部,每日换药 1次。具有养血宁心安神的功效,适用于神经官能症而见有烦躁、失眠、头痛、记忆力减退等。

(4)取石菖蒲 6 克,郁金 6 克,枳实 6 克,沉香 6 克,朱砂 6 克,琥珀 6 克,炒枣仁 6 克,生姜汁适量。以上前 7 味共研细末,混匀,每次取药末适量,填于脐中,然后滴加生姜汁适量,用消毒纱布覆盖,再用胶布固定,每日换药 1 次,连用 7 日为 1个疗程。具有安神助眠的功效,适用于各种原因引起的顽固性失眠。

(5)取磁石 20 克,茯神 15 克,五味子 10 克,刺五加 20 克。先煎煮磁石 30 分钟,加入后 3 味再煎煮 30 分钟,去渣取汁,将洁净消毒纱布浸泡于药汁中,趁热敷于患者前额及太阳穴,每晚 1 次,每次 20 分钟。具有宁心安神助眠的功效,适用于各种类型的失眠。

二十八、敷贴治面神经麻痹

(1)取木芙蓉叶适量,鸡蛋 1 个。以上前 1 味捣烂,和入鸡蛋煎作饼,贴于脐部。具有清热解毒、止痛的功效,适用于面神经麻痹。

(2)取全蝎 15 克,僵蚕 15 克,防风 15 克,白芷 15 克,羌活 15 克,天麻 15 克,荆芥穗 15 克。以上 7 味共研细末,装瓶密封。用时取药末 10～15 克,填塞脐部,胶布固定,隔日换药 1 次。具有祛风解痉的功效,适用于面神经麻痹。

(3)取胆南星 3 克,明雄黄 3 克,醋芫花 50 克,白胡椒挥发油 0.05 毫升,马钱子总生物碱 0.1 毫克。以上前 3 味共研细末,喷入白胡椒挥发油,每次取药末 150 毫克,加入马钱子总生物碱,混匀,取适量药末填于脐部,外用胶布固定,2～5 日换药 1 次。具有祛痰通络的功效,适用于面神经麻痹。

(4)取天麻、防风、白芷、荆芥穗、羌活、辛夷、细辛、全蝎、白附子各等量。以上 9 味共研细末,装瓶密封。用时取药末 10～15 克,填塞脐部,胶布固定,每日换药 1 次。具有祛风止痉的功效,适用于面神经麻痹。

二十九、敷贴治三叉神经痛

(1)取全蝎 21 个,地龙 6 条,木香 9 克,蝼蛄 3 个,五倍子 15 克,生半夏 30 克,生南星 30 克,白附子 30 克,面粉适量。以上前 8 味共研细末,每次取药末适量,加入 1/2 量的面粉,用白酒调和成 2 个药饼,贴敷于太阳穴,每日贴敷 1 次,每次贴敷 20～30 分钟,7 日为 1 个疗程。具有祛风活络、镇痉止痛的功效,适用于三叉神经痛。

(2)取全蝎 20 个,地龙 5 条,路路通 10 克,细辛 5 克,生半夏 50 克,生南星 50 克,白附子 50 克,面粉适量。以上前 7 味共研细末,每次取药末适量,加入 1/2 量的面粉,用白酒调和成 2 个药饼,贴敷于太阳穴,每日贴敷 1 次,每次贴敷 20～30 分钟,7 日为 1 个疗程。具有祛风活络、镇痉止痛的功效,适用于三叉神经痛。

(3)取马钱子 30 克,乳香 15 克,没药 15 克,川草乌 15 克,麻油、清凉油各适量。以上前 4 味共研细末,用麻油、清凉油调成糊状,贴敷于太阳穴、下关穴、颊车穴或阿是穴,每日贴敷 1～2 穴,隔日换药 1 次。具有祛风散寒止痛的功效,适用于三叉神经痛。

三十、敷贴治关节疼痛

(1)取独蒜汁、韭菜汁、葱汁、生姜汁、艾叶汁各 120 毫升,白酒 600 毫升,麻油

120克。以上前6味煎滚,再加入麻油熬至滴水成珠,加松香、黄丹搅匀成膏,再将膏药摊于布上,将药膏贴于患处。具有祛风散寒、活血通络、止痛除痹的功效,适用于风寒阻滞经络、关节之行痹、痛痹,以及神经性疼痛等。

(2)取生南星15克,生半夏15克,生川乌15克,生草乌15克,陈酒、蜂蜜各适量。以上前4味共研细末,用陈酒、蜂蜜调和,搽敷患处。具有祛风燥湿、通利关节的功效,适用于关节炎。

(3)取大黄、山栀子各等量,醋或乙醇适量。以上前2味共研细末,用醋或酒精适量调成糊状。24小时内用醋调药末敷患处;24小时后用乙醇调药末敷患处。敷药范围以直径大于瘀肿区2厘米为度,厚约0.5厘米,用塑料布和绷带包扎固定,一般2小时换药1次。具有祛风散寒、通络止痛的功效,适用于关节扭伤疼痛。

(4)取黄柏3克,石膏粉1克,樟脑、乙醇各适量。将黄柏研为细末,与石膏粉混匀,用30%樟脑乙醇调为糊状,洗净患处,将药糊敷上,外用塑料布覆盖,再用胶布固定,每日换药1次。具有清热解毒、散瘀止痛的功效,适用于关节挫伤之初期。

(5)取青木香15克,乳香10克,没药10克,栀子20克,冰片5克,樟脑5克,红糖适量。以上前6味共研细末,过120目筛,与红糖拌匀,用冷开水调为糊状,敷于患处,药糊干后即换药。具有活血散瘀、消肿止痛的功效,适用于关节扭挫伤。

三十一、敷贴治腰腿疼痛

(1)取生附子30克,白酒适量。以上前1味研为细末,加入白酒调成糊状,贴敷于双侧足心涌泉穴。具有祛风散寒止痛的功效,适用于急性腰扭伤引起的腰痛。

(2)取肉桂5克,川乌10克,乳香10克,川椒10克,樟脑1克,白酒适量。以上前5味共研细末,加白酒适量炒热,趁温热贴敷于双侧肾俞穴和命门穴,用塑料布覆盖,胶布固定,隔日换药1次。具有通经活血、通络止痛的功效,适用于风寒湿型腰肌劳损,症见腰部酸痛,阴雨天加重,舌淡苔白腻,脉弦紧。

(3)取木瓜60克,栀子30克,大黄150克,黄柏30克,蒲公英60克,土鳖虫30克,乳香30克,没药30克,凡士林适量。以上前8味共研细末,再用凡士林调成膏状,敷于患处,每日1次,连用3～5次为1个疗程。具有祛风除湿、通络止痛的功效,适用于膝关节扭伤。

(4)取茴香20克,丁香10克,红花12克,白酒适量。以上前3味共研细末,加入白酒调成糊状,贴敷于患处。具有活血化瘀、通络止痛的功效,适用于急性腰扭伤引起的腰痛。

(5)取马钱子12克,骨碎补20克,生南星10克,三七20克,威灵仙12克,羌活10克,独活10克,乳香12克,桃仁12克,红花6克,大黄10克。以上11味共研细末,调拌凡士林成膏状,敷于腰部,每日换药1～2次。具有活血化瘀、舒筋活络的功效,适用于扭伤所致的腰痛。

三十二、敷贴治肩周炎

(1)取姜黄 15 克,羌活 15 克,独活 15 克,桂枝 15 克,秦艽 15 克,当归 15 克,海风藤 15 克,桑枝 15 克,乳香 9 克,木香 9 克,川芎 9 克。以上 11 味加水煎取药液 2 次,放入盆中,放入毛巾 2 块,将浸满药液的热毛巾稍稍拧干,热敷疼痛点,范围逐渐扩大整个肩关节周围。毛巾冷后更换,两块毛巾交替使用。每次热敷时间不少于 30 分钟,每日热敷 1 次。具有祛风散寒、通络止痛的功效,适用于肩周炎。

(2)取天南星 20 克,生川乌 20 克,生草乌 20 克,羌活 20 克,苍术 20 克,姜黄 20 克,生半夏 20 克,白附子 15 克,白芷 15 克,乳香 15 克,没药 15 克,红花 10 克,细辛 10 克,食醋、蜂蜜、白酒、葱白、鲜生姜各适量,白胡椒 30 粒。以上前 13 味共研细末,加入食醋、蜂蜜、白酒、葱白和鲜生姜,一同捣烂,白胡椒研碎,与药糊一同入锅炒热,装入布袋,热敷于患处,每次 30 分钟,每日 2 次,连用 5～7 日为 1 个疗程。具有祛风散寒,通经活络、消肿止痛的功效,适用于肩周炎。

(3)取葱白 30 克,食醋少许。将葱白捣烂如泥,再加入食醋调匀成糊状,敷于患处。具有通络止痛的功效,适用于肩周炎。

(4)取生草乌 10 克,生川乌 10 克,乌附片 10 克,生南星 10 克,干姜 10 克,樟脑 15 克,细辛 8 克,丁香 8 克,肉桂 6 克,吴茱萸 6 克,蜂蜜适量。以上前 10 味共研细末,炼蜜为丸,每丸重 4 克,根据疼痛面积大小取药丸适量,用乙醇调成糊状;再用乙醇棉球擦洗患部至发热,然后将药糊平摊于消毒纱布上,贴敷患处,外用胶布固定,隔日换药 1 次,连用 7 次为 1 个疗程。具有温经散寒、通络止痛的功效,适用于肩周炎。

(5)取生川乌 90 克,生草乌 90 克,樟脑 90 克,食醋适量。以上前 3 味共研细末,每次取药末适量,加入食醋调成糊状,均匀地敷于压痛点,药层厚 0.5 厘米,外用消毒纱布包裹,再用热水袋热敷 30 分钟,每日 1 次,连用 5～7 日为 1 个疗程。具有祛风散寒、通经活络的功效,适用于肩周炎。

三十三、敷贴治水肿

(1)取黑牵牛子(黑丑)7.5 克,白牵牛子(白丑)(煅)7.5 克,猪牙皂(煅)7.5 克,木香 9 克,没香 9 克,乳香 9 克,没药香 9 克,琥珀 3 克,砂糖适量。以上 9 味共研细末,加水少许调成膏状,贴敷于气海穴,再用胶布固定。具有利水消肿的功效,适用于水肿。

(2)取鲤鱼 1 尾,醋适量。将鲤鱼焙灰,以醋适量调匀,敷贴患部,以愈为度。具有健脾利水、活血消肿的功效,适用于脾肾亏虚之水肿。

(3)取鲜葎草茎叶 300 克,食盐 30 克,白酒 15 毫升。将鲜葎草茎叶洗净晾干,捣如糊状,再加入食盐同捣如膏,放入瓷罐中倒入白酒搅匀,临用时取药膏 30 克做成药饼 3 个,贴敷于囟会穴、水分穴、中极穴,然后用消毒纱布覆盖,再用胶布固定。贴 24 小时为 1 个疗程,如未愈可隔日再贴敷,一般连用 3～7 个疗程即可痊愈。具有清热解毒、利尿通淋的功效,适用于慢性肾炎引起的头面水肿。

(4)取蓖麻仁 70 粒,石蒜 1 个。以上 2 味共捣烂,敷于足底涌泉穴,外用消毒纱布覆盖,再用胶布固定。每日 1 次,每次敷贴 8 小时,7 日为 1 个疗程。具有清热消肿利尿的功效,适用于急、慢性肾炎水肿。

(5)取地龙 30 克,猪苓 30 克,针砂 30 克,葱汁适量。以上 4 味共捣为膏,敷于脐部,然后用消毒纱布覆盖,再用胶布固定,每日换药 1 次。具有清热利水消肿的功效,适用于水肿,身热口干,舌红脉滑。

三十四、敷贴治寄生虫病

(1)取白杨树皮 30 克,石蒜 30 克。以上 2 味共捣如糊状,敷于脐部,每日换药 1 次,连用 3 天。具有清热解毒、驱杀蛔虫的功效,适用于蛔虫病腹痛。

(2)取百部 15 克,苦参 15 克,苦楝皮 10 克,乌梅 2 个。以上 4 味共研细末,另取 1 剂,加水煎煮 2 次,合并滤液,浓缩成 100 克。每晚睡前用药液反复擦洗小儿肛门,再用药糊涂敷,每日早晚各 1 次。用药液适量调和药末成糊状,杀虫止痒、清热利湿的功效,适用于蛲虫病。

(3)取鲜苦楝根皮 30 克,山胡椒 3 克,葱白少许,鸡蛋 2 个。以上前 3 味共捣烂,打入鸡蛋搅匀,油煎成饼,将药饼贴于脐部。具有驱虫、缓急止痛的功效,适用于胆道蛔虫、蛔虫肠梗阻。

(4)取花椒 15 克,贯众 30 克,苦楝皮 30 克。以上 3 味加水煎煮,去渣浓缩成膏,敷于脐部。具有杀虫、行气、止痛的功效,适用于虫积腹痛病症。

三十五、敷贴治自汗、盗汗

(1)取何首乌 20 克。以上 1 味研为细末,用凉开水调为糊状,敷于脐部,然后用消毒纱布覆盖,再用胶布固定,每日换药 1 次。具有涩精止汗、补益精血的功效,适用于肝肾精亏,阴血不足所致的自汗。

(2)取五倍子、郁金子、蜂蜜各适量。以上前 2 味研为细末,加入蜂蜜调为糊状,敷于神阙穴和涌泉穴,然后用消毒纱布覆盖,再用胶布固定,每日换药 1 次,连用 7～10 天为 1 个疗程。具有收敛止汗的功效,适用于肺气不足型虚汗。

(3)取五倍子 1.5 克,朱砂 0.3 克。以上 2 味焙干,研为极细粉,用温开水调成糊状,每晚敷于脐部,然后用消毒纱布覆盖,再用胶布固定,次日早晨去药。具有固涩止汗的功效,适用于盗汗。

(4)取五倍子 10 克,五味子 10 克,醋制龟甲 10 克,醋制鳖甲 10 克,地骨皮 10 克。以上前 4 味研为细末,用时取药末 5 克,另用地骨皮煎取浓汁,调成糊状,每晚睡前敷于脐部,然后用消毒纱布覆盖,再用胶布固定,翌晨去药。具有敛汗止汗的功效,适用于盗汗。

(5)取黄柏 2 克,研为细末,每晚取药末适量,睡前以温开水调糊,将药糊填敷于脐中,外用胶布固定,每日换药 1 次。具有泻肾火的功效,适用于阴虚火旺之潮热盗汗。

三十六、敷贴治小儿流涎

(1)取栀子 2 克。以上 1 味炒焦研细末,用温开水调成药糊,敷于脐部,然后用消毒纱布覆盖,再用胶布固定,每天换药 1 次。具有清心凉脾、化湿利尿的功效,适用于心脾积热所致的小儿口角流涎,小便短赤,舌红,脉细数。

(2)取胆南星 10 克,吴茱萸 20 克,蜂蜜适量。以上 2 味共研细末,每次取药末 1 克,蜜调为膏,敷于脐部,然后用消毒纱布覆盖,再用胶布固定,每日换药 1 次,5日为 1 个疗程。具有祛寒燥湿的功效,适用于小儿口角流涎,症见大便溏薄,小便清长者。

(3)取制南星 30 克,生蒲黄 12 克,醋适量。将前 2 味共研细末,与醋调成饼,敷于涌泉穴,用布包固定。具有祛风定惊、化痰散结的功效,适用于小儿流涎。

(4)取肉桂 10 克,醋适量。将肉桂研为细末,与醋调成糊饼状,在小儿睡觉前将药饼贴在两足心处,然后用胶布固定,次日晨取下,连敷 3～5 日。具有温中补阳,散寒止痛的功效,适用于小儿流涎。

(5)取吴茱萸 3 份,生南星 1 份,醋适量。将前 2 味共研为细末,贮瓶中勿泄气;睡觉前取上药末 15 克,用陈醋调成糊状,敷于涌泉穴,用消毒纱布包扎固定,每次贴敷 12 小时。具有温中散寒、燥湿的功效,适用于小儿流涎。

三十七、敷贴治流行性腮腺炎

(1)取赤小豆适量,鸡蛋清 1 个。将赤小豆研末,再与鸡蛋清调匀,涂敷患处,每日 3 次,5 日为 1 个疗程。具有清热毒、散恶血、消肿的功效,适用于流行性腮腺炎。

(2)取绿豆适量,鸡蛋清 1 个。将绿豆研末,再与鸡蛋清调匀,涂敷患处,每日 3次,5 天为 1 个疗程。具有清热解毒、消肿的功效,适用于流行性腮腺炎。

(3)取蒲公英适量,鸡蛋清数个。将蒲公英捣烂如泥,2 味调和为糊状,药糊摊在布上,贴敷患处。具有清热、解毒、消肿的功效,适用于腮腺炎。

(4)取墨锭 1 锭,鸡蛋清 1 个。将鸡蛋打碎,取鸡蛋清,用墨锭研磨,涂敷患处,每日 3 次。具有解毒消肿的功效,适用于流行性腮腺炎。

(5)取乳香末 6 克,没药末 6 克,淀粉 60 克,米醋 250 毫升。将米醋放在砂锅内煮沸,再将乳香末和没药末放入搅匀,随搅随下淀粉,待成糊状后便倒在牛皮纸上涂抹,糊的厚度约 1.5 厘米,面积要大于患部的面积,待药糊稍凉,趁温热时敷于患部,然后用消毒纱布固定。具有清热解毒、散瘀消肿的功效,适用于痈、蜂窝织炎、疔、丹毒、脓肿、腮腺炎、乳腺炎等急性外科炎症。

三十八、敷贴治脊髓灰质炎

取荆芥 15 克,陈皮 15 克,透骨草 15 克,桂枝 15 克,石菖蒲 15 克,葱白 15 克,生姜 15 克,冰片 1.5 克。以上前 5 味共研细末,再加入后 3 味捣烂,放入适量烧酒加热,用布包裹,用药袋轻轻揉擦全身数次。具有祛风除湿、温经通络的功效,适用于脊髓灰质炎后遗症初期。

三十九、敷贴治小儿水痘

(1)取燕窝泥、鸡蛋清各等量。以上前 1 味捣碎,加入鸡蛋清调和均匀,敷于脐部,热退即去药。具有清热解毒、退热的功效,适用于小儿痘疹而热盛者。

(2)取大黄、全蝎、防风、石膏、青黛各等量,鸡蛋清适量。以上前 5 味共研细末,加入鸡蛋清,调和成膏状,敷于脐部,然后用消毒纱布覆盖,再用胶布固定,每日换药 2 次,连用 3～4 天见效。具有清热泻火、解毒祛风的功效,适用于小儿水痘,发热不恶寒,面赤唇红,口臭,尿黄便秘。

(3)取生大黄 2 克,麻黄 1 克,升麻 2 克,川芎 2 克,乌药 2 克,神曲 2 克,地龙 1 条。以上 7 味共捣烂,敷于脐部,然后用消毒纱布覆盖,再用胶布固定。具有泻热解毒、通络镇痉的功效,适用于小儿痘疹热毒盛,或有动风之象者。

(4)取艾叶 30 克,胡椒 30 粒。以上 2 味共捣烂,调水取汁熬膏,敷于脐部,然后用消毒纱布覆盖,再用胶布固定。具有祛散寒邪、温通经脉的功效,适用于小儿痘疹透发之际受寒邪者。

(5)取青黛 60 克,滑石 120 克,煅石膏 120 克,黄柏 30 克,黄连 15 克,冰片 15 克,麻油适量。以上前 6 味共研细末,每次取药末适量,用麻油调匀,涂敷于患处,每日 3 次。具有清热解毒、祛湿敛疮的功效,适用于小儿水痘。

四十、敷贴治小儿营养不良

(1)取桃仁 6 克,杏仁 6 克,大黄 6 克,山栀子 6 克,芒硝 6 克,鸡蛋清 1 个,面粉适量。以上前 5 味共研细末,加入鸡蛋清和面粉,调匀,敷于脐部,然后用消毒纱布绷带固定,24 小时后去药,每隔 7 日用药 1 次。具有攻积导滞、清热通便的功效,适用于小儿营养不良便秘,烦热不宁之症。

(2)取苍术 25 克,荞麦粉 60 克,米醋适量。将苍术研为细末,过筛后与荞麦粉拌匀,掺入米醋适量,炒热,捏成药饼,取药饼 1 个敷于患儿肚脐窝上,盖以消毒纱布,并用胶布固定,2～3 日换药 1 次。具有消食化积的功效,适用于小儿食积,消化不良。

(3)取香附 12 克,吴茱萸 12 克,葎草 30 克,侧柏叶 30 克,鸡蛋清 1 个。以上前 4 味共研细末,与鸡蛋清调匀,敷于肚脐。具有消积化食的功效,适用于小儿营养不良。

(4)取山楂 7 粒,栀子 7 粒,大枣(去核)7 枚,芒硝 30 克,葱白 9 根,面粉 30 克,白酒适量。以上前 5 味共研细末,加入面粉和白酒适量,调和制成药饼 2 个,冷敷于脐部神阙穴和相应的背部命门穴,每隔 2~3 小时取下药饼,并加白酒适量再敷,每日数次,共敷 3 昼夜。具有健脾消积的功效,适用于小儿营养不良,食积不化,大便不通等。

四十一、敷贴治小儿汗症

(1)取牡蛎粉 30 克,龙骨 30 克,大麦芽 50 克。以上 3 味共研细末,每取药末 5 克,调和,敷于患儿脐部,用胶布固定,每日换药 2 次。具有养心敛汗的功效,适用于小儿汗症。

(2)取五倍子 100 克,赤石脂 100 克,没食子 100 克,煅龙骨 100 克,牡蛎粉 100 克,朱砂 5 克,食醋适量。以上 6 味共研细末,每次药末 10~20 克,用水、醋各半调成糊状,每晚睡前敷于脐部,然后用消毒纱布覆盖,再用胶布固定,次晨取下。具有收敛固涩止汗的功效,适用于顽固性小儿盗汗。

(3)取五倍子 5 克,朱砂 1 克。以上 2 味共研细末,每次取药末少许,用温水调成糊状,每晚睡前敷于脐部,每 3 天换药 1 次。具有敛肺降火止汗的功效,适用于肺气阴两虚、心血亏损所致的小儿盗汗。

(4)取煅龙骨、五倍子各等份,食醋适量。以上前 2 味共研细末,取药末 10 克,用食醋适量调成糊状,每晚睡前敷于脐部,然后用消毒纱布覆盖,再用胶布固定,次晨取下。具有固涩敛汗的功效,适用于小儿汗症属虚者。

(5)取郁金粉 0.24 克,牡蛎粉 0.06 克。以上前 2 味共研细末,用米汤适量调成糊状,分成 2 份,敷于患儿乳中穴,用胶布固定,每日换药 1 次。具有行气解郁,收敛固涩的功效,适用于小儿汗症。

四十二、敷贴治婴儿湿疹

(1)取生大黄 30 克,川黄柏 15 克,青黛 30 克,松花粉 30 克,枯矾 9 克,鲜女贞叶 60 克,地骨皮 30 克。以上前 5 味共研细末;后 2 味加清水适量煮沸,倒入盆中,先用药液温洗患处,再扑上药粉,每日早晚各用药 1 次。具有清热解毒,收湿止痒的功效,适用于婴儿湿疹。

(2)取松花粉 100 克,硫黄 60 克,青黛 30 克,枯矾 15 克,冰片 3 克。以上前 5 味共研细末,可用猪油调成膏,患处渗出液较多时可用药粉扑之,如无渗出液则可涂敷药膏,每日用药 3 次。具有清热解毒、收湿止痒的功效,适用于婴儿湿疹。

(3)取紫草 30 克,黄柏 15 克,干荷叶 500 克,麻油 250 毫升。以上前 2 味用麻油浸泡半天,再置于火上熬枯,去渣;然后将干荷叶烧成炭,研成细粉,加入到油中,调匀成软膏,涂敷患处,每日早晚各用药 1 次。具有清热解毒、祛湿止痒的功效,适用于婴儿湿痒。

(4)取硫黄 20 克,雄黄 20 克,硼砂 5 克,水杨酸 5 克,冰片 1.5 克,松节油 15 克,凡士林适量。以上前 5 味共研细末,加入熔融的凡士林,再加入松节油,搅匀,涂敷患处,每日用药 2～3 次。具有清热解毒止痒的功效,适用于婴儿湿疹。

(5)取蛇床子 9 克,金银花 9 克,野菊花 9 克,甘草 6 克。以上 4 味加水煎煮,去渣,温洗并湿敷患部,每日 2～3 次,每次 10 分钟。具有清热解毒、燥湿止痒的功效,适用于婴儿湿疹。

四十三、敷贴治小儿蛲虫病

(1)取百部 15 克,苦参 15 克,苦楝皮 10 克,乌梅 2 个。以上 4 味共研细末,另取 1 剂,加水煎煮 2 次,合并滤液,浓缩成 100 毫升。用药液适量调和药末成糊状,每晚睡前用药液反复擦洗小儿肛门,再用药糊涂敷,每日早晚各 1 次。具有杀虫止痒、清热利湿的功效,适用于小儿蛲虫病。

(2)取芦荟 20 克。以上 1 味研为细末,加入冷水开 150 毫升浸泡,每晚先用温开水洗净小儿肛门,再涂上药液,每日早晨加服牵牛子(黑白丑)粉 3 克,连用 3 天为 1 个疗程。具有杀虫止痒的功效,适用于小儿蛲虫病。

(3)取食醋适量。将食醋加温开水 2 倍,每晚睡前外擦肛门周围,连用数周,并烫洗衣被。具有驱蛲虫的功效,适用于小儿蛲虫病。

四十四、敷贴治小儿过敏性阴茎包皮水肿

取黄连 10 克,冰片少许,鸡蛋适量。取鸡蛋数个煮熟,去白留黄,置小锅内,上火熬之,并用筷子搅炒,蛋黄的颜色由黄而焦,由焦而黑,最后油出,浮在焦渣上,滤取蛋黄油;再将黄连研成细末,加入冰片研匀,用蛋黄油调匀成糊状;将龟头和阴茎下方常规消毒,再用黄连蛋黄油涂敷于整个阴茎处。具有清热解毒的功效,适用于小儿包皮嵌顿水肿。

四十五、敷贴治小儿惊风

(1)取地龙 2 条,麝香 0.15 克。以上 2 味共研细末,敷于脐部,然后用胶布固定。具有开窍醒神、定惊止痉的功效,适用于小儿惊风,症见高热,神昏谵语,四肢抽搐,舌质红,脉滑数。

(2)取生龙骨 5 克,朱砂 2 克,绿豆 5 克,鸡蛋清 1 个。以上前 3 味共研细末,

加入鸡蛋清调和均匀,使成糊状,敷于神阙穴、百会穴和涌泉穴,24小时后取下。具有清热定惊的功效,适用于小儿夜惊。

(3)取明雄黄1.5克,砂仁2克,炒栀子7克,冰片0.3克,麝香0.1克,鸡蛋清适量。以上前4味共研细末,加入鸡蛋清适量,调和均匀,敷于脐部四周如碗口大,留出脐孔,加入麝香少许,然后用消毒纱布覆盖,再用胶布固定,24小时后去药。具有清心醒神、辟秽通窍的功效,适用于热毒引起的小儿急惊。

(4)取地龙30克,蝉蜕15克。以上2味共研细末,用乳香煎汤调和成糊状,敷于脐部,然后用消毒纱布覆盖,再用胶布固定。具有清热镇痉的功效,适用于小儿惊风。

(5)取山栀、桃仁、面粉各等量,鸡蛋清适量。将山栀研末,桃仁捣泥,与面粉混合,再与鸡蛋清调和成饼,贴敷于患儿两足心。具有泻心火、平肝风的功效,适用于之小儿急惊风。

四十六、敷贴治小儿遗尿

(1)取麻黄3克,益智仁1.5克,肉桂1.5克,食醋适量。以上前3味共研细末,每次取药末3克,用醋调成饼状,敷于脐部,然后用胶布固定,36小时后取下。隔12小时再敷药,连用3次,然后每隔1周用药填脐1次,连续2次巩固疗效。具有温肾助阳、固精止遗的功效,适用于小儿遗尿。

(2)取五倍子5克,五味子2.5克,菟丝子7.5克,米醋适量。以上前3味共研细末,用醋调成糊状,敷于脐部,然后用消毒纱布包扎,再用胶布固定,次日早晨取下。具有固精缩尿的功效,适用于小儿遗尿。

(3)取连须葱白2根,硫黄30克。以上2味共捣烂,敷于脐部,然后用消毒纱布包扎,8~10小时后去药。具有温阳缩尿的功效,适用于下元虚冷而无器质性原因的小儿遗尿症。

(4)取炮附子6克,补骨脂12克,生姜30克。以上前2味共研细末,生姜捣烂为泥,与药末调成膏状,敷于脐部,然后用消毒纱布覆盖,再用胶布固定,5天换药1次。具有温肾壮阳、固精缩尿的功效,适用于下元虚寒型小儿遗尿,症见面色苍白,恶寒肢冷,腰腿酸软,小便清长而频,舌质淡,脉沉迟无力等。

(5)取丁香30克,肉桂30克,五倍子30克,五味子30克,补骨脂30克。以上5味共研细末,每次取药末适量,用白酒调糊,敷于脐部,然后用消毒纱布覆盖,再用胶布固定,每晚换药1次,连用5次见效。具有补脾肾、止遗尿的功效,适用于脾肺气虚、下元虚冷所致的小儿遗尿。

四十七、敷贴治小儿夜啼

(1)取朱砂20克,琥珀20克,吴茱萸30克,蜂蜜适量。以上前3味共研细末,每次取药末 1~2 克,加入蜂蜜调制成药饼,将药饼纳入脐中,外用胶布固定,每日换药 1 次,7 日为 1 个疗程。具有安神定惊的功效,适用于小儿夜啼。

(2)取朱砂 1 克。以上 1 味共研细末,水调成糊,敷于脐部,然后用消毒纱布覆盖,再用胶布固定。具有宁神定惊的功效,适用于小儿夜啼。

(3)取朱砂 0.5 克,五倍子 1.5 克,陈细茶 1 克。以上 3 味共研细末,水调制成药饼,敷于脐部,然后用消毒纱布覆盖,再用胶布固定,每日换药 1 次。具有清心定惊的功效,适用于小儿夜啼。

(4)取鲜地龙 2 条。以上 1 味洗净捣成糊状,敷于脐部,然后用消毒纱布覆盖,再用胶布固定。具有清热息风、定惊止痉的功效,适用于小儿夜啼。

(5)取牵牛子(黑丑)3 克,米汤适量。以上前 1 味研细末,加米汤适量,调和成糊状,每晚睡前 1 小时取药糊适量敷于脐部,然后用消毒纱布覆盖,再用胶布固定,连续涂药至痊愈。具有消积除胀的功效,适用于小儿夜啼症属食积不化者,症见小儿入夜啼哭不止,或定时夜间啼哭,腹胀,呕乳,大便中有不消化之物。

四十八、敷贴治小儿疝

(1)取肉桂 15 克,香附 15 克,葱白 20 克,鲜生姜 20 克。以上前 2 味研成粗粉;葱白根炒热,鲜生姜捣烂,4 药合匀,捣成泥膏,先用温开水洗净脐部,酒精棉球消毒,将药膏敷于脐部,然后用纱布包扎。具有暖肝止痛的功效,适用于肝经寒凝型小儿疝。

(2)取丁香适量。以上 1 味研细末,填敷脐中,然后用塑料布覆盖,再用胶布固定,2 日换药 1 次。具有温中暖肾、祛寒止痛的功效,适用于小儿寒疝腹痛。

(3)取川楝子 10 克,吴茱萸 10 克,小茴香 10 克。以上 3 味共研细末,加入适量面粉和温开水,调成膏状,敷于神阙穴、气海穴、中极穴。具有暖肝散寒、疏肝止痛的功效,适用于肝经寒凝气滞所致的寒疝腹痛。

(4)取乌梅肉适量。以上 1 味捣烂,敷于脐部。具有涩肠敛疮的功效,适用于先天性脐不闭合症。

(5)取小茴香子、川楝子、橘核、荔枝核、黄皮核、吴茱萸各等量,面粉适量,米醋适量。将前 6 味共研为细末,再与面粉和米醋调匀成膏状,取药膏适量摊于消毒纱布上,贴敷患儿脐孔上,外用胶布固定之,每日换药 1 次,贴至病愈方可停药。具有温中散寒、泻火止痛的功效,适用于小儿疝。

四十九、敷贴治鹅口疮

(1)取细辛 6 克,米醋适量。将细辛研为细末,分成 5 份,每次取药末 1 份,用米醋适量调成糊状,贴敷脐部,每日 1 次,连用 4~5 次。具有清热解毒的功效,适用于虚火上浮之鹅口疮,症见口腔内白屑散在,周围红肿不重,面白颧红,舌嫩红少苔,脉细数无力等。

(2)取黄丹 3 克,蜂蜜适量。以上 2 味混匀,蒸成黑色,用消毒棉签蘸涂敷患处,3 日即愈。具有敛疮生肌、消炎解毒的功效,适用于鹅口疮。

(3)取五倍子 18 克,枯矾 12 克,白糖 2 克。将五倍子捣碎如米粒,放入锅内炒至黄脆,再撒入白糖同炒,待糖溶化吸入五倍子内,不粘结成团时取出风干,与枯矾共研成末,装瓶备用。临用时用麻油调成糊状,用消毒棉签蘸遍涂患儿口内,每日 2~3 次。具有敛疮生肌的功效,适用于鹅口疮。

(4)取冰片、硼砂、玄明粉、朱砂、蜂蜜各适量。以上前 4 味为中成药冰硼散的组成成分,可取冰硼散适量,与蜂蜜调成糊状,用消毒棉签蘸涂患处。具有清热解毒、去腐生肌的功效,适用于心脾积热型小儿鹅口疮,症见口腔舌面布满白屑,面赤唇红,烦躁不安,叫扰啼哭,口干或渴,大便干结,小便黄少,舌红,脉滑等。

(5)取陈葫芦瓢炭 30 克,硼砂 9 克。以上 2 味共研为末,装瓶备用。临用时取药末适量,用麻油调成糊状,用消毒棉签蘸涂敷患处,每日早、中、晚各 1 次。具有清热解毒、消肿止痛的功效,适用于鹅口疮。

五十、敷贴治小儿口疮

(1)取细辛 6 克,米醋适量。以上 1 味研为细末,分成 5 份,每次取 1 份,用米醋调成糊状,敷于患儿脐孔,每天用 1 份,连用 4~5 天。具有宣郁散火、敛疮止痛的功效,适用于心脾积热所致的小儿口疮,症见口腔溃疡较多,或满口糜烂,周围红赤,疼痛拒食,烦躁多啼,口臭涎多,小便短赤,大便干结,或发热面赤,舌红苔黄,脉滑而数。

(2)取大黄 9 克,丁香 1.5 克,炒绿豆 6 克,米醋适量。以上前 3 味共研细末,再与米醋调成糊状,敷于患儿两足心涌泉穴。具有清热解毒渗湿的功效,适用于湿热偏盛之小儿口疮。

(3)取朱砂 1.5 克,僵蚕 3 克,蛇蜕 3 克,麝香 1.5 克,蜂蜜适量。以上前 4 味共捣为末,加入蜂蜜调成糊状,敷于小儿唇口。具有清热解毒、敛疮生肌的功效,适用于小儿撮口疮。

(4)取萝卜子 10 克,白芥子 10 克,地肤子 10 克,米醋适量。以上前 3 味一同置于砂锅内,用文火炒至微黄,研为细末,再将米醋煮沸后冷至微热,与药末调成糊状,敷于患儿两足心涌泉穴。具有清热利湿、通络止痛、行气化滞的功效,适用于小儿口疮。

(5)取黄柏、细辛各等量,陈醋适量。以上前 2 味烘干,共研细末,用醋调成膏状,敷于脐部,然后用消毒纱布覆盖,再用胶布固定,每日换药 1 次。具有散热泻火的功效,适用于口疮糜烂,局部黏膜肿痛者。

五十一、敷贴治小儿头疮

(1)取露蜂房1只,蜈蚣2条,白矾12克,麻油适量。将白矾研为细末,纳入露蜂房中,然后将露蜂房和蜈蚣分别焙干,再共研细末,用麻油调成糊状,涂敷患处,每日用药3次。具有解毒收湿,祛风止痒的功效,适用于小儿头疮。

(2)取蜈蚣5条,胆矾6克,明矾15克,露蜂房1个,棉子油适量。以上前3味共研细末,再将露蜂房仰放在新瓦上,撒上药末,焙至干枯,离火待冷后研为极细末,用棉子油调和成软膏,剃发后洗净头皮,涂上药膏,隔日去痂后再涂,通常连涂4～5次后即愈。具有解毒杀虫、祛风收湿的功效,适用于小儿头疮。

(3)取马骨适量,醋适量。将马骨烧成灰,再与醋调匀,敷于患处。具有清热解毒的功效,适用于小儿头疮,身上疮。

(4)取独头大蒜1个。将独头大蒜剥去外皮,再切去一层,用切开的大蒜截面涂敷患处,每次反复擦15分钟,每日擦3次,10日为1个疗程,停3日后再进行下一个疗程,以愈为度。具有杀虫解毒的功效,适用于小儿头疮。

(5)取木鳖子仁3克,醋10克。将木鳖子去外壳,蘸醋在粗瓷碗底磨取药汁,临睡前先用盐水洗净患处,再用棉花或毛笔蘸药汁涂患部,每日或隔日1次。具有散结消肿、解毒生肌的功效,适用于体癣、头疮等。癣病蔓及全身者可分期分批治疗。治疗期间忌食辛辣、鱼腥,饮食宜清淡,并注意静养。木鳖子有毒,此方忌内服。

五十二、敷贴治疮疖

(1)取乌鸡骨30克,砒霜3克。以上2味共研细末,敷于脐部,然后用消毒纱布覆盖,再用胶布固定。具有祛腐拔毒、敛疮的功效,适用于疮疖感染,日久不敛。

(2)取杏仁30克,玄参15克,蛇蜕7.5克,露蜂房7.5克,乱发7.5克,麻油80克,黄丹20克。以上7味熬成药膏,敷于脐部,以泻为度。具有清热解毒、活血化瘀、消肿散结的功效,适用于疮疖感染。

(3)取赤小豆30克,淡豆豉30克,天南星10克,白蔹10克。以上4味共研细末,每次取药末适量,用鸡蛋清或米醋调为糊状,敷于脐部,然后用消毒纱布覆盖,再用胶布固定。具有清热解毒、消肿散结的功效,适用于疮疖感染。

(4)取鱼骨头、麻油各适量。将鱼骨头焙干,研成细末,再用麻油调匀,敷于患处,每日数次。具有解毒消肿的功效,适用于疖。

(5)取石菖蒲5克,紫荆皮20克,赤芍15克,白芷15克,独活10克,姜黄5克,蜂蜜适量。以上前6味研成药粉,加入蜂蜜调匀,使成糊状,敷于患处。具有清热解毒、敛疮生肌的功效,适用于唇上疔疮等。

五十三、敷贴治痈

(1)取蟾酥 0.3 克,乳香 5 克,没药 5 克,黄连 10 克,冰片 0.3 克,蜂蜜适量。以上前 5 味共研细末,用蜂蜜调成糊状,敷于患处,外用胶布固定,每日用药 1 次。具有消肿止痛、拔毒生肌的功效,适用于痈。

(2)取鲜马齿苋全草适量。以上 1 味捣烂成泥状,涂敷于患处,每日用药 1 次。具有清热解毒的功效,适用于痈肿疔疮、湿疹、丹毒。

(3)取鲜青虾适量。以上 1 味置新瓦上焙干研末,敷于患处。具有清热解毒的功效,适用于痈。

(4)取鲜葎草叶适量,红糖少许。以上前 1 味洗净,加入红糖捣烂成泥状,药泥加热后敷于患处,每日用药 2 次。具有清热解毒的功效,适用于痈毒初起。

(5)取阿魏 15 克,土鳖虫 2 个,葱白 2 根,蜂蜜 60 克。以上 4 味拌匀,捣烂如泥,敷于患处,盖上消毒纱布,外用胶布固定,每日换药 1 次。具有解毒消肿的功效,适用于痈等。

五十四、敷贴治疔疮

(1)取生姜 1 小块或大蒜数瓣,乌蔹莓藤或根、酒、醋各适量。将乌蔹莓藤或根洗净,与生姜 1 小块或大蒜数瓣一同捣绒,炒热,用酒、醋泼过,敷于患处。具有清热解毒、消肿活血的功效,适用于肿毒发背,无名肿毒,恶疮初起等。

(2)取黎辣根、水茅根各等量,醋适量。先用黎辣根、水茅根捣烂,用醋调匀成糊状,敷于患处。具有清热解毒的功效,适用于各种疮毒。

(3)取马勃 30 克,米醋 100 毫升。先取马勃擦粉,再用米醋调匀,敷于患处。具有清热、止血、散瘀的功效,适用于疮肿、痈疽等。

(4)取烤烟叶 25 克,醋 250 毫升。将醋煮沸,加入烤烟叶再煮 10 分钟,然后用毛巾或消毒纱布浸湿,热敷患处。具有清热解毒的功效,适用于无名肿毒。

(5)取小年药(云南海桐叶)15～30 克,醋适量。将小年药曝干,研为细末,再与醋调匀成糊状,敷于患处。具有解毒、散瘀、止痛、止血的功效,适用于疮毒肿痛。

五十五、敷贴治丹毒

(1)取藤黄 30 克,红茶 10 克。红茶煎汁,磨藤黄,涂敷患处。具有解毒消肿的功效,适用于下肢流火(丹毒)。

(2)取赤小豆 50 克,鸡蛋 3 个。将赤小豆研成粉,鸡蛋打破去壳和蛋黄,取蛋清与赤小豆粉调匀,敷于患处。具有清热解毒的功效,适用于丹毒等。

(3)取绿豆 15 克,生姜 30 克。将绿豆用水浸泡 1 日,再与生姜共捣烂,涂敷患处,每日 1 次。具有清热解毒的功效,适用于丹毒。

(4)取大黄 12 克,黄柏 12 克,姜黄 12 克,白及 9 克,甘草 6 克,赤芍 6 克,天花粉 6 克,青黛 6 克,蜂蜜适量。以上前 8 味共研细末,用蜂蜜调成糊状,涂敷于患处。具有清热解毒消肿的功效,适用于丹毒、疖、痈、脓肿等。

(5)取乳香末 6 克,没药末 6 克,淀粉 60 克,米醋 250 毫升。将米醋放在砂锅内煮沸,再将乳香末和没药末放入搅匀,随搅随下淀粉,待成糊状后便倒在牛皮纸上涂抹,糊的厚度约 1.5 厘米,面积要大于患部的面积,待药糊稍凉,趁温热时敷于患部,然后用消毒纱布固定。具有清热解毒、散瘀消肿的功效,适用于痈、蜂窝织炎、疔、丹毒、脓肿、腮腺炎、乳腺炎等。

五十六、敷贴治颈淋巴结结核

(1)取陈蚕豆衣 100 克,麻油适量。将陈蚕豆衣洗净沥干,麻油适量浸泡过夜,焙干,研成细末,再用麻油调成糊状,涂敷患处。具有清热解毒、软坚散结的功效,适用于颈淋巴结结核。

(2)取露蜂房 1 个,血竭 3 克,麝香 0.4 克,山慈姑 6 克,明矾 40 克。将露蜂房瓦焙存性,与另 4 味共研细末,每次取药末适量,用麻油调成糊状,涂敷于患处,每日 1～3 次。具有清热解毒、活血散结的功效,适用于颈淋巴结结核。

(3)取五倍子粉 150 克,蜂蜜 60 克,醋 300 毫升。先用砂锅将醋和蜂蜜煮沸,徐徐加入五倍子粉搅拌,熬成药膏,收贮,敷于患处。具有散瘀消肿的功效,适用于丹毒、颈淋巴结结核等。

(4)取青黛 3 克,猪胆 30 个,黄柏 3 克,蜂蜜 3 克。将黄柏研成细末,猪胆 10 个取汁,放锅内熬去水分,再陆续兑入其余胆汁,待熬剩 1/4 左右时,勤搅,熬到胆汁黏稠,加入蜂蜜,再熬再搅,至有坚韧性,再撒入黄柏、青黛混合末,随撒随搅熬至浓缩,乃离火,用力搅拌愈搅愈稠,待冷收膏入罐,将膏药摊到油纸上,贴敷患处,外用绷带包扎。具有散瘀消肿的功效,适用于颈淋巴结结核已破未破者。

(5)取五倍子 33 克,血竭 16 克,苍耳子 16 克,白芷 7 克,没药 16 克,乳香 16 克,儿茶 16 克,冰片 12 克,蜂蜜适量。以上前 8 味共研细末,过筛,用蜂蜜调成糊状,装瓶,将蜜膏摊于消毒纱布上,敷于患处,以药膏自然干燥为度,再换药继续敷用。具有清热解毒、化瘀散结的功效,适用于颈淋巴结结核。

五十七、敷贴治痔疮

(1)取云南白药、75％乙醇各适量。以上 2 味调和均匀成糊状,敷于患处,每日用药 1 次。具有止血止痛的功效,适用于血栓外痔。

(2)取血竭 30 克。以上 1 味研为细末,用自己的唾液调成糊状,频频涂敷于患处。具有止血止痛的功效,适用于痔瘘疼痛。

(3)取五倍子末 9 克,蜈蚣 4 条,麻油适量。将适量的麻油煮沸,再将蜈蚣浸入,然后加入五倍子,装入瓶内密封,遇痔疮痛不可忍时涂敷于患处。具有活血解毒、消肿止痛的功效,适用于外痔。

(4)取龙脑冰片 3 克,芒硝 30 克,明矾 10 克。以上 3 味加开水 1000 毫升溶化,用消毒纱布蘸药液趁热敷于患处,每次 20～30 分钟。具有清热解毒、消肿止痛的功效,适用于痔疮。

(5)取干地龙 20 克,蛇蜕 5 克,水蛭 10 克,冰片 5 克,麻油适量。以上前 3 味焙焦存性,共研细末,再加入冰片研匀,用麻油调成糊状,先用温开水洗净患处,再取药糊适量涂敷患处,每日 3～4 次。具有清热解毒、活血消肿的功效,适用于外痔、内痔、混合痔等。

五十八、敷贴治肛裂

(1)取白及 200 克,蜂蜜 50 克。将白及加入锅中,清水适量,煮沸至药汁呈黏糊状时去渣,再用文火煎熬,浓缩至糊状,离火再与煮沸去沫的蜂蜜混匀,待冷收贮,用时先用温开水坐浴患部,再用 0.1 ％的苯扎溴铵溶液清洗肛门及裂口处,然后用药膏涂敷患处,并用敷料胶布固定,每日换药 1～2 次。具有消肿解毒、润肤生肌的功效,适用于肛裂。

(2)取煅炉甘石 60 克,煅石膏 100 克,五倍子 15 克,樟脑 6 克,冰片 6 克,朱砂 10 克,凡士林 250 克,麻油适量。以上前 6 味共研极细末,加入凡士林充分调匀,再加麻油适量调匀成软膏状,洗净患处,涂上药膏,每日 2～3 次。具有消炎止痛、收敛生肌的功效,适用于肛裂。

(3)取乳香 20 克,没药 20 克,丹参 10 克,冰片 5 克,蜂蜜 30 克,75％乙醇适量。以上前 4 味共研细末,用乙醇浸泡 5 天左右,加入蜂蜜调匀,煎熬加工成油膏状,排便后用 1:5000 的高锰酸钾溶液坐浴 10 分钟,洗净患处,再涂敷药膏于患处,并用消毒纱布覆盖,再用胶布固定,每日涂药 1 次。具有活血止痛、润肤愈裂的功效,适用于肛裂。

(4)取当归 15 克,生地榆 15 克,侧柏叶 15 克,蒲公英 30 克,黄蜡 50 克,麻油 300 克。以上前 4 味共研粗末,入麻油锅内煎熬,待焦枯后去渣,再加入黄蜡熔化,拌匀成半液体状油膏,洗净患处,再涂敷药膏于患处,每日数次。具有凉血解毒、消肿止痛的功效,适用于肛裂便血。

五十九、敷贴治脱肛

(1)取柑树叶 30 克,桃树叶 30 克,薄荷 30 克。以上 3 味共捣烂如泥,入布包,敷于脐部。具有清热利湿、解毒疏风的功效,适用于湿热下注所致的脱肛,黏膜表面糜烂肿痛。

(2)取蓖麻子仁 60 克。以上 1 味捣烂如泥,分成 2 份,1 份敷于脐部,1 份敷于头部百会穴,每 2 日换药 1 次,连用 3 次。具有收敛固脱的功效,适用于脱肛。

(3)取活蜘蛛 1～2 只,蜗牛数只。以上前 1 味捣烂如泥,蜗牛放入碗中,加食盐少许,取汁。将蜘蛛泥敷于脐部,再取蜗牛汁涂敷肛门部,每日涂药 2 次。具有消炎固脱的功效,适用于脱肛。

(4)取柴胡 6 克,升麻 9 克,党参 15 克,生黄芪 30 克,食醋适量。以上前 4 味共研细末,每次取药末 10 克,用食醋调成糊状,敷于脐部,外用消毒纱布覆盖,再用胶布固定,每日换药 1 次。具有益气固脱的功效,适用于脱肛。

(5)取重约 250 克老丝瓜 1 根,陈石灰 15 克,雄黄 15 克,鸡蛋清、猪胆汁、麻油各适量。将老丝瓜煅烧成灰,与陈石灰、雄黄共研细末,再加入鸡蛋清、猪胆汁、麻油各适量,调成糊状,每日早、晚各涂敷患部 1 次。具有涩肠固脱、收敛止血的功效,适用于痔漏脱肛。

六十、敷贴治疝

(1)取木瓜 6 克,橘核仁 3 克,小茴香 6 克,桃仁 6 克。以上 4 味共研细末,用酒调为糊,敷于脐部,每天换药 1 次。具有疏肝理气、化湿消肿,活血散瘀的功效,适用于寒疝腹痛。

(2)取胡椒 30 克,菜叶 30 克。以上前 1 味研细末,用菜叶和胡椒粉搓揉脐部。具有祛寒止痛的功效,适用于疝。

(3)取白附子 1 个,川楝子 30 克,广木香 15 克,吴茱萸 15 克,小茴香 15 克,桂枝 15 克。以上 6 味共研细末,备用;每次取药末 15 克,用黄酒调为糊。敷于脐部,然后用消毒纱布覆盖,再用胶布固定。每日换药 1～2 次。具有疏肝理气、祛寒止痛的功效,适用于寒凝气滞,肝脉不利所致的疝痛。

(4)取白胡椒 3 克。以上 1 味研为细末,分成 3 份,敷于脐部和两足心,然后用消毒纱布覆盖,再用胶布固定。具有暖肝散寒止痛的功效,适用于小儿肝经寒凝所致的寒疝,症见腹痛,肢冷,苔白,脉弦细。

(5)取猪牙皂 2 克,地龙 1 条,雄黄 1.5 克,细辛 1.5 克,吴茱萸 1.5 克,乳香 1.5 克,没药 1.5 克,冰片 1.5 克。以上 8 味共研细末,每次取药末 3 克,用水调成糊状。敷于脐部,然后用消毒纱布覆盖,再用胶布固定。每日换药 1 次,5 日为 1 个疗程,如不愈可再用药 1 个疗程。具有暖肝祛寒、活血止痛的功效,适用于寒凝血滞所致的脐疝腹痛,喜温,苔白,舌边有瘀斑,脉弦紧者。

六十一、敷贴治颈椎病

(1)取醋适量。先用醋将消毒纱布浸湿,以不滴水为度,敷于患处,然后用红外线照射 30～40 分钟,治疗时消毒纱布干了可补加温热醋 1 次,每日 1 次,15 日为 1 个疗程,隔 3～5 日可进行第二个疗程。一般 1 个疗程显效,第 2～3 个疗程症状消失。具有止痛的功效,适用于颈椎病。

(2)取三七 10 克,川芎 15 克,乳香 15 克,没药 15 克,血竭 15 克,姜黄 15 克,杜仲 15 克,天麻 15 克,白芷 15 克,川椒 5 克,麝香 2 克,白酒 150 毫升。以上前 10 味共研细末,放入白酒中用微火煎成糊状(或用米醋适量调成糊状),摊在消毒纱布上,并将麝香末撒在药糊上,敷于患处,干后可将药重新调成糊再用,每剂可连用 3～5 次,连用 15 次为 1 个疗程。具有活血化瘀、通络止痛的功效,适用于颈椎病。

(3)取伸筋草 30 克,透骨草 30 克,路路通 30 克,荆芥 30 克,防风 30 克,附子 30 克,千年健 30 克,威灵仙 30 克,桂枝 30 克,秦艽 30 克,羌活 30 克,独活 30 克,麻黄 30 克,红花 30 克。以上 14 味共研粗末,分装 2 个药袋,用时将药袋加水煎煮 20～30 分钟,稍凉后将药袋置于患处热敷,每次 30 分钟,每日 1 次,2 个月为 1 个疗程。具有活血化瘀、舒筋活络、温经止痛的功效,适用于颈椎病。

六十二、敷贴治骨折

(1)取硼砂 15 克,土鳖虫 15 克,面粉适量,鸡蛋清 2～3 个。将鸡蛋打破取蛋清,再将硼砂、土鳖虫 2 味研为细粉末,与蛋清、面粉调成糊状。在骨折复位后将药糊平铺在消毒纱布上,包敷患处,再用小夹板固定,5～7 日换药 1 次。具有活血通络、消炎消肿、止痛、促进骨折愈合的功效,适用于骨折。

(2)取五灵脂 30 克,茴香 3 克,醋适量。将以上前 2 味研细,用醋调匀,敷于患处,用布包扎。具有活血散瘀的功效,适用于骨折。

(3)取牛蹄甲 1 个,乳香 6 克,没药 6 克,醋适量。将乳香、没药置于甲内,烧灰,再用醋调匀,敷于患处。具有活血散瘀的功效,适用于骨折。

(4)取狗头 1 个,醋适量。将狗头烧存性为末,热醋调匀,敷于患处,暖卧。具有活血散瘀的功效,适用于骨折。

(5)取降香、荔枝核、75%乙醇各适量。以上前 2 味研为细末,用乙醇调匀成糊状,敷于患处,外面包扎固定。具有祛瘀止血、行气止痛的功效,适用于闭合性骨折。

六十三、敷贴治慢性骨髓炎

(1)取推车虫 7 个,大麦 50 克,醋适量。将以上前 2 味共研细末,再用醋调匀,敷于患处。具有清热解毒、散瘀消肿的功效,适用于骨髓炎。

(2)取葱白 200 克,大蒜 300 克,醋 500 毫升。将以上 3 味一同煎熬后用布包敷患处。具有清热解毒,活血止痛,温经通络的功效,适用于骨髓炎。

(3)取鲜浮萍 30 克,活泥鳅 2 条。将活泥鳅用清水养 24 小时,洗净后用冷开水浸洗,再与浮萍一同捣烂,敷于患处,每日换药 1 次,14 日为 1 个疗程。具有清热解毒、活血消肿的功效,适用于急性骨髓炎。

（4）取经霜南瓜蒂数只，麻油适量。将经霜南瓜蒂数只焙干研为细末，再与麻油适量调和成糊状，敷于患处，外用消毒纱布覆盖，胶布固定，7 天换药 1 次。具有解毒止痛的功效，适用于慢性骨髓炎。

（5）取连头大葱白 250 克，蒜 500 克，醋 1500 毫升。将以上前 2 味一同捣烂，放入醋中，熬膏，贴于患处。具有清热解毒、活血止痛、温经通络的功效，适用于骨髓炎。

六十四、敷贴治肋软骨炎

（1）取生川乌 50 克，生草乌 50 克，生南星 50 克，生半夏 50 克，生附子 50 克，蜂蜜适量，面粉少许。以上前 5 味共研细末，分成 8 份，加入面粉和蜂蜜，调成糊状，每晚睡前敷药糊于患处，次日早晨取下，可连续敷药 24 小时。具有清热解毒、消炎止痛的功效，适用于肋软骨炎。

（2）取生蒲黄 20 克，五灵脂 20 克，食醋适量。以上前 2 味共研细末，再加入米醋调成糊状，敷于患处，每日 1 剂，分 2 次外敷。具有活血化瘀止痛的功效，适用于肋软骨炎。

（3）取伸筋草 60 克，透骨草 80 克，川乌 20 克，草乌 20 克，水蛭 15 克，土鳖虫 15 克。以上 6 味加水煎取浓汁，趁热浸入多层消毒纱布，热敷压痛明显处，每日 2～3 次，每次不少于 30 分钟，可同时将热水袋置于消毒纱布上。具有活血化瘀、消肿止痛的功效，适用于肋软骨炎。

（4）取生大黄 15 克，黄连 15 克，黄柏 15 克，乳香 15 克，没药 15 克，米醋适量。以上前 5 味共研细末，再加入米醋调成糊状，敷于患处，每日 1 剂，分 2 次外敷，一般 1～2 日疼痛消失，4～6 日肿胀压痛消失。具有清热解毒止痛的功效，适用于肋软骨炎。

（5）取云南白药 0.5～1 克，白酒少许。以上 2 味共调成糊状，敷于患处，外用伤湿止痛膏固定，3 日后去药，可用药数次。具有消炎止痛的功效，适用于肋软骨炎。

六十五、敷贴治骨质增生

（1）取葱 6 克，姜汁 12 毫升，石菖蒲 60 克，艾叶 60 克，透骨草 60 克，白酒适量，鸡蛋清适量。以上前 5 味捣汁，与鸡蛋清、白酒调匀。敷于患处，然后温灸。具有散风祛湿、解毒止痛的功效，适用于骨质增生。

（2）取川芎末 6～9 克，陈醋适量。将川芎研末，再用陈醋调成糊状，加少许凡士林调匀，敷于患处，贴上塑料纸，用消毒纱布包扎，每 2 日换药 1 次，10 天为 1 个疗程。配好的药要及时用完；用药时间每次至少要保持 1 天，过早揭去会影响疗效；若有刺痒或起密集丘疹则应及时揭去。此外，若能每次敷药前配合按摩治疗，则效果更佳。具有散结止痛的功效，适用于骨质增生。

（3）取牛骨、干桑木、醋各适量。先在地上挖一直径和深度约 20 厘米的圆坑，并在旁边挖一进风洞；坑内先放适量的桑木柴点燃，再将牛骨放入，待牛骨燃烧后，患者足跟在坑上熏烤，同时用消毒纱布蘸醋不断地涂敷患处，每日 1 次，每次 2～3 小时，一般 3～5 次见效。具有散结止痛的功效，适用于骨质增生。

（4）取五味子 12 克，乳香 12 克，牛膝 20 克，醋适量。将前 3 味共研为细末，再与醋调匀，敷于患处。具有止痛的功效，适用于骨质增生。

（5）取川芎 30 克，川乌 10 克，全蝎 5 克，蜈蚣 5 克，麝香 2 克，醋适量。将前 5 味共研细末，装瓶备用。用时将上药末用少量食醋调和成稠糊状，按足跟的面积大小将药膏涂于消毒纱布上，敷于患处，再用胶布或绷带将其固定，隔 2 日换药 1 次。具有散风除湿、散瘀止痛的功效，适用于骨质增生。

六十六、敷贴治外伤

（1）取鲜仙人掌、鲜生姜各适量。将鲜仙人掌刮去皮刺，与鲜生姜按 2∶1 的比例捣成泥状，外敷患处，每天换药 1 次。具有清热解毒、止痛消肿的功效，适用于外伤疼痛。

（2）取黄柏 40 克，土鳖虫 30 克，栀子 25 克，血竭 20 克，紫草 25 克，乳香 25 克，没药 25 克，莪术 20 克，红花 15 克，木香 15 克，50％乙醇 1000 毫升。以上前 10 味共捣碎，浸于酒精中，加水 2000 毫升，混匀，浸泡 15～20 天，用消毒纱布蘸药液湿敷于肿胀部位，外盖塑料布，再用绷带或胶布固定，1 次可敷 24～48 小时，指关节可敷 6～12 小时。具有活血化瘀、消肿止痛的功效，适用于急性软组织损伤。

（3）取黄柏 40 克，延胡索 12 克，木通 12 克，血竭 3 克，白芷 9 克，木香 9 克，姜黄 9 克，独活 9 克，蜂蜜适量。以上前 8 味共研细末，每次取药末适量，用蜂蜜调成糊状，敷于患处，药层厚药 8 毫米，外用消毒纱布覆盖，再用胶布固定，每日换药 1 次。具有活血化瘀、通络止痛的功效，适用于软组织损伤。

（4）取人头发 25 克，猪鬃 25 克，穿山甲 40 克，白及 20 克，海螵蛸 40 克，冰片 10 克，枯矾 20 克，炉甘石 20 克。将人头发、猪鬃用温水加洗衣粉浸泡 30 分钟，洗净晾干后烧灰；穿山甲除去泥土用煅石膏粉炒成微黄色，去石膏研末；白及洗净炒成炭，研末；再将以上 8 味共研细末，取药末撒于伤口创面上，并用消毒纱布覆盖，再用胶布固定，1 次见效。具有止血止痛生肌的功效，适用于创口出血不止。

（5）取寒水石 18 克，飞黄丹 18 克，龙胆草 0.6 克，煅龙骨 0.6 克，雄黄 0.3 克，密陀僧 0.3 克，制乳香 4.5 克，制没药 4.5 克。以上 8 味共研细末，适量撒敷于创面，用消毒纱布覆盖，再用绷带固定，1 次见效。具有清热解毒、止血生肌的功效，适用于外伤出血、水火烫伤。

六十七、敷贴治蛇虫咬伤

（1）取大葱 2 根，蜂蜜 30 克。将大葱洗净，捣烂成泥，调入蜂蜜，搅拌均匀即成。敷于患处，每日换药 1 次，连用 3 日。具有清热解毒、消肿止痛的功效，适用于蛇咬伤，蝎、蜂螫伤。

（2）取白芷 15 克，雄黄 6 克，白矾 6 克，食盐 9 克，蜂蜜适量。将白芷、食盐放入锅中，加水煎汤，温洗患处；再取雄黄、白矾共研为细末，用蜂蜜适量调匀成软膏，涂敷患处。具有清热解毒、消肿止痛的功效，适用于蚝虫刺伤。

（3）取茶叶 5 克。以上 1 味用沸水冲泡，捣烂或嚼烂，敷患处，干则换之，每日 1 剂。具有解毒消肿、止痛止痒的功效，适用于蜂虫叮咬后皮肤红肿热痛，刺痒等。

（4）取明矾 4.5 克，芽茶 4.5 克。以上 2 味共为细末，涂抹伤口，每日 1～3 次。具有清热解毒、止痒消肿的功效，适用于蚊虫咬伤。

（5）取蝎虎 1 只，白酒适量，鸡蛋 1 个。将鸡蛋打一小口，取出蛋黄一半，将蝎虎装入，用纸糊口，焙干研末。以白酒调药末，抹患处。具有攻毒、消肿、止痛的功效，适用于蝎子螫伤。

六十八、敷贴治烧烫伤

（1）取儿茶研粉 100 克，黄芩 100 克，黄柏 100 克，冰片 30 克，浸于 80% 乙醇 1000 毫升中 3 日，用药前先在创面涂 1% 达克罗宁液止痛，再搽滤液，2～4 小时 1 次。

（2）取干地黄、红花、当归、麦冬、陈皮、甘草、地榆、冰片各 120 克，朱砂 12 克，虎杖 500 克，菜油或花生油 5000 毫升，以上诸药除冰片、朱砂研细末外，其他药物均放入油内浸泡 24 小时，然后用文火熬至麦冬变褐黑色为度，滤去药渣，待油温降至 60℃，再投入冰片、朱砂末搅匀，外搽。

（3）取石灰水（生石灰浸泡干净水中，取上清液）1 份，菜油 1 份，生鸡蛋清适量，共调成乳白状液即成，白天外搽，1 日 3～5 次；晚上用糖炭粉（黄糖煮成炭研细末 2 份，茶油 4 份，凡士林 4 份，调成膏），外用敷料覆盖。

（4）取大桉叶 2000 克，黄芩 1000 克，薄荷 500 克，白及 100 克，洗净，捣碎，加水 4000 毫升，放置锅内煮沸至 300 毫升，用纱布滤渣，取药汁外搽。

（5）取地榆、大黄、虎杖（各）40 克，黄连、白蔹、海螵蛸、炉甘石各 20 克，没药 15 克，冰片 4 克，共研细末，过筛，取麻油适量，将药末调成糊状外搽。

六十九、敷贴治冻疮

（1）取黄柏、芒硝各适量，冰片少许。冻疮已破溃者，黄柏用量是芒硝的 1 倍；冻疮未破溃者，芒硝用量是黄柏的 1 倍；以上 3 味共研细末，再用水调为糊状。将患处洗净,冻疮已破溃者直接撒干粉于患处,每日用药 1 次,连用 8～11 日为 1 个疗程;冻疮未破溃者将药糊敷上,每日用药 1 次,连用 4～7 日为 1 个疗程。具有清热解毒、活血止痛的功效,适用于冻疮。

(2)取鲜生姜 1 块。将鲜生姜切开,放在炉边煨热,涂敷患处,每日 3 次。具有活血化瘀、解毒消肿的功效,适用于冻疮。

(3)取松子仁 30 克,菜油适量。以上前 1 味捣烂成泥,再用菜油调成糊状,敷于患处,每日换药 1 次。具有消肿敛疮的功效,适用于冻疮。

(4)取牛姜 30 克,白酒 50 克。将生姜捣烂,与白酒搅匀,涂敷于患处,每日 3 次。具有活血化瘀、解毒消肿的功效,适用于冻疮。

(5)取肉桂 2 克,制乳香 10 克,制没药 10 克,冰片 2 克,樟脑 2 克,凡士林适量。以上 5 味分别研为细末,用凡士林调成膏状,先用萝卜汤或淡盐水清洗创面,再将药膏敷上,2～3 日用药 1 次。具有温经散寒止痛的功效,适用于冻疮。

七十、敷贴治下肢溃疡

(1)取绿豆 60 克,米醋适量。将绿豆用文火炒黑,研细末,再与米醋调匀,敷于患处,每 3 日换药 1 次,现调现敷。具有清热解毒的功效,适用于下肢慢性溃疡。

(2)取生蜂蜜适量。取新鲜生蜂蜜 20 克加水至 200 毫升,配成 10% 蜂蜜水溶液;另取新鲜生蜂蜜直接使用。先用 10% 蜂蜜水溶液清洗创面,再将纯生蜂蜜厚厚的涂敷于疮面上,并用消毒纱布包扎固定,每 2 日换药 1 次。具有燥湿敛疮的功效,适用于下肢溃疡。

(3)取绿豆 60 克,大黄 30 克,甘草 15 克,蜂蜜适量。以上前 3 味共研细末,与蜂蜜调匀,涂敷患处,并用消毒纱布包扎。具有清热解毒、燥湿敛疮的功效,适用于下肢溃疡。

(4)取苍耳子 90 克,生猪板油 150 克。先将苍耳子炒黄研末,继与生猪板油共捣如糊状,接着将创面清洗消毒,然后涂上药糊,外用绷带固定,3 日换药 1 次。具有散肿止痛、祛湿杀虫、润燥解毒的功效,适用于下肢溃疡。

(5)取蒲公英 30 克,野菊花 30 克,鱼腥草 30 克,艾叶 10 克,葱白 10 克。以上 5 味一同捣烂,敷于患处,每日换药 1 次。具有清热解毒、生肌敛疮的功效,适用于下肢溃疡。

七十一、敷贴治血栓性静脉炎

(1)取红花 100 克,重楼 50 克,细辛 10 克,75% 乙醇 500 毫升。以上前 3 味浸入乙醇中 7 日以上,去渣后,涂敷于患处,每日 3 次。具有活血解毒、消肿止痛的功效,适用于血栓性静脉炎。

(2)取山慈姑 15 克,乳香 15 克,没药 15 克,蒲公英 30 克,五灵脂 9 克,大黄 9

克,蒲黄9克,川芎9克,当归尾12克,赤芍9克,食醋适量。以上前10味共研细末,用醋调成糊状,涂敷患处,每日1次,连用7日为1个疗程。具有清热解毒、散结消肿的功效,适用于胸腹壁浅表性血栓性静脉炎。

（3）取重楼适量,白醋适量。将重楼晒干,研磨成药末,每5克药末加白醋20克,调匀,涂敷患处,每日2～4次。具有清热解毒、散瘀消肿的功效,适用于因静脉注射抗癌药物所引起的静脉炎。

七十二、敷贴治血栓闭塞性脉管炎

（1）取生石膏250克,桐油100克。以上前1味研为细末,再用桐油调成糊状,将药糊均匀地摊于消毒纱布上,敷于患处,外用胶布固定,每日换药1次,连用10天为1个疗程。具有清热解毒、消肿止痛的功效,适用于血栓闭塞性脉管炎。

（2）取木芙蓉叶30克,野菊花30克,生甘草60克,麻油适量。以上前3味共研极细末,加入麻油调成糊状,敷于紫暗色足趾之周围,外用消毒纱布包裹,每日早、中、晚各换药1次。具有清热解毒、消肿止痛的功效,适用于血栓闭塞性脉管炎初期。

（3）取大黄60克,乳香30克,没药30克,露蜂房20克,透骨草20克,紫花地丁30克,芒硝60克,猪油适量。以上前7味共研细末,再用猪油调匀成膏状,敷于患处,每次用药1小时,每日早晚各1次。如有破溃,应先行局部消毒,然后敷药。具有清热解毒、祛风止痛的功效,适用于脉管炎。

（4）取活蜗牛若干。以上1味捣烂成糊状,将蜗牛糊平铺于溃疡表面,然后用湿消毒纱布覆盖,每日换药1～2次。具有解毒通络、去腐生新的功效,适用于血栓闭塞性脉管炎四肢末端坏死。

七十三、敷贴治腱鞘炎

（1）取白芥子适量,白糖少许。以上前1味研为细末,加入约1/10量的白糖,混匀,加温开水调成糊状,取胶布1块,在中间开一小圆孔,圆孔对准疼痛部位贴于皮肤上,取适量药糊放入胶布孔内,上盖消毒纱布,外用胶布固定,贴敷3～5小时局部有烧灼感或蚁行感时去药。具有利气散寒、散肿止痛的功效,适用于桡骨茎突部狭窄性腱鞘炎,症见局限性疼痛,可放射至手、肘部或肩臂部,活动腕部及拇指时疼痛加重,局部压痛明显,皮下可触及一硬结。

（2）取生草乌15克,生川乌15克,肉桂15克,血竭15克,土鳖虫15克,细辛15克,红花15克,青皮15克,生大黄15克,皂角15克,冰片10克,黄酒适量。以上前11味共研细末,每次取药末适量加入黄酒调成糊状,敷于患处,用消毒纱布覆盖,绷带包扎固定。具有行气活血、消肿止痛、温筋散结的功效,适用于桡骨茎突腱鞘炎。

(3)取鲜猪胆1个。将鲜猪胆剪成两半,套敷于患指。具有镇静解痉的功效,适用于化脓性腱鞘炎,症见手指均匀红肿似腊肠样,手指处于轻度屈曲位,沿腱鞘分布区有明显压痛,手指活动功能障碍,伴有全身高热、寒战、恶心、呕吐等。

(4)取生栀子10克,桃仁9克,生石膏30克,红花12克,土鳖虫6克,蓖麻油、75%乙醇各适量。以上前5味研为细末,用75%乙醇浸润1小时,再用适量的蓖麻油调成糊状,将药糊均匀地摊于消毒纱布上,敷于患处,外用胶布固定,隔日换药1次。具有活血化瘀、消肿止痛的功效,适用于急性手腕、足跟腱鞘炎。对病史在2~3个月以上的慢性腱鞘炎及狭窄性腱鞘炎疗效欠佳。

七十四、敷贴治痛经

(1)取白芥子15克,面粉150克。以上前1味共捣为细末,加入面粉,用沸水调匀,制成饼状,趁热贴敷于脐部,一般3~4小时即痛止。如果不愈可再贴敷1次。具有温里散寒止痛的功效,适用于痛经。

(2)取吴茱萸20克,肉桂10克,茴香20克。以上3味共研细末,用少量白酒炒热,趁温热敷于脐部,然后用消毒纱布覆盖,再用胶布固定。每月行经前敷3日即效。具有温肾暖肝、散寒止痛的功效,适用于寒湿痛经,症见妇女经前或经行小腹冷痛,甚则牵吸腰脊疼痛,得热则痛减,受寒冷则痛剧,经行量少,色暗有块,畏寒便溏等。

(3)取乳香、没药各等量。以上2味共研细末,用水调和,制成药饼,敷于脐部,然后用胶布固定。具有活血调经止痛的功效,适用于瘀阻型痛经。

(4)取全当归9克,大川芎9克,制香附9克,赤芍9克,桃仁9克,延胡索12克,肉桂12克,生蒲黄9克,琥珀末1.5克。以上9味共研细末,每次取药末3克,用30%乙醇调和成药糊。于行经前1~2日或行经时将药糊湿敷于脐部,然后用消毒纱布覆盖,再用胶布固定,每日换药1次,连敷3~4日为1个疗程。具有活血行气、调经止痛的功效,适用于气滞血瘀所致的痛经。

(5)取山楂20克,延胡索6克,炮姜10克。以上3味共研细末,每次药末6克,用黄酒调和成糊状,敷于脐部,然后用消毒纱布覆盖,再用胶布固定,每天换药1次。具有温经活血、理气止痛的功效,适用于月经不调,痛经,腰酸怕冷之症。

七十五、敷贴治闭经

(1)取生地黄10克,当归10克,赤芍5克,桃仁5克,五灵脂5克,大黄5克,牡丹皮5克,茜草10克,木通10克。以上9味加水煎汤,先用药汤温洗脐部,然后用麝香膏贴于脐部。具有凉血活血、通经开闭的功效,适用于闭经。

(2)取蜣螂1只(焙干、微炒),威灵仙10克,白酒少许。以上前2味烘干,共研细末,加入白酒调和成药糊,敷于患者脐部,然后用消毒纱布覆盖,再用胶布固定。

如果局部感觉灼热或有刺痛感时除去。具有逐瘀通络止痛的功效,适用于气血瘀滞型闭经,症见月经数月不行、精神抑郁、烦躁易怒、胸肋胀满、少腹胀痛或拒按刺痛、舌紫黯有瘀斑等。

(3)取益母草 500 克,黄酒适量。将益母草研末,再用黄酒调成糊状,敷于患者脐部,然后用消毒纱布覆盖,再用胶布固定,外加热敷,每次 30 分钟,每日 1～2 次。具有活血祛瘀、散寒通经的功效,适用于闭经,症见少腹冷痛,带下清稀,喜温畏寒,拒按有块等。

(4)取蚕沙 30 克,麝香 0.5 克,黄酒适量。先将麝香研末备用;次将蚕沙碾为细末,以黄酒适量调和成膏。将麝香 0.25 克填入患者脐孔中,再将药膏敷于脐上,然后用消毒纱布覆盖,再用胶布固定,每 2 日换药 1 次,连续敷至病愈为止。具有理气活血、祛瘀通经的功效,适用于闭经。

(5)取鲜山楂 10 枚,赤芍 3 克,生姜 15 克。以上 3 味共捣成泥状,放在锅中炒热,将药糊趁热敷于患者脐部,每次 30 分钟,每日 1～2 次,连用 3～5 次。具有活血破瘀、散寒通经的功效,适用于瘀血寒凝所致的闭经。

七十六、敷贴治月经不调

(1)取红蓖麻仁 15 克。以上 1 味去壳捣烂如泥状,敷于百会穴,用绷带上下包扎,并用热水袋热敷 15 分钟,每日换药 1 次。具有升举中气、统摄阴血的功效,适用于阳气虚寒、气虚下陷所致的月经过多、月经先期等。

(2)取桃仁、红花、当归、香附、肉桂、白芍、吴茱萸、小茴香、郁金、枳壳、乌药、五灵脂、蚕沙、蒲黄、熟地黄各等量。以上 15 味共研细末,用酒调成膏状,敷于脐部,然后用消毒纱布覆盖,再用胶布固定,每 2 日换药 1 次。具有养血调经、活血祛寒的功效,适用于血脉空虚,阴寒内盛所致的月经量减少。

(3)取党参 10 克,白术 7 克,炙甘草 3 克,硫黄 25 克,干姜 5 克。以上 5 味共研细末,于月经前 3～5 日将脐部消毒干净,取药末 0.2 克敷于脐内,然后用软纸片覆盖,再加棉花,外用胶布固定。每日换药 1 次,至经停时停用,俟下月行经前 3～5日继用,连用 3～5 个月为 1 个疗程。具有温脾暖肾、益气调经的功效,适用于脾肾阳虚所致的月经不调,经量过多之症。

(4)取乳香 15 克,没药 15 克,白芍 15 克,川牛膝 15 克,丹参 15 克,山楂 15克,广木香 15 克,红花 15 克,冰片 18 克,生姜汁适量。以上前 9 味共研细末,用生姜汁适量调成糊状,敷于神阙穴和子宫穴,然后用消毒纱布覆盖,再用胶布固定,2日换药 1 次。具有活血化瘀、行气止痛的功效,适用于月经不调,少腹疼痛。

(5)取当归 30 克,川附片 30 克,小茴香 30 克,高良姜 30 克,川芎 30 克,青毛鹿茸 25 克,肉桂 30 克,沉香 25 克。以上前 6 味用麻油 750 克炸枯去渣,熬至滴水成珠,加入黄丹 310 克,搅匀,收膏;余药混合研细末。每 50 克膏药兑入药末 1 克,搅匀,摊贴。大张药重 21 克,小张药重 14 克,将膏药用微火化开,贴敷于脐部。具有养血益精、固崩止带的功效,适用于精血虚损、冲任虚寒所致的月经不调,腹痛带下之证。

七十七、敷贴治妊娠呕吐

取香菜 50 克,紫苏叶 3 克,藿香 3 克,陈皮 6 克,砂仁 6 克。以上 5 味加水煎煮,倒入壶内壶嘴对准患者的鼻孔,令热气熏蒸,每次数分钟,每日数次。具有发表散寒、行气宽中、健胃消食的功效,适用于妊娠呕吐。

七十八、敷贴治先兆流产

(1)取生地黄 256 克,当归 32 克,黄芩 32 克,益母草 32 克,白术 18 克,续断 18 克,酒白芍 15 克,黄芪 15 克,甘草 10 克,煅龙骨 32 克,麻油 1000 毫升,白蜡 32 克,黄丹 448 克。以上前 10 味研细末,放入麻油熬,再加入白蜡、黄丹收膏,敷于患者脐部。具有补气益血、清热安胎的功效,适用于气血亏虚、胎元不固之胎动不安。

(2)取白苎麻根内皮 120 克。以上 1 味捣烂,敷于患者脐部,再用胶布固定。具有清热凉血、止血安胎的功效,适用于各种原因引起的胎漏下血,尤以血热所致的胎漏下血最为适宜。

(3)取炒杜仲、炒补骨脂各等量。以上 2 味共研细末,过筛,取药末用水调成膏状,用消毒纱布包裹,敷于患者脐部,再用胶布固定,每日换药 1 次,10 日为 1 个疗程。具有温阳散寒、补肾固胎的功效,适用于肝肾不足,下焦虚寒所致的先兆流产,症见妊娠腹痛,阴道内少量出血,头晕耳鸣,小便频数,腰腿酸冷,舌淡苔白,脉沉而弱。

(4)取党参 64 克,酒当归 64 克,熟地黄 96 克,酒黄芩 48 克,淮山药 48 克,白术 48 克,酒川芎 15 克,酒白芍 15 克,陈皮 15 克,苏梗 15 克,香附 15 克,杜仲 15 克,续断 15 克,贝母 15 克。以上 14 味共研为细末,放入适量麻油熬,再加入黄丹收膏,敷于患者肾俞穴。具有补气益血、益肾固胎的功效,适用于气血不足、肝肾亏虚所致的胎动不安。

七十九、敷贴治乳头皲裂

(1)取川黄连 10 克,全当归 10 克,黄柏 10 克,黄芩 10 克,生地黄 30 克,麻油 500 毫升,黄蜡 150 克。以上前 5 味放入麻油中浸泡 3 日,然后用文火煎熬至药焦枯为度,去渣后加入黄蜡调匀,置于阴凉处 3 个月,即可应用。敷于皲裂处,每日用药 1～2 次。具有清热解毒、凉血消肿的功效,适用于哺乳期乳头皲裂。

(2)取硼砂末 30 克,蜂蜜 30 克。将硼砂研细,再加入蜂蜜调匀,使之成糊状,用时先清洗局部,再用消毒棉签蘸药糊涂敷患处,每日换药 3～4 次,一般用药 3～

5 日即愈。具有燥湿解毒、消炎止肌的功效，适用于口疮、鹅口疮、口角炎、乳头皲裂等。

(3)取公丁香 5 克，红糖 5 克，白酒 10 毫升，菜油适量。将公丁香研为细末，再与红糖、白酒一同入锅，炒至干枯，再研细末，加入菜油适量，调成膏状，敷于乳头皲裂处，哺乳时擦去，哺乳后再涂。具有消炎润肤的功效，适用于妇女哺乳期乳头皲裂。

(4)取当归 10 克，生地黄 10 克，大贝母 10 克，白芷 10 克，制乳香 10 克，制没药 10 克，紫草 6 克，麻油 30 毫升，黄蜡 12 克。将麻油放锅内熬开，然后一味一味地下药，待药炸至焦黑后捞出弃去，再下另一味，仅留油而不要渣，最后将黄蜡倒入热油中，搅匀，倒入容器中，待冷成膏，敷于乳头皲裂处，哺乳时擦去，哺乳后再涂，每日用药 3 次。具有清肝凉血止痛的功效，适用于乳头皲裂。

(5)取生石膏 30 克，冰片 5 克，麻油 15 毫升。将生石膏、冰片分别研为细末，再将麻油放入锅内煮沸，离火后加入石膏粉，冷至 50℃时缓缓加入冰片，冷却成膏，敷于皲裂处，每日用药 3 次。具有消炎解毒、润肤止裂的功效，适用于乳头皲裂及手足皲裂。

八十、敷贴治急性乳腺炎

(1)取生石膏 15 克，野菊花 7.5 克，生蒲公英 7.5 克，蜂蜜适量。以上前 3 味捣细为糊状，加入蜂蜜调成膏，按痈肿大小敷于患处，每日换药 1 次。具有清热、解毒、消痈的功效，适用于乳腺炎红肿疼痛。

(2)取桂心 16 克，甘草 16 克，炮川乌 8 克，醋适量。将前 3 味共研细末，每次取药末 3～4 克，用醋调匀成糊状，敷于患处。具有破滞瘀、消炎解毒的功效，适用于乳腺炎肿痛。

(3)取乳香末 6 克，没药末 6 克，淀粉 60 克，米醋 250 毫升。将米醋放在砂锅内煮沸，再将乳香末和没药末放入搅匀，随搅随下淀粉，待成糊状后倒在牛皮纸上涂抹，糊的厚度约 1.5 厘米，面积要大于患部的面积，待药糊稍凉，趁温热时敷于患部，然后用消毒纱布固定。具有清热解毒、散瘀消肿的功效，适用于痈、蜂窝织炎、疔、丹毒、脓肿、腮腺炎、乳腺炎等。

(4)取榧子仁、韭菜叶、米醋各适量。将榧子仁捣碎研细，用米醋调成糊状；韭菜叶捣烂为泥，掺入稀糊内，调匀即成。敷于患处用消毒纱布包好固定，每日换药 1 次。具有清热解毒的功效，适用于乳腺炎。

(5)取露蜂房 20 克，猪胆汁 20 毫升。将露蜂房用锅炒至黄黑存性，研为细末，再将猪胆汁加水 20 毫升，煮沸后放凉，与药末调匀，再加凡士林 30 克，配成软膏，涂在消毒纱布上，贴敷于患处，每日换药 1 次。具有清热解毒、散结止痛的功效，适用于乳腺炎。

八十一、敷贴治乳腺增生

(1)取蒲公英 30 克,木香 30 克,当归 30 克,白芷 30 克,薄荷 30 克,紫花地丁 18 克,瓜蒌 18 克,黄芪 18 克,郁金 18 克,麝香 4 克。以上 10 味共研细末,将脐部用酒精棉球消毒,再将药末 0.4 克撒于脐内,然后用干棉球轻压并按摩片刻,再用胶布固定,每 3 日换药 1 次,连用 8 次为 1 个疗程,一般治疗 3 个疗程。具有活血理气、解毒散结的功效,适用于妇女乳腺增生。

(2)取青皮 120 克,米醋 600 毫升。将青皮浸入米醋 1 昼夜,然后晾干,烘焦研末,用冷开水调成糊状,敷于患处,外盖消毒纱布,用胶布固定。具有疏肝止痛、破气消积的功效,适用于妇女乳腺增生。

(3)取三棱 30 克,莪术 30 克,水蛭 30 克,天花粉 30 克,凡士林适量。以上前 4 味共研细末,分成 15 份,每取 1 份,用凡士林调成膏状,敷于患处,外盖消毒纱布,用胶布固定。具有行气止痛、消积散结的功效,适用于妇女乳腺增生。

(4)取香附子 120 克,陈酒、米醋各适量。以上前 1 味研为细末,用陈酒、米醋拌湿为度,捣烂后制成饼,蒸熟,敷于患处,每日 1 次,干后复蒸,轮流外敷患处,每剂可用 5 日,然后换药再敷。具有行气解郁、散结止痛的功效,适用于妇女乳腺增生。

(5)取大黄 50 克,乳香 15 克,没药 15 克,生南星 15 克,芒硝 50 克,露蜂房 20 克,凡士林适量。以上前 6 味共研细末,用凡士林调成膏状,涂敷于患处,每日 1 次,连用 10 日为 1 个疗程。具有清热解毒、散结化瘀的功效,适用于妇女乳腺增生。

八十二、敷贴治乳房湿疹

(1)取荸荠 5 个,冰片少许。将荸荠洗净,捣烂绞汁,加入冰片少许,涂敷于患处,每日数次。具有清热祛风的功效,适用于乳房湿疹。

(2)取霜打小茄子适量,麻油少许。将霜打小茄子洗净,焙干研末,加入麻油调匀成糊状,涂敷于患处,每日数次。具有清热祛风的功效,适用于乳房湿疹。

(3)取地锦花 15 克,鸡蛋清适量。将地锦花洗净,晒干研为细末,加入鸡蛋清调匀成糊状,涂敷于患处,每日数次。具有祛风利湿、清热解毒的功效,适用于乳房湿疹。

(4)取莲房适量,麻油少许。将莲房洗净,烧成炭,研为细末,加入麻油调匀成糊状,涂敷于患处,每日数次。具有清热解毒的功效,适用于乳房湿疹。

(5)取苦参 50 克,黄柏 30 克,黄连 20 克,黄芩 15 克,蝉蜕 15 克,共煎汤温洗患处,每日 3 次,洗后再用上药同量研细末,每 100 克菜油或麻油加入药末 30 克,调匀涂敷患处,每日 3 次;或用炉甘石 20 克,蛤粉 10 克,共为细末撒于患处,每日 4

次。适用于乳房湿疹糜烂浸淫渗出多者。

八十三、敷贴治外阴瘙痒

取黄柏 10 克,研细末,再与适量鸡蛋清调匀。涂敷患处。具有清热解毒、泻火燥湿的功效,适用于妇女外阴瘙痒。

八十四、敷贴治阴道炎

(1)取硫黄 18 克,母丁香 18 克,麝香 3 克,大蒜瓣、杏仁各适量,朱砂少许。以上前 2 味共研细末,再将麝香加入研磨均匀,然后将大蒜、杏仁与药末共捣和为药丸,外拌朱砂为衣,制成蚕豆大小的药丸。取药丸填敷于患者脐孔中,以消毒纱布覆盖,外用胶布固定,每 2 日换药 1 次,10 日为 1 个疗程。具有温热散寒的功效,适用于肾阳不足所致的阴道炎。

(2)取党参、白术、炙甘草、干姜、牡蛎各等份,米醋适量。以上前 5 味研为细末,过筛备用;再用米醋调药末为膏,敷于患者脐部,以消毒纱布覆盖,外用胶布固定。具有温中补脾、收敛止带的功效,适用于脾气虚寒型阴道炎。

(3)取蜜椿根皮 9 克,干姜 3 克,黄柏 3 克,蜂蜜适量。以上前 3 味研为细末,过筛备用;再用蜂蜜调药末为膏。敷于患者脐部,以消毒纱布覆盖,外用胶布固定。具有温中补脾、收敛止带的功效,适用于脾气虚寒型阴道炎。

(4)取大附子 20 克,大茴香 20 克,小茴香 20 克,公丁香 10 克,母丁香 10 克,木香 10 克,升麻 10 克,五味子 10 克,甘遂 10 克,沉香 10 克,麝香 1 克,艾绒 60 克。以上前 10 味共研细末,再拌入研细的麝香,最后入艾绒调拌,做成肚兜,用肚兜兜护患者脐腹及丹田穴。具有活血通络、止痛止遗的功效,适用于妇女月经不调、赤白带下、遗精、白浊等。

(5)取苍术 50 克,黄柏 50 克。以上 2 味共研细末,做成腰带,将药带系于脐腹及腰部经脉循行处。具有清热燥湿的功效,适用于妇女湿热带下。

八十五、敷贴治子宫脱垂

(1)取黄芪 30 克,炙甘草 5 克,人参 6 克,当归 10 克,橘皮 6 克,升麻 3 克,柴胡 3 克,白术 10 克,鸡蛋清适量。以上前 8 味共研细末,用鸡蛋清适量调成糊,敷于脐部,外用消毒纱布覆盖,再用胶布固定,每 2 日换药 1 次。具有补中益气、升阳举陷的功效,适用于中气下陷所致的子宫下垂,症见子宫脱垂而兼见少气懒言,体倦肢软,面色苍白,大便稀溏,脉虚而弱,舌淡苔薄等。

(2)取五倍子 12 克,雄黄 3 克,蓖麻仁 12 克,胡椒 3 克,麝香 0.1 克,鸡蛋 1 个。以上前 5 味共研细末,与鸡蛋清调匀。敷于神阙穴、百会穴,然后温灸。具有消肿燥湿、益气升提的功效,适用于子宫下垂。

（3）取杜仲 30 克，枳壳 30 克，蓖麻 30 克，食醋适量。以上前 3 味共研细末，用食醋调成糊，敷于脐部，外用消毒纱布覆盖，再用胶布固定，每日换药 1 次，连用 5～7 天为 1 个疗程。具有补肾益气、升陷固脱的功效，适用于肾阳不足、固摄无力所致的子宫下垂，症见腰腿酸软，小腹下坠，小便频数，头晕耳鸣，舌淡红，脉沉弱等。

（4）取五倍子 12 克，雄黄 3 克，胡椒 3 克，麝香 0.1 克，蓖麻仁 12 克，生姜汁少许。以上前 5 味共研细末，用生姜汁调成糊，敷于脐部，再用艾条灸之。具有温肾散寒、收敛固脱的功效，适用于子宫下垂。

（5）取熟地黄 24 克，山茱萸 12 克，山药 12 克，泽泻 9 克，茯苓 9 克，牡丹皮 9 克，蜂蜜适量。以上前 6 味共研细末，用蜂蜜适量调成膏状，敷于脐部，外用消毒纱布覆盖，再用胶布固定，每天换药 1 次。具有补中益气、升阳举陷的功效，适用于子宫下垂，症见腰腿酸软，小腹下坠，小便频数，头晕耳鸣等症状。

八十六、敷贴治不孕症

取葱白 5 根。以上 1 味洗净，切碎捣烂，将葱白糊敷于脐部，再用热水袋熨脐部 20 分钟，每日 1 次。具有散寒通阳的功效，适用于宫寒不孕，症见婚久不孕，月经后期，量少色淡，小便清长，白带清稀量多，四肢不温，小腹怕冷等。

八十七、敷贴治阳痿

（1）取木鳖子 5 个，桂枝 9 克，狗骨 9 克，干姜 3 克，花椒 3 克，蜂蜜适量。以上前 5 味共研细末，用蜂蜜调和成糊状，敷于脐部，3 日换药 1 次，连用 7 日为 1 个疗程。具有温肾通络起阳的功效，适用于阳痿。

（2）取小茴香 5 克，炮姜 5 克，精盐、蜂蜜各少许。以上前 2 味共研细末，加入精盐，用蜂蜜调和成糊状，敷于脐部，5～7 日换药 1 次。具有温肾助阳的功效，适用于阳痿。

（3）取巴戟肉 10 克，淫羊藿 10 克，胡芦巴 10 克，柴胡 6 克，阳起石 12 克，金樱子 10 克。以上 6 味共研细末，做成药带，系缚于脐腹部，日夜不去，直至病愈。具有益肾壮阳的功效，适用于阳痿。

（4）取蛇床子 15 克，菟丝子 15 克。以上 2 味共研细末，水调为糊，贴敷于曲骨穴，每日 5 次。具有温肾壮阳的功效，适用于阳痿。

八十八、敷贴治遗精

（1）取五倍子 10 克，生龙骨 10 克，生地黄 30 克。以上 3 味研为细末，用水调成糊状，临睡前敷于脐部，然后用消毒纱布覆盖，再用胶布固定。具有滋补肾阳、收涩固精的功效，适用于肾阴亏虚所致的遗精，症见形体虚弱，眩晕耳鸣，健忘失眠，腰醋腿软，遗精，口干，舌红少苔，脉细。

（2）取五倍子 20 克。以上 1 味煨后研为细末,取药末 1 克用温开水调成糊状,敷于神阙穴、关元穴,然后用消毒纱布覆盖,再用胶布固定。具有涩精止遗的功效,适用于遗精。

（3）取韭菜子 10 克,五倍子 3 克,小茴香 3 克。以上 3 味共研细末,敷于脐部,外用胶布固定。具有补肾止遗的功效,适用于遗精、腰痛、疝痛。

（4）取五倍子 20 克,煅龙骨 20 克,煅海蛤壳(文蛤)20 克。以上 3 味研为细末,用水调成糊状,临睡前敷于脐部,然后用消毒纱布覆盖,再用胶布固定,每晚换药 1 次,10 日为 1 个疗程。具有收涩固精的功效,适用于遗精。

（5）取女贞子 30 克,五倍子 30 克,食醋适量。以上前 2 味共研细末,用醋调成饼,敷于脐部,外用消毒纱布覆盖,再用胶布固定,每日换药 1 次,连用 3～5 次。具有补肾固精的功效,适用于遗精。

八十九、敷贴治早泄

取露蜂房 10 克,白芷 10 克,食醋适量。以上前 2 味烘干共研细末,用醋调成糊,敷于脐部,外用消毒纱布覆盖,再用胶布固定,每日换药 1 次,连用 3～5 次。具有祛寒湿、强阳道的功效,适用于早泄。

九十、敷贴治阴囊湿疹

（1）取黄柏 6 克,黄丹 6 克,雄黄 3 克,轻粉 3 克,冰片 6 克,麻油适量。以上前 5 味共研细末,再用麻油调成糊状,涂敷于患处,每日 3 次。具有清热燥湿止痒的功效,适用于干燥型阴囊湿疹。

（2）取黄柏 100 克,苍术 100 克,盐 3～5 克,醋 250 毫升。先将黄柏和苍术研成细末,与精盐混匀,再与醋调成糊状,敷于患处。具有清热解毒、泻火燥湿的功效,适用于阴囊湿疹。

（3）取青黛 30 克,蛤粉 90 克,生石膏 60 克,芦荟 6 克,黄连 6 克,黄柏 6 克,冰片 5 克。以上 7 味共研细末,每次取药末 30 克,用消毒纱布包成 1 袋,擦敷患处,每日 2～3 次。具有清热燥湿止痒的功效,适用于阴囊湿疹。

（4）取轻粉 2 克,鸡蛋黄油 20 克。先把鸡蛋煮熟,去白留黄,置小锅内,上火熬之,并用筷子搅炒,蛋黄的颜色由黄而焦,由焦而黑,最后油出,浮在焦渣上,滤取蛋黄油;再将轻粉研细,2 味调和,贮瓷瓶中。涂敷患处,每日 4～5 次,连用数天可愈。具有解毒、止痒的功效,适用于阴囊湿疹。治疗期间禁用热水、肥皂水烫洗患处;忌食辛辣刺激性食物及鱼虾。尽量避免搔抓等机械性刺激。

（5）取煅石膏 30 克,黄柏 15 克,蛇床子 10 克,海螵蛸 6 克,轻粉 5 克,白芷 3 克,冰片 1.5 克。以上 7 味共研极细末,直接撒于患处,每日 3 次。具有清热燥湿、杀虫止痒的功效,适用于渗液型阴囊湿疹。

九十一、敷贴治睾丸鞘膜积液

(1)取炒桃仁 30 克,杏仁 30 克,川楝子 60 克,蓖麻子 120 克,麝香 1.5 克。以上前 4 味共捣如泥,加入麝香拌匀,分 5 次平摊于布上,睡前贴敷于患部,次日早晨去药。具有破血去瘀、清热止痛的功效,适用于睾丸鞘膜积液。

(2)取白胡椒 7 粒,麝香 0.15 克。先将白胡椒研为细末,继将脐部用温水洗净,然后将麝香粉倒入脐孔中,再将白胡椒粉盖在上面,外用胶布固定,每隔 7 日换药 1 次,连用 10 次为 1 个疗程。具有清热止痛、通利小便的功效,适用于睾丸鞘膜积液。

(3)取龙胆草 15 克,鲜车前子 30 克,冰片 1.5 克。以上 3 味共捣烂如泥,敷于脐部,外用消毒纱布覆盖,再用胶布固定,每天换药 1 次,以愈为度。具有清利湿热、通尿止痛的功效,适用于睾丸鞘膜积液。

九十二、敷贴治前列腺增生

(1)取生山栀 3 枚,芒硝 3 克,大蒜头 3 瓣。将山栀研末,加入大蒜头一同捣烂如泥,再加入芒硝同捣,和匀,敷于脐部,外用消毒纱布覆盖,再用胶布固定,小便通后去膏药。具有消炎解毒、化积利水的功效,适用于前列腺增生。

(2)取大葱白 5 根,明矾 9 克。以上前 1 味研为细末,加入葱白捣烂如泥,敷于脐部,外用塑料布覆盖,再用胶布固定,1 小时后小便即通,去膏药。具有通阳利水的功效,适用于前列腺增生。

(3)取大田螺 1 个,鲜车前草 1 棵,冰片 1 克。将鲜车前草洗净捣烂,加入大田螺肉和冰片一同捣烂,敷于脐部,外用消毒纱布覆盖,再用胶布固定,小便通后去膏药。具有通利小便的功效,适用于前列腺增生。

九十三、敷贴治皮炎

(1)取地肤子 9 克,红花 9 克,蝉蜕 9 克,僵蚕 9 克。以上 4 味共研细末,每次取药末 1~2 克,用水调成糊状,敷于脐部,然后用消毒纱布覆盖,再用胶布固定。具有祛风活血止痒的功效,适用于皮肤瘙痒症。

(2)取樟脑 3 克,冰片 10 克,95％乙醇 100 毫升。以上 3 味混合均匀,每次用消毒纱布蘸药酒涂敷患部 10~20 分钟。具有消炎止痛止痒的功效,适用于皮炎等。

(3)取巴豆、醋各适量。将醋倒入粗瓷碗中,用去壳的巴豆磨浆,以稠为度。患处先用 1％的盐水或冷开水洗净揩干,再用巴豆醋汁擦患处,每周用药 1 次。具有止痒的功效,适用于神经性皮炎。近眼处皮肤不宜擦药。

(4)取瓶装陈醋 500 毫升。先将醋熬至 50 毫升,继将患部皮肤用温开水洗净,再用浓缩醋液擦患处。具有止痒的功效,适用于神经性皮炎。

(5)取土槿皮、米醋各适量。将土槿皮火煅存性,研为细末,加入米醋调匀成糊状,涂敷患处。具有清热利湿、杀虫止痒的功效,适用于头面神经性皮炎。

九十四、敷贴治荨麻疹

(1)取红花 15 克,桃仁 15 克,杏仁 15 克,生栀子 15 克,冰片 5 克,蜂蜜适量。以上前 5 味共研细末,每次取药末 1 克,用蜂蜜调成糊状,敷于脐部,然后用消毒纱布覆盖,再用胶布固定,每日换药 1 次,连用 2~10 日为 1 个疗程。具有清热解毒、活血通便的功效,适用于荨麻疹瘙痒难忍,大便秘结。

(2)取大风子 30 克,大蒜 15 克。以上 2 味共捣烂,加水 100 克煮沸 5 分钟,去渣取汁,涂敷于患处。具有清热祛风的功效,适用于荨麻疹。

(3)取鲜浮萍 60 克,白酒 500 毫升。以上前 1 味洗净捣碎,入布袋,置容器中,加入白酒,密封,浸泡 5 天后去渣,经常涂敷患处。具有解毒透疹、止痒的功效,适用于荨麻疹和过敏性皮疹等。

(4)取苦参 100 克,鲜桃叶 300 克,冰片 10 克,胆矾 1 克,香精适量,75%乙醇 3000 毫升。以上前 4 味放入乙醇中浸泡 2 日,加入香精拌匀,去渣,涂敷患处,每日 3 次。具有清热燥湿、解毒止痒的功效,适用于荨麻疹。

(5)取白酒 1 份,醋 2 份。将白酒与醋混匀,涂敷患处,一般几分钟后即可见效。具有止痒去疹的功效,适用于荨麻疹。

九十五、敷贴治湿疹

(1)取黄柏 30 克,黄丹 30 克。以上 2 味共研细末,渗出液较多者将药末撒于疮面;渗出液较少者将药末用麻油调成糊状,敷于疮面上。一般 1 次见效。具有清热燥湿的功效,适用于湿疹。

(2)取龙胆草 30 克,紫花地丁 6 克,黄柏 12 克,龙葵 6 克。以上 4 味共捣烂,敷于患处,每日用药 1 次。具有清热解毒除湿的功效,适用于湿疹。

(3)取吴茱萸 30 克,海螵蛸 20 克,硫黄 6 克。以上 3 味共研细末,湿性者直接将干粉撒于患处,干性者用猪油化开调成糊状,敷于患处,隔日用药 1 次。具有解毒杀虫、散寒止痛的功效,适用于湿疹。

(4)取诃子 100 克,食醋 500 毫升。将诃子打烂,加水 1500 毫升,用文火煎至 500 毫升,再加入食醋煮沸,用消毒纱布蘸药液湿敷患处,略加压,使之与皮肤贴紧,干后再加药液。具有清热解毒燥湿的功效,适用于急、慢性湿疹。

(5)取蜈蚣 3 条,猪胆汁适量。将蜈蚣焙干压末,再用猪胆汁调成糊状,涂敷于患处,每日用药 1 次,连用 7~10 日为 1 个疗程。具有攻毒散结的功效,适用于顽固性湿疹。

九十六、敷贴治带状疱疹

(1)取地榆 30 克,紫草 80 克。以上 2 味共研细末,再用凡士林调匀,摊于消毒纱布上,敷于脐部,再用胶布固定,每日换药 1 次。具有清热解毒、凉血止血的功效,适用于肝气郁滞、郁而化火所致的带状疱疹,症见水疱簇集,痛如火燎,兼有口苦咽干,心烦急躁,头痛且胀,两胁胀痛,耳鸣耳聋,面红耳赤,舌红苔黄,脉弦而数等。

(2)取蕹菜适量,菜油少许。将蕹菜去叶,置新瓦上焙焦研成细末,用菜油调匀成糊状,用时先用浓茶汁洗净患处,再敷于患处。具有清热解毒的功效,适用于带状疱疹。

(3)取蚕沙 30 克,雄黄 10 克,麻油适量。以上前 2 味共研细末,用麻油调成膏状,涂敷于患处。具有清热解毒的功效,适用于带状疱疹。

(4)取金银花 10 克,野菊花 10 克,凤仙花 10 克,白鲜皮 12 克,蛇床子 10 克,水杨酸 5 克,苯酚 2 克,75%乙醇 1000 毫升。以上前 5 味放入乙醇中浸泡 5～7日,滤取上清液,再加入水杨酸和苯酚,混匀,涂敷患处,每日 3～5 次,至愈为度。具有清热解毒、消炎止痒的功效,适用于带状疱疹。

(5)取黄连 30 克,琥珀 90 克,重楼 50 克,雄黄 60 克,蜈蚣(焙干研末)20 克,明矾 90 克,麻油适量。以上前 6 味共研细末,过 100 目筛,每次取药末适量,用麻油调成膏状,涂敷于患处,外用消毒纱布覆盖,再用胶布固定,每日用药 1 次,连用 3～6 日为 1 个疗程。具有清热解毒、消肿散瘀的功效,适用于带状疱疹。

九十七、敷贴治脓疱疮

(1)取黄连 25 克,大黄 25 克,雄黄 15 克,侧柏叶 20 克,生地黄 20 克,轻粉 10 克,松香 6 克,麻油适量。以上前 7 味共研细末,用麻油调成糊状,用时先用盐水洗净患处,再敷于患处,每日用药 1 次。具有清热解毒消肿的功效,适用于脓疱疮。

(2)取生大黄 50 克,花椒 15 克。以上 2 味加水煎取药液 200～300 毫升,去渣,温洗患处,再用消毒纱布蘸药液贴敷患处 20 分钟,每日 3～5 次。具有清热解毒、燥湿敛疮的功效,适用于脓疱疮。

(3)取荷叶适量,麻油少许。将荷叶烧炭存性,研为细末,用麻油调成糊状,敷于患处,每日 2 次。具有清热解毒消肿的功效,适用于脓疱疮。

(4)取地黄 3 克,枯矾 1.5 克,麻油适量。将地黄烧炭存性,研为细末,与枯矾混匀,调入麻油成糊状,敷于患处。具有清热解毒、除湿敛疮的功效,适用于脓疱疮。

(5)取隔年带壳老菱角适量,麻油少许。将隔年带壳老菱角烧炭存性,研为细末,用麻油调成糊状,敷于患处,每日 2 次。具有清热解毒消肿的功效,适用于脓疱疮。

九十八、敷贴治疥疮

（1）取硫黄 150 克，花椒 15 克，大风子仁 90 克。先用硫黄 30 克与花椒、大风子仁一同捣烂如泥，再用消毒纱布包裹如小球状，用药时先用温水洗澡，待至周身出汗时取硫黄粉适量擦遍全身，至皮肤微汗后用温水洗去，擦干身体后取做好的药球放在火上烘热，再遍擦全身，并更换干净内衣和被单，3 日后重复 1 次。具有攻毒杀虫、祛风止痒的功效，适用于疥疮。

（2）取雄黄 3 克，硫黄 3 克，白芷 3 克，轻粉 3 克，麻油 12 克。以上前 4 味共研细末，用麻油调匀，分成 2 份，温水洗澡后用药团擦患处，直至皮肤微红，每日 1 次，连用 2 次。具有解毒杀虫的功效，适用于疥疮。

（3）取雄黄 6 克，硫黄 9 克，玄明粉 6 克，轻粉 3 克，菜油适量。以上前 4 味共研细末，用熟菜油调成糊状，涂敷于患处，每日早晚各 1 次。具有解毒杀虫、收湿止痒的功效，适用于疥疮。

（4）取露蜂房 1 个，大黄 30 克，蜂蜜 90 克。将露蜂房烙黄，与大黄一同研成细末，用蜂蜜调成糊状，涂敷患处。具有清热消炎、解毒杀虫的功效，适用于疥疮流黄水。

（5）取苦参 10 克，白鲜皮 10 克，百部 30 克，川楝子 10 克，萹蓄 10 克，蛇床子 10 克，石榴皮 10 克，藜芦 10 克，皂角刺 20 克，羊蹄根 20 克，白酒 2000 毫升。以上前 10 味置容器中，加入白酒，密封，浸泡 7 日后去渣，每晚临睡前用消毒纱布块蘸药酒擦全身皮肤，每日 1 次，连用 7～10 日。具有杀虫辟瘴的功效，适用于疥疮。

九十九、敷贴治痤疮

（1）取葱白 30 克，紫皮大蒜 1 头。以上 2 味共捣烂成泥状，将患部消毒，再将药泥敷上，并用消毒纱布覆盖，再用胶布固定，24 小时后去药，局部起水疱，痤疮便浮离皮肤，经 5～7 日后自然结痂脱落而愈。具有活血散瘀解毒的功效，适用于痤疮。

（2）取芦荟适量。以上 1 味洗净切片，并用温水洗净患处，然后用芦荟反复揉擦患处，每日 3 次。具有祛斑消炎的功效，适用于痤疮。

（3）取大黄 30 克，硫黄 30 克。以上 2 味共研细末，用温开水调成糊状，敷于患处，每日 1～2 次。具有清热解毒、消肿止痛的功效，适用于酒渣鼻、痤疮等。

（4）取白石脂 30 克，白蔹 30 克，苦杏仁 30 克，鸡蛋清适量。以上前 3 味共研细末，再用鸡蛋清调和成糊状，涂敷患处。具有清热解毒的功效，适用于痤疮、酒渣鼻等。切忌将药糊入目。

（5）取斑蝥（去足、翅）1～3 只，蜂蜜适量。以上前 1 味研为极细末，用蜂蜜调成糊状,用时将患部消毒,然后将药糊敷上,并用消毒纱布覆盖,再用胶布固定,10～15 小时后起水疱,痤疮便浮起剥离,局部涂以消炎药膏,经 5～7 日后自然结痂脱落而愈。具有破瘀解毒散结的功效,适用于痤疮。

一〇〇、敷贴治痱子

(1)取鲜蒲公英 60 克,食盐少许。以上前 1 味加食盐少许,捣烂,外敷患处,每天 2～4 次,以愈为度。具有清热解毒止痒的功效,适用于痱子。

(2)取黄柏 30 克,蛇床子 30 克,生石膏 60 克,麻油适量。以上前 3 味共研细末,用麻油调成糊状,敷于患处。具有清热解毒止痒的功效,适用于痱子。

(3)取生大黄 30 克,黄连 9 克,黄芩 10 克,白芷 9 克,冰片 9 克,75％乙醇 500 毫升。以上前 4 味共研细末,加入冰片研匀,浸入乙醇中 7 日以上,用棉签蘸药酒涂患部,每日 3 次。具有清热解毒的功效,适用于痱子、热疖等。

(4)取鲜败酱草 60 克,食盐少许。以上前 1 味加食盐少许,捣烂,外敷患处,每日 2～4 次,以愈为度。具有清热解毒止痒的功效,适用于痱子、暑疖。

(5)取鲜地龙 30 克,茶叶 10 克,75％乙醇 200 毫升。以上前 2 味放入乙醇中浸泡 3 天,用棉签蘸药酒涂患部,每日 3～5 次。具有消炎解毒止痒的功效,适用于痱子。

一〇一、敷贴治鸡眼

(1)取蜈蚣 1 条,蜂蜜适量。将蜈蚣焙干研成粉,加入蜂蜜调匀,使之成糊状,敷于患处。具有解毒生肌的功效,适用于鸡眼。

(2)取鸡蛋数个。先把鸡蛋煮熟,去白留黄,置小锅内,上火熬之,并用筷子搅炒,蛋黄的颜色由黄而焦,由焦而黑,最后油出,浮在焦渣上,过滤,涂敷患处,每日 4～5 次,一般用药后局部发红、渗液、瘙痒等症状减轻,连用数天可愈。具有解毒、止痒、扶正养阴的功效,适用于皮肤和阴囊湿疹、鸡眼等。治疗期间禁用热水、肥皂水烫洗患处、忌食辛辣刺激性食物及鱼虾、尽量避免搔抓等机械性刺激。

(3)取乌梅 30 克,醋 250 毫升。将乌梅碎细,再置醋中浸泡 7～10 日,用时取胶布 1 块,中间挖一小洞,贴在患部,暴露病损部位,再将乌梅肉敷于病变组织上,外用一层胶布盖严。每 3 日换药 1 次。具有去死肌,除疣的功效,适用于鸡眼和皮肤疣等。治鸡眼时用浸液摩擦患处,每日 2～3 次,连用 7 日可使鸡眼脱落;治疗皮肤疣时要将患部用热水浸洗,削去病变处角化组织,以渗血为度。

(4)取紫皮大蒜 1 只,葱头 1 只,食醋适量。将葱蒜捣成泥状,再与醋调匀,涂药前割除鸡眼表面粗糙角膜层,以刚出血为度,再用温开水 200 毫升加食精盐 5 克制成的温盐开水浸泡 20 余分钟,使真皮软化,抹干,将葱蒜泥入切口,用消毒纱布、绷带和胶布包好。每日或隔日换药 1 次,连用 5～7 次为 1 个疗程。具有散瘀、止血、解毒的功效,适用于鸡眼。此药泥必须现制现用。

(5)取乌梅、轻粉、食醋各适量。将乌梅肉加轻粉适量,再用醋调匀,涂药前患处用温开水浸泡,用刀刮去鸡眼表面角质层,敷上药糊,每日用药 1 次。具有散瘀、止血、解毒的功效,适用于鸡眼。

一〇二、敷贴治手足皲裂

(1)取青黛 3 克,樟脑 15 克,明矾 6 克,糯米粉 150 克。以上前 3 味共研细末;糯米粉置于 150 克沸水锅内,文火熬煮成糊状,再加入青黛、明矾、樟脑和匀收贮。先洗净患处,再将药糊涂敷于患处,每日 3～5 次,至愈为度。具有消炎润肤的功效,适用于手足皲裂。

(2)取当归 30 克,生甘草 30 克,姜黄 90 克,紫草 10 克,轻粉 90 克,冰片 6 克,蜂蜡、麻油适量。以上前 4 味放入锅内,用麻油浸泡半天,然后熬枯去渣,离火后加入轻粉、冰片末,最后加入蜂蜡熔化,拌匀。先洗净患处,再将药膏涂敷于患处,每日 2～3 次。具有活血润肤的功效,适用于手足皲裂。

(3)取白薇 30 克,白及 30 克,大黄 50 克,冰片 3 克,蜂蜜适量。以上前 4 味共研极细末,用蜂蜜调成糊状,先洗净患处,再将药糊涂敷于患处,每日 3～5 次,至愈为度。具有通络、消炎、润肤的功效,适用于手足皲裂。

(4)取白芷 12 克,白及 15 克,全当归 15 克,大生地黄 15 克,紫草 9 克,白蜡 250 克,麻油 120 克。以上前 5 味放入锅内,用麻油浸泡半天,然后熬枯去渣,离火后加入白蜡熔化,拌匀,睡前洗净患处,再将药膏用文火熔化,涂敷于患处,每晚 1 次。具有活血润肤的功效,适用于手足皲裂。

(5)取五倍子、牛骨髓各适量。以上 2 味共捣烂和匀,涂敷于患处。具有活血润肤的功效,适用于手足皲裂。

一〇三、敷贴治传染性软疣

(1)取五倍子 10 克,乌梅 2 克,枯矾 2 克,雄黄 4 克,大黄 2 克,香醋适量。以上前 5 味共研细末,用香醋调和成膏状,敷于软疣表面,药层厚药 2～3 毫米,用纱布覆盖,3 日换药 1 次,连用 7～8 日为 1 个疗程。具有解毒消疣的功效,适用于传染性软疣。

(2)取斑蝥 1.5 克,雄黄 2 克,蜂蜜适量。以上前 2 味共研极细末,用蜂蜜调成糊状,将疣部消毒,然后将顶部外皮剥去,再将药糊敷上,并用胶布固定,10～15 小时后起水疱,疣体剥离而愈。具有发疱、解毒、蚀疣、通络的功效,适用于传染性软疣。

一〇四、敷贴治寻常疣

(1)取六神丸数粒。以上 1 味研碎,将患处消毒,然后用刀片将角质层刮破,再将药末敷于患处,胶布固定,一般5～7日可结痂脱落而愈。具有解毒除疣的功效,适用于寻常疣。

(2)取大蒜适量。以上1味捣成泥状,将患处消毒,然后用刀片将角质层刮破,见血,再将药泥敷于患处,胶布固定,一般4～5日疣体结痂脱落而愈。具有散瘀解毒除疣的功效,适用于寻常疣。

(3)取苦参30克,板蓝根30克,大青叶30克,鱼腥草30克,桃仁10克,红花10克,冰片10克,玄明粉10克。以上前6味加水煎取浓汁,后2味水调成糊状,先用药汁反复洗患处20分钟,再将药糊涂敷20分钟。具有活血化瘀、解毒除疣的功效,适用于寻常疣。

(4)取活斑蝥适量。将活斑蝥去头,取其黄色分泌物;将疣部消毒,然后将顶部外皮削至微微见血,再将斑蝥去头后流出的黄色分泌物立即敷上,勿需用敷料覆盖,疣体脱落不留瘢痕。具有解毒蚀疣的功效,适用于寻常疣。

一〇五、敷贴治扁平疣

(1)取巴豆仁、朱砂各等份。以上2味共研细末,混合调匀,每次取药末0.5～1克,置于胶布上;将患处消毒,并将疣体角质层削去,再将药物贴敷于疣体表面,经12～24小时后疣体局部发疱,疣即浮离皮肤,待结痂胶落而愈。具有解毒杀虫止痒的功效,适用于扁平疣。

(2)取硫黄、浓茶汁各适量。以上前1味用浓茶汁调成糊状,每晚用温开水擦洗患处片刻,再用药糊敷于患处,次日早晨洗去,一般5～7日可愈。具有解毒除疣的功效,适用于扁平疣。

(3)取浙贝母30克,薏苡仁10克,鸦胆子(去壳)10克,菜油50克。以上3味共研细末,放入菜油中浸泡7天,将患处用75%乙醇棉球常规消毒,再用钳子夹去疣体角质层,每2分钟涂药1次,隔3日再用药。具有清热解毒、软坚散结的功效,适用于扁平疣。

(4)取红花1克,地肤子6克,白鲜皮6克,明矾6克,蝉蜕3克,75%乙醇50毫升。以上前5味放入乙醇中浸泡3日,用棉签蘸药酒涂敷患处,每日5～6次。具有祛风活血、软坚散疣的功效,适用于扁平疣。

(5)取生半夏、斑蝥各等份。以上2味共研极细末,用10%稀盐酸调成糊状。将疣部消毒,然后将顶部外皮削至微微见血,再将药糊敷上。具有发疱、解毒、蚀疣、通络的功效,适用于扁平疣。敷药后稍有烧灼感,继而干燥结痂,7天后可脱痂,一般使用1次即可痊愈。

一〇六、敷贴治癣病

(1)取土槿根皮10克,白酒90毫升。将土槿根皮研为粗末,浸入白酒中15～

30 天,去渣取汁,用毛笔蘸药酒涂敷患处,每日 2～3 次。具有去湿消滞、消炎止痒的功效,适用于各种体癣。

(2)取大黄 1.5 克,花椒 1.5 克,密陀僧 1.5 克,硫黄 15 克,枯矾 6 克,米醋适量。以上前 5 味共研细末,加入米醋调匀成糊状,用温开水洗净患处,然后涂上药糊,每日用药 1 次,连用 7 日为 1 个疗程。具有解毒止痒杀虫的功效,适用于体癣。

(3)取花椒 32 克,硫黄 32 克,生姜适量。将花椒焙干,再与硫黄共研细末,过120 目筛,装瓶备用。用温开水洗净患处,然后取生姜 1 块,斜行切断,以断面蘸药末涂搽患处,每次搽 3～5 分钟,每日早晚各用药 1 次。具有解毒止痒杀虫的功效,适用于体癣。

(4)取煅蚌壳 60 克,五倍子 60 克,冰片少许,菜油适量。以上 3 味共研细末,用菜油调成糊状,涂敷于患处,每日数次。具有解毒杀虫的功效,适用于体癣。

(5)取苦参子 30 克,土荆皮 30 克,川椒 30 克,樟皮 30 克,白及 30 克,生姜 30克,百部 30 克,槟榔 30 克,木通 30 克,白酒 750 毫升。以上前 9 味共捣碎,入布袋,置容器中,加入白酒,密封,浸泡 5 日后去渣,蘸涂敷患处,每日 2 次,治愈为度。具有清热、除湿、攻毒、杀虫、止痒的功效,适用于癣疮、皮肤顽厚、浸淫作痒等。

一○七、敷贴治银屑病

(1)取升麻 9 克,葛根 30 克,赤芍 10 克,生地黄 30 克,大风子 9 克,丹参 9 克,甘草 9 克,水牛角粉 9 克,冰片 6 克。以上 9 味共研细末,过筛,取药末填满脐部,再用胶布固定,24 小时换药 1 次,连用 7 日为 1 个疗程。具有凉血解毒、祛风止痒的功效,适用于银屑病。

(2)取蕲蛇 25 克,金环蛇 25 克,银环蛇 25 克,乌梢蛇 100 克,眼镜蛇 50 克,木防己 50 克,闹羊花 125 克,七叶莲 50 克,石南藤 25 克,鸡血藤 50 克,豨莶草 50克,钻山风 50 克,白酒 2500 毫升。以上前 12 味洗净,晾干,切碎,置容器中,加入白酒,密封,浸泡 1 年后去渣,用棉签蘸少量药酒敷于最严重处,用纸覆盖,再用绷带固定,每日 2～3 次。具有祛风止痒、通络皮肤的功效,适用于银屑病。

(3)取白鲜皮 150 克,土荆芥 150 克,苦参 150 克,白酒 1000 毫升。以上前 3味粉碎成粗粉,置容器中,加入白酒,密封,浸泡 14 天后去渣即成。涂敷患处。具有祛风利湿,杀虫止血的功效,适用于银屑病。

(4)取苦参 200 克,陈醋 500 毫升。将苦参用水冲洗干净,放入陈醋中浸泡 5天后即成。将患部用温开水洗净,然后用消毒棉球蘸药液涂敷患处,每日早晚各 1次。具有清热利湿、祛风杀虫的功效,适用于银屑病。

(5)取斑蝥 25 克,皂角刺 250 克,砒霜 15 克,醋适量。先将斑蝥烘干,再将皂角刺捣碎,加适量醋,浓煎后去渣,再加入斑蝥和砒霜,稍煎一下,敷于患处,每日3～4 次。具有破血散结、蚀疮去腐的功效,适用于银屑病。此药膏有毒,切忌内服,外用亦不可过量。

一〇八、敷贴治腋臭

(1)取枯矾 60 克,密陀僧 60 克。以上 2 味共研细末,用温水洗净后以药末敷于患处,每周 2 次。具有敛汗除臭的功效,适用于腋臭。

(2)取枯矾 20 克,密陀僧 15 克,滑石 15 克,樟脑 10 克,轻粉 5 克,冰片 5 克,75%乙醇 250 毫升。以上前 6 味共研细末,浸入乙醇中 7 日,取汁。温水洗净后用棉签蘸药酒涂敷于患处,每日 3～5 次,连用 7 日为 1 个疗程。具有解毒敛汗、杀虫止痒的功效,适用于腋臭。

(3)取胡椒粉、牛油各适量。以上 2 味调匀成膏状,温水洗净后用药膏敷于患处,每日用药 1 次,连用 7 日为 1 个疗程。具有杀菌除臭的功效,适用于腋臭。

(4)取石灰、存放 3 年以上的老陈醋适量。先用陈醋调石灰粉,洗净腋窝,拭干后涂之,每日 2 次。具有杀菌除臭的功效,适用于狐臭。

(5)取茴香粉 5 克,醋 50 毫升。将以上 2 味调匀,洗净腋窝,拭干后涂之,每日 2 次。具有杀菌除臭的功效,适用于腋臭。

第七章

针刺养生治病

第一节　针刺疗法的由来

针刺疗法是指采用各种不同的针具刺激机体的一定部位(腧穴),以防治疾病的方法。各种在腧穴进行针刺的方法也统称为刺法,广义上的刺法还包括一些在腧穴进行非针具刺激的方法。

针刺法的萌芽在远古时代,随着文明的进步、时代的发展,针具不断地改进,临床经验不断积累,使针刺方法日趋多样化,刺法理论也相应地越来越丰富。最初的"针"出现在远古新石器时代,那时用来刺破的治疗工具是经过打磨的石器,称为"砭石"。《说文解字》说:"砭,以石刺病也。""砭石"最初是用来划破痈肿、排脓放血的工具,后来逐渐发展成为针灸治疗的工具。为适合穿刺或切割的需要,砭石的形状亦多样化,或者有锋,或者有刃,故又称针石或镵石。根据出土文物和文献记载证实,砭石发明于我国东部的山东一带,后来才逐渐推广到各地。

一些冬季爱犯的老毛病多属于虚寒证候。所谓"寒者热之",采用温针灸、艾灸等温热疗法,正好可以温通经络,行气活血,从而调整人体的内分泌,增强血液循环,提高抗病能力,改善气滞血瘀、代谢不畅导致的亚健康状况。

人体五脏六腑不调,运用针灸进补,一般都需要一段时间进行持续的治疗。对于治疗频率较高的患者,为了避免长时间反复使用同一腧穴,使其出现腧穴疲劳现象而降低疗效,针灸医师多会让患者间隔地取仰卧位或俯卧位,轮番针灸人体正面的腧穴或背部的腧穴。有的患者觉得取仰卧位比较舒服,可以长时间地坚持同一姿势完成针灸治疗,特别是那些治疗密度不太强的患者,比较喜欢取仰卧位,认为一周才治疗1～2次,既避免了腧穴疲劳,又可以"享受"温热的治疗过程。因为取俯卧位时长时间趴着不动,较易感到疲倦。

人体的正面腧穴和背部腧穴各有所长,治疗密度强、疗程长的患者,应由医师辨证后间隔使用,但就调理五脏六腑功能失调的慢性疾病而言,相对于正面腧穴而言,取背部的腧穴更为适宜。因背部的督脉循行于脊里,入脑入络,总督一身之阳气,五脏六腑皆系于背。脊柱是人体生命的中轴线,很多支配头脸、四肢、组织器官的血管、神经都在椎管内走行，很多重要器官如肝、胆、肾等靠近脊柱两旁，这些器官发生问题时，人体可感觉背部相应部位出现隐痛、放射痛。体腔内的脏腑也通过足太阳膀胱经的背部腧穴受督脉支配。因此，脏腑的功能活动和督脉有关。各脏腑都有以本脏腑命名的背俞穴，如肺俞、心俞、脾俞、肾俞等，而这些背部腧穴正是五脏六腑之精气输注于体表的部位，也是调节五脏六腑，振奋人体正气的要穴，并与相表里的经脉相互络属脏腑，气血相互沟通。故针刺、艾灸背部腧穴，可以治疗同名脏腑及相表里脏腑的疾患，并通过调节脏腑达到近治、远治作用所起到的整体调节作用。

由于针刺疗法的工具繁多，操作及使用特点各有不同，许多需由专业医师操作，故除毫针刺法外，本章介绍一些适宜家庭或个人操作且方便安全的方法。

第二节　针刺疗法的作用机制

一、中医对针刺疗法的认识

古代医家在长期的实践中，总结出针灸具有调和阴阳、疏通经络、扶正祛邪的作用。

1. 调和阴阳　调和阴阳是指运用针灸等方法，通过经络、腧穴和针灸手法的作用，使阴阳之偏盛偏衰得以纠正。若因六淫七情等因素导致人体阴阳的偏盛偏衰，失去相对平衡，就会使脏腑经络功能活动失常，从而引起疾病的发生。"阴胜则阳病，阳胜则阴病。"针对人体疾病的这一主要病理变化，运用针灸方法调节阴阳的偏盛偏衰，可使机体转归于"阴平阳秘"的状态，恢复脏腑经络的正常功能，从而达到治愈疾病的目的。正如《灵枢·根结》所载："用针之要，在于知调阴与阳，调阴与阳，精气乃充，合形与气，使神内藏。"阐述了针灸治病的关键在于调节阴阳的偏盛偏衰，使机体阴阳调和，精气充足，形气相合，神气内存。

2. 疏通经络　疏通经络是指运用针灸等方法，通过腧穴和针灸手法的作用，使经络疏通、气血畅达，达到治疗疾病的目的。经络"内属于腑脏，外络于肢节"，经络功能正常，气血运行通畅，则"内溉脏腑，外濡腠理"，各脏腑器官得以濡养，脏腑体表得以沟通，人体的功能活动相对平衡，从而维持人体健康。若经络功能失常，气血运行受阻，则会影响人体正常功能活动，进而出现病理变化，引起疾病的发生。针灸通过刺激某些经脉上的腧穴，可以使经络功能失常得以纠正，从而解除由此产生的病理反应。这就是针灸疏通经络、调和气血作用所产生的治疗效应。例如，"痛证"的基本病理机制是经脉的气血不通，针灸正是利用其疏通经络的作用，达到"通则不痛"的治疗效果。

3. 扶正祛邪　扶正，就是扶助正气，提高机体抗病能力；祛邪，就是祛除病邪，消除致病因素的影响。疾病的发生、发展及转归的过程实质上是正邪相争的过程。正盛邪去则病情缓解，正虚邪盛则病情加重。因此，扶正祛邪是保证疾病趋向良好转归的基本法则。针灸治病，就在于能够发挥其扶正祛邪的作用。临床运用针灸手法中的补法，选配一定的腧穴，可以起到扶正的作用；运用针灸手法中的泻法，选配一定的腧穴，可以起到祛邪的作用。具体运用时还要根据邪正的消长、转化情况，区别病证的标本缓急，分辨针下得气是邪气还是正气，随机应用扶正祛邪的法则。

尽管各种针灸技术都是通过经络腧穴刺激作用来达到治疗效果，发挥其机体功能状态调整作用的治疗方法，但在作用部位、刺激强度、感应性质和疗效原理等方面又有所不同。如针刺以机械刺激为主，适于临床大多病证；艾灸以温热刺激和药性作用为主，主要用于寒证、虚证；三棱针放血刺激强，作用于浅表血络，适于青壮年、实热证；而皮肤针叩刺，刺激较弱，作用于十二皮部，尤宜于老人、小儿、体弱者。因此，认真掌握针刺诸法的作用性质、适应范围和选穴配方原则，从而在临床随宜而施，是针刺治病上的又一重要特点。

二、现代医学对针刺疗法的认识

有人认为针刺的刺激量与刺激强度有关，刺激强度指单位时间的刺激量的多少。因此，刺激量为刺激强度与其持续时间的乘积，即针刺刺激量＝针刺强度×刺激时间。实验研究表明，刺激量大，可起镇静、解痉、止痛、抑制作用；刺激量小，可促进机体解除过度抑制，引起正常兴奋。机体对刺激的反应是兴奋还是抑制，一般来说取决于机体当时所处的功能状态，并与刺激的质和量有关。有人通过临床实践证明，施以同样的手法，由于针体的粗细不同，所产生的补泻刺激量是截然不同的。

留针或行针时间最佳值因生理指标或病情而异，基底动脉供血不足、无脉症、支气管哮喘等，行针1～3分钟即可见效，而皮肤痛阈的提高则需诱导10～30分钟。针刺抗休克的动物实验表明，留针时间长，并在留针期间用持续或间断捻转手法行针，针刺的升压效果好，血压回升后也较稳定。有人为了研究留针时间长短与临床效应的关系，进行了针刺升温作用与热象图的观察，结果发现，留针时间短或不留针，针刺的升温作用较弱，但可产生后效应，持续时间较长；留针时间长于30分钟者，针刺的升温作用较强，但消失也较快。因此，20分钟似为较佳留针时间。实验表明，用烧山火手法，一般能使健康人或患者肢体末梢血管舒张，皮肤温度升高，针下出现温热感，而透天凉手法则相反。应用徐疾补泻手法治疗外科术后吸收热属实热证的患者，泻法有明显的即时性退热效应，而补法则不明显，对体温的恢复也是泻法优于补法。

不同的针刺补泻手法，可对血管舒缩产生不同的影响，主要可从肢体容积曲线和血管容积波的变化等方面表现出来。按照疾病证候虚实和机体体质选用相关腧穴并施以相应补泻手法,观察肢体容积曲线变化时发现:行烧山火手法,针下出现温热感时,肢体容积曲线可上升,显示肢体末梢血管呈舒张反应;行透天凉手法,针下出现寒凉感时,可规律地引起肢体容积曲线下降,提示末梢血管呈收缩反应。进一步的观察显示,上述肢体容积曲线的规律变化,不仅发生在患者身上,而且针刺健康人的特定单穴后也可表现出来,并更为明显。若在同一实验过程中转换补泻手法,肢体容积曲线变化的特征性则更为明显。

应用热像仪进行红外线摄影,观察针刺左侧合谷穴对红外图像的影响,结果显示:补法组 10 例次,在针刺过程中拍摄热像图 40 幅,与针前相比,手部图像变亮或有亮有暗者 34 幅(占 85%);泻法组 10 例次所拍摄的热像图 40 幅中,变暗者 26 幅(占 65%);空白对照组 19 例次所拍摄的热像图 40 幅中,无变化者 32 幅(占 80%)。经统计学处理,各组差异非常显著($P < 0.001$)。补法组手部热像图变亮以针刺局部为主,泻法组温度变化以降温为主,涉及面较大,而在针刺局部则略见升温,呈反相性变化。

针刺对血管的舒缩活动以及毛细血管的通透性均有调整作用。据临床观察,针刺手法不同,效果也不同。如弱刺激健康人足三里、曲池、合谷可引起血管的收缩反应,而且有较长时间的后续作用;强刺激则多引起血管扩张反应。但也有报道,针刺健康人双足三里,可引起血管先收缩后扩张的双相反应。对于高血压患者,强刺激能引起血管明显收缩,中等强度刺激可引起血管轻度收缩,弱刺激能引起血管先有轻收缩后扩张。应用补法针刺足三里穴,多数出现血管扩张反应,而泻法则多数出现血管收缩反应。因此,针刺手法和刺激强度不同,所出现的针刺效应也不同。

针刺对血压具有明显的调整作用。应用针刺补泻手法治疗不同年龄组高血压,观察其临床效果,年老者重于补法,年轻者重于泻法,结果发现疗效与年龄、针刺补泻及治疗次数均相关。因此认为,采用针刺手法治疗高血压,补法及泻法均应在辨证前提下合理使用。

有人以冠心病患者的心电图变化为观察对象,研究平补平泻与徐疾补法的临床效应,结果发现两者均能改善患者心肌缺血状态,使心电 ST-T 改善,双向调整心率,但两者存在显著性差异,即徐疾补法疗效优于平补平泻手法,因此认为针刺补泻应以临床辨证为基础。也有人观察了徐疾补法、徐疾泻法、平补平泻法三种手法对冠心病患者心功能的影响,结果表明:三种手法均能加强心脏功能,但以徐疾补法为著,平补平泻法次之,徐疾泻法居后。

针刺对甲状腺功能的影响表现为一种良性调整作用,针刺既可以治疗甲状腺功能亢进,又可治疗甲状腺功能低下。如采用针刺手法针刺天突、廉泉、合谷等腧穴可使甲状腺功能亢进患者的甲状腺腺体缩小、症状消失、基础代谢明显降低。另据报道,针刺休克患者的素髎穴,针后 20 分钟可使血糖升高 42%;针刺糖尿病患者的足三里等穴,可使血糖明显下降。

通过实验证明,针刺补法能使 D-半乳糖所致衰老模型小鼠的老化代谢产物脑组织过氧化脂质、脂褐质降低,B 型单胺氧化酶减少,免疫器官重量指数升高。

研究表明,针刺有调整和增强机体免疫功能的作用。经实验表明,采用针刺手法针刺正常人的足三里、合谷等穴,可使白细胞对金黄色葡萄球菌的吞噬指数明显增高,有的可增高 1～2 倍。一般针后 30 分钟开始上升,24 小时达到高峰,48 小时已回降,72 小时恢复。

针刺镇痛在中医临床的应用已有数千年历史。早在《内经》中就有用针灸治疗头痛、牙痛、腰痛、腹痛、关节肌肉痛等的记载,说明古人早已掌握了治疗各种痛证的技术和方法,并积累了丰富的经验。现代针灸临床研究的大量资料也进一步证实,针刺对全身各部位不同病因病理变化所引起的各种痛证均有止痛效果。如采用各种不同针刺手法治疗三叉神经痛、肋间神经痛和坐骨神经痛均有较好的疗效。有人针刺治疗三叉神经痛 380 例,总有效率为 97.6%,其中完全止痛者 52.9%,经半年随访证实疗效巩固,而复发者再次针刺治疗仍有效。有人用龙虎交战法(捻转补法与捻转泻法组成的复式手法)治疗坐骨神经痛 221 例,一般针刺手法 52 例,结果龙虎交战组有效率 99.4%,一般针刺组有效率为 84.6%。又有人针刺治疗肋间神经痛 44 例,结果治愈 33 例,显效 7 例,总有效率为 91%。除上述病证外,针刺对血管神经性疼痛如偏头痛及雷诺病、脑震荡后遗症均有较好的疗效。

第三节　针刺的方法

一、选穴原则

1. 近部选穴　在病痛所在部位或距离比较近的范围内选取腧穴的方法,是腧穴局部治疗作用的体现。如头顶痛取百会,胃痛选中脘,肩痛选肩髎、肩髃,眼病选睛明、瞳子髎,耳病选耳门、听宫等。

2. 远部选穴　在病痛部位所属和相关的经络上,距病位较远的部位选取腧穴的方法,是"经络所过,主治所及"治疗规律的体现。人体的许多腧穴,尤其是四肢肘、膝关节以下的经穴,不仅能治疗局部病证,还可以治疗本经循行所及的远隔部位的病证。其临床应用时有本经选穴和相关经选穴。①本经选穴:是指经脉循行的部位(包括脏腑、组织器官和体表诸部位)发生疾病,就在其经脉上选取腧穴进行治疗。如肺病选太渊、尺泽;脾病选三阴交、太白;胃病选足三里、内庭;心病选内关、大陵;肾病选太溪、阴谷;肝病选太冲、曲泉;腰痛选委中、昆仑等。②相关经选穴:是指某经或其所属的脏腑器官发生病变,选取与其相表里的经脉或其他相关经脉上的腧穴进行治疗,包括表里经选穴、同名经选穴、相关经选穴等。如胃痛取足三里,或取与胃相表里的脾经穴公孙,或取与胃有关经脉的腧穴如肝经太冲、心包经的内关等。再如外感咳嗽选合谷、列缺,属表里经选穴;胸胁疼痛选支沟、阳陵泉,属同名经选穴;肝肾亏虚选太冲、太溪,则属相关经选穴。

二、辨证对症选穴

1. **辨证选穴** 是一种根据疾病的证候特点,分析病因病机而辨证选取腧穴的方法。如肾阴不足导致的虚热选肾俞、太溪,肝阳化风导致的抽风选太冲、行间等。另外对于病变部位明显的疾病,根据其病因病机而选取腧穴也是治病求本原则的体现,如牙痛根据病因病机可分为风火牙痛、胃火牙痛和肾虚牙痛,风火牙痛选风池、外关;胃火牙痛选内庭、二间;肾虚牙痛选太溪、行间。

2. **对症选穴** 是根据腧穴特殊治疗作用及临床经验选穴,如哮喘选定喘穴;皮肤瘙痒选百虫窝;腰痛选腰痛点;落枕选外劳宫;崩漏选断红穴等;这是大部分奇穴的主治特点。

三、配穴的方法

配穴方法是在选穴的基础上,根据不同病证的治疗需要,选择具有协同作用的两个或两个以上腧穴同时配合应用的方法。配穴是选穴原则的具体应用,配穴是否得当,直接影响治疗效果。配穴时要处理好主与次的关系,坚持少而精的原则,突出主要腧穴的作用,适当配伍次要腧穴。

1. **本经配穴法** 本经配穴法源于《内经》,是以经络循行分布特点为配穴依据的方法。即某一脏腑、经脉发生病变时,即选取这一脏腑、经脉的腧穴,配成处方。此法多用于治疗单一的脏腑、经脉病证。如肺病咳嗽选中府、尺泽、太渊等。

2. **表里经配穴法** 是指以脏腑经络的阴阳表里关系为配穴依据的方法。即某一脏腑、经脉有病时,专选其表里经的腧穴组成处方。此法多用于治疗相表里的脏腑、经络病证。在临证应用时,既可单选表经腧穴,也可单选里经腧穴,或表里两经配合。

3. **前后配穴法** 又叫腹背阴阳配穴法。"前"指胸腹,"后"指腰背,前后腧穴配合使用,谓之前后配穴法。此法多用于治疗脏腑病证。如胃脘痛,前选中脘、建里,后选胃俞、脊中;心胸疾病,前取巨阙,后取心俞;肺虚咳嗽,前取中府,后取肺俞等。

4. **左右配穴法** 指将人体左右腧穴配合使用的方法。根据经脉循行交叉的道理,左病可以右取,右病可以左取,还可以左右同时并取。本法多用于治疗头面、四肢、脏腑的病证。如左侧面瘫取右侧合谷,右侧面瘫取左侧合谷;左侧偏头痛取右侧阳陵泉、侠溪,右侧偏头痛取左侧阳陵泉、侠溪;心悸取双侧内关;胃痛取双侧足三里等。

5. 上下配穴法　是指上部腧穴与下部腧穴配伍组方以治疗疾病的方法。上，指上肢和躯干腰部以上的腧穴；下，指下肢和躯干腰部以下的腧穴。此法临证应用较广，可治疗头面、四肢、躯干、脏腑病证。如偏头痛，上取外关，下取丘墟；头项强痛，上取天柱，下取昆仑；胸胁痛，上取支沟，下取阳陵泉；偏瘫，上取肩髃、曲池、合谷，下取环跳、足三里、解溪；胃痛，上取内关，下取足三里。

6. 远近配穴法　是以病变部位为依据，在病变的近部和远部同时选穴配伍成方的方法。此法临床应用较广，可治疗头面、四肢、躯干、脏腑病证。如胃病取中脘、足三里，鼻塞取迎香、合谷，头晕取百会、太冲，腰痛取肾俞、大肠俞、委中等。

四、针具与消毒

1. 常用的针具　毫针是临床最常用的针具。其技术方法可分为毫针刺法和针刺手法两大部分。毫针刺法，以毫针基本操作技术为主，包括针具的选择和质量检查，针刺前准备，进针、行针、留针和出针的方法，以及针刺操作过程中可能出现的异常情况等内容。毫针刺法的临床应用，可以采用各种深浅刺法、多针刺法、透穴刺法、运动针刺法；在不同的腧穴部位，要根据具体情况，应用不同的针刺角度、方向和深浅。

三棱针、皮肤针、皮内针、鍉针、火针和芒针是除毫针之外，目前针灸临床主要使用的针具。如三棱针可用以放血、挑刺；皮肤针可用以叩刺皮肤；皮内针为埋针的针具，有延长刺激效应的作用；鍉针可用以按压腧穴，有调养脉气的作用；火针是用火烧红针尖，刺入腧穴，对痹证、痿症和一些皮肤病（如疣、痣）有特殊作用；芒针深刺经脉腧穴，有透穴强刺激的作用性质。由于这些针具、针法各不相同，在主治范围和作用原理上也有相应区别，可以弥补毫针单一针具的不足，在临床上应当辨证施术。

2. 毫针的规格　毫针是针灸养生中最为常用的一种针具。因为毫针适用于全身可刺灸的任何腧穴，是针灸养生的主要针具，在古代针灸养生方法中刺法也是极为常用的，因而毫针刺法是针灸养生临床中所必须掌握的基本针法。毫针是从古代的九针之一逐步改进、发展而来的。是以金属制成。古代的毫针多以铁为原料，针体较粗，易锈易折，极少数用黄金白银制作，称为金针或银针，金、银虽有其光泽耐用、不易生锈等优点，但因其价格昂贵、难得，且针体较软，因而不能得到普遍使用。随着人类社会的进步，冶金技术也在不断发展，目前临床所用毫针多以不锈钢制成。因其具有耐腐蚀、不生锈、细而匀、甚光滑、有弹力、韧性强、不易折等特点，且为操作灵便，使用安全提供了可靠保证，并有利于保藏与消毒。

毫针可分为五个部分。①针尖：针之尖端，亦名针芒。②针身：针尖与针柄之间，为针之主体，故又称针体。③针根：针身之根部与针柄相接处。④针柄：在针之后部,以细金属丝缠绕而成。⑤针尾:针柄之末端,用缠针柄之细金属丝缠绕成圆筒状,以便观察捻转角度。

毫针的规格以针身的直径和长度区分。短针多用于耳针及浅刺中,长针多用于肌肉丰厚部位的深刺中。

0.5寸的毫针长15毫米,1寸的毫针长25毫米,1.5寸的毫针长40毫米,2寸的毫针长50毫米,3寸的毫针长75毫米,3.5寸的毫针长90毫米,4寸的毫针长100毫米,4.5寸的毫针长115毫米。

26号毫针的直径为0.45毫米,27号毫针的直径为0.42毫米,28号毫针的直径为0.38毫米,29号毫针的直径为0.34毫米,30号毫针的直径为0.32毫米,31号毫针的直径为0.30毫米,32号毫针的直径为0.28毫米,33号毫针的直径为0.26毫米。

一般以粗细为0.32～0.38毫米和长短为25～75毫米的毫针最为常用。短毫针主要用于耳穴和浅在部位的腧穴作浅刺之用,长毫针多用于肌肉丰厚部位的腧穴做深刺和某些腧穴做横向透刺之用。

3. 毫针的选择 《灵枢·官针》指出:"九针之宜,各有所为,长短大小,各有所施也。不得其用,病弗能移。"说明不同针具有其各自的特点和作用,因此不同病证应选用相应的针具。临床可根据患者的体质、体形、年龄、病情和腧穴部位等的不同,选用长短、粗细不同规格的毫针。

毫针在每次使用前后,均要严格检查,如发现有损坏等不合格者,应予剔除;或仅有微小问题,稍经修整后仍可使用。

针尖有无钩曲现象,可用右手拇、示、中三指夹持针柄,一面稍加捻转,一面用左手指端抵抹针尖,频频试探,若针尖卷曲,指端可有划刺的感觉。对于已消毒的毫针,可用左手指执消毒棉球,裹住针身下段,右手指持针柄,将针尖在棉球中反复随捻随提插,如发觉有不滑利或退出时针尖上带有棉絮者,则表示针尖有毛钩。如同时检查几支毫针时,可用手夹持针柄,使针尖向上,针柄倒置在下,于阳光充足处仔细观察,如发现针尖有白点者,表明有毛钩现象。

对于针身应检查有无斑驳、锈痕、弯曲和上下是否匀称等。如针身粗糙、弯曲,有折痕、斑驳、锈蚀明显者,肉眼观察即可发现。

针根如有剥蚀损伤,往往容易折断,尤应注意。

针柄的缠丝有无松动,可一手执住针柄,另一手紧捏针身,两手稍用力离合拉送,或作相反方向捻转,如有松动即可觉察。

4. 毫针的消毒 针刺前的消毒范围应包括针具器械、术者的双手、患者的施术部位、治疗室及用品等。

(1)针具器械消毒:针具器械的消毒以高压蒸汽灭菌法为佳。现多用一次性无菌针灸针,无须再消毒。

（2）术者手指消毒：在针刺前，术者应先用肥皂水将手洗刷干净，待干再用75％酒精或碘伏擦拭，方可持针操作。

（3）针刺部位消毒：在患者需要针刺的腧穴处用75％乙醇或碘伏擦拭，擦拭时应从腧穴部位的中心点向外绕圈消毒。当腧穴皮肤消毒后，切忌接触污物，应保持洁净，防止重新污染。

五、针刺时的体位选择

针刺时选择适宜的体位，对于腧穴的正确定位、针刺的施术操作、持久的留针，以及防止晕针、滞针、弯针甚至折针等都有重要的意义。如病重体弱或精神紧张的人，采用坐位则易感到疲劳，容易发生晕针。又如体位选择不当，患者无法保持原位，常因移动体位而造成弯针、滞针甚至发生折针事故。因此，选择体位以既有利于腧穴的正确定位，又便于针灸的施术操作和较长时间的留针而患者不致疲劳为原则。

常用的卧位可分三种。①仰卧位：适用于针刺头面、胸腹、上下肢前侧及内外侧穴位，如上星、攒竹、太阳、乳根、中脘、关元、天枢、内关、足三里、阳陵泉、三阴交等穴。②侧卧位：适用于针刺头面、颈项、肩背、胸腹及上下肢外侧的穴位，如太阳、颊车、下关、风池、章门、肾俞、委中等穴。③俯卧位：适用于针刺后颈、背、腰、腿等后侧穴位，如风池、风府、背部心俞、肝俞、胃俞、委中、承山等穴。

常用坐位有三种。①仰靠坐位：头向后仰坐靠于椅背，取头颈部的穴位，如攒竹、丝竹空、阳白、四白、迎香、地仓、承浆等穴。②侧伏坐位：屈肘于桌上，头侧枕在肘部，用于取下关、翳风、颊车、大迎、太阳、丝竹空、头维等穴。③俯伏坐位：屈肘于桌上，双手重叠，低头，前额置于手腕部。适用于后头、项部、背部，如风府、风池、大椎及背部穴位等。

对初诊、精神紧张或年老、体弱、病重的患者，应采取卧位，以防患者感到疲劳，甚至发生晕针等。

六、进针法

在进行针刺操作时，一般应双手协同操作，紧密配合。临床上一般用右手持针操作，主要是拇指、示指、中指夹持针柄，其状如持笔，称为"刺手"。左手切按压所刺部位或辅助针身，称为"押手"。《难经·七十八难》说："知为针者信其左，不知为针者信其右。"《标幽赋》更进一步阐述其义："左手重而多按，欲令气散；右手轻而徐入，不痛之因。"刺手的作用是掌握针具，施行手法操作。进针时，运指力于针尖，而使针入皮肤，行针时便于左右捻转、上下提插和弹震刮搓以及出针时手法操作等。押手的作用主要是固定腧穴的位置，夹持针身，协助刺手进针，使针身有所依附，保持针身垂直，力达针尖；以利于进针，减少刺痛和协助调节、控制针感。具体的进针方法,临床常用有以下几种。

1. 单手进针法　多用于较短的毫针。用右手拇指、示指持针,中指端紧靠穴位,指腹抵住针体中部,当拇指、示指向下用力时,中指也随之屈曲,将针刺入,直至所需的深度。此法三指并用,尤其适宜于双穴同时进针。此外,还有用拇指、示指夹持针体,中指尖抵触穴位,拇指、示指所夹持的针不超出中指尖端而迅速刺入,不施捻转。针入穴位后,中指即离开应针之穴,此时拇指、示指、中指可随意配合,施行补泻。

2. 双手进针法　①指切进针法:又称爪切进针法,用左手拇指或示指端切按在腧穴位置上,右手持针,紧靠左手指甲面将针刺入腧穴。此法适宜于短针的进针。②夹持进针法:或称骈指进针法,即用严格消毒的左手拇指、示指夹住针身下端,将针尖固定在所刺腧穴的皮肤表面位置,右手捻动针柄,将针刺入腧穴。此法适用于长针的进针。临床上也有采用插刺进针的,即单用右手拇指、示指夹持针身下端,使针尖露出 7～10 毫米,对准腧穴的位置,将针迅速刺入腧穴,然后押手配合,将针捻转刺入一定深度。③舒张进针法:用左手示指、中指或拇指、示指将所刺腧穴部位的皮肤向两侧撑开,使皮肤绷紧,右手持针,使针从左手示指、中指或拇指、示指的中间刺入。此法主要用于皮肤松弛部位的腧穴。④提捏进针法:用左手拇指、示指将所刺腧穴部位的皮肤提起,右手持针,从捏起的上端将针刺入,此法主要用于皮肉浅薄部位的腧穴,如印堂穴。以上各种进针方法在临床上应根据腧穴所在部位的解剖特点、针刺深浅和手法的要求灵活选用,以便于进针和减轻患者的疼痛。

3. 针管进针法　将针先插入用玻璃、塑料或金属制成的比针短 10 毫米左右的小针管内,放在穴位皮肤上,左手压紧针管,右手示指对准针柄一击,使针尖迅速刺入皮肤,然后将针管去掉,再将针刺入穴内。此法进针不痛,多用于儿童和惧针者。也有用安装弹簧的特制进针器进针者。

七、针刺的角度和深度

针刺的角度和深度,是毫针刺入皮下后的具体操作要求。在针刺操作过程中,掌握正确的针刺角度、方向和深度,是增强针感、提高疗效、防止意外的关键。腧穴定位的正确,不应仅限于体表的位置,还必须与正确的进针角度、方向和深度等有机地结合起来,才能充分发挥其应有的效应。临床上同一腧穴,由于针刺的角度、方向和深度的不同,所产生针感的强弱、感传的方向和治疗效果常有明显的差异。针刺的角度、方向和深度,要根据施术腧穴所在的具体位置、患者体质、病情需要和针刺手法等实际情况灵活掌握。

1. 角度　针刺的角度是指进针时针身与皮肤表面所形成的夹角。它是根据腧穴所在的位置和医者针刺时所要达到的目的结合起来而确定的。一般分为以下三种角度。①直刺：直刺是针身与皮肤表面呈 90°垂直刺入。此法适用于人体大部分腧穴。②斜刺：斜刺是针身与皮肤表面呈 45°左右倾斜刺入。此法适用于肌肉浅薄处或内有重要脏器，或不宜直刺、深刺的腧穴。③平刺：平刺即横刺、沿皮刺。是针身与皮肤表面呈 30°左右或沿皮以更小的角度刺入。此法适用于皮薄肉少部位的腧穴，如头部的腧穴等。

2. 深度　针刺的深度是指针身刺入人体内的深浅程度，每个腧穴的针刺深度要求不同，这里仅就患者的体质、年龄、病情、部位等方面原因作一些介绍。①年龄：年老体弱，气血衰退，小儿娇嫩，稚阴稚阳，均不宜深刺；中青年身强体壮者，可适当深刺。②体质：对形瘦体弱者，宜相应浅刺；形盛体强者，宜深刺。③病情：阳证、新病宜浅刺；阴证、久病宜深刺。④部位：头面、胸腹及皮薄肉少处的腧穴宜浅刺；四肢、臀、腹及肌肉丰厚处的腧穴宜深刺。

针刺的角度和深度关系极为密切。一般来说，深刺多用直刺，浅刺多用斜刺、平刺。对天突、风府、哑门等穴以及眼区、胸背和重要脏器部位的腧穴，尤其应注意掌握好针刺角度和深度。至于不同季节对针刺深浅的影响．也应予以重视。

八、行针的基本手法

毫针刺入穴位后，为了使患者产生针刺感应，或进一步调整针感的强弱，以及使针感向某一方向扩散、传导而采取的操作方法，称为"行针"亦称"运针"。行针手法包括基本手法和辅助手法两类。行针的基本手法是毫针刺法的基本动作，从古至今临床常用的主要有提插法和捻转法两种。两种基本手法临床施术时既可单独应用，又可配合应用。

1. 提插法　是将针刺入腧穴一定深度后，施以上提下插的操作手法。使针由浅层向下刺入深层的操作谓之插，从深层向上退至浅层的操作谓之提，如此反复地做上下纵向运动就构成了提插法。对于提插幅度的大小、层次的变化、频率的快慢和操作时间的长短，应根据患者的体质、病情、腧穴部位和针刺目的等灵活掌握。使用提插法时的指力一定要均匀一致，幅度不宜过大，一般以 10～17 毫米为宜，频率不宜过快，每分钟 60 次左右，保持针身垂直，不改变针刺角度、方向。通常认为行针时提插的幅度大，频率快，刺激量就大；反之，提插的幅度小，频率慢，刺激量就小。

2. 捻转法　是将针刺入腧穴一定深度后，施以捻转动作，使针在腧穴内反复前后来回旋转的行针手法。捻转角度的大小、频率的快慢、时间的长短等，需根据患者的体质、病情、腧穴的部位、针刺目的等具体情况而定。使用捻转法时，指力要均匀，角度要适当．一般应掌握在 180°左右，不能单向捻针，否则针身易被肌纤维等缠绕，引起局部疼痛和导致滞针而使出针困难。一般认为，捻转角度大，频率快，其刺激量就大；捻转角度小，频率慢，其刺激量则小。

九、行针的辅助手法

行针的辅助手法,是行针基本手法的补充,是以促使得气和加强针刺感应为目的的操作手法。临床常用的行针辅助手法有以下六种。

1. 循法 循法是指医者用手指顺着经脉的循行径路,在腧穴的上下部做轻柔循按的方法。针刺不得气时,可以用循法催气。《针灸大成》指出:"凡下针,若气不至,用指于所属部分经络之路,上下左右循之,使气血往来,上下均匀,针下自然气至沉紧。"说明此法能推动气血,激发经气,促使针后易于得气。

2. 弹法 针刺后在留针过程中,以手指轻弹针尾或针柄,使针体微微振动的方法称为弹法,以加强针感,助气运行。《针灸问对》说:"如气不行,将针轻弹之,使气速行。"本法有催气、行气的作用。

3. 刮法 毫针刺入一定深度后,经气未至,以拇指或示指的指腹抵住针尾,用拇指、示指或中指指甲,由下而上或由上而下频频刮动针柄的方法称为刮法。本法在针刺不得气时,用之可激发经气,如已得气者可以加强针刺感应的传导和扩散。

4. 摇法 毫针刺入一定深度后,手持针柄,将针轻轻摇动的方法称摇法。《针灸问对》有"摇篮以行气"的记载。其法有二:一是直立针身而摇,以加强得气的感应;二是卧倒针身而摇,使经气向一定方向传导。

5. 飞法 针后不得气者,用右手拇指、示指执持针柄,细细捻搓数次,然后张开两指,一搓一放,反复数次,状如飞鸟展翅,故称飞法。《医学入门》中记载:"以大指次指捻针,连搓三下,如手颤之状,谓之飞。"本法的作用在于催气、行气,并使针刺感应增强。

6. 震颤法 针刺入一定深度后,后手持针柄,用小幅度、快频率的提插、捻转手法,使针身轻微震颤的方法称震颤法。本法可促使针下得气,增强针刺感应。

毫针行针手法以提插、捻转为基本操作方法,并根据临证情况,可选用相应的辅助手法。刮法、弹法,可应用于一些不宜施行大角度捻转的腧穴;飞法可应用于某些肌肉丰厚部位的腧穴;摇法、震颤法可用于较为浅表部位的腧穴。通过行针基本手法和辅助手法的施用,主要促使针后气至或加强针刺感应。

十、补泻手法

毫针的补泻手法根据操作方式分为单式补泻手法和复式补泻手法。单式补泻手法以一种操作方式的正相、反相因素为补泻要素,复式补泻手法结合了多种单式补泻操作、分层操作及操作次数等元素。

1. 单式补泻手法

(1)基本补泻:分为提插补泻和捻转补泻。①提插补泻:针下得气后,先浅后深,重插轻提,提插幅度小,频率慢,操作时间短,以下插用力为主者为补法;先深后浅,轻插重提,提插幅度大,频率快,操作时间长,以上提用力为主者为泻法。②捻转补泻:针下得气后,捻转角度小,用力轻,频率慢,操作时间短,结合拇指向前、示指向后(左转用力为主)者为补法;捻转角度大,用力重,频率快,操作时间长,结合拇指向后、示指向前(右转用力为主)者为泻法。

(2)其他补泻:①疾徐补泻,又称徐疾补泻。进针时徐徐刺入,少捻转,疾速出针者为补法;进针时疾速刺入,多捻转,徐徐出针者为泻法。②迎随补泻,进针时针尖随着经脉循行去的方向刺入为补法,针尖迎着经脉循行来的方向刺入为泻法。③呼吸补泻,患者呼气时进针,吸气时出针为补法;患者吸气时进针,呼气时出针为泻法。④开阖补泻,出针后迅速按压针孔为补法,出针时摇大针孔而不按为泻法。⑤平补平泻:进针得气后均匀地提插、捻转后即出针。

2. 复式补泻手法

(1)烧山火:视腧穴的可刺深度分为浅、中、深三层(天、人、地三部),先浅后深,每层依次各做重插轻提(或用捻转补法)九数,然后退至浅层,称为一度。如此反复操作数度,即将针按至深层留针。在操作过程中,可配合呼吸补泻法中的补法。多用于治疗畏寒怕冷,关节冷凉重痛,肢体麻木等虚寒表现的病证。

(2)透天凉:方法是针刺入后直插深层,按深、中、浅的顺序,在每一层中做重提轻插(或捻转泻法)六数,然后插针至深层,称为一度。如此反复操作数度,将针紧提至浅部留针。在操作过程中,可配合呼吸补泻法中的泻法。多用于治疗关节红肿热痛、急性痛肿等实热表现的病证。

十一、留针法

将针刺入腧穴并施行手法后,使针留置穴内称为留针。留针的目的是为了加强针刺的作用和便于继续行针施术。一般病证只要针下得气而施以适当的补泻手法后,即可出针或留针10~20分钟。但对一些特殊病证,如急性腹痛、破伤风、角弓反张、寒性或顽固性疼痛及痉挛性病证,可适当延长留针时间,有时留针可达数小时,以便在留针过程中间歇性行针,以增强、巩固疗效。此外,还有不少病人并不适宜留针,有的留针反而会影响疗效。因此,对是否需要留针,以及留针时间的长短,都必须辨证而施,不可机械。

根据留针期间是否间歇行针,可分为以下两类方法施用。

1. 静留针法　针刺入穴内,让其安静自然地留置一段时间,其间不施行任何针刺手法。静留针法又可根据病证情况的不同,分别采取短时间静留针和长时间静留针法。短时间静留针法,可静留针20~30分钟;长时间静留针法,可静留针几小时,甚而几十小时,现代大多用皮内针埋植代替。

2. 动留针法　将针刺入穴内,得气后仍留置一段时间,其间间歇行针,施以各种手法。短时间动留针法,可留针20~30分钟,其间行针1~3次;长时间动留针法,可留针几小时,甚而几十小时,每 10～30 分钟行针 1 次,在症状发作时尤当及时行针,加强刺激量。

十二、出针法

出针,又称起针、退针。在施行针刺手法或留针达到预定针刺目的和治疗要求后,即可出针。出针时应根据病证虚实、患者体质、针刺深浅和腧穴特点等具体情况正确施行,否则会影响疗效,甚而引起出血、血肿、针刺后遗感等不良后果。

出针前,稍捻针柄,待针下轻松滑利时方可出针。出针时,左手持一消毒干棉球按压穴位(或夹持针体底部),右手拇、示指持针柄,捻针退出皮肤。出针后,一般宜用棉球按压按针孔,以防出血。如左右手同时出针时,可用左手或右手拇、示指捻动针柄,轻轻提针外出,中指则按住针孔旁的皮肤,略施力按摩或按压不动,以免肌肉随针牵起,再逐步或一次外提。

出针法应根据病证虚实、病情缓急等情况正确施行。虚证宜徐出针而疾按针孔,为补法;实证宜疾出针而徐按针孔(或不按针孔),为泻法。出针前应注意针下感觉,只有在针下感觉松动滑利时,方可出针。如针下沉紧,推之不动,按之不移,多为邪气未退,或真气未至,或肌肉缠针产生滞针现象。此时不可出针,宜留针以候邪气退、真气至,或循、切经络腧穴周围,使气血宣散。滞针者可在针旁 5 分处再进一针,或左右前后各进一针,分别摇动捻转,使肌肉松弛,再逐步将针退出。必须注意的是,此时退针宜缓,退出些许,留针片刻,不得孟浪,以免折针、弯针。不论是快速出针,还是缓慢出针,都应柔和、轻巧、均匀捻动针柄,将针取出。如遇有阻力,宜稍停后再按一般方法施术。如用力过猛,往往会引起疼痛、出血。对于头皮、眼眶等易出血的部位,出针时尤其要注意缓缓而行,同时左手要用力按压针孔,出针后尤须用干棉球按压较长时间,以免出血或血肿。对于留针时间较长的,出针后亦应着力按压针孔。

出针应按"先上后下、先内后外"的顺序进行。也就是说,先取上部的针,后取下部的针;先取医师一侧的针,后取另一侧的针。

出针后,如针孔局部或循经上下胀、痛、麻木而难以忍受者,可用一手指轻微按揉手背二、三掌骨间、指掌关节上 1 寸处片刻,或针刺之,即可使其消减。此外,亦可在腧穴四周进行按摩,或循经上下推、按、敲、剁,以消减其不适针感。

出针后不必急于让患者离去,应稍事休息,待气息调匀、情绪稳定后方离去。有的人出针后不久会出现晕针,有的人出针后无局部出血或血肿,但过了片刻可能出血、血肿,因此出针后令患者休息,并严密观察,防止意外发生。

十三、得气

"得气"是当毫针刺入穴位后,通过针刺手法,在穴位内所产生的反应。如酸、重、麻、沉、触电样以及传导感,而使医者针下感觉沉紧,或体会到肌肉跳动等。这些反应正是治病取得疗效的关键,这种反应称之为"得气"。得气的指征,一是患者对针刺的感觉和反应,另一是医者刺手指下的感觉。

1. 接受针刺者的主观感觉和反应　接受针刺者的主观感觉和反应主要有酸、麻、胀、重、凉、热、触电感、跳跃感、蚁走感、气流感、水波感和不自主的肢体活动,以及特殊情况下的疼痛感等。感觉的性质与机体反应性、疾病的性质和针刺部位密切有关。一般是敏感强壮者反应强,迟钝虚弱者反应弱。指趾末端多痛;四肢肌肉丰厚处多酸、麻、胀、重,易出现触电感、向上下传导,远端放散等;腹部多为沉压感;腰背多酸胀感。寒证虚证为阴,得气后多为酸麻痒;热证实证为阳,得气后多为胀、触电样。总之,因人、因时、因病而异,无固定的形式和统一的指征。

2. 施针者感觉和观察到的现象　针刺得气后,针下可由原来的轻松虚滑,慢慢地变为沉紧,出现如鱼吞钩饵等手感;用手触摸腧穴周围,可感到肌肉由原来的松弛变为紧张,有的还会感到肌肉跳跃或蠕动,某些原来因病而痉挛的肌肉可由紧张变为松弛等。得气后病人常会感到舒适,由蹙眉、咧嘴、呼喊等痛苦表情转为平静,有的人所针局部或经脉循行部位还会出现出汗、红晕、汗毛竖立、起鸡皮疙瘩等现象。

3. 得气的意义　得气,是施行针刺产生治疗作用的关键,是判断患者经气盛衰、取穴准确及病证预后、针治效应的依据,也是针刺过程中进一步实施手法的基础。调整经气是毫针治疗的主要目的,是毫针取效的基础。因此,不得气就无效,不得气就不利于用毫针治疗。针刺气至,说明经气通畅,气血调和,神气游行出入自如,这样相应的脏腑器官、四肢百骸功能就能达到平衡协调,消除病痛。

针刺得气,是人体腧穴在针刺时的应有反应。针后得气迅速,多为正气充沛、经气旺盛的表现,机体反应敏捷,取效相应也快,疾病易愈。若针后经气迟迟不至者,多是正气虚损、经气衰弱的表现,机体反应迟缓,收效则相对缓慢,疾病缠绵难愈。若经反复施用各种行针候气、催气手法后,经气仍不至者,多属正气衰竭,预后多不良。针刺得气,是施行行气法和补泻手法的基础和前提。不得气,热补、凉泻或气至病所,都很难实现。

十四、针刺的适宜人群

毫针刺法适宜于亚健康状态、机体功能失调、慢性软组织损伤、慢性躯体及内脏病的各类人群。

十五、针刺的注意事项

(1)对前来要求针灸养生的患者,医者应向其作适当的说明,针灸养生并非一朝一夕之功,要按医者要求坚持来就诊。

(2)患者情绪过度激动和大怒大悲之后,或过度疲劳,应安静休息后,再针刺为宜。过饥、过饱、大汗、大醉之时,亦不宜针刺。

(3)对久病体弱、年老体衰或初诊前来针灸养生者,应做到取穴少,针感轻。

(4)针刺中必须随时观察患者表情,询问患者感觉和观察患者反应,体会针下得气情况,尽量做到能控制针感,不可深刺、重刺,过度要求强烈针感;必须了解穴位的解剖,若属重要脏器部位,应用短针、斜刺和浅刺。

(5)对于怀孕3个月以内的孕妇,不宜针刺小腹部的腧穴;若怀孕3个月以上,腹部、腰骶部腧穴皆不宜针刺;一些通经活血的腧穴如三阴交、合谷、昆仑、至阴等,在怀孕期亦应予禁刺;有习惯性流产史者,应慎用针刺;妇女行经时,若非为了调经,亦慎用针刺。

(6)对胸、胁、腰、背脏腑所居之处的腧穴,不宜直刺、深刺,肝脾肿大、肺气肿患者更应注意;刺胸、背、腋、胁、缺盆等部位的腧穴时,若直刺过深,有伤及肺脏的可能,使空气进入胸腔,导致创伤性气胸。轻者出现胸痛、胸闷、心慌、呼吸不畅;重者出现呼吸困难、唇甲发绀、出汗、血压下降等症。体检时,可见患侧胸部肋间隙变宽,叩诊呈过清音,气管向健侧移位,听诊呼吸音明显减弱或消失;X线胸透,可见气体多少、肺组织压迫情况等而可确诊,对此应及时采取治疗措施。

(7)针刺眼区腧穴和项部的风府、哑门等穴以及脊椎部的腧穴,要注意掌握一定的角度,不宜大幅度地提插、捻转和长时间留针,以免伤及重要组织器官,产生严重的不良后果。

(8)对尿潴留等患者针刺小腹部的腧穴时,也应把握适当的针刺方向、角度、深度等,以免误伤膀胱等器官,出现意外事故。

(9)患有出血性疾病的人应慎用针刺养生。

十六、针刺的禁忌

(1)小儿囟门未闭时,头顶部的腧穴不宜针刺。

(2)常有自发性出血或损伤后出血不止的患者,不宜针刺。

(3)皮肤有感染、溃疡、瘢痕或肿瘤的部位,不宜针刺。

第四节　针刺养生

一、润肤养颜的针刺方法

润肤养颜是指对皮肤的滋润和美化,保护皮肤使之不干裂或改善干燥的状况,增加皮肤的美感。人体中约60%是水分,而在人体细胞组织中,水分占40%,年龄的增长会令肌肤细胞中的水分流失,紧随其后的就是肌肤干燥、松弛和黯沉等老化现象。皮肤干燥原因是身体基本元素如阴、阳、气、血相对不足,导致身体虚弱、抵抗力降低和再生修复力的匮乏;人体经络到达头面部,会因为气、血的推动力减弱而出现面部皮肤干燥,严重的会患干性脂溢性皮炎,具体表现是面部起红斑,并伴随皮肤脱皮现象(重点在口、鼻四周),十分刺痒难受;正常的皮肤下有皮脂腺,皮脂腺分泌皮脂对皮肤有保护作用,气候干燥,皮肤的皮脂分泌减少,再加上日常护理不当(如频繁的洗澡和大力揉搓)也会使皮脂大量流失。干燥症状主要集中在小腿伸侧,不断地抓挠皮肤,小腿伸侧易出现抓痕和结痂,皮肤疼痛,且不易愈合。

取穴:天牖、印堂、阳白、四白、太白、复溜、养老、合谷。

施术:天牖、复溜、养老、合谷均可用 28 号 1.5 寸毫针刺入 0.8 寸左右,养老还可以斜向外关刺入近 1.5 寸;印堂以 30 号 2 寸长毫针直上或向两额角做伞面透刺,得气留针 30 分钟。阳白、四白均用 30～34 号,1～1.5 寸毫针,以 30°角轻快地刺入皮肤浅层,然后将针柄沿皮缓缓推入。阳白穴先向上星方向透入 1 寸,得气行针 30 秒后,提针至皮下,再向印堂方向透入,得气留针;四白向上或向眼角透至目眶,酸胀为度。太白以艾条悬灸为宜,亦可以温针灸,灸时,坐床上,两足底相对并拢,悬灸 30 分钟,以温热而不灼人为度。

二、祛斑养颜的针刺方法

美白护肤是指改善面部肌肤不正常的质地和色泽,如粗糙、晦暗、萎黄等。皮肤黯淡的原因有多种,遗传因素、年龄、色素沉着、紫外线等各种外界因素的侵害。如果平时不注意皮肤的保养与呵护,皮肤就很容易出现肤色不匀、色素沉积、色斑增多等现象。所谓"斑"是指产生于皮肤表面,形状不规则,没有隆起却有颜色的发疹现象,属色素障碍性皮肤病。斑点生成的原因有雌激素水平失衡、护肤品使用不当和过度化学脱皮美白。

取穴:百会、印堂、承浆、阳白、太阳、四白、巨髎、颧髎、大迎、下关、头维、合谷。

施术:主穴选用 32～34 号 0.5 寸毫针,常规针刺,行平补平泻法,每日或隔日 1次,10 次为 1 个疗程,疗程间隔 5～7 天。皮肤干燥粗糙,毛孔粗大(属血虚风燥)者配风池、曲池、膈俞、肝俞、血海、三阴交;皮肤油腻污秽(属湿热上蕴)者配肺俞、脾俞、中脘、丰隆、内庭;面色苍白无华(属气血两虚)者配心俞、肺俞、气海、足三里、三阴交;色萎黄(属脾气不足)者配脾俞、胃俞、阴陵泉、足三里、隐白;而面色黧黑(属肾虚)者配肾俞、命门、关元、曲泉、太溪。选用 30～32 号毫针,常规针刺,虚则补之,实则泻之;虚象明显,背腧穴可加灸法。

三、祛斑皱养颜的针刺方法

祛皱养颜是指通过保健和养护、推迟衰老,使额面肌肤保持红润、细腻、光滑、富有弹性,体现自然的健美。随着岁月的流逝、年龄的增长,脸部会出现轻重不同的皱纹,而显现衰老的迹象。皱纹出现的早晚均因人而异,而且和皮肤的保养、生活条件、气候等因素有关。一般来说,20岁左右额部可能出现浅小皱纹,30岁左右额部皱纹加深、增多,外眼角出现鱼尾纹,上下睑皮出现不同程度的皱纹,40岁则出现眼袋,鼻唇沟加深,口角出现细小皱纹,50岁则眼袋加深并出现下睑纹,上下唇也出现皱纹,到60岁则皮肤弹性下降,颜面皱纹加深。

取穴:皱纹局部、百会、承浆、合谷、足三里。

施术:选取面部每一条皱纹的最深处或最宽处,常规消毒后,选用32～34号0.5寸毫针,平刺进针,皱纹较深或皮肤特别松弛者用舒张进针法,针身与皱纹平行。其他穴位选用30～32号1～3寸毫针,常规刺法,留针30～60分钟;背腧穴可加用灸法。20次为1个疗程,第一个疗程每日或隔日1次,第二个疗程每周2次,第三个疗程每周1次。脾胃功能虚弱、消化不良配脾俞、胃俞;肾气不足、面色黑黄配关元、肾俞、太溪;肝肾阴虚、经常失眠、盗汗配肝俞、肾俞、三阴交;肝气郁结、情志不畅、易怒配膻中、期门、太冲。

四、乌发润发的针刺方法

乌发润发,指改善须发黄、白的状况。白发分先天性白发和后天性白发两大类。所谓先天性白发,指出生后头上就已经存在数根或数片白发,这种人常有家庭遗传史,目前治疗亦尚有困难,如"斑驳病";所谓后天性白发,包括范围也很广泛,常见的有少年白发、中年白发、老年白发和少数人在很短的时间内头发大量变白。壮年及老年性白发属生理衰老现象,本节主要讨论的是青少年白发。引起须发早白的原因很多,常见的有以下几种:血热偏盛型,情志烦劳型,精虚血弱型。

取穴:风池、百会、太阳、四神聪、头维、率谷。

施术:头部穴位均平刺0.8～1寸,四神聪从前后左右针刺向百会,留针20分钟,隔日1次,10次为1个疗程。血热偏旺盛,常用血海、太冲、大陵、阴陵泉、足三里等,每次取3～4穴,采用泻法;情绪不好,身体虚劳,常用心俞、脾俞、肺俞、足三里、太白、三阴交等,每次选3～4穴,用平补平泻法;精虚血弱者,常用肝俞、肾俞、太溪、曲泉、三阴交、足三里、照海等穴,每次选3～4穴,用补法。

五、防脱发的针刺方法

掉发过多在中青年较常出现,其中脂溢性脱发以中青年男性多见。脱发先从前额发际两侧或头顶开始,毛发纤细、柔软、变短,逐渐脱落,最终头顶部毛发大部或全部脱落,前额变宽,但枕后及双侧头部毛发依存,脱发区头皮光亮,剩余毛发或油腻或干枯。西医认为,遗传是公认的发病因素,雄激素水平偏高及与种族有一定关系。中医认为,脱发的原因有思虑、操劳过度,劳伤血虚,发失所养;嗜肥甘厚腻,湿热上蒸额顶;或禀赋不足,肝肾精血亏虚,毛发失养。临床有血热风燥型、脾胃湿热型、肝肾不足型。

取穴:生发穴(风池、风府连线中点)、头维、四神聪、百会、脱发局部。

施术:选用30~34号毫针,头维、四神聪、百会穴平刺,施捻转补法;生发穴直刺0.5~1寸,平补平泻;脱发局部梅花针轻度叩刺,以局部皮肤潮红为度。血热风燥型加刺风池、曲池、大椎,用泻法;脾胃湿热型加刺足三里、内庭、阴陵泉,用泻法;肝肾不足型加刺内关、神门、肝俞、肾俞,用补法。

六、祛除黑眼圈的针刺方法

黑眼圈是因眼周围皮肤里的毛细血管的血液流动受到阻碍,以及皮下有黑色素沉淀而形成的。年纪越大的人,眼周围的皮下脂肪变得愈薄,所以黑眼圈就越明显。黑眼圈的形成或由于先天因素,或由于贫血使面色苍白,久病体虚或大病初愈,眼部皮下组织薄弱,皮肤易发生色素沉着,容易显露在上下眼皮,出现黑眼圈。另外,过度疲劳,睡眠不足,吸烟或生活不规律时都会出现黑眼圈。青黑色眼圈通常发生在20岁左右,尤其以生活作息不正常的人居多,因为其微血管内的血液流速缓慢,血液量增多而氧气消耗量提高,缺氧血红素大增的结果,从外表看来,皮肤就出现暗蓝色。查黑色眼圈的成因则和年龄增长息息相关,长期日晒造成眼周出现色素沉淀,久而久之就会形成挥之不去的黑眼圈。另外,血液滞留造成的黑色素代谢迟缓,还有肌肤过度干燥,也都会导致茶色黑眼圈的形成。

取穴:阳白、鱼腰、太阳、印堂、睛明、瞳子髎、承泣、四白、丝竹空。

施术:选用32~34号0.5寸毫针,阳白平透鱼腰,承泣平刺进针,针身与睑缘平行,针尖向内或向外,每次交替改变,其他穴位常规针刺,留针30分钟,出针时面部穴位多按压针孔。本法隔日1次,20次为1个疗程,疗程间隔10日左右。脾气不足型配脾俞、胃俞、足三里、阴陵泉、三阴交;肾虚水泛型配肾俞、三焦俞、关元、曲泉、三阴交、太溪;肝肾不足型加取肝俞、肾俞、三阴交、太溪、涌泉、太冲、行间;瘀血内停型加取肝俞、脾俞、血海、三阴交、太冲。

七、丰胸的针刺方法

丰胸是指丰满妇女的乳房,增加胸部肌肉的健美。乳房是成熟女子的第二性征,丰满的胸部是构成女性曲线美的重要部分。女性的乳房以丰盈有弹性、两侧对称、大小适中为健美。中医认为,乳头属足厥阴肝经,乳房属足阳明胃经,肝主气机疏泄,胃主运化水谷精微,所以乳房的发育、丰满与人的情志是否舒畅、气血运行是否通达有密切关系。此外,女性乳房的发育和丰满还与肾的精气有关,当女子"肾气盛,天癸至"的时候,乳房也开始隆起,因此乳房的美容保健重在肝肾脾胃等脏腑经络。

取穴:乳四穴(在以乳头为中心的垂直和水平线上,分别距乳头 2 寸,也就是上、下、左、右分别距乳头量 3 横指的距离)。配穴:足三里、三阴交、太冲、大椎。

施术:穴位常规消毒后,主穴选用 28～30 号 1 寸毫针,常规针刺,行平补平泻法。每日或隔日 1 次,10 次为 1 个疗程,疗程间隔 5～7 日。配穴穴位选用 30～32 号 1～3 寸毫针,常规刺法,留针 30～60 分钟。脾胃虚弱、消化不畅,配脾俞、胃俞;肾气不足、头晕,配关元、肾俞、太溪穴;肝肾阴虚配肝俞、肾俞、三阴交;肝气郁结配膻中、期门、太冲。虚证较甚者,可在背俞穴加用灸法。

八、减肥的针刺方法

肥胖可分为单纯性和继发性两种。单纯性肥胖是指不伴有显著的神经、内分泌形态及功能变化,但可伴有代谢调节过程障碍,这一类肥胖在临床上最为常见;而继发性肥胖是指由于神经、内分泌及代谢疾病,或遗传、药物等因素引起的肥胖,继发性肥胖以库欣综合征为最多。针灸减肥主要是针对单纯性肥胖而言的。单纯性肥胖的发病年龄多在 40～50 岁,以女性为多。因体重过重,稍事活动便觉疲乏无力、气促,少动嗜睡。肥胖症还可诱发动脉硬化、冠心病、糖尿病、胆石症、脂肪肝等,对健康和长寿常会带来严重影响。中医认为,单纯性肥胖是由于过食肥甘厚味或因脾内肾阳虚、痰湿不化、水湿停积于肌肤所致,或由于中老年以后,肾气渐衰,五脏六腑功能减退,水谷精微不能正常输注而蓄积,从而引起肥胖,故有"瘦人多火,肥人多痰湿、多气虚"之说。现代医学认为,单纯性肥胖有两大基本原因,即摄入多,消耗少。摄入大于消耗,过剩的能量以脂肪的形式储存起来,导致肥胖。另外,肥胖还与遗传因素和年龄、性别有关。单纯性肥胖者脂肪分布均匀,无内分泌、代谢性疾病。轻度肥胖常无明显症状;中度肥胖可有疲乏无力,呼吸短促,行动迟缓,多汗畏热,易于疲劳,心悸,头晕,腹胀,下肢水肿等症状;重度肥胖因肺泡换气不足,出现缺氧及二氧化碳潴留,引起胸闷气促,嗜睡状态,严重者可导致心肺功能衰竭。

取穴:中脘、气海、曲池、天枢、阴陵泉、丰隆、太冲、大横、梁丘。胃火亢盛者加合谷、内庭;脾虚湿盛者加三阴交、太白;肾虚者加肾俞、太溪、照海;肺脾气虚者加太渊、足三里、肺俞、脾俞。

施术:穴位常规消毒后,主穴采用 30 号 1.5 寸毫针,快速进针,较大幅度捻转,出现针感后,留针 30 分钟;配穴选用 30～32 号 1～3 寸毫针,用平补平泻法,得气后留针 30 分钟,20 日为 1 个疗程,疗程间隔 3～5 日。

九、增肥健美的针刺方法

增肥与健美是指人体过于消瘦影响健康和美观时适度采取一系列措施使体重

增加,肌肉丰满,达到增肥与健美的效果,改善消瘦体质。消瘦是指低于标准体重20%以上,且非继发于其他疾病的体重下降。除了体重的标准外,也可根据脂肪占体重的百分比来看,当脂肪占体重的 23％以下时,即显得消瘦。消瘦可分为先天不足及后天营养缺乏两大类。对于消瘦的原因,中医认为,先天不足,素体虚弱;脾失健运,肝失疏泄,饮食营养不能化生气血;饮食偏嗜,长期饥饿,营养摄入不足,精不化血等,皆可导致气血亏乏不能滋润、荣养肌肤,导致消瘦。治疗上以调理脾胃,调补肝肾为主。脾胃健运,气血生化充足,阴阳调和,则消瘦体质可以得到改善。针灸对于人体的作用主要是调节,消瘦实际上也是人体不平衡的一种表现形式,针灸通过刺激经络腧穴,调动人体的自稳功能进行调节,使各种不平衡趋于平衡。对于消瘦者来说,针灸可以实脾益胃,增进食欲,改善消化系统的功能状态,治疗消化系统的各种疾病,加强摄入,也可以治疗或辅助治疗引起消耗过度的疾病,较少消耗而达到增肥的目的;对于没有明确疾病的消瘦者,针灸可以强身健体,提高抗病能力,改善消瘦体质。

取穴:百会、膏肓、中脘、手三里、足三里、三阴交。脾胃虚弱型配脾俞、胃俞、阴陵泉、太白;肾气不足型配肾俞、膏肓、关元、照海;气血亏虚型配气海、膈俞、脾俞、肝俞、血海;肝肾阴虚型配肝俞、肾俞、太溪、中封;食欲缺乏配上脘、梁门、公孙;脘腹胀满配内关、膻中;便溏腹泻配天枢、关元、下巨虚;疲乏无力配大包、气海;失眠多梦配神门、厉兑、涌泉;月经不调或闭经配合谷、中极、子宫、地机;阳痿遗精配次髎、命门、关元、志室、大赫、太溪;面色不佳配头维、印堂、太阳、下关、颊车、四白、巨髎、合谷。

施术:主穴每次必用,配穴根据辨证分型和主要兼症选用。穴位较多时,可根据穴位分布、远近搭配、标本兼顾、患者体位等分为两组,可以每次全用,也可以轮流交替使用。根据穴位的位置,选取仰卧位或俯卧位。穴区常规消毒后,酌情选用30 号或 31 号 1～3 寸毫针,面部穴位选用 32～34 号 0.5～1 寸毫针,常规刺法,合谷、中脘、厉兑、内关、膻中及面部诸穴平补平泻,其他穴位用补法。留针 30～60 分钟,每日或隔日治疗 1 次,20～30 次为 1 个疗程,疗程间隔 7～10 日。

十、缓解皮肤粗糙的针刺方法

当人体衰老时,在颜面的表现是肌肤枯瘪无泽、荣华颓落,或苍白,或焦黑,弹性减弱,干燥粗糙,萎缩,皱纹增加。此外,皮肤的色泽,根据黑、白、黄等人种的不同有着很大的差异。而且与人的年龄、身体状况、工作生活环境、保养程度、遗传因素等都有着十分密切的关系。由于疾病或其他诸多因素都可以导致原来红润光泽、富有弹性、白皙柔滑的皮肤变得粗糙、晦暗。

取穴:天牖、复溜、养老、合谷、足三里。脾胃虚弱配脾俞、胃俞;肾气不足配关元、肾俞、太溪;肝肾阴虚配肝俞、肾俞、三阴交;肝气郁结配膻中、期门、太冲。

施术:穴位常规消毒后,选用 28～30 号 1 寸毫针,常规针刺,行平补平泻法,每日或隔日 1 次,10 次为 1 个疗程,疗程间隔 5～7 日。

第五节　针刺治病的常用方法

一、针刺治卒中

1. 闭证　神志昏沉,牙关紧闭,两手紧握,面赤气粗、喉中痰鸣、二便闭塞、脉弦滑而数。

治法:取督脉和十二井穴为主,平肝息风,开窍启闭,用毫针泻法或点刺出血。

取穴:水沟、十二井、太冲、丰隆、劳宫。

加减:牙关紧闭加颊车、合谷;语言不利加哑门、廉泉、通里、关冲。

2. 脱证　目合口张、手撒遗溺、鼻鼾息微、四肢逆冷、脉象细弱等。

治法:取任脉经穴为主,回阳固脱,用大艾炷灸之。

取穴:关元、神阙(隔盐灸)。

凡年高形盛气虚,或肝阳亢越,自觉头晕、指麻者,宜注意饮食起居,并针灸风市、足三里等穴作为预防措施。指导患者进行瘫痪肢体的功能锻炼,并配合推拿、理疗。脑血管意外急性期应采取综合治疗措施。

二、针刺治感冒

1. 风寒感冒　头痛,四肢酸楚,鼻塞流涕,咽痒咳嗽,咯稀痰,恶寒发热(或不热),无汗,舌苔薄白,脉浮紧。

治法:取手太阴、阳明和足太阳经穴为主,毫针浅刺用泻法;体虚者平补平泻,并可用灸。

取穴:列缺、风门、风池、合谷。

2. 风热感冒　发热汗出,微恶寒,咳嗽痰稠,咽痛,口渴,鼻燥,苔薄微黄,脉浮数。

治法:取手太阴、阳明、少阳经穴为主。毫针浅刺用泻法。

取穴:大椎、曲池、合谷、鱼际、处关。

三、针刺治中暑

1. 轻证　身热少汗,头晕,头痛,胸闷,恶心,烦渴,倦怠思睡,舌苔白腻,脉濡数。

治法:取督脉和手阳明经穴为主,毫针刺用泻法。

取穴:大椎、曲池、合谷、内关。

2. 重证　壮热口渴,唇燥肤热,烦躁神昏,甚至转筋,抽搐,苔黄,舌红,脉洪数;气阴两脱,则见面色苍白,汗出气短,血压下降,四肢抽搐,神志不清,舌淡,脉细数。

治法:取督脉和任脉经穴为主。暑热蒙心针刺用泻法;气阴两脱可用灸法。

取穴:百会、人中、十宣、曲泽、委中、阳陵泉、承山、神阙、关元。转筋者近取筋会、阳陵泉和承山穴以舒筋解痉;气阴两脱急取神阙、关元艾灸以回阳救逆。

加减:渴饮加金津、玉液以清热生津。

四、针刺治哮喘

1. 实证　风寒外袭,症见咳嗽,咳吐稀痰,形寒无汗,头痛口不渴,苔薄白,脉浮紧;因痰热者多见咳痰黏腻色黄,咳痰不爽,胸中烦满,咳引胸痛,或见身热口渴,大便秘结,苔黄腻,脉滑数。

治法:取手太阴经穴为主。毫针刺用泻法,风寒可酌用灸法;痰热可兼取足阳明经穴,不宜灸。

取穴:膻中、列缺、肺俞、尺泽。风寒加风门;痰热加丰隆;喘甚加天突、定喘。

2. 虚证　病久肺气不足,症见气息短促,语言无力,动则汗出,舌质淡或微红,脉细数或软弱无力。如喘促日久,以致肾虚不能纳气,则神疲气不得续,动则喘息,汗出,肢冷,脉象沉细。

治法:调补肺肾之气为主。毫针用补法,可酌情用灸。

取穴:肺俞、膏肓俞、肾俞、足三里、太渊、太溪。

哮喘伴有支气管炎者,应在哮喘发作缓解后,积极治疗支气管炎。发作严重或持续不解者,应配合药物治疗;平时注意预防,气候转冷及时添衣,过敏体质应注意避免接触致敏原和过敏食物。

五、针刺治呕吐

治法:取足阳明经穴为主。寒者留针多灸;热则疾出不灸;肝气犯胃、泻足厥阴经穴,补足阳明经穴;中虚宜兼补脾气。

取穴:中脘、内关、足三里、公孙。热吐加合谷、金津、玉液;寒吐加上脘、胃俞;痰饮加膻中、丰隆;食积者配下脘、璇玑;肝逆则加太冲;中气虚者兼用脾俞、章门。

六、针刺治腹泻

1. 急性腹泻　若偏寒湿则粪质清稀,水谷相杂,肠鸣腹痛,口不渴,身寒喜温,舌苔白滑,脉迟;偏于湿热则所下黄糜热臭,腹痛,肛门灼热,尿短赤,舌苔黄腻或兼有身热口渴等,脉濡数。

治法:以疏调肠胃气机为主。偏寒者可留针,并用艾条或隔姜灸;偏热者用泻法。

取穴：中脘、天枢、足三里、阴陵泉。

2. 慢性腹泻　如属脾虚则面色萎黄，神疲肢软，纳差，喜暖畏寒，便溏，舌嫩苔白，脉濡缓无力；肾虚则每日黎明前腹微痛，痛即欲便，或腹鸣而不痛，腹部与下肢畏寒，舌淡苔白，脉沉细。

治法：以健脾胃与温肾阳为主。针用补法，可多灸。

取穴：脾俞、中脘、章门、天枢、足三里。肾虚者加命门、关元。

七、针刺治痢疾

治法：取手足阳明经穴为主。毫针刺用泻法；偏寒者加灸；久痢宜兼顾脾肾。

取穴：合谷、天枢、上巨虚（或足三里）。湿热痢加曲池、内庭；寒湿痢加中脘、气海；噤口痢加中脘、内庭；休息痢兼用脾俞、胃俞、关元、肾俞。

八、针刺治便秘

治法：取大肠经俞、募穴及下合穴为主。实秘用泻法，虚秘用补法，寒秘可加灸法。

取穴：大肠俞、天枢、支沟、上巨虚。热结加合谷、曲池；气滞加中脘、行间；气血虚弱加脾俞、肾俞；寒秘灸气海、神阙。

九、针刺治癃闭

1. 肾气不足　小便淋沥不爽，排尿无力，面色㿠白，神气怯弱，腰膝酸软，舌淡，脉沉细而尺弱。

治法：以取足少阴经穴为主，辅以膀胱经背部腧穴，针用补法或用灸。

取穴：阴谷、肾俞、三焦俞、气海、委阳。

2. 湿热下注　小便量少，热赤，甚至闭塞不通，小腹胀，口渴，舌红苔黄，脉数。

治法：以取足太阴经穴为主，针用泻法、不灸。

取穴：三阴交、阴陵泉、膀胱俞、中极。

3. 外伤　小便不利，欲解不下，小腹胀满，有外伤或手术病史。

治法：以通调膀胱气机为主，针灸酌选。

取穴：中极、三阴交。

十、针刺治淋证

治法：以疏利膀胱气血、利尿定痛为主，针用泻法或平补平泻。

取穴：膀胱俞、中极、阴陵泉、行间、太溪。如尿血加血海、三阴交；小便如膏加肾俞、照海；少腹痛满加曲泉；尿中结石加委阳、然谷；遇劳即发者去行间加灸百会、气海。

十一、针刺治遗精

治法:梦遗以交通心肾为主,针用平补平泻法;滑精以补肾为主,针用补法或针灸并用。

取穴:关元、大赫、志室。梦遗加心俞、神门、内关;滑精加肾俞、太溪、足三里。

十二、针刺治阳痿

治法:以补肾气为主,针用补法或针灸并用。本病多属功能性,因此在治疗时可加强思想工作,治疗时停止房事。

取穴:肾俞、命门、三阳交、关元。

十三、针刺治失眠

治法:以安神为主。根据辨证选穴,针用补法或平补平泻法,或针灸并用。

取穴:神门、三阴交。心脾亏损加心俞、厥阴俞、脾俞;肾亏加心俞、太溪;心胆气虚加心俞、胆俞、大陵、丘墟;肝阳上扰配肝俞、间使、太冲;脾胃不和配胃俞、足三里。

十四、针刺治癫狂

1. 癫证　沉默呆滞,精神抑郁,表情淡漠,或喃喃自语,语无伦次;或时悲时喜、嬉笑无常,胡思乱想,多疑易惊,不思饮食,舌苔薄腻,脉弦细或弦滑。

治法:取背腧穴为主,佐以原、络穴。针用平补平泻法。

取穴:心俞、肝俞、脾俞、神门、丰隆。

2. 狂证　病起急骤,吵扰不宁,两目怒视,毁物打人,不分亲疏,气力逾常,不思饮食,舌红绛,苔黄腻,脉弦滑。

治法:取督脉穴为主,兼清痰火。针用泻法。

取穴:大椎、风府、水沟、内关、丰隆。

十五、针刺治痫证

治法:取任脉、督脉为主。佐以豁痰开窍。

取穴:鸠尾、大椎、腰奇、间使、丰隆。

十六、针刺治眩晕

1. 气血不足　头晕目眩,两目昏黑,泛泛欲吐,四肢乏力,面色㿠白,心悸失寐,怯冷倦卧,脉微细。

治法：以培补脾肾两经为主。用补法，可灸。

取穴：脾俞、肾俞、关元、足三里。

2. 肝阳上亢　头晕目眩，泛泛欲吐，腰膝酸软，舌红脉弦。

治法：取肝胆两经为主。针用泻法。

取穴：风池、肝俞、肾俞、行间、侠溪。

3. 痰湿中阻　头晕目眩，胸痞欲呕，纳差，心烦，苔厚腻，脉滑。

治法：和中化浊为主，针用泻法。

取穴：中脘、内关、丰隆、解溪。

十七、针刺治头痛

1. 风袭经络　发时痛势阵作，如锥如刺，痛有定处，甚则头皮肿起成块，一般无其他兼证。

治法：按头痛部位分经取穴。毫针刺用泻法、留针。

取穴：①巅顶部：百会、通天、阿是穴、行间。②前头部：上星、头维、阿是穴、合谷。③后头部：后顶、天柱、阿是穴、昆仑。

2. 肝阳亢逆　头痛目眩，尤以头之两侧为重，心烦善怒，面赤口苦，舌红苔黄，脉弦数。

治法：取足厥阴、少阳经穴为主。用泻法。

取穴：风池、百会、悬颅、侠溪、行间。

3. 气血不足　痛势绵绵，头目昏重，神疲无力，面色不华，喜暖畏冷，操劳或用脑过度则加重，苔薄白，脉强弱。

治法：取任、督经穴和背部腧穴为主。毫针刺用补法，可灸。

取穴：百会、气海、肝俞、脾俞、肾俞、合谷、足三里。

头痛如针灸治疗多次无效或继续加重者，应考虑有无颅脑病变，需及时治疗原发病。

十八、针刺治痹症

1. 风寒湿痹　关节酸痛或部分肌肉酸重麻木，迁延日久可致肢体拘急，甚则关节肿大。①行痹：肢体关节走窜疼痛，痛无定处，有时兼有寒热，舌苔黄腻、脉浮。②痛痹：遍身或局部关节疼痛，痛有定处，得热稍缓，遇冷则剧，苔白，脉弦紧。③着痹：关节酸痛，肌肤麻木，痛有定处，阴雨风冷每可使其发作，苔白腻，脉濡缓。

2. 热痹　关节酸痛，局部热肿，痛不可近，关节活动障碍，可涉及单或多个关节，并兼有发热，口渴，苔黄燥，脉滑数等症状。

治法：以循径与患部穴为主，亦可采用阿是穴。行痹、热痹用毫针泻法，浅刺；痛痹多灸，深刺留针，如疼痛剧烈的可隔姜灸；着痹针灸并施或兼有温针和拔罐等法。

取穴：肩部，肩髎、肩髃、臑臑。肘臂：曲池、合谷、天井、外关、尺泽。腕部，阳池、外关、阳溪、腕骨。背脊，身柱、腰阳关。髋部，环跳、居髎、悬钟。股部：秩边、承扶、阳陵泉。膝部，犊鼻、梁丘、阳陵泉、膝阳关。踝部，申脉、照海、昆仑、丘墟。行痹加膈俞、血海；痛痹加肾俞、关元；着痹加足三里、商丘；热痹加大椎、曲池。

十九、针刺治痿症

治法：以取阳明经穴为主。上肢多取手阳明，下肢多取足阳明。属肺热及湿热者，单针不灸用泻法；肝肾阴亏者，针用补法。

取穴：上肢：肩髃、曲池、合谷、阳溪。下肢：髀关、梁丘、足三里、解溪。肺热者加肺俞、尺泽；温热者加阴陵泉、脾俞；肝肾两亏者加肝俞、肾俞、悬钟、阳陵泉；发热者加大椎。

二十、针刺治面神经麻痹

治法：以手足阳明经为主，手足少阳、太阳经为辅，采取局部取穴与循经远取相结合的方法。近取诸穴酌予浅刺、平刺透穴或斜刺。

取穴：风池、阳白、攒竹、四白、地仓、合谷、太冲。鼻唇沟平坦加迎香；人中沟㖞斜加人中；颏唇沟㖞斜加承浆；乳突部疼痛加翳风。

二十一、针刺治坐骨神经痛

治法：取足太阳和足少阳胆经穴为主。一般均用泻法，亦可配合灸治或拔罐。

取穴：肾俞、大肠俞、腰$_{3-5}$夹脊、秩边、环跳、殷门、委中、承山、阳陵泉、绝骨。

二十二、针刺治痛经

1. 实证　经行不畅，少腹疼痛。如腹痛拒按，经色紫而夹有血块，下血块后痛即缓解，脉沉涩的为血瘀；胀甚于痛，或胀连胸胁，胸闷泛恶，脉弦的为气滞。

治法：取任脉、足太阴经穴为主。毫针刺用泻法，酌量用灸。

取穴：中极、次髎、地机、三阴交。

2. 虚证　腹痛多在经净后，痛势绵绵不休；少腹柔软喜按，经量减少；每伴腰酸肢倦，纳少，头晕，心悸，舌淡，脉细弱。

治法：取任、督脉，足少阴和足阳明经穴为主。毫针刺用补法，并灸。

取穴：命门、肾俞、关元、足三里、大赫。

二十三、针刺治肠痈

治法：取手足阳明经穴为主。毫针刺用泻法，留针 20～30 分钟。一般每日刺

1～2次,重证可每隔4小时针刺1次。

取穴:足三里、阑尾、曲池、天枢。

二十四、针刺治扭伤

治法:以受伤局部取穴为主,毫针刺用泻法。陈伤留针加灸或用温针。

取穴:肩部,肩髎、肩髃、肩贞。肘部:曲池、小海、天井。腕部,阳池、阳溪、阳谷。腰部,肾俞、腰阳关、委中。髀部,环跳、秩边、承扶。膝部,膝眼、梁丘、膝阳关。踝部,解溪、昆仑、丘墟。

二十五、针刺治耳鸣、聋

治法:取手足少阳经穴为主,实证针用泻法;虚证兼取足少阴经穴,针用补法。

取穴:翳风、听会、侠溪、中渚。肝胆火盛加太冲、丘墟;外感风邪加外关、合谷;肾虚加肾俞、关元。

二十六、针刺治牙痛

治法:取手足阳明经穴为主。毫针刺用泻法,循经远道可左右交叉刺。

取穴:合谷、颊车、内庭、下关。风火牙痛加外关,风池;阴虚者加太溪、行间。